Arnoldo González Reyna
Nazario Pescador Salas
Javier Hernández Meléndez

INVESTIGACIÓN EN CIENCIAS AGROPECUARIAS Y AMBIENTALES EN MEXICO

Arnoldo González Reyna
Nazario Pescador Salas
Javier Hernández Meléndez

INVESTIGACIÓN EN CIENCIAS AGROPECUARIAS Y AMBIENTALES EN MEXICO

La agricultura y la ganadería sustentable y el medio ambiente

Editorial Académica Española

Imprint
Any brand names and product names mentioned in this book are subject to trademark, brand or patent protection and are trademarks or registered trademarks of their respective holders. The use of brand names, product names, common names, trade names, product descriptions etc. even without a particular marking in this work is in no way to be construed to mean that such names may be regarded as unrestricted in respect of trademark and brand protection legislation and could thus be used by anyone.

Cover image: www.ingimage.com

Publisher:
Editorial Académica Española
is a trademark of
Dodo Books Indian Ocean Ltd. and OmniScriptum S.R.L publishing group

120 High Road, East Finchley, London, N2 9ED, United Kingdom
Str. Armeneasca 28/1, office 1, Chisinau MD-2012, Republic of Moldova, Europe
Printed at: see last page
ISBN: 978-620-2-24645-3

INVESTIGACIÓN EN CIENCIAS AGROPECUARIAS Y AMBIENTALES EN MÉXICO

Arnoldo González Reyna*, Nazario Pescador Salasy Javier Hernández Meléndez***

***Universidad Autónoma de Tamaulipas**
****Universidad Autónoma del Estado de México**

Los Autores

ARNOLDO GONZÁLEZ REYNA,

Ph. D., PROFESOR EMÉRITO, UNIVERSIDAD AUTÓNOMA DE TAMAULIPAS, Cd. Victoria, Tamps., México, aglezr1952@gmail.com,

Ingeniero Agrónomo, UAT, 1974; **Master of Science**, Utah State University, 1977, E.U.; **Doctor of Phylosophy**, University of Saskatchewan, 1983, Canada; **Post-doctorado**, University of Saskatchewan, Inmuno-biología de la Reproducción,

Area principal: Fisiología y Endocrinología de la Reproducción, Biotecnología de la Reproducción, Sistemas de Producción Animal, Rumiantes.

NAZARIO PESCADOR SALAS,

Ph. D., PROFESOR INVESTIGADOR, UNIVERSIDAD AUTÓNOMA DEL ESTADO DE MÉXICO, Toluca, Edo. de México,

Médico Veterinario, Universidad Autónoma de Zacatecas, 1980, México; **Maestría en Ciencias**, Universidad Autónoma de Zacatecas, 1986, México; **Doctor of Phylosophy**, University of Montreal, 2000, Canadá, Área principal: Biología, Biotecnología de la Reproducción,

JAVIER HERNÁNDEZ MELÉNDEZ,

D. C., PROFESOR INVESTIGADOR, UNIVERSIDAD AUTÓNOMA DE TAMAULIPAS, Cd. Victoria, Tamps., México.

Ingeniero Agrónomo, Universidad Autónoma de Tamaulipas, México, 1994; **Maestría en Ciencias**, Universidad Autónoma de Tamaulipas, México, 1997; **Doctor en Ciencias**, Universidad Autónoma del Estado de México, 2014, México, **Área principal**: Zootecnia, Producción Animal, rumiantes.

RESUMEN

Las regiones agroecológicas dedicadas a la producción agrícola y ganadera proveen alimentos de buena calidad y fuentes de trabajo para sectores rurales y zonas marginadas quienes así tienen un sentido de arraigo en sus lugares. Varias especies de interés zootécnico cumplen esas funciones en México y el mundo, en México, los ovinos, los bovinos, los caprinos y suinos, cumplen las funciones de producción de carne y leche y otros productos. Otras especies de interés zootécnico incluyen las abejas melíferas. En el sector agrícola, los granos como maíz, sorgo, frijol y frutas y hortalizas, complementan la canasta de alimentos que principalmente componen la dieta de los mexicanos. Las actividades comprendidas en los sectores pecuario y agrícola y las de otras áreas como biotecnología, en reproducción, genómica, entre otras. Por otro lado, el estudio del medio ambiente, también es de primordial importancia, para la conservación de los ecosistemas y la vida misma de la población.

El libro se divide en 4 secciones por áreas, las cuales incluyen varias disciplinas. La primera sección comprende las áreas pecuarias y los sistemas de producción, la segunda sección comprende las ciencias agrícolas y la producción de forrajes, la tercera comprende las ciencias ambientales y la cuarta, incluye la fisiología de la reproducción y diversas metodologías en reproducción aplicada.

Finalmente, los capítulos de cada sección discuten resultados de proyectos de investigación de universidades de diversas regiones agroecológicas del país, investigaciones que han sido realizadas por grupos académicos, de investigadores y cuerpos académicos. Algunos de los integrantes de los grupos de investigadores se han integrado en Redes de Investigación, lo cual se ha visto reflejado en los documentos incluidos en este documento.

El contenido y presentación de cada capítulo es responsabilidad absoluta de los autores, las referencias comerciales en los documentos son igualmente responsabilidad de los autores y no indican recomendación alguna de los revisores y editores. De igual forma, los documentos que aquí se presentan, son resultados de proyectos de investigación que realizaron los Cuerpos Académicos y grupos de investigación, adscritos a las instituciones participantes, mencionados en cada capítulo; y de los cuales ya se pudieron haber publicado resultados parciales.

ÍNDICE GENERAL

SECCIÓN I
Ciencias Pecuarias y Sistemas de Producción

Edición y Compilación:
José F. Vázquez A., Arnoldo González R., Nazario Pescador S., Javier Hernández M., Froylán A. Lucero M. y Juan C. Martínez G.

I.1 Evaluación de dos sistemas de enfriamiento en el periodo preparto de vacas Holstein durante el verano: 4 años de experimentación. Leonel Avendaño Rojas, F. D. Álvarez V., A. Correa C, A. Pérez M, J. S. Saucedo Q., F. Ardón M., P. H. Robinson y J. G. Fadel 9

1.2 Mejoramiento genético en razas de ganado Cebú en México. Juan Carlos Martínez González, G. M. Parra B., F. J. García E., E. G. Cienfuegos R., J. Hernández M., F. A. Lucero M. y A. González R. 18

1.3 Efecto antinutricional de los taninos en el metabolismo de los nutrientes en cabras. Rolando Rojo Rojo, D. López A., S. Rebollar R., B. Albarrán P., J. Hernández M., J. F. Vázquez A., F. Avilés N., A. García M., J. M. González A., C. Camacho R. y M. Méndez M. 36

I.4 Finalización en corral y características de la canal en cruzas de corderos de Pelo en el noroeste de México. Fernando D. Álvarez V., U. Macías C., J. Rodríguez G., A. Correa C., N. G. Torrentera O. y L. Avendaño R. 43

I.5 Producción intensiva de corderos de Pelo F1 Katahdin-Pelibuey bajo condiciones de trópico húmedo, Veracruz, México. Javier Hernández Meléndez, Y. Bautista M., J. F. Vázquez A., F. J. Trejo M., A. González R., F. M. Loya H., A. Ferrer A., A. G. Limas M., D. López A., N. Pescador S. y F. A. Lucero M. 50

I.6 Corderos de razas de Pelo tratados con promotores de crecimiento y digestión: Efectos sobre ganancia diaria y conversión. José Fernando Vázquez Armijo, N. Pescador S., A. G. Limas M., F. J. Trejo M., H. Del Angel R., Y. Bautista M., A. González R., J. A. Hernández S., J. Hernández M., F. A. Lucero M. y D. López A. 54

I.7 Rentabilidad de corderos en engorda alimentados con aserrín de pino (*Pinnus patula*). Ernesto Guerra Martínez, A. Cobos P., O. D. Montañez V., E. O. García F., J. M. Tapia G., G. Rocha Ch., I. E. Morales Z. E., J. G. Michel P. y M. C. Castañeda S. .. 58

I.8 Efecto de un extracto cálcico de algas marinas como amortiguador en la fermentación ruminal en novillos. Oziel D. Montañez V., J. M. Tapia G., E. Guerra M., G. Rocha Ch., E. García F., I. E. Morales Z., J. G. Michel P., M. C. Castañeda S. y J. H. Avellaneda. 61

I.9 Prueba de comportamiento de becerros Brahman en pastoreo y suplementación. Juan Carlos Martínez González, E. Ortega R., J. Hernández M., F. A. Lucero M. y S. P. Castillo R. 66

I.10 Prueba de progenie e índice de herencia para ganancia de peso de ganado Brahman en pastoreo. Juan Carlos Martínez González, E. Ortega R., J. Hernández M., F.

A. Lucero M. y S. P. Castillo R.	70
I.11 Factores que afectan el desarrollo al destete de becerros Brahman y Suizo Europeo en San Cayetano, Jalisco, México. Enrique Octavio García Flores, E. Guerra M., J. M. Tapia G., O. D. Montañez V., G. Rocha Ch., J. G. Michel P., I. E. Morales Z. y M. C. Castañeda S.	74
I.12 Comportamiento productivo en corderos alimentados con combinaciones de pulpa fresca de naranja y heno de zacate buffel como fuentes de fibra. Yuridia Bautista Martínez, J. F. Vázquez A., D. López A., J. Hernández M., M. A. Ibarra H.†, F. A. Lucero M., A. G. Limas M., P. Zarate F.† y A. González R.	78
I.13 Crecimiento de corderos alimentados con ensilaje de cáscara fresca de naranja y urea. Jonny Juárez Felix, A. G. Limas M., M. A. Ibarra H.†, P. Zárate F.†, F. Naranjo G., P. Saldaña C., J. F. Vázquez A., F. A. Lucero M., D. López A., J. Hernández M. y A. González R.	84
I.14 Alimentación en pequeños rumiantes: Sistemas de alimentación para ovinos en estabulación. Rosendo Alberto Alcaráz Romero, F. A. Lucero M., A. G. Limas M., J. Hernández M., D. López A., Y. Bautista M., J. F. Vázquez A., M. A. Ibarra H.†, P. Zárate F.†, N. Pescador S. y A. González R.	93

SECCIÓN II
Ciencias Agrícolas y Forrajes

Edición y Compilación:
Froylán A. Lucero M., Arnoldo González R., Nazario Pescador S., José F. Vázquez A., Javier Hernández M. y Juan C. Martínez G.

II.1 Comportamiento del zacate buffel en el Noreste de México. Martín A. Ibarra H.†, A. J. Saldívar F., P. Zárate F.†, F. A. Lucero M., J. Hernández M. y A. G. Limas M.	107
II.2 Mejoramiento de la calidad del forraje en sistemas ganaderos del trópico seco mexicano. Pedro Zárate F.†, A. J. Saldívar F., A. G. Limas M., F. A. Lucero M., J. Hernández M. y M. A. Ibarra H.†	118
II.3 Producción y calidad de semilla de frijol sometido a estrés hídrico. Maria Claudia Castañeda Saucedo, J. M. Tapia G., G. Rocha Ch., O. D. Montañez V., I. E. Morales Z., E. O. García F., J. G. Michel P. y E. Guerra M.	126
II.4 Caracterización del ensilaje de la caña de azúcar (*Saccharum officinarum* L.) con aditivos. I. Características organolépticas. Iván Ernesto Morales Z., J. M. Palma G., O. D. Montañez V., J. Rodríguez G., J. M. Tapia G., G. Rocha Ch., E. O. García F., E. Guerra M. y M. C. Castañeda S.	130
II.5 Producción de forraje en praderas de Tifton 68 y Huizachillo (*Desmanthus spp.*) y consumo voluntario bajo pastoreo con corderos. Oscar Saúl Escamilla Gallegos, A. J. Saldívar F., P. Zárate F.†, F. Briones E., J. C. Martínez G., E. Gutiérrez O., H. Díaz S., F. A. Lucero M., J. Hernández M., A. G. Limas M. y A. González R.	135
II.6 Evaluación del horizonte de pastoreo en pastizales nativos de *Paspalum notatum* y *Axonopus compressus* con dos niveles de carga animal ovina en la región subtropical del Altiplano Central de México. Francisca Avilés Novoa, P. Vázquez	

M., U. Ramírez L., L. Ríos G., P. Mejía H., R. Rojo R., J. Hernández M., A. Espinoza O., O. Castelán O. y C. M. Arriaga J.	149

SECCIÓN III
Ciencias Ambientales
Edición y Compilación:
Nazario Pescador S., Arnoldo González R., José F. Vázquez A., Javier Hernández M., Froylán A. Lucero M. y Juan C. Martínez G.

III.1 La manipulación ambiental como alternativa para incrementar la eficiencia productiva y reproductiva del ganado lechero bajo estrés calórico. Abelardo Correa Calderón, L. Avendaño R., F. Ardón M., A. Pérez M. y F. D. Álvarez V.	157
III.2 Sustentabilidad de la Laguna de Zapotlán, Sitio RAMSAR: Humedal de importancia internacional. José Guadalupe Michel Parra, M. Guzmán A., J. M. Tapia G., J. O. Macías M., O. D. Montañez V., G. Rocha Ch., R. Blanco D., M. C. Castañeda S., Iván E. Morales Z., L. Estrada P., B. B. Harvey-Shear y V. Aivazian	164
III.3 Efecto del propóleo de *Melipona colimana* aplicado a cepas de *Staphylococcus aureus* y *Escherichia coli.* A. Y. López V., J. M. Tapia G., J. O. Macías M., O. D. Montañez V., G. Rocha Ch., R. Blanco D., M. C. Castañeda S., I. E. Morales Z., J. G. Michel P., E. O. García F. y E. Guerra M.	180
III.4 Monitoreo de gases nocivos en espacios cerrados de las granjas de cerdos y su importancia tanto en la salud de los animales como y de los trabajadores: Estudio preliminar. Gonzalo Rocha Chávez, R. Santibáñez E., J. M. Tapia G., O. D. Montañez V., R. Blanco D., E. O. García F., J. G. Michel P., M. C. Castañeda S. e I. E. Morales Z.	184

SECCIÓN IV
Fisiología de la reproducción en rumiantes y reproducción asistida
Edición y Compilación:
Arnoldo González R., Nazario Pescador S., José F. Vázquez A., Javier Hernández M., Froylán A. Lucero M. y Juan C. Martínez G.

IV. 1 Las funciones ováricas en los mamíferos: Ovogénesis y foliculogénesis en la cabra, la oveja y la vaca. Arnoldo González Reyna, N. Pescador S., J. Franco de S., R. A. Alcaráz R., F. J. Trejo M., Y. Bautista M., F. A. Lucero M., J. F. Vázquez A., J. Hernández M., J. Rosales H. y H. Del Angel R.	188
IV.2 Ovogénesis y foliculogénesis en la hembra de los rumiantes: Dinámica folicular y la reserva ovárica. Nazario Pescador Salas, J. Franco de S., R. A. Alcaráz R., F. A. Lucero M., J. F. Vázquez A., J. Hernández M., Y. Bautista M., H. Del Angel R., F. J. Trejo M., J. Rosales H. y A. González R.	254
IV.3 Reproducción asistida en rumiantes y su aplicación en la ganadería mexicana: Producción de germoplasma de bovinos de razas de carne, semen y embriones mediante aspiración folicular y fecundación *in vitro.* Francisco Javier Trejo Meza, Y. Bautista M., J. Franco de S., J. Rosales H., H. del Angel R., J. L. Flores R., R. A. Alcaráz R., F. A. Lucero M. J. Hernández M. y A. González R.	295

IV.4 Comportamiento reproductivo y actividad ovárica en cabras sometidas a protocolos de sincronización/inducción de estro. Froylán Andrés Lucero Magaña, R. A. Alcaraz R., Y. E. Felipe P., N. Pescador S., H. Del Angel R., J. F. Vázquez A., Y. Bautista M., F. J. Trejo M., J. Hernández M. y A. González R.	308
IV.5 Manejo intensivo de la reproducción en ovinos de Pelo bajo condiciones de trópico seco en el Noreste de México. José Fernando Vázquez Armijo, A. González R., R. A. Alcaraz R., H. Del Angel R., Y. Bautista M., F. A. Lucero M., F. J. Trejo M., J. Rosales H. y N. Pescador S.	326
IV.6 El manejo de la reproducción en el morueco, la reproducción en la oveja y los sistemas de producción animal. Arnoldo González Reyna, J. F. Vázquez A., Y. Bautista M., F. J. Trejo M., H. Del Angel R., F. A. Lucero M., J. Hernández M., R. A. Alcaraz R. y N. Pescador S.	341
IV.7 El manejo de la reproducción en la oveja, el ciclo reproductivo anual y eficiencia terminal en los sistemas de producción en ovinos de Pelo. Arnoldo González Reyna, Y. Bautista M., J. Hernández M., F. A. Lucero M., H. Del Angel R., J. F. Vázquez A., F. J. Trejo M. y N. Pescador S.	353
IV.8 Comportamiento reproductivo y endocrinología en ovinos de Pelo. Arnoldo González Reyna, N. Pescador S. F. A. Lucero M., F. J. Trejo M., H. Del Angel R., J. F. Vázquez A., Y. Bautista M. y J. Hernández M.	371
IV.9 Porcentaje de estro en corderas de Pelo tratadas con acetato de fluorogestona y gonadotropina coriónica equina en trópico seco. José Fernando Vázquez Armijo, J. Hernández M., J. A. Reyna Z., F. A. Lucero M., Y. Bautista M., F. J. Trejo M., H. Del Angel R., J. Cedillo M., D. López A., N. Pescador S. y A. González R.	391
IV.10 Porcentaje de estro y horas a estro en ovejas de Pelo tratadas con acetato de fluorogestona y gonadotropina coriónica equina en trópico seco. Hilario Del Angel Reyes, F. A. Lucero M., Y. Bautista M., J. F. Vázquez A., R. A. Alcaráz R., J. Hernández M., N. Pescador S., F. J. Trejo M., J. Cedillo M. y A. González R.	395
IV.11 Actividad estrual en corderas de Pelo y de Lana sometidas a un programa de sincronización de estro con acetato de fluorogestona y gonadotropina coriónica equina durante la temporada de baja actividad reproductiva. Nazario Pescador Salas, R. A. Alcaráz R., Y. Bautista M., A. G. Limas M., H. Del Angel R., J. F. Vázquez A., F. A. Lucero M., D. López A., F. J. Trejo M., J. Hernández M. y A. González R.	399
IV.12 Porcentaje de estro y prolificidad en ovejas de Pelo inseminadas y tratadas con acetato de fluorogestona y gonadotropina coriónica equina (eCG o PMSG). Rosendo Alberto Alcaráz Romero, J. Cedillo M., J. F. Vázquez A., F. A. Lucero M., D. López A., Y. Bautista M., H. Del Angel R., F. J. Trejo M., N. Pescador S., J. Hernández M. y A. González R.	403
IV.13 Algunas consideraciones sobre la regulación artificial de la reproducción en pequeños rumiantes: Notas sobre la cabra y la oveja. Javier Hernández Meléndez, F. A. Lucero M., J. F. Vázquez A., N. Pescador S., Y. Bautista M., H. Del Angel R., F. J. Trejo M. y A. González R.	407
IV.14 El manejo reproductivo en bovinos productores de carne: Aplicaciones para el trópico seco de Tamaulipas, México. Froylán Andrés Lucero Magaña, J. Hernández M., J. F. Vázquez A., Y. Bautista M., N. Pescador S., F. J. Trejo M., H. Del Angel R., J. Rosales H. y A. González R.	411

SECCIÓN I

Ciencias Pecuarias y Sistemas de Producción Animal

Edición y Compilación:
Arnoldo González R., Nazario Pescador S., José F.
Vázquez A., Javier Hernández M., Froylán A. Lucero M.
y Juan C. Martínez G.

I.1 Evaluación de dos sistemas de enfriamiento en el periodo preparto de vacas Holstein durante el verano: 4 años de experimentación*

Leonel Avendaño R.[1], F. D. Álvarez V.[1], A. Correa C.[1], A. Pérez M[1], J. S. Saucedo Q.[1], F. Ardón M.[1], P. H. Robinson[2] y J. G. Fadel[2]

*Cuerpo Académico Fisiología y Genética Animal,
[1]Instituto de Ciencias Agrícolas, Universidad Autónoma de Baja California, Valle de Mexicali, Baja California, México.
[2]Departamento de Ciencia Animal, Universidad de California, Davis, Ca., E.U.

Resumen

Se realizaron dos experimentos durante 4 años consecutivos para determinar el efecto de dos distintos sistemas de enfriamiento de vacas Holstein durante los 60 d de su periodo seco en el status fisiológico preparto y la productividad posparto. En experimento 1, 38 vacas se dividieron en dos corrales, uno sin enfriamiento y otro enfriado diariamente por medio de una manguera dos veces al día. La tasa respiratoria y la temperatura rectal preparto no difirieron (P>0.05) entre los tratamientos, lo que indicó que el sistema de enfriamiento no tuvo un efecto positivo en la fisiología preparto, lo cual también coincidió con diferencias numéricas observadas a favor del grupo tratado en los parámetros productivos (producción de leche, porcentaje de grasa y variables relacionadas) y reproductivos (servicios por concepción y días abiertos) posparto. En experimento 2, 52 vacas Holstein en 3 años consecutivos (año 1, n=24; año 2, n=12; año 3, n=16) se asignaron a dos tratamientos, sin enfriamiento y enfriadas con un sistema constituido por aspersores y abanicos. Las vacas enfriadas tuvieron menor (P<0.05) promedio de temperatura rectal y tasa respiratoria en el preparto a las 1400 y 1800 h en comparación con las vacas no enfriadas, lo que indicó que el enfriamiento fue efectivo, siendo consistente con mayor producción de leche, grasa y variables relacionadas, así como en la reproducción (servicios por concepción y días abiertos) posparto; además, existió una tendencia (P=0.10) en las vacas enfriadas a producir crías más pesadas. El uso de sistemas de enfriamiento basados en aspersores y abanicos ofrece ventajas en la productividad posparto en relación a solamente humedecer el cuerpo de vacas Holstein bajo condiciones cálidas y secas.

Palabras clave: Ganado Lechero, Producción de Leche, Estrés Calórico, Parámetros Fisiológicos.

Introducción

El manejo de vacas secas ha sido tradicionalmente un aspecto desatendido por muchos productores. Sin embargo, se debe reconocer como un periodo crítico en el ciclo de la vaca lechera debido a los importantes eventos fisiológicos que en él ocurren, como son: crecimiento fetal, producción de calostro y regeneración de la glándula mamaria, entre otros (Drackley, 1999; Gulay *et al.*, 2003). Debido al impacto de estos cambios fisiológicos del periodo seco en la producción de leche posparto y la sobrevivencia de la cría, las vacas secas deben también protegerse de condiciones ambientales adversas. Es conocido que las altas temperaturas disminuyen el consumo de alimento, la producción de leche y el comportamiento reproductivo del ganado lechero, ya que es un problema a nivel mundial que causa serias pérdidas económicas a este sector en muchos países. St-Pierre *et al.* (2003) señalan que el ganado lechero en Estados Unidos fue la industria con mayores pérdidas económicas, desde el punto de vista de la agricultura, por encima del ganado bovino productor de carne, porcino y aviar, debido a su sensibilidad a las altas temperaturas. Además, remarcan la importancia de ofrecer al ganado alguna forma de reducción del estrés por calor, ya sea desde el punto de vista nutricional o ambiental, ya que los costos involucrados tienen un gran efecto en la economía de esta actividad. Esta situación es muy común en zonas áridas localizadas en el noroeste de México, donde las temperaturas sobrepasan los 50°C en algunos días del verano, experimentando las vacas lecheras estrés calórico severo por periodos prolongados. Correa *et al.* (2002) evaluaron un sistema de enfriamiento basado en aspersores y abanicos en vacas Holstein lactantes en el valle de Mexicali, B.C., observando una diferencia de 4 Kg de leche por vaca diariamente en el grupo de animales enfriados sobre animales sujetos solamente a sombra durante el verano. La mayoría de los estudios sobre estrés calórico en ganado lechero se han dirigido a la vaca lactante, encontrándose un número reducido de experimentos donde el periodo de enfriamiento se alargue desde el periodo seco de la vaca lechera. Es importante mantener un clima confortable en el periodo seco de la vaca lechera para protegerla del las inclemencias climáticas y ayudar a que los eventos fisiológicos que se presentan en esta etapa ocurran sin alteraciones. El estrés calórico preparto puede provocar una reducción en los niveles de hormonas tiroideas y lactógeno placentario, mientras que se aumentan los niveles de ácidos grasos no esterificados en sangre, lo cual puede alterar el crecimiento de la ubre y la placenta, la producción de leche y/o la transferencia de nutrientes al feto (Collier *et al.*, 1982). Por tanto, este estudio fue realizado con el objeto de determinar el efecto del enfriamiento de vacas Holstein durante su periodo seco en algunas respuestas fisiológicas preparto, en el peso de las crías al nacimiento y en la productividad posparto en una zona con clima cálido extremoso y seco.

Materiales y métodos

El estudio se llevó a cabo en la Unidad Experimental Lechera del Instituto de Ciencias Agrícolas de la UABC, ubicado 42 km al sureste de Mexicali, capital del estado de Baja California, en el noroeste de México, con latitud 114.6° y longitud 32.8°. El clima de la zona es tipo desierto Sonorense, con temperaturas máximas de 51°C en verano y mínimas de -5°C en invierno y una precipitación pluvial promedio anual de 85 mm (García, 1985). Esta zona se encuentra ubicada 2 m bajo el nivel del mar. El estudio consistió en dos experimentos realizados en el año 2000 (Experimento 1) y en el periodo 2001 a 2003 (Experimento 2).

Experimento 1

Se seleccionaron 38 vacas Holstein multíparas (entre 2 y 5 partos) programadas a parir de Agosto a Octubre, ya que tendrían su periodo seco en los meses más calientes del verano (Junio, Julio, Agosto y Septiembre) y se asignaron a dos tratamientos de acuerdo a su condición corporal (CC) 60 días antes de su fecha probable de parto. Los tratamientos fueron con y sin enfriamiento, usando como método de enfriamiento mojar la vaca completamente con manguera durante 2 minutos dos veces al día (11:30 y 14:30 h) durante su periodo seco. Las vacas se condujeron a corrales de manejo para realizar esta operación diariamente y luego se regresaban a sus respectivos corrales. La temperatura del agua fue aproximadamente de 26 C y el gasto de aproximadamente 25 L en cada baño, resultando un total de 50 L de agua por animal por día. Los dos grupos de vacas consumieron la misma ración en su periodo seco y se instalaron en corrales adyacentes con sombra en la parte central del corral. La ración preparto incluyó 65% de heno de alfalfa, 15% de grano de trigo, 15% de paja de trigo, 3% de harinolina y 2% de premezcla de vitaminas y minerales. Se les proporcionó agua fresca siempre y después del parto se condujeron a un corral de vacas frescas sin sistema de enfriamiento, donde recibieron una ración para vacas en lactación temprana, ambas de acuerdo a las recomendaciones de NRC (1989) y que incluyó 45% de heno de alfalfa, 30% de grano de trigo, 15% de harinolina, 6.5% de paja de trigo y 3.5% de premezcla de vitaminas y minerales.

Las vacas se ordeñaron dos veces al día (0500 y 1700 h) y los calores se checaron dos veces al día, usándose inseminación artificial para todas las vacas. Se colectaron semanalmente las variables peso vivo (PV), condición corporal (CC), tasa respiratoria (TRES) y temperatura rectal (TREC). La CC se registró de acuerdo a la técnica descrita por Wildman *et al.* (1985); la TRES observando y contando los movimientos intercostales por minuto y la TREC introduciendo manualmente un termómetro digital en el recto; estas últimas dos variables se colectaron entre las 1600 y 1700 h.

Al parto se colectó el peso de las crías al nacimiento (PCN) y producción de leche (PL) cada semana hasta la octava semana posparto. Se midió el porcentaje y producción de grasa en la leche (PG) y se obtuvo la producción de energía en leche (PEL; Tyrell and Reid, 1965) en el mismo periodo posparto. Al final de la lactancia se obtuvo el número de servicios por concepción (SPC) y días abiertos (DA) del registro individual de cada vaca.

Con la información sobre el clima se obtuvo el Índice Temperatura-Humedad de acuerdo a la fórmula propuesta por Hahn (1998):

$$ITH = (0.81 \ X \ TAM) + HUM \ (TAM - 14.4) + 46.4$$

Donde:
ITH = es el Índice Temperatura-Humedad,
MAT = is la temperature máxima,
REHUM = es el promedio de humedad relativa.

Experimento 2

Se utilizaron 52 vacas multíparas en un periodo de 3 veranos consecutivos: 24 vacas en año 1 (12 por tratamiento), 12 vacas en año 2 (6 por tratamiento) y 16 vacas en año 3 (8 por tratamiento). Las vacas se asignaron por CC a los tratamientos y su fecha probable de parto fue la misma, de agosto a octubre. El manejo de las vacas pre y posparto fue similar que en experimento 1 y el sistema de enfriamiento consistió en la instalación de dos abanicos de 90 cm de diámetro con un anillo de 70 cm con 6 aspersores alrededor de cada abanico que liberaron 11.5 L de agua por hora cada uno; estos fueron fijos y se operaron manualmente por un periodo de 8 h/d en los 60 d preparto. El motor de cada abanico fue de ½ HP (115/230 v, motor sencillo trifásico con presión de agua de 17.58 cm^3). Debido a que el sistema de enfriamiento fue específico para el corral, se confundía con el tratamiento dentro de cada año, lo cual se corrigió cambiando el enfriamiento del corral 1 en 2001 al corral 2 en 2002 y nuevamente en corral 1 en 2003.

En este experimento se colectaron las mismas variables fisiológicas y productivas descritas en experimento 1, con la diferencia que en este experimento, el año 1 se colectó la TRES y TREC dos veces al día (09:30 y 14:30 h) en martes y viernes de cada semana, mientras que en los años 2 y 3 hubo una tercer medida (18:00 h). Durante el periodo de este experimento 2 se colocaron aspersores en la sala de espera, previo a la ordeña.

Análisis estadístico

Las variables pre y posparto colectadas a través del tiempo (PV, CC, TRES, TREC, PL, PG y PEL) se analizaron mediante el uso de mediciones repetidas con los comandos REPEATED y RANDOM del procedimiento MIXED de SAS (SAS, 2004). El modelo lineal incluyó los efectos de número de lactancia (NL; 2, 3 y >3), tiempo (semanas pre y posparto) tratamiento (con y sin enfriamiento) y las interacciones tratamiento con tiempo y tratamiento con NL. Como efecto aleatorio se utilizó vaca anidad en la interacción tratamiento y NL. En cada variable analizada se probaron cinco estructuras de varianza-covarianza, seleccionando la estructura por medio de los criterios de información Akaike y Bayesiano (Littell *et al.*, 1996), siendo la estructura auto-regresiva de primer orden la de mayor ajuste. Las variables que se colectaron una sola vez (PCN, SPC y DA) se analizaron mediante un modelo que incluyó los efectos de tratamiento y NL usando el procedimiento MIXED del programa SAS. Las diferencias entre las medias se declararon significativas al 5% y como tendencias al 10% de significancia.

Resultados y discusión
Variables climáticas

El Cuadro 1.1.1 muestra los promedios mensuales de temperaturas mínimas y máximas, y del índice temperatura-humedad. Las temperaturas mínimas y máximas promedio registradas fueron 18.6 y 44.5°C, mientras que el ITH osciló entre 61.6 y 95.2 unidades, promediando en todos los meses más de 75 unidades. La temperatura promedio mensual fue consistentemente mayor a 30°C en todos los meses de los 4 años y la temperatura máxima registrada fue de 49.5°C. Cuando el ITH excede de 72 unidades, la vaca lechera empieza a experimentar los efectos negativos del estrés por calor, de tal forma que se ha sugerido que por cada unidad de ITH que sobrepasa las 72 unidades, la producción de leche se reduce en 0.2 Kg (Ravagnolo *et al.*, 2000). Basados en estos resultados climáticos, se puede afirmar que las vacas estuvieron sujetas a condiciones de estrés (75 a 78 unidades) y estrés severo (> 78 unidades) durante los cuatro veranos de ambos experimentos, puesto que las vacas obtuvieron más calor del ambiente de lo que ellas pudieron perder por medio de sus mecanismos fisiológicos de termo-regulación (Silanikove, 2000; West, 2003).

Experimento 1

Las vacas testigo tendieron (P=0.08) a presentar mayor TRES que vacas enfriadas (95.7 vs. 89.5) durante el periodo seco (Cuadro 1.1.2), pero no hubo diferencias en el resto de las variables preparto (PV, CC y TREC). La producción de leche sólo mostró un aumento numérico (P=0.17) y los SPC sólo se aproximaron a una tendencia (P=0.11). El resto de las variables posparto no fueron influenciadas por el enfriamiento.

A pesar de no observar diferencias en variables indicativas del estrés calórico, los valores de TREC y TRES encontrados muestran que todas las vacas experimentaron estrés calórico. La incapacidad del enfriamiento usado para disminuir la TREC por debajo de 38.5°C (Igono *et al.*, 1992), indica que este sistema fue ineficiente. Tarazón *et al.* (2004) utilizaron un sistema de enfriamiento similar en vacas Holstein 30 d antes y 30 d después del parto, encontrando resultados similares en un establo bajo condiciones climáticas de la misma zona desértica.

Cuadro 1.1.1. Promedios de temperatura mensual (máxima, mínima y promedio en °C) y el ITH durante el periodo seco en experimentos 1 y 2.

Mes/Año	Mínimo diario		Máximo diario		Promedio diario	
	Temp	ITH	Temp	ITH	Temp	ITH
Experimento 1 (2000)						
Mayo	18.6	63.1	40.8	89.5	30.0	77.9
Junio	20.2	65.7	41.7	93.8	31.4	79.0
Julio	22.6	65.6	44.1	94.3	32.6	79.2
Agosto	22.5	69.0	43.2	96.9	32.8	82.0
Septiembre	19.3	61.6	41.3	91.2	30.2	76.7
Experimento 2						
Mayo 2001	19.0	63.2	39.0	88.4	30.2	77.3
Mayo 2002	20.4	64.0	40.6	88.7	30.5	77.6
Mayo 2003	21.2	64.5	41.4	90.0	30.8	78.0
Junio 2001	24.5	65.2	41.8	92.7	33.3	78.8
Junio 2002	23.7	65.7	42.3	93.6	33.0	79.4
Junio 2003	23.0	66.0	42.6	94.0	32.4	79.6
Julio 2001	24.0	66.2	43.0	94.3	34.5	79.2
Julio 2002	23.6	66.7	44.5	94.8	33.4	80.0
Julio 2003	24.0	65.4	44.0	94.6	34.0	79.8
Agosto 2001	22.4	67.7	43.3	95.0	34.8	81.1
Agosto 2002	22.8	65.5	43.0	94.8	34.6	80.7
Agosto 2003	23.0	65.8	42.8	95.2	33.4	82.0
Sept. 2001	24.0	63.4	40.8	92.4	32.1	77.1
Sept. 2001	23.5	62.6	41.0	92.0	32.5	77.0
Sept. 2001	23.2	62.5	40.6	92.6	31.8	76.5

Temp = Temperatura Ambiental; ITH = Índice Temperatura-Humedad

Cuadro 1.1.2. Efecto del enfriamiento durante el periodo seco en las variables preparto y posparto (Experimento 1).

	Testigo	Enfriadas	EEM	Trat (Tr)	Valores de probabilidad			
					Lactancia	Tiempo	T*L	T*T
Preparto								
Peso vivo (kg)	666.00	667.00	27.56	0.82	0.06	0.51	0.75	0.38
Condición Corporal	4.15	4.17	0.09	0.78	0.27	0.45	0.90	0.85
Tasa Respiratoria	95.72	89.49	3.37	0.08	0.79	0.16	0.81	0.82
Temp. Rectal (°C)	39.92	39.78	0.14	0.30	0.86	0.02	0.88	0.90
Posparto								
Prod. Leche (kg/d)	20.24	22.25	1.41	0.17	0.22	0.01	0.07	0.98
Prod. Grasa (%)	3.12	3.13	0.18	0.94	0.03	0.28	0.09	0.72
Prod. Grasa (g/d)	644.00	693.00	50.30	0.34	0.01	0.01	0.02	0.82
PEL[1] (MJ/d)	56.50	57.30	3.97	0.22	0.03	0.01	0.04	0.94
PCN[2] (kg)	30.10	32.40	2.06	0.27	0.53	NIM[4]	NIM	NIM
Días Abiertos	102.70	86.90	12.39	0.22	0.04	NIM	NIM	NIM
SPC[3]	1.98	1.98	1.48	0.30	0.11	NIM	NIM	NIM

[1]PEL = Producción de Energía en Leche; [2]PCN = Peso Cría al Nacimiento. La variable estructura de la vaca afectó (P<0.01) esta variable; [3]SPC = services per conception; [4]NIM = No incluida en el modelo.

Posiblemente humedecer las vacas no sea la mejor opción para reducir el estrés calórico en áreas desérticas, debido a que periodos cortos de mojado no son suficientes para disipar el calor corporal en el animal. Igono *et al.* (1985) señala que solamente mojar a las vacas puede crear una ambiente saturado con humedad, lo que reduce la capacidad de la vaca para eliminar calor por evaporación; por esto, la combinación de humedad con ventilación forzada se sugiere como una mejor opción para reducir el estrés calórico en el ganado lechero.

Cuadro 1.1.3. Efecto del enfriamiento durante el periodo seco en variables preparto y posparto (Experimento 2).

	Testigo	Enfriadas	EEM	Trat (T)	Valores de probabilidad			
					Año	Tiempo	T*Año	T*Tiem
Preparto								
Condición Corporal	3.88	3.87	0.06	0.83	0.01	0.53	0.49	0.64
Temp. Rectal (°C)								
10:00 h	38.88	38.77	0.01	0.16	0.33	0.01	0.57	0.49
14:00 h	39.31	39.03	0.02	0.01	0.79	0.01	0.46	0.73
18:00 h	39.43	39.13	0.15	0.04	0.17	0.10	0.88	0.73
Tasa Respiratoria								
10:00 h	69.50	63.40	3.34	0.14	0.01	0.06	0.74	0.85
14:00 h	73.80	67.20	3.21	0.01	0.01	0.07	0.42	0.68
18:00 h	79.80	69.00	5.26	0.05	0.03	0.88	0.66	0.52
Posparto								
Prod. Leche (kg/d)	25.44	28.05	1.69	0.13	0.28	0.01	0.87	0.03
Prod. Grasa (%)	2.97	3.26	0.10	0.01	0.97	0.01	1.00	0.09
Prod. Grasa (g/d)	764.00	912.00	64.29	0.03	0.49	0.01	0.85	0.01
PEL[1] (MJ/d)	69.40	79.30	5.04	0.05	0.36	0.01	0.85	0.01
PCN[2] (kg)	33.72	37.91	2.49	0.10	0.35	NIM[4]	NIM	NIM
Días Abiertos	89.10	70.30	7.46	0.02	0.02	NIM	0.35	NIM
SPC[3]	2.49	1.92	0.36	0.04	0.13	NIM	0.80	NIM

[1]PEL = Producción de Energía en Leche; [2]PCN = Peso Cría al Nacimiento. La variable sexo de la cría (P<0.03) y estructura de la vaca (P<0.01) afectaron esta variable; [3]SPC = Servicios Por Concepción; [4]NIM = No incluida en el modelo.

Experimento 2

Buscando una forma de enfriamiento más efectiva, en el segundo experimento se probó un sistema basado en aire combinado con ventilación forzada para reducir el estrés calórico. Las TREC y TRES fueron menores en vacas enfriadas a las 14:00 (P<0.01) y 18:00 h (P<0.05), pero no hubo diferencias en el resto de las variables preparto (CC, TRES y TREC a las 10:00 h), como se observa en el Cuadro 1.1.3.

La producción de grasa y la PEL fueron mayores (P≤0.01) en vacas enfriadas sobre las testigo, aunque la interacción tiempo*tratamiento mostró (P<0.01) que la diferencia entre tratamientos aumenta con el tiempo posparto.

La PL no difirió (P=0.13) entre tratamientos, pero la interacción tiempo*tratamiento indicó (P=0.03) que la diferencia entre tratamientos ocurrió conforme el tiempo posparto aumentaba. El PCN tendió (P=0.10) a ser mayor en vacas enfriadas, así como también los DA (P<0.02) y SPC (P<0.04) fueron reducidos por el enfriamiento.

La Figura 1.1.1 muestra las interacciones entre el tratamiento y las semanas posparto en las variables producción de leche (A), producción de grasa en leche (B) y producción de energía en leche (C), observándose una tendencia a aumentar la diferencia entre el grupo sin enfriamiento con el grupo de vacas enfriadas conforme el pico de la lactancia se acerca, esto es, a la octava semana posparto.

Figura 1.1.1. Efecto del enfriamiento durante el periodo seco en la producción de leche (a), producción de grasa en leche (b) y producción de energía en leche (c) posparto en Experimento 2. [Error estándar de la media ponderado para pl 1.689 kg/d; para prg 64.29 g/d; para pel 5.042 mj/d. ver Cuadro 3 para encontrar los valores de probabilidad de los efectos principales e interacciones].

A)

B)

C)

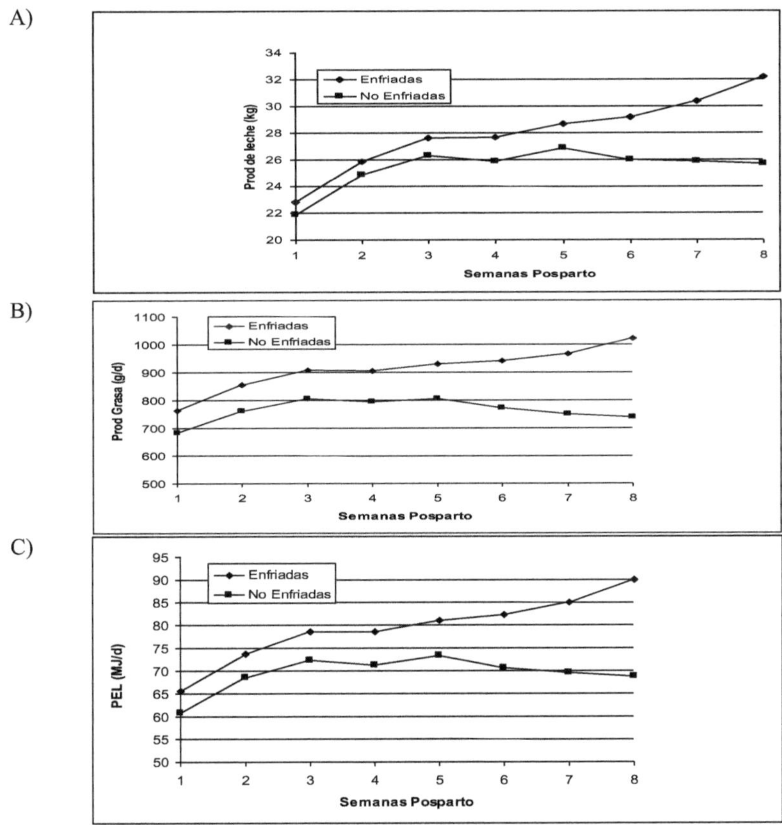

Las vacas respondieron mejor al sistema de enfriamiento evaporativo que combina agua y ventilación forzada para disipar el calor corporal. En promedio, las respuestas fisiológicas preparto fueron reducidas en las horas más calientes del día, sugiriendo que esta estrategia fue más efectiva que la usada en experimento 1. Es posible que la temperatura por la noche fuera suficientemente baja para reducir el estrés en los animales durante la mañana, no obstante, a medida que el día avanzaba la temperatura aumentaba a tal grado que el enfriamiento artificial fue necesario para reducir el estrés en las vacas. La producción de leche, grasa y la producción de energía en leche muestran también un efecto acumulado del enfriamiento aplicado en el periodo seco. El peso de la cría al nacimiento también mostró una tendencia a mejorar, lo cual coincidió con el experimento 1. Otros autores han encontrado una mejora en el PCN al aplicar un sistema de enfriamiento (Wolfenson *et al.*, 1988), lo que sugiere un potencial de mejorar esta variable mediante el enfriamiento preparto de vacas lecheras. Durante estrés calórico crónico, la disminución en el peso de la placenta se relaciona con una reducida transferencia de oxígeno y glucosa al feto, así como una disminución del lactógeno placentario (Dreiling *et al.*, 1991). La influencia del enfriamiento preparto en la fertilidad posparto no ha sido muy claro (Collier *et al.*, 1982), aunque los resultados de este estudio son importantes para los productores locales, quienes detienen toda actividad reproductiva durante el verano.

Conclusiones

El enfriamiento de vacas secas mediante su humedecimiento con manguera no fue efectivo, de acuerdo con los promedios de los parámetros fisiológicos obtenidos, aunque numéricamente hubo una ligera mejora posparto en los parámetros productivos. En contraste, el sistema de enfriamiento basado en aspersores y abanicos mejoró las variables fisiológicas preparto y las variables productivas y reproductivas posparto, lo que indica que la aplicación de esta práctica de manejo mejora el confort de las vacas lecheras Holstein y puede representar una alternativa para evitar la estacionalidad en la producción de leche en áreas afectadas por el estrés calórico y permite aumentar las ganancias de los productores.

Literatura citada

Collier, R. J., S. G. Doelger, H. H. Head, W. W. Thatcher, and C.J. Wilcox. 1982. Effects of heat stress during pregnancy on maternal hormone concentrations, calf birth weight and postpartum milk yield of Holstein cows. Journal of Animal Science 54:309-319.

Correa, A., L. Avendaño, A. R. Villanueva, D. V. Armstrong, J. F. Smith, S. K. Denise. 2002. Efecto de un sistema de enfriamiento en la productividad de vacas lecheras bajo estrés calórico. Agrociencia 36:531-535.

Drackley, J. K. 1999. Biology of dairy cows during the transition period: the final frontier? Journal of Dairy Science 82: 2259-2273.

Dreiling, C. E., F. S. Carman III and D. E. Brown. 1991. Maternal endocrine and fetal metabolic responses to heat stress. Journal of Dairy Science 74:312-327.

García, E. 1985. Modificaciones al Sistema de Clasificación Climática de Köppen (para adaptarlo a las condiciones de la República Mexicana). Instituto de Geografía. Universidad Nacional Autónoma de México, 2a Edición. México, D.F.

Gulay, M.S., M.J. Hayen, K.C. Backman, T. Belloso, M. Liboni, and H.H. Head. 2003. Milk production and feed intake of Holstein cows given short (30-d) or normal (60-d) dry periods. Journal of Dairy Science 86:2030-2038.

Hahn, G.L. 1999. Dynamic responses of cattle to thermal heat loads. Journal of Dairy Science 82 (Suppl. 2):10-20.

Igono, M. O., B. J. Steevens, M. D. Shanlkin and H. D. Johnson. 1985. Spray cooling effects on milk production, milk, and rectal temperatures of cows during a moderate summer season. Journal of Dairy Science 68:979-989.

Igono, M. O., G. Bjotvedt and H.T. Sanford-Crane. 1992. Environmental profile and critical temperature effects on milk production of Holstein cows in desert climate. International Journal of Biometeorology 36:77-87.

Littell, R.C., G.A. Milliken, W.W. Stroup, and R.D. Wolfinger. 1996. SAS System for Mixed Models. SAS Institute Inc., Cary, N.C., E. U.

NRC. 1989. Nutrient Requirements of Dairy Cattle, 6th Rev. Ed. National Academy Press, Washington, D. C., E. U.

Ravagnolo, O., I. Misztal, and G. Hoogenboom. 2000. Genetic component of heat stress in dairy cattle, development of heat index function. Jornal of Dairy Science 83:2120–2125.

SAS 2004. SAS/STAT User's guide, Release 9.12. SAS Institute Inc., Cary, NC, E. U.

Silanikove, N. 2000. Effect of heat stress on the welfare of extensively managed domestic ruminants. Livestock Production Science 67:1-18.

St. Pierre, N.R., B. Cobanov and G. Schnitkey. 2003. Economic losses from heat stress by US livestock industries. Journal of Dairy Science 86:E53-E77.

Tarazon, M., J. Valenzuela, S. Araiza, and F. Denogean. 2004. Productive and reproductive performance of bathed cows during the summer. Journal of Dairy Science 87(Suppl. 1):375.

Tyrrell, H.F., and J.T. Reid. 1965. Prediction of the energy values of cow's milk. Journal of Dairy Science 48:1215-1223.

West, J.W. 2003. Effects of heat stress on production in dairy cattle. Journal of Dairy Science 86:2131-2144.

Wildman, E. E., G. M. Jones, P. E. Wagner, R. L. Boman, H. F. Troutt and T. N. Lesch. 1982. A dairy cow body condition scoring system and its relationship to selected production characteristics. Journal of Dairy Science 65:495-501.

Wolfenson, D., I. Flamenbaum and A. Berman. 1988. Dry period heat stress relief effects on prepartum progesterone, calf birth weight, and milk production. Journal of Dairy Science 71:809-817.

I.2 Mejoramiento genético en razas de ganado Cebú en México*

Juan Carlos Martínez González1, G. M. Parra B.2, F. J. García E.1, E. G. Cienfuegos R.1, J. Hernández M.1, F. A. Lucero M.1 y A. González R.3

*Cuerpo Académico: Mejoramiento, Biotecnología y Sistemas de Alimentación,
1 Facultad de Ingeniería y Ciencias, Universidad Autónoma de Tamaulipas.,
Cd. Victoria, Tamps., México,
2 Centro de Biotecnología Genómica, IPN, Reynosa, Tamps.,
3 Facultad de Medicina Veterinaria y Zootecnia, Universidad Autónoma de Tamaulipas, Cd. Victoria, Tamps., México.

Introducción

Hasta antes del descubrimiento de América, los únicos bovidos que había en el continente eran los bisontes (*Bos bison*), los primeros bovinos (*Bos taurus*) llegaron a América junto con los conquistadores españoles y portugueses, principalmente de la Península Ibérica, este ganado se adaptó fácilmente y dominó hasta fines de 1940 (Rouse, 1977). Después de este periodo se dio un mestizaje desordenado con el ganado Cebú (*Bos indicus*), al grado que ha reemplazado a la gran mayoría de las poblaciones criollas de las regiones tropicales.

El ganado Cebú es tolerante a altas temperaturas ambientales, climas húmedos y/o secos, rústico, con capacidad para aprovechar forrajes de baja calidad nutritiva y resistencia a parásitos internos y externos, que les permite una mayor adaptación a las condiciones severas del ambiente tropical (Razook *et al.*, 1998); por lo anterior su presencia es necesaria en las zonas con clima tropical en la República Mexicana (alrededor del 23% de la superficie), en las cuales la producción de carne es la principal actividad pecuaria, la cual se realiza mayormente en sistemas extensivos y de doble propósito (Magaña *et al.*, 2006).

Según la Confederación Nacional Ganadera (CNG, 1995) el sector pecuario utiliza métodos y tecnología de producción con un rezago de más de 30 años, por lo que los programas para el sector pecuario deben ser dirigidos para transferir tecnología para incorporar patrones de producción, competitividad y sostenibilidad. Una de las acciones urgentes a implementar en México es el establecimiento de programas de mejoramiento genético, con la participación y consenso de los productores comerciales, de los criadores de registro, los técnicos y la propia Secretaría de Agricultura, Ganadería, Desarrollo Rural, Pesca y Alimentación.

Hasta hace algunos años la evaluación de bovinos productores de carne se basaba en patrones raciales (Martínez, 1991), posteriormente se realizaron intentos por establecer estaciones de pruebas de comportamiento (Gurza, 1998) y más recientemente se han generalizado las evaluaciones genéticas del comportamiento productivo y reproductivo (Martínez y Parra, 2008).

Otros productores han buscado el mejoramiento por caminos más rápidos como son los sistemas de cruzamiento que utilizan diferentes razas productoras de carne de origen europeo (*Bos taurus*) en cruzamiento con el ganado Cebú (Imatzu, 1998; Queiroz y Muniz, 1998; Montaño, 1997), aprovechando la mejor habilidad de crecimiento de los animales europeos y la adaptabilidad de los Cebú (heterosis).

El mejoramiento genético consiste en aplicar los principios biológicos, económicos y matemáticos, con el fin de aprovechar la variación genética para maximizar el mérito individual, éste proceso involucra la evaluación genética y la difusión del material evaluado

(Montaldo y Barria, 1998). El desconocimiento de los principios científicos de la mejora genética, así como la ineficiente coordinación y promoción por parte de los organismos interesados, han limitado la aplicación del mejoramiento genético animal en la gran mayoría de las explotaciones ganaderas. Además, esto ha provocado un costo ecológico por el mantenimiento de animales improductivos con un impacto negativo en el medio ambiente y en la economía. Asimismo, ante la falta de programas de evaluación genética se hace necesaria la importación de germoplasma (animales vivos, semen y embriones).

En la actualidad existen métodos que permiten la evaluación genética de los animales en producción, los que están por entrar a la actividad productiva o aún aquellos que no cuentan con registros de producción, solo que para ello se requiere de la creación y actualización de bases de datos confiables. Algunas Asociaciones han realizado esfuerzos por estructurar programas de evaluación genética; se pueden mencionar las Asociaciones de Ganado Tropicarne, Angus y Pardo Suizo, cuyas bases de datos fueron analizadas por técnicos de la Universidad Autónoma Chapingo y de la Asociación Simmental-Simbrah y Charolais y Charbray por parte de técnicos del Instituto Nacional de Investigaciones Forestales, Agrícolas y Pecuarias.

Por lo anteriormente señalado los objetivos del presente documento son:

a). Describir la elaboración y mantenimiento de las bases de datos de la Asociación Mexicana de Criadores de Cebú (AMCC),

b). Describir la edición de las bases de datos del comportamiento productivo y de genealogía del ganado Cebú registrado ante la AMCC,

c). Generación de parámetros genéticos para las razas Cebú en México.

Situación actual

La ganadería bovina productora de carne en México es la actividad más difundida en el área rural (Ruíz *et al.*, 2004), se estima que esta actividad ocupa aproximadamente el 60% del territorio nacional. Los sistemas de producción de carne que predominan son: sistema vaca-becerro; recría; doble propósito; engorda en corral; y pie de cría. Los que se ubican en las tres regiones ganaderas del país: la región norte (árida y semiárida), cuya producción ha estado históricamente asociada a la producción del sur de Estados Unidos; la exportación de becerros en pie es una de las actividades principales, son animales de las razas británicas o cruces con ganado cebú (Brahman) entre los 135 a 225 kg (Skaggs *et al.*, 2004), alcanzando 1.5 millones de cabezas exportadas (Ruíz *et al.*, 2004). La región tropical del sureste; y la templada del centro, estas dos orientadas fundamentalmente al abasto del mercado interno (Ruíz *et al.*, 2004).

Por otro lado, el inventario nacional se estimó en poco más de 29 millones de cabezas de ganado de carne (SIAP, 2006), el cual resulta insuficiente para satisfacer la demanda del consumo nacional. Cifras reportadas por la FAS/USDA (2007), indican que México produjo en 2006, la cantidad de 2.18 millones de toneladas de carne de bovino; sin embargo, consumió 2.51 millones de toneladas, por lo que el déficit condujo a la importación de casi 385 mil toneladas métricas de carne.

Parte importante de esta problemática son la falta de programas de mejora genética (Núñez y Ramírez, 1997; Rodríguez, 1997; Martínez, 1991) que fomenten características de interés productivo y reproductivo e incrementen la eficiencia de los hatos productores de carne haciéndolos más competitivos. Durante muchos años el mejoramiento genético de los animales consistió en seleccionar aquellos que llenaban las características de un patrón racial sin importar el comportamiento productivo. Posteriormente la evaluación genética se basaba en pruebas de comportamiento en estaciones centrales donde se evaluaba comparativamente el desempeño de animales candidatos a sementales (Martínez, 1999; Rodríguez, 1997; Martínez, 1991) con fines comerciales más que de progreso genético. Después el Gobierno Federal a través de los apoyos del Programa de la alianza para el Campo exigió que los sementales que se comercializaran deberían tener datos de comportamiento productivo y más recientemente que cuenten con evaluación genética para el cálculo de valores genéticos como las diferencias esperadas de la progenie (DEP's) de características productivas.

En la actualidad son numerosas las asociaciones ganaderas que han implementado programas para hacer más efectivas las evaluaciones genéticas se pueden mencionar a la Asociación Mexicana de Criadores de Cebú (AMCC), Asociación Mexicana de Criadores de Ganado Tropicarne, Asociación Angus Mexicana, A. C., Asociación Charolais Herd Book de México, Asociación Mexicana de Criadores de Ganado Suizo de Registro, Asociación Mexicana de Criadores de Razas Italiana, Asociación Simmental-Simbrah Mexicana, entre otras.

El ganado Cebú

Se considera que el ganado Cebú (*B. indicus*), fue desarrollándose en una región entre la India e Irán Oriental (Hoogesteijn, 1999), y actualmente se acepta que las principales razas conocidas y apreciadas en América provienen de la región que actualmente ocupan India y Pakistán donde existen aproximadamente 30 razas de ganado Cebú (Sanders, 1980).

Las razas cebuinas se pueden clasificar en seis grupos: el primero corresponde a los animales con características de la raza Guzerat (Kankrej); el segundo grupo comprende a los animales con rasgos de Nelore (Ongole); el tercer grupo a animales con apariencia de la raza representativa Gyr, en la cual también se encuentran la Red Sindhi y Sahiwal; el cuarto grupo son animales del tipo Misore; el quinto grupo es formado principalmente por una mezcla heterogénea de diferentes razas de las cuales la Siri es representativa; y finalmente la raza Dhanni de Pakistán es la única en el sexto grupo. De los anteriores grupos, las razas de los primeros tres han tenido una mayor influencia en la ganadería de América y particularmente de México.

Razas de ganado Cebú en México
Indubrasil

La raza Indubrasil fue el resultado de los cruzamientos entre las razas Guzerat, Gyr y Nelore que se realizaron en Brasil pero cuya selección se dirigió para largo de orejas (Sanders, 1980). Fue traído a México en los años de 1945-46, estos ejemplares tuvieron mucha aceptación y se distribuyeron desde Yucatán, por toda la Costa del Golfo de México, Coahuila y Nuevo León en el norte de la República Mexicana, he inclusive traspasaron la frontera hasta el estado de Texas, en los Estados Unidos de Norteamérica.

Sus principales características, son su gran talla y sus largas orejas con curvaturas hasta la punta. Su pelaje es gris en todas sus tonalidades y también puede ser rojo, en ambos casos sin mancha de otro color. En México existen magníficos ejemplares de la raza habiendo mejorado su habilidad materna, ubre de tamaño medio, bien implantada con buenos cuartos, buen soporte, tetas regulares y uniformes, recubierta por piel suave y fina. Buenos aplomos, largos, con muy buena capacidad torácica y abundante masa muscular. En las zonas tropicales de México se utiliza en cruzamientos con ganado Pardo Suizo y en menor proporción con Holstein. El Indubrasil está en segundo lugar en cuanto a la cantidad de registros expedidos por la AMCC. Sin embargo, hace una década, bajó su demanda por su inadecuada selección.

Sardo Negro

La raza Sardo Negro se considera la primera raza Cebú originada en México, con mayor influencia de las razas Gyr e Indubrasil. Se puede afirmar que el origen de esta raza son el mestizaje entre el ganado cebuíno existente en algunas regiones de la costa del Golfo de México y estos ejemplares; con el pelaje tan característico de moro. Estos cruces dan animales de gran talla, con la característica combinación de pelajes blanco y negro, en ocasiones algunas manchas coloradas o pardas, orejas negras, piel obscura, mucosa bien pigmentadas, mata oscura ó entrepelada, en algunos blanca cuando en el cuerpo predomina el color blanco.

Constitución robusta, esqueleto y musculatura fuertes, temperamento activo y dócil, cabeza de tamaño medio con perfil subconvexo y cuernos saliendo hacia fuera y hacia arriba de color oscuro.

La raza Sardo Negro tiene gran demanda en los trópicos por producir buenos pesos al destete, buenos incrementos post-destete y al cruzarse con animales criollos o con alguna influencia de razas europeas como el Suizo Americano y Holstein, se tienen hembras capaces de dar buena producción láctea. El futuro de la raza es promisorio pues tiene características positivas para explotaciones de doble propósito.

Gyr

Esta raza es originaria del Sub-Continente Indú, considerada en su región de origen como raza de doble propósito (carne y leche), llevada a Brasil por sus atributos y su rusticidad donde se hace muy popular. Llega a México en la década de los 40's, donde se hace muy popular en los estados de Coahuila, Nuevo León, Tamaulipas, Tabasco, Chiapas, Veracruz, Campeche y Yucatán, además de su difusión en las costas del Pacífico. El color de su pelaje es muy variado desde rojo en diferentes tonalidades hasta blanco mezclado con rojo y con negro, pelo corto, fino sedoso, piel obscura y bien pigmentada. Su principal característica, es la cabeza de perfil ultra convexo, cuernos en posición lateral saliendo hacia abajo y hacia atrás curvándose hacia abajo ó hacia arriba.

Crías con bajo peso al nacimiento, vacas con excelente habilidad materna lo que garantiza buenos porcentajes de destetes, con buenos pesos.

En cruzamientos con Suizo y Holstein da buenos resultados en el doble propósito, se reportan excelentes resultados en cruzamiento con la raza Simmental. Esta raza fue la base para conformar el ganado de doble propósito Gyr-Holando.

Brahman

La raza Brahman se origino en Texas, E. U., producto del cruce principalmente de las razas Guzerat y Nelore y en menor proporción de Gyr e Indubrasil (Koch, 1999). En México existen antecedentes de esta raza desde finales del siglo XIX y principios del siglo XX.

Los Brahman racialmente manifiestan uniformidad en su fenotipo, de buen tamaño y conformación, huesos largos y fuertes, cascos firmes y obscuros. Línea dorso lumbar recta y bien cubierta por músculos amplios y largos, tórax amplio y profundo, sacro poco saliente, cadera larga y ancha. Su piel es obscura, buena pigmentación en mucosas, pelaje gris en todas sus tonalidades, el color rojo se acepta, pelo corto y fino. Son animales de temperamento dócil, precoces y buena fertilidad, con buen desempeño y óptimos rendimientos en condiciones de pastoreo.

Esta raza es la más importante en la AMCC y se comienza a registrar a partir de 1962 cuando la AMCC inicia sus actividades (AMCC, 1995).

Nelore

La raza Nelore es originaria del Estado de Madras en India. En ese país se le conoce como Ongole. En México, el ganado Nelore es relativamente de reciente introducción, pero en la última década ha tenido un importante crecimiento. El mayor número de criadores de la raza está en la Península de Yucatán, habiendo algunos en Tabasco, Chiapas, Veracruz, Tamaulipas, Jalisco y Colima.

Son animales de color blanco cenizo, con cara estrecha y perfil ligeramente convexo, cuernos cortos, y a veces gruesos, orejas cortas terminada en punta horizontales, con mucha movilidad; es un ganado grande, longilineo, con buena musculatura y buenos rendimientos de carne magra.

Las cualidades de la raza son: rusticidad, resistencia, fertilidad, habilidad materna, vacas con buena producción de leche que se refleja en el elevado porcentaje de destetes, animales con buena conversión, alimentación, buenos rendimientos y calidad de carne.

Existe una variedad Mocha de Nelore que se origino en Brasil, más o menos en la década de los 50's, que lo único que lo diferencia de la raza es la ausencia natural de cuernos.

Guzerat

El origen de la raza Guzerat fue el territorio de Kankrei en Guzerat, provincia de Bombay en la India, llegó a México a finales del siglo XIX y principios del siglo XX desde Brasil, fue la base de sustentación del Brahman y del Indubrasil en México, desapareciendo prácticamente los criaderos de Guzerat, que fueron los fundadores de la ganadería cebuína. Quedando solamente pocos núcleos de la raza en Jalisco y Yucatán donde se utiliza para triple propósito (carne, leche y trabajo).

Por su talla, desarrollo y conformación lo hace un buen productor de carne. Se distingue de otras razas cebuínas por su cornamenta gruesa, fuerte y obscura en forma de lira. Las vacas son buenas productoras de leche. Su comportamiento es bueno en condiciones ambientales adversas, capaces de soportar largas sequías y sobrevivir consumiendo forrajes toscos y de baja calidad, pero también responde en forma excelente en condiciones de suplementación ó alimentación en corrales, teniendo mejor conversión que otras razas produciendo carne de excelente calidad con poca grasa.

Mejoramiento genético del ganado Cebú en México

La calidad genética del ganado es un factor primordial para asegurar la transformación eficiente de los recursos disponibles. Si no se dispone de animales con alto potencial productivo, de poca ayuda pueden ser los avances que se logren en la mejora de la alimentación y de las condiciones sanitarias (Martínez, 1999; Osorio, 1998). Sin embargo, en México no ha sido posible el establecimiento de programas de mejoramiento genético cuantitativo de sementales y vacas debido a factores de tipo técnico, social, cultural y económico (CNG, 1995).

En éste sentido, el nivel de mejoramiento genético del ganado Cebú, es bastante irregular, muchos ganaderos, principalmente productores de carne, han tratado de mejorar la productividad de sus hatos tropicales mediante la inclusión de razas especializadas (Montaño,

1997; Queiroz y Muniz, 1998; Gasque, 1993) o de razas sintéticas (Ochoa, 1995), ya sea con la importación de animales vivos o por el uso de semen congelado a través de la inseminación artificial o la transferencia de embriones.

Por lo que hay que realizar acciones de organización y planeación para el establecimiento de un auténtico programa nacional de mejoramiento genético, que contribuya a mediano y largo plazo, a resolver el problema de la producción insuficiente de alimentos de origen animal (Lastra *et al.*, 2001b y 1998). Además, con un programa de mejoramiento de los recursos genéticos pecuarios existentes, se podrá evitar la dependencia de la importación de germoplasma (Gasque, 1993; Thorpe e Hinojosa, 1985).

El mejoramiento genético comprende el uso de principios biológicos, económicos y matemáticos para encontrar estrategias de aprovechamiento de la varianza genética para maximizar su mérito (Montaldo y Barria, 1998; Rodríguez, 1997; Van Vleck y Núñez-Domínguez, 1992; Harvey, 1990). Básicamente, un programa de mejoramiento genético debe considerar aspectos como el objetivo de crianza, procesos de evaluación genética, criterios de selección, y difusión del material genético seleccionado. Sin embargo, cuando el material genético no proviene de fuentes confiables o no es resultado de un proceso de evaluación genética que avale su calidad, disminuye la probabilidad de que el progreso genético sea exitoso. De ahí, la necesidad e importancia de los programas de evaluación genética y de los organismos que los promuevan a nivel estatal, regional o nacional, los que en repetidas ocasiones han sido considerados, pero sin resultados satisfactorios tangibles.

Evidencias de estos esfuerzos fueron la creación de agrupaciones como: la Comisión para el Mejoramiento Genético y la Reproducción Animal A. C. (CONAMEGRA); el Consejo Nacional de Recursos Genéticos Pecuarios A. C. (CONARGEN), ó la implementación del Programa Ganado Mejor en 1992 (Núñez y Ramírez, 1997), hoy en día Programa de Mejoramiento Genético de la Alianza Contigo como parte del apoyo gubernamental a la ganadería nacional (Martínez, 2003).

En décadas pasadas, la superioridad de un semental se basaba en el número de premios obtenidos en las distintas ferias y/o exposiciones al cumplir con un patrón racial (Martínez, 1991), posteriormente las evaluaciones genéticas estaban basadas en pruebas de comportamiento en estaciones centrales donde se consideraban únicamente valores fenotípicos (Lastra *et al.*, 2001a; Martínez, 1999; Rodríguez, 1997; Tapia *et al.*, 1995; Martínez, 1991; Villegas, 1990; Duarte *et al.*, 1987), más recientemente las evaluaciones genéticas están dirigidas a mejorar características productivas a través de las diferencias esperadas de la progenie (Lastra *et al.*, 2001b; Martínez, 1999; Fernández *et al.*, 1997).

El ganado Cebú posee características de tipo productivo y reproductivo que limitan su uso en sistemas de producción, por un lado la poca suavidad de carne (Wheeler *et al.*, 2001) y la baja producción y persistencia en la lactancia (McDowell *et al.*, 1996); período prepuberal largo (Rodríguez *et al.*, 2002) y temperamento nervioso (Voisinet *et al.*, 1997). Sin embargo, existe una variación importante en la resistencia a las infestaciones de garrapata (*Boophilus microplus*), con índices de herencia de hasta 0.27 (Andrade *et al.*, 1998; Plasse *et al.*, 1994).

Evaluación genética

La evaluación genética se refieren al cálculo y utilización de los estimadores genéticos (Bourdon, 1998), para una o varias características (Díaz, 1994). Los datos productivos, genealogías, manejo, ambiente y circunstancias que rodean el comportamiento de los animales son plasmados en un modelo matemático y se combinan mediante la aplicación de un método óptimo de cálculo para producir la predicción del valor genético de los animales que participan tanto con datos como con genealogía (Díaz *et al.*, 2000).

La AMCC, con la implementación del Programa de Control de Desarrollo Ponderal (AMCC, 1996), ha generado una base de datos con registros productivos de las diferentes razas de Cebú y con ello la posibilidad de de realizar evaluaciones genéticas.

El Gobierno Federal ha liberado subvenciones para incentivar la participación de las asociaciones ganaderas (Lastra *et al.*, 2001a) como Tropicarne, Angus, Suizo Pardo, Simmental-Simbrah, Charolais y la misma AMCC. Estas evaluaciones han consistido en el cálculo de las diferencias esperadas de la progenie (DEP's), para características relacionadas con crecimiento (Harris y Newman, 1994).

Sin embargo, se tienen que tomar en cuenta algunas consideraciones teóricas en las evaluaciones genéticas como es la selección del Modelo Animal. El modelo animal puede entenderse como una metodología que incluye un efecto aleatorio por cada mérito genético aditivo o valor de cría de cada animal, para los animales con registros y los animales incluidos en la genealogía en el análisis (Meyer, 1989), mediante la matriz genética de (co)varianzas, lo que incrementa la exactitud y la veracidad de los resultados (Mrode, 1996).

En términos de estimación de componentes de (co)varianza, el modelo animal ha cambiado la interpretación de las (co)varianzas entre parientes a una estructura en la que se determinan las varianzas directamente ajustando los efectos aleatorios correspondientes en el modelo de análisis. Con el modelo animal, la varianza genética aditiva se estima como la varianza en el mérito genético aditivo del mismo animal y los componentes genéticos no-aditivos pueden ser estimados especificando el efecto aleatorio correspondiente (Meyer, 1989).

La elección del modelo apropiado para las evaluaciones genéticas es muy importante, se ha sugerido que en la evaluación de algunas poblaciones, el análisis de variables que son influenciadas por el efecto materno (predestete), debe incluirse además del materno, al efecto de la madre y con eso tomar en cuenta la covarianza ambiental entre dichos efectos, disminuyendo posibles sesgos en la estimación de los parámetros genéticos (Quintero *et al.*, 2007; Ferraz *et al.*, 2004; Domínguez *et al.*, 2003; Cabrera *et al.*, 2001; Clement *et al.*, 2001; Dodenhoff *et al.*, 1999). Con el aumento en la capacidad computacional y el mayor avance en los métodos estadísticos se han reemplazado los modelos simples, por modelos más complejos y realistas que permiten un uso más eficiente de los datos disponibles para las decisiones de selección (Bidanel, 1998).

Domínguez *et al.* (2003) encontraron que los mejores modelos dependieron de la variable en estudio, para peso al nacimiento, el mejor modelo incluyó los efectos directos y maternos y la covarianza entre ellos; mientras que para el peso a los 548 días incluyó el efecto genético directo más el de ambiente permanente de la vaca.

Base de datos

La información recopilada en el registro de desempeño y el correspondiente pedigrí, debe ser lo más exacta posible. Es fundamental contar con suficiente información productiva del animal evaluado, así como de sus relaciones de parentesco inmediatas y su ascendencia, ya que las evaluaciones genéticas usando BLUP son altamente dependientes de de la (co)varianza genética entre individuos (Mrode, 1996).

Para separar las influencias genéticas de las ambientales es necesario comparar los animales entre grupos contemporáneos. Un grupo contemporáneo, puede definirse el conjunto de animales que son de la misma composición racial, sexo, edad, y han sido criados bajo las mismas condiciones de manejo; específicamente con la misma oportunidad de desempeño (BIF, 2002).

Asimismo, la ausencia o la escasez de relaciones genéticas afectan la predicción de las comparaciones y definitivamente a la selección (Díaz y Quintanilla, 2002; Fries, 1998). En ganado de carne, la escasa utilización de IA causa una deficiencia en las conexiones entre unidades de producción cuando los animales están bajo condiciones extensivas (Díaz *et al.*, 1994).

Origen de la base de datos

Parte importante de este documento es discutir algunos avances que se tienen en la evaluación del ganado Cebú. Por lo que a continuación se describen algunos datos incluidos en el análisis genético que correspondieron a los registros de pesajes a edades fijas de acuerdo al Reglamento Técnico del Control de Desarrollo Ponderal (AMCC, 1996), de las razas Brahman, Guzerat, Gyr, Indubrasil, Nelore y Sardo Negro. El programa de control de desarrollo ponderal (CDP) tiene como principal finalidad identificar los hatos, líneas familiares e individuos con mayor velocidad en ganancia de peso durante la fase de crecimiento. El programa CDP se oficializó en 1996, pero en algunas ganaderías el levantamiento de pesajes empezó desde 1993 y en otras se tenía información disponible desde los últimos años de los 80's.

Después de la implementación del programa CDP en una ganadería, el pesaje de los animales se realizó cada 90 días (3 meses). Los registros de pesos considerados fueron: peso al nacimiento (PN), peso a los 205 días (P205), peso a los 365 días (P365), y peso a los 550 días (P550).

Los ecosistemas que predominan donde se ubican las ganaderías donde se genero la base de datos corresponden a trópico seco y húmedo, en estos climas los recursos bióticos y abióticos presentan retos para la sobrevivencia, adaptación y productividad de los bovinos. La temperatura media anual varía de 23 a 30° C, con rangos de precipitación pluvial de 700 a 1600 mm anuales para el trópico seco y de más de 1600 mm en el trópico húmedo. Los pastos que proliferan en éstas condiciones son de baja calidad ($< 7\%$ de PC), con alta concentración de paredes celulares y baja digestibilidad con variaciones estacionales en cuanto a cantidad (kg MS ha^{-1} año^{-1}) y calidad (nutrientes) a través del año. Las explotaciones cuentan con una amplia variedad de pastos, los cuales han ido cambiando a través del tiempo. Las praderas de Jaragua (*Hyparrhenia rufa*), Pangola (*Digitaria decumbens*) y Guinea (*Panicum maximun*) eran más comunes durante los setentas y ochentas, después se introdujeron especies como Estrella (*Cynodon nlemfuensis*), Bermuda (*Cynodon dactylon*) y forrajes de corte como el Elefante (*Pennisetum purpureum*) y Caña de Azúcar (*Saccharum officinarum*); más recientemente, las especies que están siendo introducidas son variedades mejoradas de Braquiarias (*Brachiaria spp.*) y de Guineas (*Panicum maximun*). Además, las condiciones climáticas favorecen el desarrollo de plagas, parásitos y enfermedades.

No fue posible hacer un análisis particular del manejo de cada una de las ganaderías, pero existen trabajos (Martínez, 1999; Magaña y Segura, 1997; Fernández *et al.*, 1997; Castro, 1995; Alpirez, 1993; Castillo, 1993; Tuexi, 1991) en los que se menciona el tipo de manejo de las explotaciones de pie de cría del clima tropical. Por razones comerciales, los criadores de ganado de registro no tienen épocas de empadre restringidas, lo que les permite tener animales de todas las edades para las necesidades de mercado. En general los animales estudiados fueron producto de monta dirigida, aunque en algunos casos son de inseminación artificial y en menores ocasiones de transferencia de embriones.

El manejo de los animales incluyó que los becerros debieron ser pesados e identificados al momento del nacimiento (en los primeros cinco días de vida), ya sea con tatuaje en la oreja o mediante un arete de plástico (AMCC, 1995). Los becerros permanecieron con sus madres hasta una edad aproximada de ocho meses, en algunas explotaciones se ha implementado la práctica de suplementación con concentrados a los becerros durante la fase de predestete con corrales trampa. En este primer período, los animales reciben tratamientos contra parásitos internos y externos, así como la primera aplicación de vacunas contra enfermedades endémicas como: carbón sintomático, edema maligno, pasteurelosis, rabia y en el caso de hembras la de brucelosis. En la base de datos se contó con la clasificación del régimen alimenticio (RA) al que estaban sometidos los animales (RAI = régimen de pastoreo con sales minerales o que además recibían heno o ensilaje; RAII = semiestabulados, además de RAI recibían concentrados; y RAIII = animales estabulados recibiendo raciones balanceadas). La información correspondía a las progenies de sementales o prospectos a sementales y que necesariamente debían ser registrados, por lo que en algunos hatos la información fue reducida.

Al momento del destete los animales fueron identificados con hierro candente con el número de identidad y el último dígito del año en que nacieron, así como el fierro de propiedad, se aprovechó éste manejo para volver a dar los tratamientos contra las enfermedades antes mencionadas y se registró el peso de destete.

Edición de las bases de datos

La base de datos original fue editada, para cada raza por separado, mediante el paquete de programación y manejo de bases de datos Visual Fox Pro®. La información disponible incluía la identificación del animal, la identificación del padre, de la madre, del socio, número económico del animal, número de registro (en su caso), raza, sexo, fecha de nacimiento, la información de los pesajes y la información del RA.

Para la edición, fue necesaria la generación de nuevas identificaciones (números aleatorios ficticios), para animales (crías), padres (sementales) y madres (vacas). La generación de estos números requirió la fecha de nacimiento de los animales y el número de identificación como criterios de asignación. Asimismo, fue necesaria la generación de la edad de la vaca al parto a través de la fecha de nacimiento de la madre que se obtuvo de la base de datos de genealogía.

Después de haber generado las nuevas identificaciones de los animales, los pasos de edición subsecuentes fueron:

1.- Generación de una base de datos del pedigrí y una para la edición de las variables a evaluar en la hoja de cálculo Excel®. La capacidad de la hoja de Excel® no soporta más de 65,536 registros, por lo que la edición de pedigrí fue dividida, en algunos casos (p.e. Brahman e Indubrasil), y reunida en una hoja final con formato de texto.

2.- Ajuste de los pesos a 205, 365 y 550 días, de acuerdo a las fórmulas recomendadas por la Federación para el Mejoramiento de la Carne (Beef Improvement Federation, BIF, 2002).

3.- Generación del año de nacimiento, considerando los dos últimos dígitos del mismo.

4.- Generación de estación de nacimiento, considerando dos estaciones (secas = enero a junio, y lluvias = julio a diciembre).

5.- Generación de la variable edad de la madre al parto (fecha de nacimiento de la madre - fecha de nacimiento de la cría), la cual se utilizó como covariable lineal y cuadrática en el modelo.

6.- Los grupos contemporáneos se construyeron en el paquete estadístico SAS (2001), finalmente sólo se incluyó la época y el año de nacimiento, el sexo del animal y el régimen alimenticio.

7.- El número de identificación de socio fue tomado como hato.

8.- Se eliminaron datos extremos en las variables ($\pm 2\sigma$ de la media).

9.- Finalmente se obtuvo la base para cada variable en formato de texto.

Procedimientos estadísticos

Para la estimación de las varianzas y (co)varianzas de las variables antes descritas los datos fueron analizados mediante el programa de análisis multivariado de máxima verosimilitud restringida libre de derivadas (Multiple Trait Derivative-Free Restricted Maximum Likelihood, MTDFREML; Boldman *et al.*, 1995), que contiene un conjunto de subprogramas para la estimación de los componentes de varianza y covarianza necesarias, a través de máxima verosimilitud restringida sin el uso de derivadas. Una vez que el programa MTDFREML termina el proceso reiterativo procede a obtener las soluciones a las ecuaciones de modelos mixtos con propiedades de mejores estimadores insesgados (BLUE) para los efectos fijos y de los mejores predictores lineales insesgados (BLUP) para los efectos aleatorios (Boldman *et al.*, 1995).

Para cada variable fue ajustado un modelo animal univariado que solamente incluyó el efecto de semental. El número de animales en el pedigrí y las variables editadas se presentan en el Cuadro 1.2.1. Además, el programa MTDFREML entrega los parámetros genéticos de las características analizadas.

El modelo animal univariado fue:

$$y = X_1 a + X_2 \beta + Zu + \varepsilon$$

Donde:

X y Z = son matrices de incidencia que se relacionan con los vectores de efectos fijos y aleatorios, respectivamente.

a = es el vector de efectos fijos relacionado con el grupo contemporáneo (año y época de nacimiento, sexo de la cría y régimen alimenticio).

β = es el vector de efectos fijos relacionado con el hato.

u = es el vector de efectos aleatorios directos del semental

ε = es el vector de efectos aleatorios residuales.

El criterio de convergencia para el ajuste del modelo fue de -2 Log L= 1×10^{-9}, para lo cual fueron necesarios tres reinicios para asegurar el global de la estimación y predicción, tomando como base tres decimales del logaritmo.

Parámetros genéticos

Los parámetros genéticos estimados en ganado de carne provienen generalmente de estudios univariados y las características comúnmente evaluadas son las de crecimiento. Preston y Willis (1974) clasificaron los valores de herencia de características de crecimiento en alta (> 0.50), media (0.25 a 0.50) y baja (< 0.25). Sin embargo, en estudios actuales donde los modelos permiten que el componente aditivo sea separado en directo y materno, los valores se consideran menos sobreestimados (Quintero *et al.*, 2007; Clement *et al.*, 2001).

Han sido reportados índices de herencia (h^2) directos de moderados a altos para características de crecimiento (Cuadro 1.2.2). Con valores de h^2 maternos más importantes para características al destete (Cuadro 1.2.3). Albuquerque y Meyer (2001) indicaron que la contribución del efecto materno se reduce cuando el becerro incrementa su ingestión de pasto y se desarrolla su condición de rumiante. Sin embargo, algunos estudios reportan que el efecto materno persiste aún después del destete y muchas veces hasta en por períodos superiores al año (Cuadro 1.2.4 y 1.2.5).

Cuadro 1.2.1. Número de animales en el pedigrí para características de crecimiento de la progenie de sementales cebú de registro.

Raza	Número de Animales
Brahman	231 567
Indubrasil	115 514
Gyr	69 568
Nelore	62 123
Sardo Negro	13 549
Guzerat	7 909

Cuadro 1.2.2. Parámetros genéticos para peso al nacimiento y peso al destete de ganado de carne.

Parámetros genéticos					Referencia
h^2_d	h^2_m	r_{dm}	c^2	e^2	
Peso al Nacimiento					
0.07					Castillo, 1993
0.44					Planas, 1983
0.24					Magaña y Segura, 1997
0.31	0.14				Koots *et al.*, 1994
0.44	0.02				Salces *et al.*, 2002
0.37	0.18	-0.15			Kriese *et al.*, 1991
0.33	0.08	-0.37	0.03		Plasse *et al.*, 2002b
0.12	0.10	-0.97	0.01		Domínguez *et al.*, 2003
0.28	0.11	-0.36		0.63	Pico *et al.*, 2004
0.16	0.09	-0.39		0.75	Ferraz *et al.*, 2000
0.23	0.07	0.22	0.04	0.64	Plasse *et al.*, 2002[a]
0.33	0.06	-0.02	0.08	0.53	Plasse *et al.*, 2002[a]
0.22	0.12	-0.72	0.07	0.71	Eler *et al.*, 1995
0.42	0.07	0.06	0.01	0.49	Plasse *et al.*, 2004

h^2_d: Índice de herencia directa. h^2_m: Índice de herencia materna. r_{dm}: Correlación genética entre efectos directos y maternos. c^2: Proporción de la varianza fenotípica debida a efectos maternos de ambiente permanente. e^2: Proporción de la varianza fenotípica debida a efectos ambientales.

Los parámetros genéticos son característica de la población en la cual se estiman, pueden cambiar debido a la selección y decisiones de manejo y son afectados por factores como la raza, sexo, método de estimación, manejo alimenticio, origen de los datos (Koots *et al.*, 1994), tipo de análisis (Meyer, 1992; Eler *et al.*, 1995), y por la complejidad del modelo de ajuste (Meyer, 1992; Domínguez *et al.*, 2003; Ferraz *et al.*, 2004). Los índices de herencia encontrados para las razas de ganado Cebú en México se presentan en el Cuadro 1.2.6.

Conclusiones y recomendaciones

Se puede concluir que la implementación del Programa de Control de Desarrollo Ponderal ha sido positiva para la generación de una base de datos con registro de características productivas. La generación de parámetros genéticos indicó que existe suficiente variabilidad genética para establecer programas de mejoramiento genético para características productivas. Para obtener mejores resultados se recomiendan las siguientes estrategias:

a). Levantamiento y mantenimiento de bases de datos.

b). Mantener los registros individuales y cuando los animales transiten a través de varias ganaderías.

Cuadro 1.2.3. Parámetros genéticos para peso al destete de ganado de carne.

Parámetros genéticos					Referencia
h^2_d	h^2_m	r_{dm}	c^2	e^2	
Peso al Destete					
0.25					Castillo, 1993
0.16					Planas, 1983
0.26					Magaña y Segura, 1997
0.24	0.13				Koots *et al.*, 1994
0.16	0.01				Lôbo et al., 2000
0.29	0.10				Salces *et al.*, 2002
0.35	0.39	-0.68			Pimenta *et al.*, 2001
0.23	0.16	0.15			Kriese *et al.*, 1991
0.07	0.14	-0.13	0.16		Plasse *et al.*, 2002b
0.13	0.10	-0.53		0.67	Ferraz *et al.*, 2000
0.14	0.06		0.07	0.68	Pico *et al.*, 2004
0.11	0.15	-0.37	0.04		Domínguez *et al.*, 2003
0.23	0.08		0.17	0.53	Cabrera *et al.*, 2001
0.25	0.10	-0.20	0.17	0.52	Cabrera *et al.*, 2001
0.39	0.01	1.00	0.08	0.46	Cruz *et al.*, 2005
0.16	0.10	-0.42	0.04	0.75	Ferraz *et al.*, 2004
0.13	0.13	-0.32	0.14	0.64	Eler *et al.*, 1995
0.08	0.14	0.07	0.14	0.63	Plasse *et al.*, 2002[a]
0.08	0.13	0.11	0.13	0.64	Plasse *et al.*, 2002[a]
0.13	0.14	0.28	0.09	0.61	Plasse *et al.*, 2004

h^2_d: Índice de herencia directa. h^2_m: Índice de herencia materna. r_{dm}: Correlación genética entre efectos directos y maternos. c^2: Proporción de la varianza fenotípica debida a efectos maternos de ambiente permanente. e^2: Proporción de la varianza fenotípica debida a efectos ambientales.

c). Registrar cualquier animal que entra al control de desarrollo ponderal, sin pérdidas económicas para el productor que decida o no registrar al animal ante la AMCC.

d). Considerar el establecimiento de épocas de empadre para aumentar el número de observaciones por grupo contemporáneo.

e). Implementar el uso de la inseminación artificial con sementales de reconocida calidad genética (sementales de referencia) para lograr la conectividad entre hatos.

Agradecimientos

Los autores desean expresar su agradecimiento a los Fondos Sectoriales SAGARPA-CONACYT por el financiamiento para la realización de este estudio a través del convenio SAGARPA-2002-C01-0316 y al Ing. Manuel Luciano Guzmán Siller Presidente de la Asociación Mexicana de Criadores de Cebú (2008).

Cuadro 1.2.4. Parámetros genéticos reportados en la literatura para peso al año de ganado de carne.

Parámetros Genéticos					Referencia
h^2_d	h^2_m	r_{dm}	c^2	e^2	
Peso al año					
0.33					Koots *et al.*, 1994
0.06					Castillo, 1993
0.16					Magaña y Segura, 1997
0.16					Planas, 1983
0.09	0.01				Lôbo *et al.*, 2000
0.14	0.05		0.03		Pico *et al.*, 2004
0.22	0.11	-0.31	0.04		Domínguez *et al.*, 2003
0.26	0.28	-0.48			Pimenta *et al.*, 2001
0.30	0.10	-0.38	0.06		Gunski *et al.*, 2001
0.35	0.04	0.01	0.02		Gunski *et al.*, 2001
0.13	0.08	0.49	0.01		Plasse *et al.*, 2002b
0.12	0.01	1.00		0.67	Ferraz *et al.*, 2000
0.28	0.05		0.07	0.60	Cabrera *et al.*, 2001
0.33	0.10	-0.43	0.08	0.57	Cabrera *et al.*, 2001
0.66	0.01	1.00	0.01	0.27	Cruz *et al.*, 2005
0.22	0.05	0.34	0.01	0.69	Plasse *et al.*, 2004
0.17	0.03	-0.20	0.05	0.77	Ferraz *et al.*, 2004
0.16	0.10	0.09	0.02	0.72	Eler *et al.*, 1995
0.22	0.05	0.34	0.01	0.69	Plasse *et al.*, 2004
0.13	0.03	-0.28	0.01	0.84	Ferraz *et al.*, 2004
0.16	0.04	0.86	0.04	0.70	Plasse *et al.*, 2002[a]
0.16	0.04	0.52	0.04	0.72	Plasse *et al.*, 2002[a]

h^2_d: Índice de herencia directa. h^2_m: Índice de herencia materna. r_{dm}: Correlación genética entre efectos directos y maternos. c^2: Proporción de la varianza fenotípica debida a efectos maternos de ambiente permanente. e^2: Proporción de la varianza fenotípica debida a efectos ambientales.

Cuadro 1.2.5. Parámetros genéticos reportados en la literatura para peso a los 550 días de ganado de carne.

Parámetros Genéticos					Referencia
h^2_d	h^2_m	r_{dm}	c^2	e^2	
Peso a 550 días					
0.26					Rico *et al.*, 1994
0.56					Magaña y Segura, 1997
0.46	0.30	-0.74			Pimenta *et al.*, 2001
0.13	0.08	0.49	0.01		Plasse *et al.*, 2002b
0.22	0.01	1.00	0.08		Domínguez *et al.*, 2003
0.35	0.04	0.01	0.02		Gunski *et al.*, 2001
0.13	0.06	-0.73		0.81	Ferraz *et al.*, 2000
0.22	0.05	0.34	0.01	0.69	Plasse *et al.*, 2004
0.13	0.03	-0.28	0.01	0.84	Ferraz *et al.*, 2004
0.16	0.04	0.86	0.04	0.70	Plasse *et al.*, 2002[a]
0.16	0.04	0.52	0.04	0.72	Plasse *et al.*, 2002[a]

h^2_d: Índice de herencia directa. h^2_m: Índice de herencia materna. r_{dm}: Correlación genética entre efectos directos y maternos. c^2: Proporción de la varianza fenotípica debida a efectos maternos de ambiente permanente. e^2: Proporción de la varianza fenotípica debida a efectos ambientales.

Cuadro 1.2.6. Componentes de varianza e índices de herencia (h^2) de peso al nacer, destete, año y 550 días de edad en las razas de ganado de la asociación mexicana de criadores de cebú.

Característica	Brahman	Nelore	Guzerat	Gyr	Indubrasil	Sardo Negro
Peso al nacer	0.33	0.46	0.16	0.10	0.21	0.36
Peso al destete	0.55	0.32	0.53	0.45	0.43	0.77
Peso al año	0.43	0.76	0.41	0.29	0.43	0.55
Peso a los 550 días	0.44	.0.66	0.09	0.43	0.27	0.66

Literatura citada

Albuquerque, G. L. & K. Meyer. 2001. Estimates of direct and maternal genetic effects for weights from birth to 600 days in Nelore cattle. J. Anim. Breed. Gen. 118: 83-92.

Alpírez, M. M. 1993. Evaluación predestete de becerros Brahmán en apacentamiento. Tesis de Licenciatura. Fac. de Med. Vet. Zoot., Univ. Ver. Veracruz, Ver., México. 47 p.

AMCC. 1995. Asociación Mexicana de Criadores de Cebú. Tampico, Tamps., México. 74 p.

AMCC. 1996. Reglamento Técnico del Control de Desarrollo Ponderal. Asociación Mexicana de Criadores de Cebú. Tampico, Tamps., México. 12 p.

Andrade, A.B.F., R. G. da Silva, A. J. Costa, U. F. Rocha and V.J.C. Landim. 1998. Genetic and environmental aspects of the resistance of zebu cattle to the tick Boophillus microplus. 6th World Cong. Gen. Appl. Livestock Production. Armidale, Australia.

BIF. 2002. Guidelines for uniform beef improvement programs. Beef Improvement Federation. 8th Edition, Denver, CO, E. U. 161 p.

Boldman, K. G., L. A. Kriese, L. D. Van Vleck, C. P. Van Tassell, C. P. and S. D. Kachman. 1995. A Manual for Use of MTDFREML, A Set of Programs to Obtain Estimates of Variances and Covariances. USDA, ARS, Clay Center, Lincoln, Ne., E.U. 120 p.

Bourdon, R.M. 1998. Shortcomings of current genetic evaluation systems. J. Anim. Sci. 76:2308-2323.

Cabrera, M. E. et al. 2001. Efecto de la incorporación de la covarianza genética directa-materna en el análisis de características de crecimiento en la raza Nelore. Livest. Res. Rural Develop. 13:3. http://www.cipav.org.co/lrrd/lrrd12/1/cabr133.htm.

Castillo Rodríguez, S. P. 1993. Factores genéticos y ambientales de características productivas y reproductivas de un hato Brahman bajo condiciones de trópico seco. Tesis M. C. Univ. Aut. de Tamaulipas. Cd. Victoria, Tamps, México. 108 p.

Castro, A. S. 1995. Predicción de valores genéticos para crecimiento predestete en ganado Indubrasil. Universidad Autónoma Chapingo. Chapingo, Edo. De Mex., Méx. 79 p.

Clément, V. et al. 2001. Simulation analysis to test the influence of model adequacy and data structure on the estimation of genetic parameters for traits with direct and maternal effects. Genet. Sel. Evol. 33:369-395.

CNG. 1995. Informe de Actividades, Consejo Directivo. Confederación Nacional Ganadera. Cancún, Quintana Roo, México. 85 p.

Cruz, M. A., V. J. Domínguez y J. Camacho S. 2005. Evaluación genética de características de crecimiento de bovinos Brahman en Costa Rica. BIOTAM NS, 319-320.

Díaz, C. y R. Quintanilla. 2002. Estado y nuevas demandas de los programas de mejora de vacuno de carne. ITEA 98A (2): 1-23.

Díaz, M.C. 1994. Evaluación genética en la raza Avileña Negra-Iberica. Bovis 59: 47-58.

Díaz, M.C., A. Moreno y M. J. Carabaño. 2000. Primeros pasos del programa de mejora genética de Limousín en España. FEAGAS, Julio-Diciembre, 18: 54-59.

Dodenhoff, J. et al. 1999. Estimation of direct, maternal and grandmaternal genetic effects for weaning weights in several breeds of beef cattle. J. Anim. Sci. 77:840-845.

Domínguez V., J. 2003. Evaluación genética de variables de crecimiento en bovinos Tropicarne: Selección de modelos. Agrociencia 37: 323-335.

Duarte D., A. et al. 1987. Pruebas de comportamiento en Cebú en el Estado de Tamaulipas. Mem. XXI Reun. Nac., Asoc. Mex. Prod. Anim. Cd. Victoria, Tamps., México. P. 9.

Eler, J. P., L. D. Van Vleck, J. B. S. Ferraz & R.B. Lôbo. 1995. Estimation of variances due to direct and maternal effects for growth traits of Nelore cattle. J Anim. Sci. 73:3253.

FAS/USDA. 2007. Livestock and Poultry: World Markets and Trade. USDA, Foreign Agriculture Service. Circular Series. November. 30 p.

Fernández, A., C. U. Magnabosco, M. Ojala, A. R. Caetano y T. R. Famula. 1997. Una grupa bien conformada, mayor peso y mejor productividad. Méx. Ganadero 420 (2):29-31.

Fernández, R. S. et al. 1995. Heterosis y efectos genéticos individuales y maternos en bovinos Angus y Suizo Pardo. II. Ganancia de peso y consumo y, eficiencia de utilización de dietas altas en grano. Revista Chapingo 1:15-18.

Ferraz, F. P. B. et al. 2004. Alternative animal models to estimate heritabilities and genetic correlations between direct and maternal effects of pre and post-weaning weights of Tapapuâ cattle. Arch. Latinoam. Prod. Anim. 12:119-125.

Ferraz, J. B. S., J. P. Eler and P. M. T. Ribeiro. 2000. Genetic study of Santa Gertrudis cattle in Brasil. Livestock Research for Rural Development 12(2). http://www.cipav.org.co/lrrd/lrrd12/2/ferr122a.htm

Fries, L. 1998. Connectability in Beef Cattle Evaluation: The Heuristic Approach Used in MILC.FOR. In: Proc. 6th World Cong. Gen. Applied Livest. Prod. Armidale, Australia.

Gasque, R. G. 1993. Perspectiva de la autonomía tecnológica en programas de mejoramiento genético en el trópico. Mem. XVIII, Cong. Nac. Buiatría. México, D. F. Pp. 132-134.

Gunski, R. J. et al. 2001. Estimativas de parámetros genéticos para características incluídas em critérios de seleçào em gado Nelore. Ciência Rural 31:603-607.

Gurza, F. N. 1998. Comportamiento del ganado Simbrah en el sistema de doble propósito en el trópico mexicano. Mem. IV Foro de Análisis de los Recursos Genéticos: Ganadería Bovina de Doble Propósito. SAGAR. Villahermosa, Tab., México. Pp. 74-77.

Harris, D. L. and S. Newman. 1994. Breeding for Profit: Synergism between genetic improvement and livestock production (A review). J. Anim. Sci. 72:2178-2200.

Hoogesteijn, R. 1999. ¿Por qué Cebú para regiones tropicales? En: La Cátedra del Cebú. 1° Ciclo de conferencias raza Brahman. UNELLEZ-Guanare, Junio. Disponible en: www.asocebu.org/catedra_cebu/cebu-web/conte/marbrah.htm.

Imatzu, J. M. 1998. Evaluación de la raza AFS en los sistemas de doble propósito en México. Mem. IV Foro Anál. Rec. Gen.: Ganadería Bovina de Doble Propósito. SAGAR. Villahermosa, Tab., México. Pp. 68-73.

Koots, K. R. et al. 1994. Analysis of published genetic parameter estimates for beef production traits, 1. Heritability. Anim. Breed. Abst. 62:309-338.

Kriese, L. A. et al. 1991. Genetic and environmental growth trait parameter estimates for Brahman and Brahman-derivative cattle. J. Anim. Sci. 69:2362-2370.

Lastra M., I. J. et al. 1998. Prog. Nac. Rec. Gen. Pec. SAGAR, México, D. F. 92 p.

Lastra M., I. J. et al. 2001a. Mejoramiento genético en otros países. Claridades Agropec. 91 (3):35-40.

Lastra M., I. J. et al. 2001b. Importancia de los recursos genéticos pecuarios en la producción animal. Claridades Agropecuarias 91 (Marzo):3-26.

Lôbo, R. N. B., R. Martins Filho, R., V. M. Penna & M. F. Lima de A. 2000. Genetic parameters for growth traits of zebu in semi-arid Brasil. Ciencia Anim. 10(1):7-12.

Magaña M., J. G., G. Ríos, A. y J. C. Martínez G. 2006. Los sistemas de doble propósito y los desafíos en los climas tropicales de México. ALPA 4(3):105-114.

Magaña, J. G. y J. C. Segura. 1997. Heritability and factors affecting growth traits and age first calving of zebu heifers in south-eastern Mexico. Trop. Anim. Health Prod. 29:185-192.

Martínez G., J. C. 1991. Estrategias de mejoramiento genético en ganado productor de carne. Mundo Ganadero 3:13-15.

Martínez G., J. C. 2003. Evaluación de la Alianza para el Campo 2002. Informe de Evaluación Estatal: Fomento Ganadero Tamaulipas. Gobierno del Estado de Tamaulipas-SAGAR. Septiembre 2003. Cd. Victoria, Tamps., México. 77 p.

Martínez G., J. C. 1999. Tendencias fenotípicas, genéticas y ambientales de características de producción en el ganado Cebú. Tesis DC, Universidad Autónoma de Tamaulipas. Cd. Victoria, Tamps., México. 106 p.

Martínez G., J. C. y G. M. Parra B. 2008. Mejoramiento genético del ganado Brahman en México. [En línea]. TURevista Digi. U@T Febrero, 2, Núm. 4 [12 de mayo de 2008]. http://www.turevista.uat.edu.mx/Volumen%202%20Numero%204/2-4%20mej-rya.htm

McDowell, R.E., J. C. Wilk and C.W. Talbott. 1996. Economic viability of crosses of *Bos taurus* and *Bos indicus* for dairying in warm climates. J. Dairy Sci. 79: 1292.1203.

Meyer, K. 1992. Variance components due to direct and maternal effects for growth traits of Australian beef cattle. Livestock Production Science 39: 179-204.

Meyer, K. 1989. Estimation of genetic parameters. Chap. 23, IN: Evolution and Animal Breeding, Reviews on Molecular and Quantitative Approaches in Honour of A. Robertson., W.G. Hill and T.F.M. McKay (Eds.). Pp. 161-167

Montaldo V., H. H. y P. N. Barría. 1998. Mejoramiento genético de animales. Ciencia al Día 2(I):1-19.

Montaño B., M. 1997. Importancia de las asociaciones de criadores en la efectividad de los sistemas de cruzamiento en ganado bovino. Mem. I Foro de Análisis de los Recursos Genéticos de la Ganadería Bovina. SAGAR, noviembre. México, D. F. Pp. 12-17.

Mrode, R. A. 1996. Linear models for the prediction of animal breeding values. CAB International. 187 p.

Núñez D., R. y G. Ramírez V. 1997. Contribución potencial de las asociaciones de criadores de ganado de registro a través del Programa de Ganado Mejor. Mem. I Foro de Análisis Rec. Genéticos de la Ganadería Bovina. Noviembre, México, D.F. Pp. 70-75.

Ochoa, P. G. 1995. Las razas sintéticas en ganado bovino productor de carne como una alternativa en los sistemas de cruzamiento. Mem. XIX Cong. Nac. Buiatría. Asoc. Mex. Médicos Vet. Especialistas en Bovinos, A. C. Torreón, Coah., México. Pp. 326-329.

Osorio A., M. M. 1998. Caracterización de los sistemas bovinos de doble propósito en el trópico. Observaciones sobre el comportamiento productivo de grupos raciales. Mem. IV Foro Análisis Rec. Gen.: Ganadería Bovina de Doble Propósito. SAGAR. Villahermosa, Tab., México. Pp. 8-28.

Pico, B. A., F. W. C. Neser and J. B. Van Wyk. 2004. Genetic parameters for growth traits in South African Brahman cattle. South Afr. J. Anim. Sci. 34 (Suppl. 2): 44-46.

Pimenta, F. E. C. et al. 2001. Estimativas de herdabilidade de efeitos directo e materno de características de crescimento de bovinos Guzerá, no estado de Paraíba. Rev. Bras. Zoot. 30(4):1220-1223.

Planas, T. 1983. Estudio del comportamiento productivo de un rebaño Cebú Cubano: Crecimiento pre y postdestete. ALPA 18:168.

Plasse, D., J. Arango, H. Fossi, L. Camaripano, G. Llamozas, A. Pierre and R. Romero. 2004. Genetic and non-genetic for calf weights in a Bos indicus herd upgraded to pedigree Brahman. Liv. Res. Rur. Develop. 16(7). www.cipav.org.co/lrrd16/7/plas 16046.htm.

Plasse, D. et sl. 2002a. (Co)variance components, genetic parameters and annual trends for calf weights in Brahman kept on floodable savanna. Gen. Mol. Res. 1(4):282-297.

Plasse, D., O. Verde, H. Fossi, R. Romero, R. Hoogesteijn, R., P. Bastidas and J. Bastardo. 2002b. (Co)variance components, genetic parameters and annual trends for calf weights in a pedigree Brahman herd under selection for three decades. J. Anim. Breed. Gen. 119(3):141.

Plasse, D. et al. 1994. Tendencias anuales de producción e influencias genéticas y ambientales en un rebaño Brahman genéticamente cerrado. 2. Tendencias fenotípicas, genéticas y ambientales de tres pesos. Arch. Latinoam. Prod. Anim. 2:85-102.

Preston, T. R. y M. B. Willis. 1974. Producción intensiva de carne. Primera Edición. Diana. México, D. F. 736 p.

Queiroz, S. A., C. A. S. D. Muniz. 1998. Post-weaning traits evaluation of straigtbred and crossbred Nellore cattle in West of Brazil. 6th World Cong. Gen. Applied Livest. Prod. Armidale, Australia 23:255.

Quintero, J. C. et al. 2007. Influencia de la inclusión del efecto materno en la estimación de parámetros genéticos del peso al destete en un hato de ganado de carne. Rev. Col. C. Pec. 20(2):117-123.

Razook; A. G. et al. 1998. Selection for yearling weigth in Nelore and Guzera Zebu breeds: Selection applied and response in 15 years of progeny. 6th World Cong. Gen. Applied Livest. Prod.. Armidale, Australia. 23:133.

Rico, C. et al. 1994. Parámetros genéticos del crecimiento a diferentes edades en ganado Cebú. Archivos Latinoamericanos de Producción Animal 2:1-8.

Rodrigues, H. D. et al. 2002. Estradiol regulation of luteinizing hormone secretion in heifers of two breed types that reach puberty at different ages. Biol. Reprod. 66:603-609.

Rodríguez A., F. A. 1997. Estrategias para el establecimiento de programas de evaluación genética del ganado bovino para carne. I Foro Análisis Rec. Gen. Ganadería Bovina. Noviembre, México, D. F. Pp. 49-69.

Rouse, J. E. 1977. The Criollo: Spanish cattle in the Americas. University of Oklahoma Press, Norman, USA.

Salces, J. et al. 2002. Variant component estimation of production traits of Brahman (Bos indicus, Linn.) raised in the Phillipines. Proc. 7th World Cong. Gen. Applied Livest. Prod. Montpellier, France. Communication N° 02-69.

Sanders, J. O. 1980. History and development of Zebu cattle in the United States. J. Anim. Sci. 50(6):1188-1200.

SAS. 2001. SAS, User's guide: Basics. SAS Institute Statistical Analysis System. Cary, NC, E. U.

SIAP. 2006. Población ganadera 1990-2003. Servicio de Información y Estadística Agroalimentaria y Pesquera. http://www.siap.gob.mx/.

Skaggs, R. et al. 2004. Live cattle exports from Mexico into the United States: Where do the cattle come from and where do they go? Choices, 1st Quarter: 25-30.

Tapia G., J. M. et al. 1995. Prueba de comportamiento en ganado Brahman y su utilización como criterio de selección. XIX Cong. Nac. Buiat. Asoc. Mex. Méd. Vet. Esp. Bovinos, Torreón, Coah., México. Pp. 376-379.

Tuexi V., M. 1991. Producción y reproducción en un hato Gyr en el Centro de Tamaulipas. Tesis M.C. Universidad Autónoma de Tamaulipas, Cd. Victoria, Tam., México. 85 p.

Van Vleck, L. D. y R. Nuñez-Domínguez. 1992. Evaluación genética de toros y vacas lecheras con el modelo animal. Agrociencia. Serie Ciencia Animal 2:33-57.

Villegas G., C. 1990. Prueba de comportamiento, herramienta eficáz en el mejoramiento genético. Mundo Ganadero 2:12-20.

Voisinet, B. D. et al. 1997. Feedlot cattle with calm temperaments have higher average daily gains than cattle with excitable temperaments. J. Anim. Sci. 75: 892-896.

Wheeler, T. L. et al. 2001. Charaterization of biological types of cattle (Cycle V): Carcass traits and longissimus palatability. J. Anim. Sci. 79: 1209-1222.

I.3 Efecto antinutricional de los taninos en el metabolismo de los nutrientes en cabras*

Rolando Rojo Rojo[1], D. López A.[1], S. Rebollar R.[1], B. Albarrán P.[1], J. Hernández M.[1], J. F. Vázquez A.[1], F. Avilés N.[1], A. García M.[1], J. M. González A.[2], C. Camacho R.[3] y M. Méndez M.[3]

*[1]Cuerpo Académico en Sistemas de Producción Agropecuaria y Recursos Naturales, Centro Universitario UAEM-Temascaltepec, Temascaltepec, Edo. México,
[2]Cuerpo Académico en Producción Pecuaria Sustentable,
Facultad de Agrobiología, Universidad Autónoma de Tlaxcala,
[3]Cuerpo Académico en Medicina de la Producción,
Facultad de Medicina Veterinaria y Zootecnia,
Benemérita Universidad Autónoma de Puebla, Puebla, México.

Introducción

Las cabras presentan capacidad de adaptación a una amplia variedad de vegetación y condiciones climáticas; además de su habilidad para utilizar forrajes toscos de baja calidad, lo que les permite mantenerse y producir en áreas donde otros rumiantes no podrían. En este sentido, está demostrado que cuando los animales basan su alimentación en los recursos forrajeros locales, su productividad a través del año es fluctuante, debido a la disponibilidad y calidad de los forrajes. El nutriente más limitante bajo estas condiciones, es la proteína cruda, que se ha logrado corregir con la suplementación nitrogenada (Rojo *et al.*, 2000).

Otro aspecto son los minerales, que en la mayoría de las gramíneas se encuentran concentraciones de marginales a limitantes (McDowell, 1985), como para cubrir los requerimientos de los animales. Aunado a esto; en algunas plantas forrajeras, se tienen compuestos antinutricionales (taninos) que limitan aún más la eficiencia de utilización de los nutrientes por el animal y de manera particular la proteína y las fracciones de fibra. Al respecto, diversas investigaciones se han realizado para ver en que medida se limita la digestión de los nutrientes, reportándose una disminución de la digestibilidad de la materia seca por efecto de los taninos (Getachew *et al.*, 2000). Estos estudios se han realizado en su mayoría con bovinos y no así en caprinos, a pesar de que se supone que tienen diferente eficiencia de fermentación de los nutrientes en rumen (Nelson *et al.*, 1998; McSweeney *et al.*, 1999; Molina *et al.*, 1999; Bishop *et al.*, 2004; Ephraim *et al.*, 2005). De manera particular, las cabras durante el periodo de menor precipitación pluvial (época de secas) en el sur de estado de México, basan la mayor parte de su alimentación en árboles forrajeros lo que les permite mantenerse y producir, en este sentido el presente escrito pretende analizar, como es que los taninos presentes en las plantas arbóreas forrajeras pueden afectar el metabolismo de los nutrientes en las cabras.

Los taninos

Los taninos son compuestos fenólicos que precipitan las proteínas pero, recién se han reconocido como un grupo diverso de oligómeros y de polímeros.

Consecuentemente hay confusión sobre la terminología usada con los taninos. Ni el tanino o el polifenol describen correctamente este grupo de compuestos secundarios. Ambos nombres son imprecisos debido a que no sólo los taninos ligan o precipitan proteínas (también algunos fenólicos como pirogallol y resorcinol) y no todos los polifenoles precipitan proteínas o forman complejos con polisacáridos (Mueller- harvey *et al.*, 1988). En este sentido, resulta difícil encontrar una definición que describa correctamente estos compuestos complejos y su significado nutricional. Una de las definiciones más satisfactorias es la dada por Horvath (1981) quien los define como Cualquier compuesto fenólico de alto peso molecular que contiene grupos hidroxilos y carboxilos, los cuales tienen la capacidad de formar enlaces cruzados con proteínas y carbohidratos u otras macromoléculas bajo condiciones ambientales particulares.

Interacciones tanino-proteína

Las interacciones entre los taninos y las proteínas son posibles a través de los átomos hidrógeno mediante enlaces iónicos y covalentes hidrofóbicos. Como el grupo hidroxifenólico es buen donador de hidrógeno, se forman fuertes enlaces con el carbonil amida del esqueleto del péptido. Algunos fenoles de bajo peso molecular también ligan a las proteínas pero no provocan su precipitación (Field y Lettinga, 1987).

Las interacciones tanino-proteína, están influenciadas por las características de las proteínas (incluyendo tamaño, contenido de aminoácidos, punto isoeléctrico) (Hagerman y Butler, 1980), características de los taninos (tamaño, estructura, etc.) y condiciones de la reacción (pH, temperatura composición del solvente y tiempo; Hagerman, 1992).

Las proteínas ricas en prolina e histidina que forman fuertes puentes de hidrógeno con los grupos hidroxi-fenólicos de los taninos, tienen elevada afinidad por ambos tipos de taninos (condensados e hidrolizados), formándose complejos solubles e insolubles cuando los taninos y las proteínas interactúan. Los complejos insolubles predominan cuando los taninos se encuentran en exceso (Hagerman, 1992).

El número de grupos fenólicos disponibles para la interacción determina el grado del ligamento entre los taninos y las proteínas, esto fue demostrado en un trabajo con compuestos fenólicos simples (Field y Lettinga, 1987).

Los taninos condensados, precipitan proteínas más rápidamente que los taninos hidrolizados (Hagerman y Klucher, 1986). La importancia biológica y ecológica de los taninos es considerada que depende de los complejos que forme con las proteínas. Estas proteínas incluyen enzimas digestivas, proteínas microbianas y otros componentes proteicos de la dieta. La diversidad estructural de los taninos y de las proteínas resulta en mecanismos inhibitorios específicos sobre los procesos digestivos, que involucran las diferentes enzimas. En algunas especies, los taninos de la dieta inhiben enzimas que incluyen proteasas, lipasas, y glucosidasas (Longstaff y McNab, 1994). En otros casos, los taninos aumentan la actividad enzimática o promueven la síntesis de algunas enzimas (Ahmed *et al.*, 1991).

Evaluación biológica de los taninos

El método recomendado para la estimación de la actividad biológica de los taninos, es la precipitación de las proteínas (Waterman y Mole, 1994). Este método también se usa para determinar la cantidad de taninos en una muestra. Muchos estudios usan a la hemoglobina como una proteína precipitable. La albúmina sérica bovina es la segunda proteína mas utilizada en las pruebas de precipitación. Como se mencionó anteriormente, la formación del complejo tanino-proteína depende de varios factores que incluyen el peso molecular y las características de la proteína (Hagerman y Klucher, 1986). El amplio espectro de condiciones que afectan la reacción de precipitación requiere, que las pruebas de precipitación de proteínas, sean comparadas únicamente con resultados obtenidos bajo condiciones idóneas.

La prueba de difusión radial puede usarse para medir complejos insolubles tanino-proteína (Waterman y Mole, 1994). En esta prueba, una solución que contiene taninos se coloca en una placa de agar que contiene proteína. La difusión de los taninos a través del agar, forma un anillo de precipitación, que es proporcional a la cantidad de taninos en el extracto, el grado de polimerización y el peso de los taninos. Diferente grado de precipitación puede ocurrir si la proteína o el pH se cambian en la prueba (Giner-Chavez *et al.*, 1996). Se pueden realizar pruebas competitivas de afinidad de los taninos a diferentes proteínas (Asquith y Butler, 1985).

Los taninos como factores antinutricionales en la dieta de los animales

Tanto los efectos nocivos como benéficos de los taninos en la dieta sobre el comportamiento animal se han estudiado ampliamente (Nelson, 1997) su impacto depende de la fuente, tipo y nivel de taninos, así como también de otros componentes de la dieta y pueden variar ampliamente a través de las diferentes especies de plantas. Frecuentemente los efectos nutricionales asociados con el consumo de forrajes con elevado contenido de taninos incluyen disminución de la palatabilidad, reducción del consumo de alimento, disminución de la ganancia de peso y una reducción en la eficiencia en la utilización del alimento (Reed, 1995).

Los dos efectos sobre la excreción de nitrógeno son: 1) un incremento en la excreción total del nitrógeno y 2) un aumento en la excreción del nitrógeno insoluble en detergente ácido en las heces. Estas respuestas se interpretan como una reducción en la habilidad del animal para digerir la proteína de la dieta a consecuencia de la ingestión de taninos (Butler, 1993). Sin embargo, la respuesta puede ser resultado de cambios en la tasa de actividad microbiana en el rumen a medida que se incrementa la producción de saliva (Van Soest, 1994).

La mayor digestión post-ruminal y la absorción neta de nitrógeno puede ocurrir, si los taninos ligan a las proteínas en el rumen y luego son liberadas bajo el ambiente ácido del abomaso. Lo anterior se ha sugerido en experimentos con borregos (Barry y Manley, 1986), sin embargo los cambios en la producción microbiana no se midieron en ese estudio, para determinar si la mejor retención de nitrógeno fue debida a la renovación microbiana o a una disociación compleja en el abomaso.

En los rumiantes, se ha sugerido, que el principal efecto negativo de los taninos es la inhibición de las enzimas bacterianas en el rumen (Bae *et al.*, 1993) y la disminución de la acción microbiana sobre la pared celular de las plantas (Cooper y Owe-Smith, 1985). La digestión de la fibra en el rumen ocurre primeramente a través de la acción de las celulasas y hemicelulasas que ligan a la pared celular y que son producidas por las bacterias. La reducción en la digestión de la fibra aparece como resultado del secuestro de las enzimas fibrolíticas por parte de los taninos.

Las enzimas de los hongos en el rumen también son secuestradas inhibiendo con ello la digestión de la fibra (McAllister *et al.*, 1994). La inhibición de la actividad microbiana por los taninos, ha sido demostrada en *Lotus spp*. En esta planta, los taninos protegen la proteína de la degradación ruminal, pero también reducen la digestión de la fibra, inhibiendo la actividad microbiana (Chesson *et al.*, 1982). La inhibición de enzimas *Fibrobacter succinogenes* S85 por los taninos condensados en el trébol fue demostrado por Bae *et al.* (1993).

Respuesta positiva a los taninos

Los efectos benéficos del consumo de taninos, sobre un incremento en la disponibilidad de aminoácidos en el intestino delgado puede ser un reflejo de las proteínas de la saliva que ligan preferentemente a los taninos permitiendo que el resto de la proteína vegetal quede disponible para la fermentación o digestión o bien, los taninos ligan a las proteínas de la dieta permitiendo su liberación en el medio ácido del tracto digestivo inferior. También, cuando los taninos están presentes en la dieta, existe un aumento en la tasa de salivación y un incremento en la producción microbiana en el rumen que permite un detoxificación ruminal (Beever y Siddons, 1985; Reed, 1995). Sin embargo, Salunkhe *et al.* (1990) señalan que los datos asociados con los estudios anteriores no son muy claros, ya que, por ejemplo, si los taninos ligan o secuestran a las proteínas, se supone que es un efecto benéfico, porque permite el sobrepaso de las mismas al tracto digestivo posterior, sin embargo, si el complejo formado no se disocia, entonces ya no es benéfico, además, si existiera disociación, podrían formarse nuevos complejos con las proteínas endógenas, o de lo contrario, el tracto digestivo podría sufrir daño.

Otro efecto benéfico de las plantas que contienen taninos es su capacidad para inhibir bacterias entéricas, por ejemplo *C. perfringes* produce enterotoxemia en los cerdos (Schragle y Muller, 1990), borregos y bovinos, además de que es responsable de pérdidas animales en todo el mundo. Debido a que los taninos reducen la capacidad de esta bacteria en el tracto digestivo, puede ser útil pera reducir o prevenir la enterotoxemia. Schragle y Muller (1990), demostraron reacciones altamente específicas entre diferentes plantas taniníferas y *C. perfringes,* reforzaron así una teoría previa que sostenía que incluyendo ciertas plantas con taninos en la dieta del ganado era benéfico. También se ha demostrado su efecto positivo en control de parásitos grastrointestinales (Rojas *et al.*, 2006).

Interacciones taninos-microorganismos

Los taninos interactúan con los microorganismos en ambientes aeróbicos y anaeróbicos que incluyen basura de árboles, escurrimientos durante el procesamiento de cultivos, en rumen y en el agua estancada (Field y Lettinga, 1987). Los taninos pueden afectar en forma directa los patrones de crecimiento de los microorganismos (Brownlee *et al.*, 1990). Cambios en la morfología y en los patrones de crecimiento de *Pseudomonas fluorescens, E. coli* y *Cellvibrio fulvus*, se observaron cuando los microorganismos crecieron en presencia de concentraciones inhibitorias de ácido tánico y extracto de vainas de algarrobo (Henis *et al.*, 1964). Se ha demostrado que los taninos tienen la habilidad de alterar las membranas celulares, particularmente el ácido tánico con efectos inhibitorios sobre la fosforilación oxidativa por la mitocondria en el moscón volador (Duncan *et al.*, 1970). El sistema de transporte de electrones en hígado de la rata, se inhibió a una concentración de 50 mgL^{-1} de ácido tánico (Adachi *et al.*, 1987).

Los taninos también afectan la actividad enzimática de los microorganismos. Los taninos condensados procedentes del trébol (*Lotus corniculatus* L.) inhibieron la actividad endoglucanasa extracelular de la bacteria ruminal *Fibrobacter succinogenes* S85 a concentraciones tan bajas como 25 µg mL^{-1}. Existiendo una completa inhibición de la actividad endoglucanasa cuando la concentración del tanino condensado fue de 400 µg µg mL^{-1}. Los taninos condensados de las hojas de *Onobrychis viciifolio* inhibieron la actividad proteolítica asociada con la célula en *Butyrivibrio fibrisovens* A38 y *Streptococcus bovis* 45S1 en un 48 y 92 % respectivamente con una concentración de taninos condensados en el medio de 25 mg^{-1} l (Jones *et al.*, 1994). Otras enzimas microbianas que son inhibidas por los taninos incluyen pectinasas, xilanasas, peroxidasas y lacasas (Scalbert, 1991).

Algunas enzimas son resistentes a los taninos, estas incluyen a las tanasas (enzimas responsables de la degradación de los taninos hidrolizados) y a la α-amilasa, que mantiene su actividad en la presencia de los taninos (Komninos *et al.*, 1988). Muchas otras enzimas, incluyendo α-amilasas aun no son probadas por su habilidad para resistir a los taninos. Las características de esas enzimas que permiten la resistencia a los taninos aún no ha sido determinada (Nelson, 1997). Los mecanismos sugeridos por lo que los taninos inhiben bacterias incluyen el secuestro de iones metálicos, la privación del sustrato y la inhibición de la utilización del sustrato (Nelson, 1997; Scalbert, 1991). Existen bacterias que pueden crecer en medios ricos en taninos (Osawa *et al.*, 1995). Los mecanismos de desintoxicación propuestos por la supervivencia de estos microorganismos incluyen la secreción de polímeros que secuestran a los taninos, o a la secreción de enzimas que resisten a los taninos (Scalbert, 1991). La biodegradación de los taninos puede darse por un mecanismo de desintoxicación particularmente en circunstancias donde los microorganismos no usan como sustrato para el crecimiento, las diferencias genéticas entre los microorganismos pueden explicar algunas de las variaciones en las interacciones taninos-microbios. El efecto de los taninos sobre las bacterias ruminales predominantes, cuando estas crecen en cultivos puros no se ha investigado ampliamente. Esto es particularmente válido para los taninos condensados e hidrolizados procedentes de leguminosas tropicales. Así mismo, existe información limitada sobre la relación entre la estructura de los taninos y la inhibición de la actividad microbiana (Nelson, 1997).

Conclusiones

Bajo las condiciones extensivas con las que se explotan y manejan las cabras, en nuestro país y en el mundo, donde las base de su alimentación la representan los recursos forrajeros (herbáceos, arbustivas y árboles) los cuales presentan compuestos antinutricionales como los taninos que interfieren directamente en la eficiencia de utilización de los nutrientes por parte del animal, resulta interesante conocer a detalle los efectos positivos y negativos de tales compuestos, cuando están presentes en la dieta de las cabras.

Literatura citada

Adachi, H., K. Konishi, K. Torizuka, K. and I. Horikoshi. 1987. The *in vitro* effects of tannic acid on rat liver mitochondrial respiration and oxidative phosphorylation. Chemical Pharmacology Bulletin 35:1176-1182.

Ahmed, A.E., R. Smithard, R. and M. Ellis. 1991. Activities of enzymes of the pancreas, and the lumen and mucuosa of the small intestine in growing broiler cockerels fed on tannin containing diets. British Journal of Nutrition 65:189-197.

Asquith, T.N. and L. G. Butler. 1985. Use of dye-labeled protein as spectrophotometric assay for protein precipitants such as tannin. Journal of Chemical Ecology 11:1535-1544.

Barry, T.N. and T. R. Manley. 1986. Interrelationships between the concentrations of total condensed tannins, free condensed tannin and lignin in *Lotus sp.* and their possible consequences in ruminant nutrition. J. Sci. Food and Agric. 37:248-254.

Bae, H.D., T. A. McAllister, J. Yanke, K. G. Cheng and A. D. Muir. 1993. Effects of condensed tannins on endoglucanase activity and filter paper digestion by fibrobracter succinogenes S85. Environmental Microbiology 59:2132-2138.

Beever, D.E. and R.C. Siddons. 1985. Digestion and metabolism in the grazing ruminant. p. 479-497. In: L. P. Milligan, W. L. Grovum, and A. Dobson (Eds.), Control of Digestion and Metabolism in Ruminants. Reston, Englewood Cliffs, NJ.

Bishop, R., M. Obura, D. Odongo and A. Odenyo. 2004. Specific PCR Assay for a tannin-tolerant *Selenomonas ruminantium* insolate, derived from Helicase coding sequences. Applied and Environmental Microbiology 70:3180-3182.

Brownlee, H.E., A. R. McEuen, J. Hedger and I. M. Scott. 1990. Antifungal effects of cocoa tannin on the witches broom pathogen of *Crinipellis perniciosa*. Physiology and Molecular Plant Pathology 36:39-48.

Butler, L.G., 1993. Polyphenols and herbivore diet selection and nutrition. In: A Scalbert. (Ed.), Polyphenolic Phenomena. I.N.R.A, Paris, Francia. Pp. 149-154.

Chesson, A., C. S. Stewart and R. J. Wallace. 1982. Influence of plant phenolic acids on growth and cellulolytic of rumen bacteria. Appl. Environ. Microbiol. 44:597-603.

Cooper, S.M. and N. Owen-Smith. 1985. Condensed tannins deter feeding by browsing ruminants in a South African savanna. Oecologia 67:142-146.

Duncan, C.J., K. Bowler and T. F. Davison. 1970. The effects tanninc acid on the phosphorylation and ATPase activity of mitochondria from blowfly flight muscle. Biochemical Pharmacology 19:2453-2460.

Ephraim, E., A. Odenyo and M. Ashenafi. 2005. Insolation and characterization of tannin-degrading bacteria from faecal samples of some wild ruminants in Ethiopia. Animal Feed Science and Technology 118:243-253.

Field, J.A. and G. Lettinga. 1987. The methanogenic toxicity and anaerobic degradability of a hydrolysable tannin. Water Research 21:367-374.

Getachew, G., H. P. S. Makkar and K. Becker. 2000. Tannins in tropical browses: effects on *in vitro* rumen fermentation and microbial protein synthesis in incubation medium containing different amount of nitrogen. J. Agric. Food Chem. 48:3581-3588.

Giner-Chavez, B., P. J. Van Soest, J. B. Robertson, A. N. Pell and C. E. Lascano. 1996. Comparison of true precipitation of protein from alfalfa leaf protein and bovine serum albumin by tannins in the radial diffusion method. J. Sci. Food Agric. (Submitted).

Hagerman, A.E. 1992. Tannin-protein interactions. p. 236-247. In: C.-T. Ho, C. Y. Lee, and M.-T. Huang. (Eds.), Phenolic compounds in food and their effects on health I. Analysis, occurrence and chemistry. Amer. Chem. Soc., Washington, D.C., E. U.

Hagerman, A.E. and K. M. Klucher. 1986 Tannin-protein interactions. In: V. Cody, E. Middleton, Jr., and J. Harborne. (Eds.), Plant flavonoids in biology and medicine: Biochemical, pharmacological, and structure-activity relationships. Alan R. Liss, New York, E. U. Pp. 67-76.

Hagerman, A.E. and L. G. Butler. 1980. Condensed tannin purification and characterization of tannin-associated proteins. J. Agric. Food Chem. 28:947-952.

Henis, Y., H. Tagari and R. Volcani. 1964. Effect of water extracts of carob pods, tannic acid and their derivatives on the morphology and growth of microorganisms. Applied Microbiology 12:204-209.

Horvath, P.J. 1981. The nutritional and ecological significance of ascer-tannins and related polyphenols. M. Sc. Thesis. Cornell University, Ithaca, NY, E. U.

Jones, G.A., T. A. McAllister, A. D. Muir and K. Cheng. 1994. Effects of sainfoin (*Onobrychis vicifolia*) condensed tannins on grown and proteolysis by four strains of ruminal bacteria. Applied and Environmental Microbiology 60:1374-1378.

Komninos, J., D. Kekos, B. J. Macris and M. Galiotou-Panayotou. 1988. Tannin-resistant a-amylase from Calavatia gigantia. Biotechnology and Bioengineering 32:939-941.

Longstaff, M.A. and J. M. McNab. 1994. The effect of concentration of tannin-rich bean hulls (*Vicia faba L.*) on activities of lipase and a-amylase in digesta and pancrease and on the digestion of lipid and starch by youg chicks. Br. J. Nutr. 66:139-147.

McAllister, T. A., H. D. Bae, L. J. Yanke and K. J. Cheng. 1994. Effect of condensed tannins from birdsfoot trefoil on endoglucanase activity and the digestion of cellulose filter paper by ruminal fungi. Can. J. Microbiol. 40:298-305.

McDowell, L.R. 1985. Nutrition of grazing ruminants in warm climates. Academic, New York, E. U., 385 p.

McSweeney, C.S., B. Palmer, R. Bunch and D. O. Krause. 1999. Isolation and Characterization of Proteolytic Ruminal Bacteria from Sheep and Goats Feed The Tannin-Containing Shrub Legume *Calliandra calothyrsus*. Appl. Environ. Microbiol. 65:3075-3083.

Molina, D.O., A. N. Pell and D. E. Hoge. 1999. Effects of ruminal inoculations with Tannin-tolerant bacteria on fiber and nitrogen digestibility of lambs feed a high condensed tannin diet. Animal Feed Science Technology 81:69-80.

Mueller H.I, A. B. McAllan, M. K. Theodorou and D. E. Beveer. 1988. Phenolics in fibrous crop residues and their effects on the digestion and utilization of carbohydrates and proteins in ruminants. Proc., ILCA Addis Ababa, December 7-10. Pp. 97-132.

Nelson, K.E., 1997 Tannins and ruminal bacteria, Ph. D. Diss., Cornell Univ. N. Y., E. U.

Nelson, K.E., M. L. Thonney, T. K. Woolston, S. H. Zinder and A. N. Pell. 1998. Phenotypic and Phylogenetic Characterization of Ruminal Tannin-Tolerant Bacteria. Appl. Environ. Microbiol. 64:3824-3830.

Osawa, R., T. Fujisawa and L. I. Sly. 1995. Streptococcus gallolyticus sp. Nov.; Gallate degrading organism formely Streptococcus bovis System. Appl. Microb. 18:74-78.

Reed, J. D. 1995. Nutritional toxicology of tannins and related polyphenols in forage legumes. J. Anim. Sci. 73:1516-1528.

Rojas, D. K., J. López, I. Tejada and V. Vázquez. 2006. Impact of condensed tannins from tropical forages on *Haemonchus contortus* burdens in Mongolian gerbils (*Meriones unguiculatus*) and pelibuey lambs. Anim. Feed Sci. Technol. 128:218-228.

Rojo R., R., G. D. Mendoza, C. M. García, J. R. Bárcena y E. M. Aranda. 2000. Consumo y digestibilidad de pastos tropicales en toretes con suplementación nitrogenada y *Saccharomyces cerevisiae*. Revista Facultad Agronomía LUZ 17:358-370.

Salunkhe, D.K., J. K. Chavan and S. S. Kadam. 1990 Dietary Tannins: Consequences and Remedies. Edit. CRC PRESS. 310 p.

Scalbert, A. 1991. Antimicrobial properties of tannins. Phytochemistry 30:3875-3883.

Scharagle, R., W. Muller. 1990. The influence of selected tannin containing plant species on tenacity of pathogenic bacteria in vitro rumen system. Br. J. Vet. Med. 37:181-186.

Van Soest, P.J. 1994. Nutritional Ecology of the Ruminant. Cornell Univ. Press, Ithaca, NY.

Waterman, P.G. and S. Mole. 1994. Analysis of Phenolic Plant Metabolites. Blackwell Sci. Pub., London, England.

I.4 Finalización en corral y características de la canal en cruzas de corderos de Pelo en el Noroeste de México*

Fernando D. Álvarez V., U. Macías C., J. Rodríguez G., A. Correa C., N. G. Torrentera O. y L. Avendaño R.

*Cuerpo Académico Fisiología y Genética Animal,
1 Instituto de Ciencias Agrícolas, Universidad Autónoma de Baja California, Baja California, México.

Resumen

Seis hembras y seis machos de cada genotipo, Pelibuey (Pb), Dorper x Pelibuey (DrX) y Katadhin x Pelibuey (KaX), fueron utilizados para evaluar el efecto de genotipo y sexo sobre el comportamiento productivo en corral y algunas características de la canal en condiciones desérticas del noroeste de México. Las variables fueron analizadas con el procedimiento GLM del SAS. Los machos KaX obtuvieron el PF más alto (39.20 kg) y las hembras Pb, el más bajo (32.34 kg). Los corderos DrX presentaron mayor incremento de peso (16.21 kg) en un período de engorda más corto (76 d), pero consumieron más alimento (1.5 kg, P<0.001) que los KaX y Pb (P<0.05). Los machos presentaron un comportamiento productivo superior (P<0.001) a las hembras. El rendimiento en canal fue similar (P>0.05) en los tres genotipos y en ambos sexos, aunque el peso de la canal caliente y fría fue mayor (P<0.05) en DrX (20.11 y 18.93 kg) que en Pb (18.29 y 17.50 kg), y en machos (20.01 y 18.81 kg, P<0.05) que en hembras (18.20 y 16.54 kg). El genotipo no afectó los cortes de la canal, a excepción de pierna, la cual fue más pesada en DrX (5.06 kg, P=0.002) y KaX (4.58 kg, P=0.034) que en Pb (3.82 kg). El sexo afecto el peso de las piernas y espaldilla con paletas, el cual en machos fue más alto (P<0.03) que en hembras. En conclusión, bajo las condiciones desérticas que predominan en el Valle de Mexicali, Baja California, México, corderos Dorper x Pelibuey mostraron un comportamiento productivo más eficiente y canales de mayor calidad.

Palabras clave: Pelibuey, ganancia de peso, canales, Dorper, cortes primarios.

Introducción

En el noroeste de México, la población de ovinos Pelibuey se ha incrementado considerablemente por su aceptable comportamiento reproductivo, rusticidad y capacidad de adaptación a condiciones ambientales extremosas, como altas temperaturas y humedad relativa. Sin embargo, la tasa de crecimiento y la calidad de la canal son menores a las de razas de lana. Snouder y Duckett (2003) reportaron ganancias de peso para la raza Columbia y sus cruzas F1 con Dorper y Suffolk de 292, 283 y 297 gd⁻¹ respectivamente, mientras que Fimbres *et al.* (2002) de 208 gd⁻¹ en corderos Pelibuey. Estudios previos han demostrado que la raza Pelibuey tiene menor rendimiento en canal y cortes primarios en comparación a la raza cárnicas (Vergara *et al.*, 1999). El comportamiento productivo y rendimiento en canal de corderos Pelibuey en esta región de México puede mejorarse por cruzamientos con otras razas de pelo especializadas en carne, como son Dorper y Katadhin. Pineda *et al.* (1998) reportaron mejor comportamiento productivo de las cruzas Pelibuey con razas de lana que con Pelibuey puro. Por lo anterior, el objetivo del presente estudio fue evaluar en corderos

Pelibuey y sus cruzas con Dorper y Katadhin, el comportamiento productivo en corral y algunas características de la canal bajo las condiciones desérticas del noroeste de México.

Materiales y métodos

El estudio se realizó en la posta ovina del Instituto de Ciencias Agrícolas de la UABC, localizada en el Ejido Nuevo León, Valle de Mexicali, en el norte de la península de Baja California, México (latitud 115° 11' y longitud 32° 21'). El clima es árido y seco extremoso, con temperatura y precipitación promedio anual de 22 °C y 83.4 mm, respectivamente (García, 1987), alcanzando en verano temperaturas que exceden los 45 °C y en invierno bajo cero. Se utilizaron 12 corderos (6 machos y 6 hembras) de cada genotipo: Pelibuey (Pb), Dorper x Pelibuey (DrX) y Katadhin x Pelibuey (KaX), con PV inicial ajustado a 133 d (PI; Notter *et al.*, 1975) de 18.10, 22.64 y 19.24 kg, respectivamente.

Cuadro 1.4.1.   Dietas experimentales utilizadas en la alimentación de los corderos en el período de engorda, ingredientes y su composición química.

Ingredientes	Iniciación (%)	Finalización (%)
Trigo	41.77	53.37
Alfalfa	31.33	26.69
Soya	15.66	10.67
Paja de trigo	5.22	5.34
Melaza	5.22	3.19
Sal	0.47	0.48
Piedra caliza	0.33	0.25
Composición Química		
Materia seca	93.84	93.58
Humedad	6.16	6.42
Cenizas	8.50	8.20
Proteína cruda	19.61	16.39
Extracto etéreo	1.42	1.10
Fibra detergente neutra	17.54	15.10
Fibra cruda	14.80	13.20
Energía metabolizable (Mcal/kg)	2.65	2.73

Los corderos se vitaminaron con 1 mL de ADE y se desparasitaron con 0.5 mL de invermectina previo al experimento. Los corderos de igual genotipo y sexo se colocaron por parejas en corraletas que contaban con comederos, bebederos y sombra, donde permanecieron hasta alcanzar un peso final (PF) de 40 kg ó completar 94 d de engorda (DE). Se alimentaron con una dieta integral de iniciación por 32 d y una de finalización por 62 d (Cuadro 1.4.1).

Se midió el consumo de alimento diario (CD) pesando el ofrecido y rechazado dos veces por semana. Los corderos se pesaron individualmente cada 18 d para medir la ganancia de peso y ajustar el consumo de alimento ofrecido a 4.5% del PV. Al finalizar la prueba en corral se calculó la ganancia diaria de peso (GDP, incremento de peso durante la engorda entre DE) la conversión alimenticia (CA, CD entre GDP) y la merma en peso (PF X 0.04).

Para la evaluación de la canal, 3 machos y 3 hembras de cada genotipo se sacrificaron por el método de degüello. Se registró el peso de la cabeza (CB), piel (PL), vísceras (VI) y canal caliente (CC); posteriormente las canales se congelaron por 24 h para registrar la longitud (LC) y peso de la canal fría (CF). Las canales se cortaron a lo largo del eje longitudinal medio con una sierra eléctrica. La media canal derecha fue cortada transversalmente a la altura de la 12ª y 13ª costilla para medir el área del ojo de la costilla (AOC) y la grasa dorsal (GD). La canal se diseccionó para obtener el peso del cuello y los cortes primarios, piernas, lomo, costillas y espaldilla con paletas. Al finalizar la evaluación de la canal se calculó el rendimiento en canal (RC, el peso de la CC expresado en porcentaje del peso del mermado) y de cortes primarios (RCP, el peso de los cortes primarios expresado en porcentaje de la CF). El diseño experimental fue completamente al azar con arreglo factorial 3x2, considerando como factores los tres genotipos y los dos sexos. Se consideraron como covariables DE para PF y PF para CC. Los análisis se realizaron con el PROC GLM del SAS (SAS, 2004) y las comparaciones de medias con pruebas de t student al nivel de $\alpha=0.05$.

Resultados y discusión

El PF de los corderos fue afectado (P=0.049) por la interacción entre genotipo y sexo. Las machos KaX obtuvieron el mayor PF (39.2 kg) y las hembras Pb el menor (32.3 kg). Los PF fueron similares (P>0.05) entre machos y hembras DrX (38.8 vs 38.9 kg), no así en KaX (P=0.007, 39.3 vs 34.9 kg) y Pb (P=0.003, 37.2 vs 32.3 kg). Los machos de los diferentes genotipos tuvieron PF similares (P>0.05), en cambio, las hembras DrX mostraron mayor PF que las KaX (P=0.009) y Pb (P<0.001). El efecto de sexo y raza sobre PF ha sido demostrado en varios estudios. Solomon *et al.* (2006) encontraron que machos Blackbelly alcanzaron mayor peso a los 180 d y 270 d de nacidos que las hembras y Bores *et al.* (2002) reportaron PF más altos en machos (35.7 Kg) que hembras (34.2 Kg) de las razas Dorset, Hampshire y Suffolk. Los efectos de genotipo y de sexo sobre GDP, CD, CA y DE se muestran en el Cuadro 1.4.2. La GDP y los DE fueron similares (P>0.05) entre los corderos KaX y Pb. Los corderos DrX tuvieron mayor GDP (240 g, P<0.04) y menor cantidad de DE (76 d, P<0.01) que los corderos KaX y Pb. Los corderos DrX estuvieron en engorda 12 d más (P<0.01) que los corderos KaX y Pb. La elevada tasa de crecimiento observada en corderos DrX se atribuye al potencial genético paterno transferido para las características productivas, al grado de heterosis, la alimentación y el sistema de producción intensivo. La GDP fue menor en los corderos Pb debido a que se caracterizan por ser más pequeños y presentar velocidades de crecimiento lentas en comparación a las razas cárnicas (Notter, 2000). Resultados similares se reportaron por Snouder & Duckett (2003), quienes encontraron GDP en corderos Dorper F1 engordados por 66 d en corral de 239 g y Burke *et al* (2003), encontraron menor GDP en corderos St. Croix puros que en corderos Dorper cruzados con St. Croix o Romanov. En corderos Pelibuey, Fimbres *et al.* (2002) observaron un decremento en la GDP a medida que los niveles de fibra en la dieta se incrementan de 0 a 30%.

El CD fue mayor (P<0.001) en corderos DrX (1.50 kg) en comparación a los corderos KaX y Pb, entre los cuales fue similar (P>0.05). La CA fue similar (P>0.05) para los tres genotipos. El alto consumo de alimento de los corderos DrX provocó que la eficiencia en CA fuera similar a KaX y Pb, que registraron CD y GDP inferiores. El consumo de alimento está directamente asociado al PV del animal y la energía en la dieta. Por tanto, los corderos DrX posiblemente consumieron más alimento debido a que registraron mayor incremento de peso durante los días de engorda. Asimismo, Pineda *et al.* (1998) reportaron para corderos Pb y Pb x lana CD de 1.25 y 0.90 kg, respectivamente, y CA de 6.72 y 6.40, las cuales coinciden con las encontradas en este estudio. El sexo afecto (P<0.001) la GDP, CD, CA y DE. Los machos con respecto a las hembras presentaron mayor (P<0.001) GDP (250 vs 170 g) y CD (1.43 vs 1.23 kg). En cambio, la CA y los DE fueron menores en machos (5.91 y 76.7 d, P<0.001) en comparación a las hembras (7.34 y 91.7 d). Los resultados para sexo pueden atribuirse a la baja eficiencia de las hembras para aprovechar la energía del alimento y producir músculo. Esto provoca que el crecimiento de las hembras se retarde y las necesidades de consumir alimento sean menores. Varias investigaciones realizadas con ovinos de pelo y lana han reportado una tasa de crecimiento superior en machos (Dimsoski *et al.*, 1999; Bores *et al.*, 2002; Santos *et al.*, 2005).

Cuadro 1.4.2. Medias (± s.e.) de parámetros productivos de corderos pelibuey cruzados acorde a genotipos y a sexo.

Parámetros productivos	Genotipos				Sexo		
	DrX	KaX	Pelibuey	S.E.	Macho	Hembra	S.E.
Ganancia diaria de peso (kg)	0.24[a]	0.20[b]	0.18[b]	0.01	0.25[a]	0.17[b]	0.01
Consumo diario alimento (kg)	1.50[a]	1.26[b]	1.23[b]	0.03	1.43[a]	1.23[b]	0.03
Días de engorda (d)	76.08[a]	87.83[b]	88.83[b]	3.01	76.72[a]	91.77[b]	2.45
Conversión alimenticia	6.68[a]	6.31[a]	6.88[a]	0.30	5.91[a]	7.34[b]	0.24

a, b: Superíndices diferentes entre genotipos y entre sexos en hileras indican diferencia significativa (P<0.05). Dorper x Pelibuey (DrX) y Katadhin x Pelibuey (KaX).

Los efectos de genotipo y de sexo sobre las características de la canal se encuentran en el Cuadro 1.4.3. Diferencias entre los genotipos no fueron observadas (P>0.05) para las variables RC, CB, VI, AOC y GD. Los corderos DrX tuvieron el peso de la CC (20.11 kg, P=0.045), CF (18.93 kg, P=0.016) y PL (2.68 kg, P=0.042) más alto que los Pb, pero similar (P>0.05) a los KaX. El peso de la CC y CF fue similar (P>0.05) entre los corderos KaX (18.91 y 17.50 kg) y Pb (18.29 y 16.59 kg). La LC fue más grande (P=0.025) en canales de corderos DrX que en las de KaX, pero similares (P>0.05) a las de Pb. Este comportamiento se atribuya a la diferencia entre pesos finales al sacrificio de los corderos. Marshall *et al.* (2001) indican que las características de la canal están en función del PV, sin embargo, varias características en este estudio no estuvieron relacionadas con el PV. El RC fue similar (P>0.05) en los tres genotipos, por que no dependió del peso al sacrificio. Al parecer fue influenciado por el grado de finalización del cordero y el contenido gastrointestinal. En general, el RC para ovinos de pelo y lana fluctúa entre 43 y 58%. Estos resultados coinciden con Snouder y Duckett (2003), quienes encontraron diferencias entre razas para peso de la canal, pero los RC fueron similares al sacrificar corderos de la raza Columbia (61.1 kg) y sus cruzas con Dorper (64.1 kg) y Suffolk (60.9 kg). Contrariamente, Santos *et al.* (2001) evaluaron canales de corderos cruzados de Santa Inés con Suffolk, Ile de France o Poll Dorset, encontrando diferencias en el RC, pero el peso de CC y CF fue similar. Otros autores no reportan efecto de raza sobre las características de la canal en corderos sacrificados con similar PV (Bores *et al.*, 2002, Notter *et al.*, 2004, Gutierrez *et al.*, 2005).

Cuadro 1.4.3. Medias (± E.E.) de las características de la canal de corderos Pelibuey cruzados acorde a genotipos y a sexo.

Características	Genotipos				Sexo		
	DrX	KaX	Pelibuey	E.E.	Macho	Hembra	E.E.
Canal caliente, kg	20.11 a	18.91 ab	18.29 b	0.57	20.01 a	18.20 b	0.47
Canal fría, kg	18.93 a	17.50 ab	16.59 b	0.59	18.81 a	16.54 b	0.48
Rendimiento en Canal,%	52.56 a	52.36 a	54.50 a	1.12	53.14 a	54.14 a	0.92
Cabeza, kg	1.43 a	1.44 a	1.35 a	0.07	1.57 a	1.24 b	0.05
Piel, kg	2.68 a	2.64 a	2.30 b	0.12	2.75 a	2.34 b	0.09
Viseras, kg	1.55 a	1.56 a	1.34 b	0.07	1.71 a	1.25 b	0.60
Longitud de la canal, cm	63.00 a	58.00 b	60.16 a	1.29	62.33 a	58.66 b	1.05
Área Ojo Costilla, cm^2	16.21 a	16.83 a	16.31 a	0.86	17.00 a	15.90 a	0.72
Grasa dorsal, cm	0.34 a	0.29 a	0.38 a	0.06	0.29 a	0.37 a	0.05

a, b: Superíndices diferentes entre genotipos y entre sexos en hileras indican diferencia significativa (P<0.05).
Dorper x Pelibuey (DrX) y Katadhin x Pelibuey (KaX).

El peso de CB y VI para DrX (1.43 y 1.55 kg), KaX (1.44 y 1.56 kg) y Pb (1.35 y 1.34 kg) no fueron diferentes (P>0.05). Similarmente, en corderos Pelibuey x Katadhin x Blackbelly y Rambouillet x criollo sacrificados a 40 kg, Marshall *et al.* (2001) reportaron 1.8 kg de peso para las CB de ambas cruzas. Las canales de corderos KaX, DrX y Pb tuvieron AOC (16.21, 16.83 y 16.31 cm^2) y GD (0.34, 0.29 y 0.38 cm) similares (P>0.05). Estas dos variables son medidas objetivas de gran valor para la predicción de la calidad de la canal y son afectadas principalmente por la calidad del alimento, capacidad para metabolizar los nutrientes en músculo o grasa y sexo, lo cual sugiere que los corderos utilizados en este estudio aprovecharon de manera similar el alimento consumido para fijar músculo y grasa (García *et al.*, 2003). El AOC es superior al obtenido por Gutiérrez *et al.* (2005), que reportaron 4.80, 4.75 y 5.00 cm^2 para corderos Pelibuey cruzados con Suffolk y Rambouillet respectivamente, y por Salinas *et al.* (2006) que encontraron una variación en AOC de 5.8 a 6.5 cm^2 en corderos Pelibuey. El RC, AOC y GD fue similar entre machos y hembras. Sin embargo, la LC y el peso de CC, CF, CB, PL y VI fue mayor (P<0.05) en machos que en hembras. Estos resultados pueden deberse al mayor PV que registraron los machos al sacrificio. Cabe mencionar que el efecto de sexo sobre las características de la canal no está aun bien definido debido a que existen factores como alimentación, raza, edad, peso al sacrificio, ambiente y época del año que producen variaciones entre los resultados de los estudios. Dimsoski *et al.* (1999) encontraron en machos menor acumulación de grasa pélvica-riñón (3.10%) y RC (53.60%) que en hembras (3.30 y 55.00%). Gutiérrez *et al.* (2005) reportan mayor tamaño del AOC y menos acumulación de grasa en la canal de machos (5.16 cm^2 y 1.96%) que de hembras (4.54 cm^2 y 5.02%).

El peso de los cortes y el RCP como porcentaje de la CF son mostrados en el Cuadro 1.4.4. Los genotipos tuvieron pesos de los cortes y RCP similares (P>0.05), a excepción del peso de las piernas, el cual fue mayor en DrX (5.06 kg, P=0.002) y KaX (4.58 kg, P=0.034) que en Pb (3.82 kg). Sin embargo, el peso de lomo, costillares, espaldilla con paletas y cuello fue ligeramente más pesado en los genotipos DrX y KaX que en Pb, pero no difirieron

(P>0.05), lo que confirma lo reportado por varios estudios realizados en diferentes razas de borregos, donde la raza no afectó el peso de los cortes (Gutiérrez *et al.*, 2005). El peso de piernas, costillares y espaldilla con paletas fue afectado por el sexo (P<0.04). Los machos presentaron mayor peso en piernas (4.82 kg, P=0.027) y espaldilla con paletas (4.80 kg, P<0.001) a diferencia de las hembras (4.16 y 4.51 kg). En cambio, las costillas fueron más pesadas (P=0.033) en hembras (3.74 kg) que en machos (3.23 kg). El RCP y el peso de lomo y cuello no fueron afectados (P>0.05) por sexo.

Cuadro 1.4.4. Medias (± E.E.) del peso de los cortes de la canal y el rendimiento de cortes primarios (RCP) en corderos Pelibuey cruzados acorde a genotipos y a sexo.

Cortes	Genotipos				Sexo		
	DrX	KaX	Pelibuey	E.E.	Macho	Hembra	E.E.
Pierna, kg	5.06 a	4.58 a	3.82 b	0.23	4.82 a	4.16 b	0.18
Lomo, kg	4.24 a	3.64 a	3.42 a	0.33	3.60 a	3.94 a	0.27
Costilla, kg	3.26 a	4.07 a	3.95 a	0.18	3.23 a	3.74 b	0.15
Espaldilla, kg	4.44 a	4.07 a	3.95 a	0.20	4.80 a	3.51 b	0.16
Cuello, kg	0.97 a	1.14 a	1.03 a	0.08	1.03 a	1.07 a	0.07
RCP,%	84.7 a	84.52 a	80.76 a	2.13	82.24 a	84.42 a	1.73

a, b: Superíndices diferentes entre genotipos y entre sexos en hileras indican diferencia significativa (P<0.05). Dorper x Pelibuey (DrX) y Katadhin x Pelibuey (KaX).

Las diferencias pueden ser atribuidas al efecto anabólico de la hormona testosterona producida por lo machos, que estimula el desarrollo muscular de los miembros y otros músculos del cordero.

Los resultados encontrados en este estudio para corderos Pb y sus cruzas con Dorper o Katadhin fueron similares a los obtenidos en regiones con clima templado y tropical, lo cual demuestra la capacidad de adaptación que tienen los ovinos de pelo a diferentes condiciones climáticas.

Conclusiones

En conclusión, bajo las condiciones desérticas que predominan en la zona de estudio, los corderos cruzados Dorper x Pelibuey mostraron un comportamiento productivo más eficiente. Las cruzas de Dorper o Katadhin con Pelibuey mejoraron la longitud de la canal y el peso de la canal caliente y fría. Sin embargo, el rendimiento en cortes primarios fue similar en los tres genotipos. En general, el sexo es un factor que influye claramente sobre los parámetros productivos, las características de la canal y los cortes primarios. Los machos tienen una mayor velocidad de crecimiento que las hembras y producen canales de mayor tamaño y peso, así como un mayor peso de las piernas y espaldilla con paletas.

Literatura citada

Bores Q., R. F., P. A. Velásquez, M. Heredia et al. 2002. Evaluación de razas terminales en esquemas de cruza comercial con ovejas de Pelo F1. Téc. Pec. Méx. 40:71-72.
Burke, J. M., J. K. Apple, W. J. Roberts et al. 2003. Effect of breed-type on performance and carcass traits of intensively managed hair sheep. Meat Sci. 63:309-315.

Dimsoski, P., J. J. Tosh, J. C. Clay rt al. 1999. Influence of management system on litter size, lamb growth and carcass characteristics in sheep. J. Anim. Sci. 77:1037-1043.

Fimbres, H., G. Hernandez V., J. F. Picon R., J. R. Kawas and C. D. Lu. 2002. Productive performance and carcass characteristics of lambs fed finishing ration containing various forage levels. Small Ruminant Research 43:283-288.

García, E. 1987. Modificaciones al sistema de clasificación climática de Köeppen. Cuarta Edición. UNAM, México. Pp. 76-77.

García, C.A., M. A. L. Gomes, C. Costa et al. 2003. Medidas objetivas e composição tecidual da carcaça de cordeiros alimentados com diferentes níveis de energia em creep feeding. Rev. Bras. Zoot. 32:1380-1390.

Gutiérrez, J., M. S. Rubio and R. D. Méndez. 2005. Effects of crossbreeding Mexican Pelibuey sheep with Rambouillet and Suffolk on carcass traits. Meat Science 70:1-5.

Marshall, S.W., C. M. Collantes, I. A. Corchado, V. J. A. Bertot, I. F. Uña, C. V. Torres y G. L. Zarduy. 2001. Predicción de la canal, composición tisular y rasgos regionales en corderos Pelibuey suplementados con gallinaza. I. Estimación de la canal. Revista Producción Animal 13:32-36.

Notter, D. R., A. L. Swiger and R. W. Harvey. 1975. Adjustment factors for 90-day lamb weight. Journal of Animal Science 40:383-391.

Notter, D. R. 2000. Potential for hair sheep in the United States. Proceedings American Society of Animal Science, Journal of Animal Science 78(Supp. 1):1-8.

Notter, D. R., S. P. Greiner and M. L. Wahlberg. 2004. Growth and carcass characteristics of lambs sired by Dorper and Dorset rams. Journal of Animal Science 82:1323-1328.

Pineda, J., J. M. Palma, G. F. W. Haenlein and M. A. Galina. 1998. Fattening of Pelibuey hair sheep and crossbreds (Rambouillet-Dorset x Pelibuey) in the Mexican tropics. Small Ruminant Research 27:263-266.

Salinas, J., R. G. Ramírez, M. M. Domínguez, B. N. Reyes, L. N. Trinidad and M. F. Montaño. 2006. Effect of calcium soaps of tallow on growth performance and carcass characteristics of Pelibuey lambs. Small Ruminant Research 66:135-139.

Santos, L., E., M. S. Bueno, E. A. Cunha y M. J. Neto. 2001. Comportamiento productivo y características de la canal de corderos Santa Inés y sus cruzamientos con razas especializadas para producción de carne. Jorn. Cient. V Intern. Soc. Española de Ovinotecnia y Caprinotecnia. Sevilla, España. Pp. 294-300.

Snowder, G. D., S. K. Duckett. 2003. Evaluation of South African Dorper as a terminal sire breed for growth, carcass, and palatability characteristics. J. Anim. Sci. 81:368–375.

Solomon, J., N. Cumberbatch, R. Austin, J. Gonsalve and E. Seaforth. 2006. The production parameters of the Barbados Blackbelly and crossbred sheep in a controlled semi-intensive system. Livestock Research for Rural Development 18:10-18.

SAS Institute, Inc. 2004. SAS/STAT. Users guide software released 9.12. Edition, Cary, N.C. SAS Institute, Inc.

Vergara, H., A. Molina and L. Gallegos. 1999. Influence of sex and slaughter weight on carcass and quality in light and medium weight lambs produced in intensive systems. Meat Science 52:221-226.

I.5 Producción intensiva de corderos de Pelo F1 Katahdin-Pelibuey bajo condiciones de trópico húmedo, Veracruz, México*

Javier Hernández Meléndez1, Y. Bautista M.2, J. F. Vázquez A.3, F. J. Trejo M.2, A. González R.12, F. M. Loya H.1, A. Ferrer A.1, A. G. Limas M.1, D. López A.1, N. Pescador S.3 y F. A. Lucero M.1

*Cuerpo Académico: Mejoramiento, Biotecnología y Sistemas de Alimentación,
1 Facultad de Ingeniería y Ciencias, Universidad Autónoma de Tamaulipas,
Cd. Victoria, Tamps., México,
2 Facultad de Medicina Veterinaria y Zootecnia, Universidad Autónoma de Tamaulipas, Cd. Victoria, Tamps., México,
3 Facultad de Medicina Veterinaria y Zootecnia, Universidad Autónoma del Edo. De Mex., Toluca, Edo. De Mex., México.

Introducción

Los sistemas de producción de carne del país atraviesan por etapas críticas, varios factores contribuyen a dicha crisis, el manejo, medio ambiente, componente genético del animal y la producción ovina. En la especie ovina se puede aumentar la producción de carne de varias maneras, entre las cuales son, mejorar la eficiencia terminal, productividad y la calidad del producto.

Específicamente se puede aumentar mediante cambios en el manejo y/o la introducción de germoplasma de mayor potencial productiva al que se utiliza en la explotación (Bunge *et al.*, 1993; Ferrer y Cuellar, 2001; Shoeman y Burgos, 1992, Shrestha *et al.*, 1992); primeramente se debe de establecer un sistema de producción que permita producir a niveles máximos con manejo óptimo tanto en forma individual (por oveja) como por rebaño, ya establecido al máximo, con el mejor sistema de manejo, será cuando se recomienda introducir el germoplasma de mayor potencial productivo. (González, 2002), aunado a mejorar la alimentación para garantizar el aumento en la productividad. En lo particular de nada serviría introducir sementales de mayor capacidad para producir carne, cuando no se ha mejorado la alimentación, solo de esta forma se podrá garantizar un avance productivo (Bunge *et al.*, 1993; Olazarán *et al.*, 1991; Partida y Martinez, 1991).

Las áreas tropicales que representan un 25% del territorio Nacional, constituye una buena alternativa para impulsar el desarrollo de la cría y explotación de los ovinos, aprovechando la rusticidad y el poder de adaptación de los ovinos de pelo de las razas Pelibuey (Pb) y Blackbelly (Bb) que se encuentran en éstas áreas, estos animales presentan un moderado potencial productivo (Murguia, 2000; Segura *et al.*, 1995), debido a su misma rusticidad que limita su explotación por las condiciones económicas actuales.

La disponibilidad de esquilmos agroindustriales y granos de la región, es otro factor que ha llevado a buscar corderos con características que justifiquen su engorda (Riquelme, 1976).

El Objetivo del presente estudio fue evaluar el efecto del sexo de la cría, número de crías al parto, época del año para el parto, época del año para el empadre sobre el peso al nacimiento (PN) y peso al destete (PD) de ovinos F1 Katahdin-Pelibuey bajo condiciones de clima trópico húmedo.

Materiales y métodos

El trabajo se realizó en una explotación comercial ubicada en el Rancho Hidalgo, Km 18,5 carretera La Tinaja – Miguel Alemán, Veracruz, su localización por coordenadas geográficas son 18° 50′ de Latitud Norte y 96° 24′ de Longitud Oeste, a una altura de 180 msnm y a una temperatura media anual de 32° C y precipitación de 1900 mm con una humedad del 80% (INEGI, 2002). La explotación cuenta con dos módulos de 1200 ovejas Pelibuey y Blackbelly cada uno, los empadres se realizan cada 35 a 44 días posteriores al destete, el cual se realiza a los 68 días de edad con un peso de 16 kg. A partir de los 7 días de edad, los corderos recibieron un suplemento predestete con un 18% PC *ad-libitum*. Los empadres se realizaron con sementales Katahdin utilizando de 25 a 35 ovejas por cada uno. En éste trabajo de investigación se tomaron datos de 1417 ovejas Pelibuey que se pastoreaban en praderas de pasto estrella (*Cynodon nemfluensis*), Pangola (*Digitaria decumbens*), Taiwan (*Digitaria insularis*), Señal (*Brachiaria brizantha*); se ofreció como suplemento bagazo de sólidos de cervecería, durante el encierro nocturno.

Se analizaron 9 empadres, tomando registros individuales de cada empadre indicando raza de la madre y padre, época del año del empadre, fecha del empadre. Al momento del parto se registró la época del año, fecha de parto, número de oveja y cría y sexo, peso al nacimiento, peso al destete. En ésta investigación se evaluaron las variables de respuesta peso al nacer y peso al destete ante los factores sexo de la cría, número de crías al parto, época del año de parto y época del año del empadre.

Para el análisis estadístico de las variables se uso el procedimiento GLM de SAS, se evaluaron los efectos del sexo de la cria (SC), el tipo de parto (TP), la época del año para el parto (EP) y para el empadre (EE) sobre el peso al nacimiento (PN) y al destete (PD), con el modelo:

$$Y_{ijklm} = \mu + SC_i + TP_j + EP_k + EE_l + E_{ijklm}$$

Donde,

Y_{ijklm} = respuesta de la ijklm-ésima observación de PN Y PD..

μ = media general.

SC_i = efecto del ésimo sexo de la cría.

TP_j = efecto del j-ésimo tipo de parto.

EP_k = efecto de la k-ésima época del año de parto.

EE_l = efecto de la l-ésima época del año de empadre.

E_{ijklm} = error aleatorio.

En las variables significativas se realizó la prueba de Tukey para la comparación de medias (P<0.05).

Resultados y discusión

Las medias generales para el peso al nacer y peso al destete fueron de 2.70±0.58 y 15.90±3.55 respectivamente. La época del año en que ocurrió el empadre tuvo un efecto significativo (P<.0001) sobre el peso al nacimiento, de la misma manera el número de crías por parto (P<.0001) y el sexo de la cría (P<.0001), Sin embargo la época del año en la que se presentó el parto no afecto significativamente dicho valor. El peso al destete se vio afectado por la época del año para el parto (P<.0001), por el número de crías por parto (P<.0001), el sexo de la cría (P<.0001) y la época del año para el apareamiento (P<.0001).

En el Cuadro 1.5.1, se indican los efectos significativos de sexo, número de crías por parto y la época de empadre, sobre el peso al nacer; y efectos significativos de sexo, número de crías al parto, época de parto y época de empadre, sobre el peso al destete.

En el Cuadro 1.5.2, se observa el efecto del sexo de la cría sobre el peso al nacimiento y al destete donde los pesos más elevados fueron en los machos.

En el Cuadro 1.5.3, se observa el efecto del número de crías al parto sobre el peso al nacimiento y al destete, los pesos más elevados fueron en los partos sencillos y los más bajos en partos triples.

Cuadro 1.5.1. Significancia de los factores incluidos en el análisis de las variables peso al nacer y al destete en ovinos F1 Katahdin-Pelibuey.

	Sexo cría	Número crías al parto.	Época año al parto.	Época año al empadre.
PN	***	***	NS	***
PD	***	***	***	***

*** ($P< .0001$).

Cuadro 1.5.2. Efecto del sexo de la cría sobre el peso al nacimiento y para el destete en ovinos F1 Katahdin-Pelibuey.

Variable Sexo de la cría	Peso al nacimiento (N) Media ± D S	Peso al nacer (N) Media ± D S
Hembra	(1036) 2.62±0.63 b	(723) 15.02±3.40 b
Macho	(1010) 2.80±0.70 a	(787) 16.69±4.07 a

Letras diferentes en las columnas representan diferencias significativas ($P<0.05$)

Cuadro 1.5.3. Efectos del número de crías al parto sobre el peso al nacimiento y al destete en ovinos F1 Katahdin-Pelibuey.

Variable Número de crías/parto	Peso al nacimiento (N) Media ± D S	Peso al destete (N) Media ± D S
1	(770) 3.08±0.69 a	(583) 17.07± 3.77 a
2	(1152) 2.52±0.54 b	(840) 15.31±3.75 b
3	(124) 2.17±0.55 c	(87) 13.67±3.12 c

Letras diferentes en las columnas representan diferencias significativas ($P<0.05$).

Literatura citada

Bunge, R., D. L. Thomas and T. G. Nash. 1993. Performance of hair breeds and prolific wool breeds of sheep in Southern Illinois: Lamb production of F_1 ewe lambs. Journal of Animal Science71:2012-2017.

Ferrer, A., A. y J. A. Cuellar O. 2001. Evaluación de dos sistemas de engorda intensiva de corderos bajo condiciones de trópico húmedo. Memorias, XI Conreso Nacional De Producción Ovina. Mérida, Yuc., México. Mayo.

Galina, M. A., R. Morales, E. Silva and B. López. 1996. Reproductive performance of Pelibuey and Blackbelly sheep under tropical management systems in México. Small Ruminant Research 22:31-37.

González R., A. 2002. El manejo integral de la reproducción en ovinos de Pelo en el Noreste de México. Curso de Cap. y Entrenam. Tecn. En Sist. De Prod. de Bovinos,

Ovinos y Caprinos. Universidad Autónoma de Tamaulipas, Cd. Victoria, Tamps., México. 17 p.

González R., A., B. D. Murphy, W. C. Foote and E. Ortega. 1992. Circannual seasonal variations in estrous cyclicity and ovulation rate in Pelibuey ewes. Small Ruminant Research 8:225-232.

INEGI. 2002. http//:www.INEGI.gob.mx.

Schoeman, S. J. and R. Burger. 1992. Performance of Dorper sheep under an accelerated lambing system. Small Ruminant Research 9:265-281.

Segura C., J., L. Sarmiento and O. Rojas. 1996. Productivity of Pelibuey and Blackbelly ewes in México under extensive management. Small Ruminant Research 21:57-62.

Shrestha, J. N. B., D. P. Heaney and R. J. Parker. 1992. Productivity of three synthetic Arcott sheep breeds and their crosses in terms of 8-mo breeding cycle and artificially reared lambs. Small Ruminant Research 9:283-296.

Valencia Z., M., M. Heredia A. y E. González P. 1981. Estacionalidad reproductiva en hembras Pelibuey. Memoria VIII Reunión Asociación Latinoamericana de Producción Animal. P. F48.

I.6 Corderos de razas de Pelo tratados con promotores de crecimiento y digestión: Efectos sobre ganancia diaria y conversión*

José Fernando Vázquez Armijo1, N. Pescador S.2, A. G. Limas M.3, F. J. Trejo M.4, H. Del Angel R.4, Y. Bautista M.4, A. González R.34, J. A. Hernández S.3, J. Hernández M.3, F. A. Lucero M.3, y D. López A.3

1 Centro Universitario UAEM Temascaltepec, Universidad Autónoma del Edo. De México, Temascaltepec, Edo. De Mex., México.
*Cuerpo Académico: Mejoramiento, Biotecnología y Sistemas de Alimentación,
2 Facultad de Medicina Veterinaria y Zootecnia, Universidad Autónoma del Estado de México, Toluca, Edo. de México,
3 Facultad de Ingeniería y Ciencias, Universidad Autónoma de Tamaulipas, Cd. Victoria, Tamps., México;
4 Facultad de Medicina Veterinaria y Zootecnia, Universidad Autónoma de Tamaulipas, Cd. Victoria, Tamps., México,

Resumen

Se evaluó el efecto de Zeranol (Zer), decanoato de nandrolona (DADE) y de un medio de cultivo de levadura (DV), sobre el comportamiento productivo de 90 corderos, de razas de Pelo, distribuidos en 5 lotes, de acuerdo a peso y edad. El Lote 1 (18 corderos), se alimentó con la dieta testigo (DT, 16%, PC), el Lote 2 (18 corderos), se alimentó con DT, mas 2.5% DV, el Lote 3, (19 corderas), se alimentó con DT, el Lote 4 (19 corderas), se alimentó con DT mas DV y el Lote 5 (8 corderas, 8 corderos), se alimentó con DT mas DV. Los corderos se alimentaron con la DT, durante 7 días, se trataron con ivermectina, ADE, Complejo B y fósforo y cobalto, a partir del día 8, se alimentaron de acuerdo a cada lote. Cada lote se dividió en 3 y tratados con Zer (12mg), DADE (10 mg) o testigo. Los corderos se pesaron cada 14 días, alimento y agua fresca se ofrecieron ad libitum, el consumo individual (CO) se estimó cada 3-4 días. Los datos se analizaron con un modelo lineal general (ganancia diaria, GD, CO y conversión alimenticia, CA). La GD para raza y sexo varió de 145 a 204 g, los machos fueron superiores a las hembras. La GD para grupos con anabólico, varió de 167 a 180 g, no se encontró efecto significativo, los tratados con Zer tuvieron mejor GD que los tratados con DADE o el testigo. La GD para DT mas DV varió de 169 a 176 g, los corderos tratados con el DV tuvieron mejor comportamiento que los alimentados con DT. El CO varió de 797 a 871 g, la CA varío de 4.17 a 5.7 kg. No se observaron efectos de anabólicos sobre el comportamiento productivo de los corderos.

Palabras Clave: Digestión, anabólicos, comportamiento, corderos de razas de Pelo.

Introducción

Como consecuencia del crecimiento acelerado de la población, a nivel mundial, se hace cada vez mayor la demanda proteica; para cubrir la demanda, se requiere de fuentes de producción masiva, como la de proteína animal, una alternativa sería, la explotación de ovinos. México tiene problemas para satisfacer su demanda de carne, por lo que importa grandes cantidades (Hernández, 1985), la carne de ovino no escapa a esta situación. Lo anterior requiere identificar y validar tecnologías que permitan elevar la producción de carne ovina. Una herramienta a considerar, es la utilización de sistemas de alimentación en combinación con promotores del crecimiento y la digestión; que permita aumentar la producción sin afectar la composición química ni la calidad de la carne. Las poblaciones de ovinos de Pelo, como Pelibuey (P), Blackbelly (BB), Saint Croix (SC) y otras razas de ovinos tropicales se encuentran en franco desarrollo, debido a su capacidad productiva y reproductiva, y permiten el establecimiento de explotaciones intensivas de producción de carne (López, 2003). Se evaluó el efecto de promotores de crecimiento (Zeranol, Zer, Dimetabol-ADE, DADE) y de la digestión (Diamond V XP, DV) sobre la ganancia de peso (GD), consumo (CO) y conversión alimenticia (CA) en corderos de Pelo, en desarrollo, mantenidos en estabulación.

Materiales y métodos

El estudio se realizó en Ganadera Mirasol, Güémez, Tamaulipas, México, a una latitud norte de 24° 03' y longitud Oeste de 98° 59' y a 160 msnm (INEGI, 1996). Se utilizaron 90 corderos Blackbelly (BB, 44), Pelibuey (P, 29), cruzas de Dorper (DX, 8) y Saint Croix (SC, 9), los cuales fueron distribuidos por peso y edad en Lote 1, 18 machos, (8 BB, 6 P, 3 DX y 1 SC), se alimentaron con la dieta testigo (DT, 16% PC), Lote 2, 18 machos, (6 BB, 10 P, 2 DX), se alimentaron con la DT, mas 2.5% de DV, Lote 3, 19 hembras, (8 BB, 7 P, 1 DX, 3 SC), se alimentaron con DT, Lote 4, 19 hembras, (10 BB, 5 P, 2 DX, 2 SC), se alimentaron con DT mas DV; Lote 5, 8 hembras (6 BB, 2 SC) y 8 machos (6 BB, 1 P, 1 SC), se alimentaron con DT mas DV. El ensayo inició con 7 días de adaptación, con DT, los corderos se trataron con 0.5 ml de Dectiver ADE (LAPISA, cada ml contiene, ivermectina, 10 mg, vit. A 400 000 UI, vit. D 100 000 UI, vit. E, 60 UI), 3 ml Compol B (LAPISA, cada ml contiene, tiamina HCL 1000 mg, riboflavina 5-fosfato de sodio, 200.0 mg, piridoxina HLC 200 mg, cianocobalamina 10 mg, pantenol 1,333 mg, acido ascórbico 100 mg, niacinamida 2,500.0 mg, clorhidrato de lidocaína 250 mg, alcohol bencílico 1,000 mg), y 2 ml de Tonofosfan (Hoechst, 50 ml, contiene 4-dimetilamino-2-metil-fenil-fosfinato sódico 10 mg, cloruro de cobalto 2 mg). A partir del día 8, los corderos se alimentaron con DT mas 2.5% de DV, los lotes se trataron con 1 ml de Aderovet ADE (Intervet) y dentro de cada lote, los corderos se trataron como 1) testigo, 2) Zer (12 mg), 3) DADE 1ml (1 ml contiene, decanoato de nandrolona 25 mg, vit. A propionato 100, 000 UI, vit. D3 25, 000 UI, vit. E acetato 25 g). Los corderos se pesaron cada 14 días, agua fresca y el alimento se ofrecieron diariamente,a libre acceso, el alimento rechazado se pesó cada 3 o 4 días; las variables consideradas fueron GD, CO y CA y se determinaron los efectos de raza, sexo, Zer, DADE y DV, con un arreglo factorial 2 x 3, con el modelo siguiente:

$$Y_{ijk} = \mu + D_i + T_j + (DT)_{ij} + \varepsilon_{ijk}$$

Donde:
Y_{ijk} = variable de respuesta; μ = media general; D_i = efecto de la i-esima dieta; T_j = efecto del j-esimo tratamiento; $(DT)_{ij}$ = efecto de la i-esima dieta en el j-esimo tratamiento; y ε_{ijk} = error aleatorio.

Los datos fueron analizados con GLM (Minitab V12.3), cuando existieron diferencias entre tratamientos, se aplicó la prueba de Tukey para establecer diferencias entre medias (P<0.01).

Resultados y discusión

Se estudió el efecto de agentes promotores del crecimiento (Zer, DADE) y de la digestión (DV) sobre el comportamiento individual de corderos de razas de Pelo en la etapa de desarrollo, mantenidos en estabulación. Los resultados se presentan en el Cuadro 1.6.1, se observa una variación de 145 a 204 g, para GD; donde solamente, se observaron diferencias significativas para sexo (P<0.01), a pesar de que se observaron diferencias numéricas importantes. Los rangos encontrados en este experimento (145 a 204 g) fueron mayores a los reportados por Steven (1988), quien comparó la inclusión del Probios gel oral en una dieta durante 14 días, en corderos y encontró una ganancia media diaria de 145 y de 117 g, respectivamente, para corderos con Probios y sin el, estos resultados son menores a los encontradas en este experimento; lo que indica que existen diferencias en efectos, por el tipo de probiótico, sobre el comportamiento del cordero, además de posibles diferencias en comportamiento, también debido a genotipo del cordero. Redonda (1996), trabajó con el probiótico Lactobacilos, en dietas para corderos Pelibuey, encontró que los corderos tratados tuvieron mejores GD (106 g) que los no tratados, (92 g), dichos valores fueron menores a los encontrados en este experimento. En éste estudio, el CO varió de 797 a 871 g, para los diferentes factores analizados; solamente se observaron efectos significativos de sexo y de DV (P<0.01). Estos resultados son mayores a los reportados por Oliva (2001), quién trabajó con corderos Pelibuey implantados con Zer en pastoreo y con concentrado, en éste estudio, se obtuvieron CO menores (0.763±8) a los encontradas en este experimento. La CA, varió de 4.17 a 5.72 kg, solamente fué afectada por el sexo y DV (P<0.01).

Cuadro 1.6.1. Comportamiento individual (medias, DS) de corderos de razas de pelo, mantenidos en estabulación y sometidos a tratamientos con promotores de crecimiento y de la digestión.

Efectos	N	Ganancia diaria, g	Consumo de alimento, g/d	Conversión alimenticia, kg
Raza				
Blackbelly	42	145 (43)	801 (13)	5.23 (.23)
Dorper, cruzas	8	194 (42)	864 (29)	4.84 (.51)
Pelibuey	29	183 (38)	870 (15)	5.19 (.27)
Saint Croix	9	166 (38)	799 (28)	4.52 (.49)
Sexo				
Hembras	44	145 (36)a	807 (14)a	5.72 (.24)a
Machos	46	204 (42)b	860 (15)b	4.17 (.26)b
Promotores de crecimiento				
Testigo	29	173 (50)	845 (16)	5.17 (.29)
Zeranol	31	180 (49)	837 (16)	4.78 (.29)
Dimetabol ADE	30	167 (47)	819 (17)	4.88 (.30)
Promotor de la digestión				
Testigo	37	169 (43)	871 (15)a	5.24 (.26)a
Levadura, DV	53	176 (52)	797 (13)b	4.65 (.24)b

Medias con literales diferentes dentro de columnas, son diferentes (P<0.01).

Estos valores para CA son diferentes a los reportados por Chávez (2002), quien trabajó con corderas de razas de Pelo, encontrando valores para CA de 11.16 Kg y 8.22 Kg, que fueron mayores a los encontrados en este experimento; Martínez (2002), también encontró valores similares a los del presente estudio.

Conclusiones

El tratamiento con promotores de crecimiento y digestión no mejoró el comportamiento en los corderos, aunque si se observaron diferencias significativas debido a sexo.

Agradecimientos

Los autores agradecen el apoyo económico otorgado por el Fondo Mixto CONACYT-Tamaulipas, a través del Proyecto Desarrollo de Sistemas de Producción Ovina en Plantaciones Citrícolas en Tamaulipas, Clave **TAMPS-2002-C01-05** y de la Fundación PRODUCE Tamaulipas, a través del Proyecto Mejoramiento de la productividad y conservación de ovinos de razas de Pelo, mediante cruzamientos con razas especializadas para producción de carne, Clave **FPT-079/06**; proyectos otorgados a AGR.

Literatura Citada

Chávez F, J. A. 2002. Efecto del tipo de energía en la dieta sobre el comportamiento productivo en corderas de raza de Pelo. Tesis de Licenciatura, Universidad Autónoma De Tamaulipas. Cd. Victoria, Tamps., México. 39 p.

INEGI. 1994. Resumen Nacional, Resultados Definitivos del VII Censo. Aguascalientes, México. 57 p.

INEGI. 1996. Anuario Estadístico del Estado de Tamaulipas. 414p.

López, Z. R. 2003. Efecto de un β andrenérgico solo y combinado, sobre el aumento de peso, grasa dorsal y área rib eye en ovinos Tabasco. Memorias, XXVII Congreso Nacional de Buiatría. Pp. 240-241.

Martinez B., I. 2002. Efecto del tipo de energía en la dieta sobre el comportamiento productivo en corderos de raza de Pelo. Tesis de licenciatura, Universidad Autónoma De Tamaulipas. Cd. Victoria, Tamps., México. 55 p.

Oliva H., J. 2001. Utilización del Zeranol en borregos Pelibuey en pastoreo y concentrado energético. Instituto Tecnológico Agropecuario No. 28, Oaxaca, Oax., México. www.ujat.mx/publicaciones /uciencia.

Redonda A., R. 1996. Probiótico (lactobacilos) en dietas para corderos Pelibuey en estabulación. Tesis de Ingeniero Agrónomo, Universidad Autónoma de Tamaulipas, Cd. Victoria Tamps., México. 38 p.

Steven, F. X. 1988. Probióticos. Guadalajara, Jal., México. Food Animal Practice. 36 p.

I.7 Rentabilidad de corderos en engorda alimentados con aserrín de pino (*Pinnus patula*)

E. Guerra Martínez[1], A. Cobos P.[1], O. D. Montañez V.[2], E. O. García F.[1], J. M. Tapia G.[2], G. Rocha Ch.[2], I. E. Morales Z.[2], J. G. Michel P.[2] y M. C. Castañeda S.[2]

[1]Departamento de Producción Agrícola, Centro Universitario de la Costa Sur, Universidad de Guadalajara, Autlán, Jalisco, México,
[2]Departamento de Desarrollo Regional. Centro Universitario del Sur, Universidad de Guadalajara, Cd. Guzmán, Jalisco, México,

Resumen

En sistemas de producción de carne de ovino y bovino en corral, se incluye 5 a 40% de fuentes fibrosas que pueden ser pajas de cereales o rastrojo de maíz, poniendo atención a la fibra necesaria para mantener las funciones del rumen. Sin embargo el aumento de estos sistemas ha ocasionado que el abasto de forrajes sea insuficiente, ocasionando un incremento considerable en su costo. Con la finalidad de utilizar una fuente alterna de fibra en dietas para borregos en engorda, se evaluaron dos tratamientos durante cuatro periodos de 14 días cada uno. Los tratamientos fueron una dieta con 30% de aserrín de pino (AP) y una dieta con 30% de rastrojo de maíz (RM). Las variables evaluadas fueron eficiencia alimenticia (EA) y costo de la alimentación. Se utilizó un diseño completamente al azar y los datos se analizaron mediante el procedimiento de mediciones repetidas. Los resultados indican que los borregos que recibieron la dieta AP tuvieron mejor eficiencia promedio ($p<0.05$) que los que consumieron la dieta RM. El costo de alimentación por borrego por día se redujo 13.2% en la dieta AP.

Palabras clave: aserrín de pino, engorda, eficiencia.

Introducción

En los sistemas de producción para carne de ovino y bovino en corral, los forrajes pueden constituir de 5 a 40% del total de la dieta. En este caso, los forrajes se incluyen poniendo atención en la fibra necesaria para mantener las funciones del rumen y evitar trastornos del tubo digestivo (Mertens, 1997). Sin embargo, el aumento de estos sistemas ha ocasionado que el abasto de forrajes como el rastrojo de maíz, paja de avena, de trigo y de cebada sea insuficiente, ocasionando un incremento considerable en su costo; además, estos subproductos no están disponibles durante todo el año, escaseando considerablemente en época de lluvias.

Los sistemas de producción de carne de ovino en corral, tienen la necesidad de ser más eficientes y rentables, dadas las condiciones de incremento en precios de materia prima para la formulación de las raciones. Las raciones deben ser eficientes tratando de disminuir los costos de producción sin afectar la productividad del animal.

A pesar de que en la actualidad la utilización de aserrín puede tener gran impacto en la alimentación de rumiantes para producción de carne debido al alto costo de fuentes comunes de fibra, no se ha dado continuidad a estos estudios. La presente investigación tuvo como objetivo utilizar aserrín de pino en dietas para ovinos en engorda como fuente alterna de fibra para disminuir los costos de producción sin afectar la eficiencia.

Materiales y métodos

La investigación se realizó en las instalaciones del Programa de Ganadería del Colegio de Postgraduados en Montecillos, Texcoco, Edo. de México, se utilizaron 10 borregos machos criollos, enteros con peso vivo promedio de 24.0 ± 2.0 kg, los que se alojaron en jaulas individuales de 2.15 x 1.05 m, cada una con comedero y bebedero. Los borregos se asignaron aleatoriamente a cada uno de los tratamientos evaluados que fueron: T1 = dieta con aserrín (DA) y T2 = dieta con rastrojo de maíz (RM), con cinco borregos por tratamiento.

Las dietas se formularon con el programa computacional Used Feed Formulation Done Again, UFFDA (Pesti y Miller, 1993), para ovinos machos enteros con un peso promedio inicial de 20-25 kg y una GDP esperada de 200 g, de acuerdo con los requerimientos nutritivos del NRC de ovinos (1985). Antes de iniciar el periodo de toma de datos, hubo un periodo de adaptación a las dietas experimentales de 10 días. El alimento y el agua se ofrecieron a libre acceso a las 8:00 horas del día durante toda la fase experimental.

La eficiencia de utilización del alimento se obtuvo por la relación ganancia diaria de peso/consumo de materia seca en cada periodo. Para calcular el costo de la alimentación se multiplicó el consumo de materia seca por el costo por kg de alimento por día.

Los datos obtenidos se sometieron a un análisis de varianza con un diseño completamente al azar, utilizando cinco repeticiones por tratamiento. Se emplearon estadísticas descriptivas con la media y el error estándar. El análisis se hizo mediante el procedimiento de mediciones repetidas (SAS, 2001).

Resultados y discusión

La eficiencia de utilización del alimento está dada por la relación GDP/CMS (Cuadro 1.7.1). No hubo diferencia entre tratamientos ($p > 0.05$) en ninguno de los periodos, pero si hubo diferencia en la eficiencia alimenticia promedio ($p < 0.05$) y la interacción tratamiento por periodo fue altamente significativa ($p < 0.05$). Se esperaba que los borregos que consumieron la dieta donde se incluyó rastrojo de maíz, la eficiencia fuera mejor en los periodos debido a que el contenido de FDN fue menor.

En general, la eficiencia disminuye con una dieta con mayor contenido de FDN por la alta proporción de ácido acético producido durante su digestión y también a la menor digestibilidad de la dieta; por tanto, hay menor energía disponible para el animal (Gill y Oldham, 1993). Sin embargo, en este estudio la eficiencia no fue afectada negativamente en los borregos que recibieron 30% de aserrín en la dieta, aún cuando la dieta presentó mayor contenido de FDN, sugiriendo que esta dieta puede ser utilizada por el animal sin afectar la eficiencia.

Con relación al costo de producción por concepto de alimentación, a precios de materia prima actuales, es conveniente utilizar aserrín de pino en sustitución de rastrojo de maíz. En el Cuadro 1.7.2 se muestra el análisis de costos comparativo y se observa que la dieta con aserrín tiene un costo menor de $0.33 por kg ó $330.0 por tonelada, lo que equivale a 11.3%.

Comparando el costo por animal por día, los borregos que consumieron aserrín tuvieron un costo menor de 59 centavos que representa el 13.2%, lo que puede significar la diferencia en la rentabilidad de una explotación comercial de producción de carne de ovino.

Los resultados obtenidos en este estudio indican la posibilidad de utilizar aserrín de pino en sustitución de rastrojo de maíz en dietas para borregos en engorda, reduciéndose el costo de la alimentación sin afectar negativamente la eficiencia de producción.

Cuadro 1.7.1. Eficiencia alimenticia (GDP/CMS) obtenida en corderos alimentados con aserrín de pino.

Periodo[+]	Dieta 30% aserrín	Dieta 30% rastrojo de maíz	EEM
1	0.133	0.144	0.028
2	0.098	0.115	0.016
3	0.154	0.107	0.034
4	0.164	0.117	0.030
Promedio	0.137[a]	0.120[b]	0.004
Trat x periodo	0.002[++]	0.002[++]	

[a, b] = medias con literales diferentes en una hilera, son diferentes ($p<0.05$).
[+] Cada periodo fue de 14 días, EEM = error estándar de la media
[++] = Valor de F

Cuadro 1.7.2. Costo de alimentación ($/cordero) de corderos en engorda alimentados con aserrín de pino.

Variable	Dieta 30% aserrín	Dieta 30% rastrojo de maíz	Diferencia T1-T2
Días de prueba	65	65	0.0
CMS/borrego/día (kg)	1.558	1.580	- 0.022
CMS total (kg/borrego)	101.27	102.7	- 1.43
Costo por kg alimento ($)	2.911	3.241	- 0.33
Costo por animal por día ($)	4.53	5.12	- 0.59
Costo total por animal ($)	294.69	332.85	- 38.16

Conclusiones

Los resultados de este estudio indican que el aserrín de pino (*Pinnus patula*) puede incluirse hasta en 30% de la dieta para borregos en engorda. Puede ser una alternativa importante como sustituto de rastrojo de maíz sin afectar negativamente la eficiencia productiva. Se reduce el costo de producción en 13.2%, lo que permite que las explotaciones comerciales de producción de carne de ovino mejoren su rentabilidad dadas las condiciones de incremento en el coto de las materias primas para la formulación de raciones.

Literatura citada

Gill, M. & J. D. Oldham. 1993. Growth. *In*: Quantitative Aspects of Ruminant Digestion and Metabolism, J. M. Forbes and J. France, Eds., CAB Inter. Oxon, UK. Pp. 383-401.

Mertens, D. R. 1997. Creating a System for meeting the fiber requeriments of dairy cows. J. Dairy Sci. 80: 1463-1481.

NRC. 1985. Nutrient Requeriments of Sheep. VI Rev. Ed. Nat. Acad. Washington. 104 p.

Pesti, G. M. and B. R. Miller. 1993. Animal Feed Formulation, Economics and Computer Aplications. An. AVI Book, Van Nontrand Reinhold. Georgia, E. U. 320 p.

SAS System for Windows. 2001. SAS User's Guide Statistics, SAS Institute, Inc. Cary, NC, E. U.

I.8 Efecto de un extracto cálcico de algas marinas como amortiguador en la fermentación ruminal en novillos

Oziel D. Montañez V.[1], J. M. Tapia G.[1], E. Guerra M.[2], G. Rocha Ch.[1], E. O. García F.[2], I. E. Morales Z.[1], J. G. Michel P.[1], M. C. Castañeda S.[1] y J. H. Avellaneda.[3]

[1]Centro Universitario del Sur, Universidad de Guadalajara, Cd. Guzmán, Jalisco, México.
[2]Centro Universitario de la Costa Sur, Universidad de Guadalajara, Autlán, Jalisco, México.
[3]Universidad Técnica Estatal de Quevedo, Ecuador.

Resumen

Se evaluó el efecto de bicarbonato de sodio (BS) y un amortiguador comercial (Acid Buf®; AB) en fermentación ruminal, usando cinco novillos Holstein (450±15 kg PV) con cánula ruminal y alimentados con forraje (30%) y concentrado (70%). El diseño experimental fue un cuadro latino 5 x 5 y los tratamientos (T) fueron: T1) testigo; T2) T1 + 1% BS; T3) T1 + 0.35% AB; T4) T1 + 0.50% AB; T5) T1 + 0.65% AB. Se hizo un análisis de varianza y las medias se compararon con una prueba de Tukey. Cada periodo fue de 15 d: 10 para adaptación y 5 para tomar muestras. No se encontró diferencias significativas entre los tratamientos (P> 0.05) en la concentración de AGV o $N-NH_3$. El pH ruminal fue diferente entre tratamientos (P≤0.05) para las -1, 0 h y 4 a 12 h, respecto a la alimentación; el pH ruminal tuvo mejor valor promedio en T3 (6.35) en comparación con T1 (5.98) y T2 (6.14). Por tanto, el uso de estos amortiguadores en dietas con 70% concentrado no afecta concentración de AGV o $N-NH_3$, pero mejora el pH ruminal favoreciendo un mejor ambiente ruminal en bovinos.

Palabras clave: Dietas, amortiguadores, bovinos.

Abstract

The effects of sodium bicarbonate (SB) and a commercial buffer (Acid Buf®; AB) on ruminal fermentation, were determined using five ruminally cannulated Holstein steers (450±15 kg BW), steers were fed forage (30%) and concentrate (70%) with or without (control) SB or AB. The experimental design was a 5 x 5 Latin Square with 15-day periods: 10 for adaptation and 5 d for samples collection. The treatments (T) were: T1) control; T2) T1 + 1% SB; T3) T1 + 0.35% AB; T4) T1 + 0.50% AB; T5) T1 + 0.65% AB. There were no significant differences (P> 0.05) VFA and NH_3-N. Treatments affected (P≤ 0.05) ruminal pH at -1, 0 4 and 12 h with respect to feeding; the highest pH was for T3 (6.35), as compared with T1 (5.98) and T2 (6.14). Therefore, addition of these buffers to 70% concentrate diets did not change VFA or $N-NH_3$ concentration, but it improved ruminal pH and probably the ruminal environment in cattle.

Key words: Diets, buffers, cattle.

Introducción

Dietas altas en concentrados para rumiantes causan trastornos digestivos y metabólicos debido a la elevada proporción de carbohidratos fermentables y baja cantidad de fibra que reducen el pH ruminal a menos de 6.2 debido al aumento en la concentración de ácidos grasos volátiles (AGV), la proliferación de microorganismos ruminales productores de ácido láctico (*Streptococcus bovis* y *Lactobacillus sp*) y la disminución del tiempo de rumia (Owens *et al.*, 1998). Un amortiguador es una sal, ácido débil, óxido o hidróxido que neutraliza ácidos presentes en los alimentos o producidos durante la digestión de los nutrientes, además de presentar una resistencia efectiva a cambios en pH (Erdman, 1988). Productos químicos con capacidad amortiguadora en el fluido ruminal son: bicarbonato de sodio, bicarbonato de potasio, carbonato de magnesio, carbonato de calcio y bentonita. La respuesta ha sido variable para dietas altas en concentrado, ya que hay confusión en la interpretación de resultados debido a la variedad de ingredientes básicos para formular dietas, así como la cantidad y tipo de amortiguador. La adición de amortiguadores a dietas altas en concentrado puede ser útil para mejorar la respuesta productiva si se proporciona la cantidad adecuada de amortiguador para cada dieta (Kennelly *et al.*, 1999). Por tanto, el objetivo del presente estudio fue evaluar el efecto de bicarbonato de sodio (BS) y un amortiguador comercial (Acid Buf®) en la fermentación ruminal en novillos Holstein.

Materiales y métodos

Se usaron cinco novillos Holstein con cánula ruminal (450±15 kg PV) y el diseño experimental fue un cuadro latino 5 x 5, con periodos de 15 d: 10 para adaptación a la dieta y 5 para tomar muestras. Las dietas contenían 70% concentrado (47% sorgo molido, 8% pasta de soya, 7% melaza de caña, 6.8% gluten de maíz y 1.2% premezcla mineral) y 30% forraje (15% heno de alfalfa y 15% ensilado de maíz), y sin (testigo) o con BS y Acid buf® (AB; *Lithothamnium calcareum*; Celticsea Minerales. Srano Farm, Currabinny, Carrigaline, Co. Cork, Irlanda). Los tratamientos (T) fueron: T1, testigo, T2, 1% BS; T3, 0.35% AB; T4, 0.50% AB; T5, 0.65% AB. Los novillos se alojaron en corrales individuales y la alimentación fue a las 08:00 y 20:00 h, con agua a*d libitum*. Se midió el pH ruminal cada hora entre las 07:00 y las 18:00 h con un potenciómetro portátil (ORION modelo SA 210). Se tomaron 4 mL de líquido ruminal a las 14:00 h, se acidificaron con ácido metafosfórico al 25% (relación 4:1) y se midió AGV (Erwin *et al.*, 1961) con un cromatógrafo Hewlett Packard 6890; además, se midió el nitrógeno amoniacal (N-NH$_3$; McCullough, 1967) con un espectrofotómetro de luz ultravioleta visible (VARIAN modelo CARY I-E). El pH ruminal con PROC MIXED (SAS, 1999); las medias de los tratamientos se compararon con la prueba de Tukey (Steel y Torrie, 1991).

Resultados y discusión

Los resultados de pH ruminal se muestran en el Cuadro 1.8.1. Se encontraron diferencias significativas entre los tratamientos (P≤0.05) para las -1, 0 y 4 a 12 h respecto a la alimentación, y los mejores valores de pH ruminal se presentaron en T3 en comparación con el tratamiento testigo y el que contenía BS. El pH ruminal disminuyó (P≤0.05) 1 h después de la alimentación en todos los tratamientos, excepto el testigo. A las 2 h el pH ruminal fue inferior a 6 en T2 y T5 (P≤0.05); para T4 a la 3 h se redujo el pH (P≤0.05), aumentó a la 4 h (P≤0.05) y a las 12 h disminuyó; en T5 el pH se elevó (P≤0.05) sólo a las 7 h. El mejor pH (Figura 1) ocurrió en T3, comparado con T2 y T1, reflejándose en un menor pH horas debajo de 6.0 (0.0) respecto al testigo (5.76). El tratamiento con BS tuvo menos pH horas inferiores a 6.0 que T4, pero su promedio fue menor. Hubo una mejor respuesta en los tratamientos con AB debido posiblemente a que no es higroscópico como el BS, lo cual permite mantener más tiempo su efecto en el pH (Ryan, 1997; Celticsea, 2004). El tratamiento BS, comparado con el testigo, mostró mejores valores de pH ruminal (6.14 vs 5.8) y menor cantidad de horas pH por debajo de 6.0 (0.76 vs 5.76). Estos resultados concuerdan con los de Newbold *et al.* (1991) y Phy y Provenza (1998), quienes adicionaron 1 a 2% de BS en dietas con 50 a 75% de forraje, y encontraron un aumento en el pH ruminal que tuvo un comportamiento estable durante varias horas.

Cuadro 1.8.1. Efecto del bicarbonato de sodio y acid buf en el ph ruminal.

Horas	Tratamientos[1]					EEM[2]
	T1	T2	T3	T4	T5	
-1	6.02b	6.38[a]	6.39[a]	6.44[a]	6.37ab	0.06
0	6.06b	6.41[a]	6.41[a]	6.48[a]	6.41ab	0.06
1	5.94	↓6.13	↓6.06	↓6.10	↓6.13	0.06
2	5.99	↓5.89	6.06	5.99	↓5.93	0.06
3	5.85	5.98	6.10	↓5.78	6.10	0.06
4	5.73b	6.07ab	6.22[a]	↑6.09ab	6.03ab	0.06
5	5.76b	6.01ab	6.34[a]	6.12[a]	6.08ab	0.06
6	5.88c	6.14abc	6.42[a]	6.24ab	6.02bc	0.06
7	5.93c	6.08bc	6.46[a]	6.30ab	↑6.28ab	0.06
8	5.99	6.15	6.29	6.32	6.15	0.06
9	5.95b	6.23ab	6.44[a]	6.37[a]	6.17ab	0.06
10	6.10c	6.17bc	6.59[a]	6.45ab	6.30abc	0.06
11	6.28	6.26	6.57	6.50	6.33	0.06
12	6.17abc	↓6.05c	6.45[a]	↓6.28ab	6.39ab	0.06
Pr[¥]	5.98c	6.14b	6.34[a]	6.25a	6.19b	0.09
pH<6.0[*]	5.76e	0.76c	0.00a	2.08d	0.04b	0.58
EET[3]	0.10	0.10	0.10	0.10	0.10	

[a, b]Medias con distinta literal en una hilera son diferentes (P≤ 0.05). Medias precedidas por ↑ o ↓ presentan un incremento o disminución significativa (P≤ 0.05) comparada con la medición previa en el mismo tratamiento.
[1]T1= Testigo; T2= T1 +% BS; T3= T1 + 0.35% Acid Buf; T4= T1 + 0.50% Acid Buf; T5= T1 + 0.65% Acid Buf.
[2] Error estándar de las medias; [3] Error estándar de los tratamientos; [¥] Promedio general.
[*] pH horas por debajo de 6.0.

Le Ruyet y Tucker (1992) también observaron aumentos y mayor estabilidad a través del tiempo en el pH ruminal al agregar BS a dietas altas en concentrado. Dichos incrementos en el pH ruminal se deben a un aumento en el bicarbonato en el fluido ruminal, aumentando su resistencia a cambios en pH, así como a cambios en las secreciones salivares, lo cual pudo haber sucedido en presente estudio. Moshtaghi y Wittenberg (2000) usaron 1% de una combinación de BS y óxido de magnesio o 0.6% de AB en dietas con alfalfa, ensilado de cebada y grano de cebada, pero no hubo efecto de los amortiguadores. No se han encontrado cambios significativos en pH al adicionar AB (0.26, 0.40 y 0.80%) y BS (0.80%) en dietas con 50% forraje y 50% concentrado (Agri King Inc., 1998), al agregar 0.75 o 1.25% de AB y 1.25% BS en dietas altas en granos para vaquillas con cánula ruminal (Farran *et al.*, 2002), al añadir BS a dietas con 50 a 75% de concentrado (Keunen *et al.*, 2003), ni en una incubación *in vitro* (Rowett Research Services, 1994) de cebada con AB o BS (equivale a 150 y 300 g vaca d[-1]).

La concentración de N-NH$_3$ (Cuadro 1.8.2) no fue diferente (P>0.05) entre tratamientos, lo cual coincide con lo reportado por Harrison *et al.* (1989), quienes no encontraron diferencias significativas en la concentración de N-NH$_3$. Sin embargo, Klascheur *et al.* (1997) observaron un aumento en N-NH$_3$ debido a que el mayor consumo de compuestos nitrogenados se presentó en las vacas lecheras alimentadas con dietas altas en concentrado (75%) cuando se adicionó BS a la dieta.

En el presente experimento, la concentración total de AGV no fue diferente (P>0.05) entre tratamientos (Cuadro 1.8.2). La adición de BS tampoco cambió la concentración total (Tucker *et al.*, 1992) o individual de AGV; además, al agregar AB (0.26 a 1%) o BS (1%) solo o en combinación con óxido de magnesio (MgO) no hubo efecto en la concentración de AGV (Ryan, 1997; Farran *et al.*, 2002). Sin embargo, Moshtaghi y Wittenberg (2000) reportaron un aumento en la concentración de ácido acético y propiónico 6 h después de la alimentación para BS, así como menos fluctuaciones en la concentración de ácido acético en las dietas con AB. Dietas con alfalfa tienen suficiente capacidad amortiguadora (CA), por lo cual no se manifiestan los beneficios potenciales de la adición de amortiguadores en la digestibilidad de los nutrientes (De Peters *et al.*, 1984).

Cuadro 1.8.2. Efecto del bicarbonato de sodio y acid buf en la concentración de nitrógeno amoniacal (N-NH$_3$) y ácidos grasos volátiles (AGV).

Componente	Tratamientos[1]					EEM[2]
	T1	T2	T3	T4	T5	
			mg dL^{-1}			
N-NH$_3$	2.85	3.33	3.08	3.95	3.23	1.00
			mmol L^{-1}			
AGV						
Acético	69.84	63.37	52.75	61.64	65.82	5.41
Propiónico	22.98	19.33	13.96	18.71	19.92	3.89
Butírico	15.25	15.07	13.88	13.59	15.17	2.07
Totales	108.07	97.77	80.59	93.93	100.91	9.99

[1] T1= Testigo; T2= T1 + 1% BS; T3= T1 + 0.35% Acid Buf; T4= T1 + 0.50% Acid Buf; T5= T1 + 0.65% Acid Buf.
[2] Error estándar de la media.

Conclusiones

El uso de bicarbonato de sodio o de Acid Buf® en dietas con 70% de concentrado, 15% heno de alfalfa y 15% ensilado de maíz en novillos Holstein canulados en rumen, no modificó la concentración de ácidos grasos volátiles o nitrógeno amoniacal, pero sí aumentó el pH ruminal manteniéndolo por más horas con valores superiores a 6 a través del día.

Literatura citada

Agri King Inc.1998. Effect of acid buf and sodium bicarbonate on *in vitro* digestibility and acid buf production. *In*: Acid Buf, Buffering Agent. Celticsea Minerals. Strand Farm, Currabinny, Carrigaline, Co. Cork, Ireland. 14 p.

Celticsea. 2004. Acid Buf, Buffering Agent. Celticsea, Minerals. Strand Farm, Currabinny, Carrigaline, Co. Cork, Ireland. http://www. celticseaminerals.com/products/acid-buf.html (consultado en mayo 2004).

De Peters, E. J., A. H. Fredeen, D. L. Bath et al. 1984. Effect of sodium bicarbonate addition to alfalfa hay based diets on digestibility of dietary fractions and rumen characteristics. J. Dairy Sci. 67: 2344-2355.

Erdman, R. A. 1988. Dietary buffering requirements of the lactating dairy cow: A review. Journal of Dairy Science 71: 3246-3266.

Erwin, E. S., G. J. Marco and E. Emery. 1961. Volatile fatty acids analysis of blood and rumen fluid by chromatography. Journal of Dairy Science 44: 1768-1771.

Farran, T. B., G. E. Erickson and T. J. Klopfenstein. 2002. Evaluation of buffering agents in feedlot diets for cattle. *In:* Brink, D. R. (Ed). University of Nebraska Beef Cattle Report MP80-A. University of Nebraska Cooperative Extension. Pp: 35-38.

Kalscheur, K. F, B. B. Teter, L. S. Piperota and R. A. Erdman. 1997. Effect of dietary forage concentration and buffer addition on duodenal flow of *Trans*-$C_{18:1}$ fatty acids and milk fat production in dairy cows. Journal of Dairy Science 80: 2104-2114.

Kenelly, J. J., B. Robinson and G. R. Khorasani. 1999. Influence of carbohydrate source and buffer on rumen fermentation characteristics, milk yield and milk composition in early lactation Holstein cows. Journal of Dairy Science 82: 2486-2496.

Keunen, J. E., J. C. Plaizier et al. 2003. Effects of subacute ruminal acidosis on free-choice intake of sodium bicarbonate in lactating dairy science. J. Dairy Sci. 86:954-957.

Khorasani, G. R., J. J. Kennelly. 2001. Influence of carbohydrate source and buffer on rumen fermentation characteristics, milk yield and composition in Holstein cows. J. Dairy Sci. 84:1707-1716.

Le Ruyet. P., W. B. Tucker. 1992. Ruminal buffers: Temporal effects on buffering and pH of ruminal fluid from cows fed a high concentrate diet. J. Dairy Sci.75: 1069-1077.

McCullough, H. 1967. The determination of ammonia in whole blood by a direct colorimetric method. Clinical Chemistry Acta 17: 297-304.

Moshtaghi, N. A., K. M. Wittenberg. 2000. A comparison of acid buf vs sodium bicarbonate as a rumen buffer for dairy herds. U. of Manitoba, Winnipeg, Canada *In*: Acid Buf, Buffering Agent. Celtic Sea, Minerals. Cork, Ireland. 14 p.

Newbold, C. J. et al. 1991. Effect of dietary supplements of sodium bicarbonate with or without additional protein on the utilization of nitrogen in the rumen of sheep receiving a lucerne silage-based diet. Anim. Feed Sci. Tech. 35: 191-198.

Owens, F. N. et al. 1998. Acidosis in cattle: A review. J. Anim. Sci. 76: 275-286.

Phy, T. S., F. D. Provenza. 1998. Eating barley too frequently or in excess decreases lambs preference for barley but sodium bicarbonate and lasalocid attenuate the response. J. Anim. Sci. 76:1578-1583.

Rowett Research Services. 1994. Effect of acid buf on pH of rumen fluid incubated with ground barley *in vitro*. Greenburn Road, Bucksburn Aberdeen AB, Scotland U. K. *In*: Acid Buf, Buffering Agent. Cork, Ireland. 14 p.

Ryan, M. Sea minerals buffer feed and improve pellet quality. 1997. Feed Compounder 17: 24-26.

SAS. 1999. User's Guide: Statistics, version 8.0. Ed. SAS Institute, Inc., Cary N.C.

Steel, R. G. D. y J. H. Torrie. 1991. Bioestadística: Principios y Procedimientos. R. Martínez B. (Trad.) 2ª de. McGraw–Hill / Interamericana de México, S. A. México. 622 p.

Tucker, W. B., M. Aslam, M. Lema et al. 1992. Sodium bicarbonate or multielement buffer via diet or rumen: Effects on performance and acid-base status of lactating cows. Journal of Dairy Science 75: 2409-2420.

I.9 Prueba de comportamiento de becerros Brahman en pastoreo y suplementación*

Juan Carlos Martínez González[1], E. Ortega R.[2], J. Hernández M.[1], F. A. Lucero M.[1] y S. P. Castillo R.[1]

*Cuerpo Académico: Mejoramiento, Biotecnología y Sistemas de Alimentación,
[1]Facultad de Ingeniería y Ciencias, Universidad Autónoma de Tamaulipas,
Cd. Victoria, Tamps., México.
[2]Asociación Mexicana de Criadores de Cebú, Tampico, Tamps., México.

Resumen

La selección del ganado Cebú se realiza con base en apreciaciones fenotípicas que no necesariamente se traducen en mejoras en las características productivas, por lo que el objetivo de este trabajo fue evaluar las ganancias diarias de peso de toretes Brahman. La prueba se realizó en un rancho del municipio de Aldama, Tamaulipas, la región presenta clima clasificado como semicálido subhúmedo (A)C(w), con temperatura promedio de 25.4° C y 900 mm de precipitación pluvial media anual. Se utilizaron praderas establecidas con pasto Pangola (*Digitaria decumbens*) y 25 toretes de la raza Brahman con un promedio inicial de edad y peso de 366.4 ± 32.8 días y 253.3 ± 34.4 kg. Fueron mantenidos en pastoreo y suplementados con 1.5 kg animal^{-1} día^{-1} de un alimento que contenía 16% de PC. La prueba tuvo una duración de 140 días con un periodo de adaptación de 28 días. Los animales se pesaron cada catorce días, las variables de ganancia de peso diaria y total fueron evaluadas mediante análisis de mínimos cuadrados. Al final de la prueba se realizó una calificación de los becerros por un técnico de la Asociación Mexicana de Criadores de Cebú para su jerarquización en cuanto a fenotipo. La media de ganancia diaria fue de 629 ± 137 g. En cuanto a la ganancia total de peso se observó una media de 88.1 ± 19.1 kg. Por último, los toretes que quedaron en los tres primeros lugares de ganancia de peso no fueron los que lograron las calificaciones más altas en cuanto a fenotipo.

Introducción

Hasta hace algunos años la mayoría de las explotaciones dedicadas a la producción de ganado de carne, utilizaban como sementales toros que hubieran ganado alguna muestra o exposición (feria), donde se evalúan sus características raciales sin considerar su comportamiento productivo. Esto pudiera resultar en la selección de animales poco productivos para los ganaderos comerciales (Martínez, 1991).

Por otro lado, en México no existe la infraestructura necesaria para promover un programa de mejoramiento genético de ganado bovino productor de carne a nivel nacional, aún y cuando se han realizado esfuerzos a través de agrupaciones como: Comisión para el Mejoramiento Genético y la Reproducción Animal A. C. (CONAMEGRA); Consejo Nacional de Recursos Genéticos Pecuarios A. C. (CONARGEN), ó la implementación del Programa Ganado Mejor en 1992 (Núñez y Ramírez, 1997), hoy en día Programa de Mejoramiento Genético de la Alianza para el Campo como parte del apoyo gubernamental a la ganadería nacional (Martínez, 2003).

Montaldo y Barría (1998) y Spide *et al.* (1982) señalaron que las diferencias en productividad entre los animales se deben a causas genéticas y/o ambientales. De tal modo, que las pruebas de comportamiento se basan en la obtención y análisis de las medidas de comportamiento de un grupo de animales, de modo que se puedan detectar los ejemplares sobresalientes en producción (Barretero, 1985; Preston y Willis, 1974).

En México, las pruebas de comportamiento se realizan desde la década de los 70's, pero es a mediados de los 80's cuando se tiene una mayor continuidad con algunas asociaciones de ganado de registro (Duarte y Loredo, 1999). La Asociación Mexicana de Criadores de Cebú (AMCC) ha trabajado con Universidades y/o Instituciones de Investigación para desarrollar pruebas de comportamiento en condiciones de estabulación (Duarte y Loredo, 1999; Tapia *et al.*, 1995) o en pastoreo (Alpírez, 1993; Iriarte *et al.*, 1989). Además, las pruebas de comportamiento se pueden realizar a una edad más temprana que las pruebas de progenie (Martínez, 1991).

Por lo anterior, el objetivo del presente trabajo fue analizar las ganancias de peso de toretes Brahman bajo condiciones de pastoreo.

Materiales y métodos

El presente trabajo se realizó con 25 toretes de registro de la raza Brahman en un rancho ubicado en el Municipio de Aldama, Tamaulipas. El clima está clasificado como semicálido subhúmedo (A)C(w), la temperatura y precipitación media anual fueron de 25.4° C y 900 mm (SMN, 2007). Se utilizaron cuatro praderas establecidas con pasto Pangola (*Digitaria decumbens*) las que se utilizaron a través del pastoreo rotacional.

Los animales tenían una media de edad y peso inicial de 366.4 ± 32.8 días y 253.3 ± 34.4 kg, respectivamente. Además, del pastoreo recibieron un suplemento de 1.5 kg animal^{-1} día^{-1} de un alimento que contenía 16% de PC y una mezcla de melaza-urea (5%) y minerales *ad libitum*. La prueba tuvo una duración de 140 días con un periodo de adaptación de 28 días. Los animales al inicio y durante la prueba, se desparasitaron externa e internamente, se vitaminaron con ADE y se vacunaron contra edema maligno y carbón sintomático. Los becerros contaban con pruebas negativas a brucelosis y tuberculosis. Cada catorce días fueron pesados para determinar los cambios de peso. El peso inicial y final de la prueba se obtuvo con base a pesadas de tres días consecutivos.

Las variables de ganancia diaria de peso y ganancia total de peso fueron evaluadas mediante el método de mínimos cuadrados.

Resultados y discusión

En el presente experimento se obtuvo una media de ganancia diaria de peso de 629 ± 137 g, ésta ganancia fluctuó de 407 a 950 g. Las ganancias diarias de peso observadas en esta prueba son similares a las encontradas por Tapia *et al.* (1995) y Alpírez (1991). Sin embargo, Duarte y Loredo (1999) y Gautrin (1987) encontraron ganancias de peso superiores en becerros en estabulación con valores de 1180 g.

En cuanto a la ganancia total de peso se observó una media de 88.1 ± 19.1 kg. Al igual que en el caso anterior, los resultados coinciden con los encontrados por Tapia *et al.* (1995) pero estos últimos autores trabajaron con toretes Brahman en estabulación.

Por último, los resultados de la calificación fenotípica por parte de un juez acreditado por la AMCC no correspondió la categorización con los resultados encontrados en la prueba, así el torete (508) que logró la máxima ganancia diaria de peso (950 g) sólo alcanzó el 13° lugar en la calificación fenotípica (Cuadro 1.9.1).

Debido a lo heterogéneo de las edades, pesos y sistemas de crianza, el peso inicial fue fuente de variación importante en la ganancia diaria de peso, aún y cuando en esta prueba se dieron 28 días de adaptación.

Cuadro 1.9.1. Prueba de comportamiento de becerros Brahman en pastoreo con suplementación.

Torete	Peso inicial (kg)	Peso final (kg)	Ganancia diaria de peso (g)	Ganancia total de peso (kg)	Calificación fenotípica	Lugar en la prueba
186	313	370	407	57	19	25
197	285	345	429	60	17	24
513	243	332	636	89	15	14
307	250	339	636	89	10	13
311	295	384	636	89	18	12
42	273	394	864	121	23	2
508	227	360	950	133	13	1
Media	253	341	629	88		

Conclusiones

Las características evaluadas en la prueba de comportamiento están estrechamente relacionadas con otras características de crecimiento que deben ser consideradas para tener una evaluación más completa.

Los resultados aquí presentados requiere el esfuerzo y participación conjunta de productores, entidades educativas, gobiernos estatales y federales para la utilización correcta en estrategias de programas de crianza.

La aplicación de los resultados de las pruebas de comportamiento deberían sancionarse por una entidad como la misma AMCC y/o CONARGEN para tomar decisiones sobre los animales evaluados negativamente.

Literatura citada

Alpírez M., M. 1993. Evaluación posdestete de becerros Brahman en apacentamiento. Tesis Lic. Universidad Veracruzana. H. Veracruz, Ver., México. P. 47.

Barretero R., M. R. 1985. Segunda prueba de comportamiento de toretes, Aberdeen Angus, Santa Gertrudis, Charolais y Hereford. C. I. P. E. J. Campo Experimental Pecuario Vaquerías. Ojuelos, Jalisco, México. P. 16. Boletín.

Duarte O., A. y C. Loredo O. 1999. Estimaciones de EPD´s para crecimiento en ganado cebú. Reunión Anual del Comité Técnico. Asociación Mexicana de Criadores de Cebú. Guadalajara, Jalisco, México. Pp. 1-7.

Gautrin V., L. H. 1987. Prueba de comportamiento en toretes cebú: Base de selección de futuros sementales y principales factores que influyen en los resultados finales de la misma. Tesis Lic. Universidad Autónoma de Tamaulipas. Cd. Victoria, Tamps., México. 75 p.

Iriarte V., E., J. Martínez G. y A. Villafaña P. 1989. Prueba de progenie de toros Brahman, a través del comportamiento de sus crías en pastoreo. XXII Reun. Asoc. Mex. Prod. Anim. Colegio de Postgraduados, Montecillos, Edo. de Méx., México. P. 23.

Martínez G., J. C. 1991. Estrategias de mejoramiento genético en ganado productor de carne. Mundo Ganadero 3:13-15.

Martínez G., J. C. 2003. Evaluación de la Alianza para el Campo 2002. Informe de Evaluación Estatal: Fomento Ganadero Tamaulipas. Gobierno del Estado de Tamaulipas, SAGAR. Septiembre 2003. Cd. Victoria, Tamps., México. 77 p.

Montaldo V., H. y P. N. Barría. 1998. Mejoramiento genético de animales. Ciencia al Día 2(I):1-19.

Núñez D., R. y G. Ramírez V. 1997. Contribución potencial de las asociaciones de criadores de ganado de registro a través del programa de ganado mejor. Memorias. Primer Foro de Análisis de los Recursos Genéticos de la Ganadería Bovina. SAGAR. 17 al 19 de noviembre de 1997. Ciudad de México, D. F. Pp. 70-75.

Preston, T. R. y M. B. Willis. 1974. Producción intensiva de carne. Primera Edición. Diana. México, D. F. 736 p.

SMN. 2007. Servicio Meteorológico Nacional. http://smn.cna.gob.mx/productos/map-lluv/hmproduc.html (15-04-2007).

Spide L., P. M. F. Rothschild y W. W. Wundor. 1982. Mejoramiento de bovinos productores de carne. Genética Aplicada. México, D. F. Pp. 181-191.

Tapia G., J. M., J. C. Martínez y A. González. 1995. Prueba de comportamiento en ganado Brahman y su utilización como criterio de selección. Memorias. XIX Congreso Nacional de Buiatría. Asociación Mexicana de Médicos Veterinarios Especialistas en Bovinos, A. C. Torreón, Coah., México. Pp. 376-379.

I.10 Prueba de progenie e índice de herencia para ganancia de peso de ganado Brahman en pastoreo

Juan Carlos Martínez González[1], E. Ortega R.[2], J. Hernández M.[1], F. A. Lucero M.[1] y S. P. Castillo R.[1]

*Cuerpo Académico: Mejoramiento, Biotecnología y Sistemas de Alimentación,
[1]Facultad de Ingeniería y Ciencias, Universidad Autónoma de Tamaulipas. Cd. Victoria, Tamps., México,
[2]Asociación Mexicana de Criadores de Cebú, Tampico, Tamps., México.

Resumen

Hasta hace algunos años la selección del ganado se basaba en patrones raciales que no están correlacionados con características productivas, por lo que el objetivo de este trabajo fue evaluar las ganancias diarias de peso de toretes hijos de sementales Brahman de registro. La prueba se realizó en un rancho del municipio de Aldama, Tamaulipas, la región presenta clima clasificado como semicálido subhúmedo (A)C(w). Se utilizaron 25, toretes hijos de cinco sementales Brahman de registro, para su alimentación se utilizaron cuatro praderas de Pangola (*Digitaria decumbens*), además de la suplementación con 1.5 kg animal^{-1} día^{-1} de un alimento que contenía 16% de PC. La prueba tuvo una duración de 140 días con un periodo de adaptación de 28 días. Los animales se pesaron cada catorce días, las variables de ganancia diaria de peso y total fueron evaluadas mediante análisis de mínimos cuadrados, donde los sementales fueron la fuente de variación. El cálculo del índice de herencia fue estimado a través de la correlación entre medios hermanos paternos. En el presente experimento la media de ganancia diaria fue de 629 ± 137 g con efectos significativos ($P < 0.05$) de semental, con rangos de 514 a 749 g. Similarmente, la ganancia total de peso fue de 88.1 ± 19.1 kg, con efectos significativos de semental ($P < 0.05$). El índice de herencia para estas características fue de 0.31 que representa un valor medio.

Introducción

La Confederación Nacional de Organizaciones Ganaderas señaló que en México no existen programas de mejoramiento genético de ganado bovino productor de carne a nivel nacional. Los intentos de mejoramiento de la Comisión Nacional para el Mejoramiento Genético y la Reproducción Animal, A. C. (CONAMEGRA) no han podido rendir fruto debido a la costumbre de importar sementales, principalmente de Estados Unidos, de algunos grupos y asociaciones de ganaderos.

Con la creación del Consejo Nacional de Recursos Genéticos Pecuarios, A. C. (CONARGEN), se pretendía normar los programas de mejoramiento genético, así como algunas estrategias de conservación y utilización pero aún no entra en funcionamiento. Sin embargo, algunas asociaciones de ganado de registro han realizado esfuerzos por establecer evaluaciones genéticas (Martínez y Parra, 2008).

La selección de animales para cría en muchos de los casos se basaba y se sigue realizando en apreciaciones fenotípicas (Martínez, 1991). Posteriormente, se generalizaron las pruebas de comportamiento tanto en estabulación como en pastoreo, para continuar con el análisis de datos productivos. Más recientemente, ante la presión de la SAGARPA para comercializar sementales en el Programa de Mejoramiento Genético de la Alianza para el

Campo; los animales deberán tener el cálculo de las diferencias esperadas de la progenie (DEP's).

Por otro lado, las diferencias en productividad entre los animales se deben a causas genéticas y/o ambientales (Montaldo y Barría, 1998), si se pueden controlar los factores ambientales (pruebas de comportamiento) las diferencias serán explicadas por las individualidades genéticas de los animales (Preston y Willis, 1974). Sin embargo, las pruebas de comportamiento se generalizaron durante los 80's pero sin lograr el objetivo primordial que era servir como criterios de selección de sementales y prospectos a sementales (Duarte y Loredo, 1999).

Asimismo, el índice de herencia, es un parámetro genético que da indicación de la capacidad que tiene una característica para ser trasmitida a la siguiente generación. Preston y Willis (1974) mencionan que las características de producción tienen índices de herencia de medios a altos.

Por lo anterior, el objetivo del presente trabajo fue realizar una prueba de progenie de sementales Brahman bajo condiciones de pastoreo, y bajo condiciones de clima tropical.

Materiales y métodos

El presente trabajo se realizó con la progenie de cinco sementales de la raza Brahman (cinco crías por semental) en un rancho en el Municipio de Aldama, Tamaulipas. El clima está clasificado como semicálido subhúmedo (A)C(w) con lluvias en verano, la temperatura y precipitación media anual fueron de 25.4° C y 900 mm (SMN, 2007).

La alimentación se basó en el pastoreo de cuatro potreros de Pangola (*Digitaria decumbens*) manejados rotacionalmente. Además, del pastoreo recibieron un suplemento de 1.5 kg animal^{-1} día^{-1} de un alimento que contenía 16% de PC y una mezcla de melaza-urea (5%) y minerales *ad libitum*.

La prueba tuvo una duración de 140 días con un periodo de adaptación de 28 días. Los toretes fueron vitaminados con ADE, vacunados contra edema maligno y carbón sintomático y desparasitados externa e internamente. Cada catorce días fueron pesados para determinar los cambios de peso.

Las variables de ganancia diaria de peso y ganancia total de peso fueron evaluadas mediante un análisis de varianza para un modelo completamente al azar, donde los sementales fueron los tratamientos y las progenies las repeticiones. Asimismo, el índice de herencia se estimó a través de la correlación intraclase de medios hermanos paternos.

Resultados y discusión

La media de ganancia diaria de peso fue de 629 ± 137 g, se observaron efectos significativos (P <0.05) de semental. Las crías con mejor ganancia (749 g) fueron las del toro 409, mientras que las del toro 504 solo alcanzaron 514 g (Cuadro 1.10.1). Las ganancias diarias de peso observadas en esta prueba son similares a las encontradas por Martínez y Castillo (1995), Tapia *et al.* (1995) y Rico *et al.* (1994).

En otro trabajo donde los animales estuvieron sometidos a estabulación la ganancia de peso fue mayor (Duarte y Loredo, 1999).

En el presente estudio la ganancia total de peso fue afectada (P < 0.05) por el semental. Al igual que en el caso anterior las crías del semental 409 fueron las que mostraron las mayores ganancias de peso (104.8 kg; Cuadro 1.10.1). Duarte y Loredo (1999) publicaron una recapitulación de los resultados de 13 pruebas de comportamiento, donde observaron ganancias de peso total de 165.2 kg en 140 días de prueba.

Por último, el índice de herencia para ganancia diaria de peso y ganancia de peso total fue de 0.31 para ambas características. Este índice se puede considerar como de valor medio (Preston y Willis, 1974). Resultados superiores fueron mencionados por Martínez (1999), Magaña y Segura (1997) y Fernández (1996) quienes encontraron que el índice de herencia para ganancia posdestete fue de 0.66, 0.43 y 0.66, respectivamente.

Sin embargo, Plasse *et al.* (1994) citan que el índice de herencia para peso a los 18 meses de edad de un hato Brahman cerrado sólo fue de 0.15. De igual modo, Martínez y Castillo (1995) mencionaron que el índice de herencia para peso al año de edad en ganado Brahman sólo alcanzo 0.06.

Cuadro 1.10.1. Prueba de progenie de sementales Brahman en pastoreo con suplementación.

Semental	Peso inicial (kg)	Peso final (kg)	Ganancia diaria de peso (g)	Ganancia total de peso (kg)
49	270.4	348.4	557ab	78.0ab
209	241.0	337.8	691ab	96.8ab
409	238.0	342.8	749a	104.8a
414	212.6	301.4	614ab	88.8ab
504	304.4	376.4	514 b	72.0 b
Media	**253.3**	**341.4**	**629**	**88.1**

a y b son diferentes P < 0.05

Conclusiones

Se pueden realizar evaluaciones genéticas de los sementales en uso a través del análisis del comportamiento de sus progenies.

Las pruebas de progenie son más confiables que la evaluación individualizada del comportamiento de toretes.

La aplicación de los resultados de las pruebas de progenie debería de ser un compromiso de los ganaderos productores de ganado de registro, ya que en ocasiones subestiman la utilidad de las mismas.

Literatura citada

Duarte O., A. y C. Loredo O. 1999. Estimaciones de EPD´s para crecimiento en ganado cebú. Reunión Anual del Comité Técnico. Asociación Mexicana de Criadores de Cebú. Guadalajara, Jalisco, México. p. 1-7.

Fernández, A. 1996. Correlaciones genéticas y heredabilidad en Brahman. Cebú Sep-Oct:10-11.

Magaña, J. G., J. C. Segura. 1997. Heritability and factors affecting growth traits and age first calving of zebu beef heifers in south-eastern Mexico. Trop. Anim. Health Prod. 29:185-192.

Martínez G., J. C. 1991. Estrategias de mejoramiento genético en ganado productor de carne. Mundo Ganadero 3:13-15.

Martínez G., J. C. 1999. Tendencias fenotípicas, genéticas y ambientales de características de crecimiento en el ganado Cebú. Tesis DC. Universidad Autónoma de Tamaulipas. Cd. Victoria, Tamps., México. 119 p.

Martínez G., J. C. y G. M. Parra B. 2008. Mejoramiento genético del ganado Brahman en México. [En línea] TURevista Digi.U@T Febrero 2008. Vol. 2 Núm. 4 [12 de mayo de 2008]. http://www.turevista.uat.edu.mx/Volumen%202%20Numero%204/2-4%20mej-rya.htm

Martínez, J. C. y S. P. Castillo. 1995. Factores ambientales y genéticos sobre el peso al año de edad de becerros Brahman en trópico seco. Av. Investig. Agropec. 4:57-62.

Montaldo V., H. H., P. N. Barría. 1998. Mejoramiento genético de animales. Ciencia al Día 2(I):1-19.

Plasse, D., J. Beltrán, O. Verde, N. Márquez, A. Capriles, L. Arriojas, T. Shultz, N. Braschi y A. Banavides. 1994. Tendencias anuales de producción e influencias genéticas y ambientales en un rebaño Brahman genéticamente cerrado. 1. Pesos y mortalidad de becerrros. Archivos Latinoamericanos de Producción Animal 2:85-102.

Preston, T. R. y M. B. Willis. 1974. Producción intensiva de carne. Primera Edición. Diana. México, D. F. 736 p.

Rico, C., T. Planas, I. Menchaca y F. García. 1994. Parámetros genéticos del crecimiento a diferentes edades en ganado cebú. Archivos Latinoamericanos de Producción Animal 2(1):1-8.

SMN. 2007. Servicio Meteorológico Nacional. http://smn.cna.gob.mx/productos/map-lluv/hmproduc.html (15-04-2007).

Tapia G., J. M., J. C. Martínez y A. González. 1995. Prueba de comportamiento en ganado Brahman y su utilización como criterio de selección. Mem. XIX Cong. Nac.Buiatría. Asoc. Mex. Méd. Vet. Esp. Bovinos, A. C. Torreón, Coah., México. Pp. 376-379.

I.11 Factores que afectan el desarrollo al destete de becerros Brahman y Suizo Europeo en San Cayetano, Jalisco, México

Enrique Octavio García Flores[1], E. Guerra M.[1], J. M. Tapia G.[2], O. D. Montañez V.[2], G. Rocha Ch.[2], J. G. Michel P.[2], I. E. Morales Z.[2] y M. C. Castañeda S.[2]

[1]Departamento de Producción Agrícola, Centro Universitario de la Costa Sur, Universidad de Guadalajara, Autlán, Jal., México,
[2]Departamento de Desarrollo Regional, Centro Universitario del Sur, Universidad de Guadalajara, Cd. Guzmán, Jal., México,

Resumen

El objetivo del presente trabajo fue determinar el efecto de factores que afectan el desarrollo al destete de becerros Suizo Europeo (SE) y Brahman (B) en una explotación de San Cayetano, Jalisco, México. Ubicado a 19° 57'' LN y 104° 16'' LO una altura de 1340 msnm y clima A (C) (Wo) (W) (i'). Se analizaron 376 registros de desarrollo al destete: ganancia diaria de peso (GDP) y peso ajustado a 205 d (PDA). El ganado permaneció en praderas con pasto Pangola (Digitaria decumbens), los becerros estuvieron separados de la madre, fueron amantados mañana y tarde y a partir del segundo año de estudio se les ofreció 1 K de concentrado con 14% de PC y 72% de TND; a las vacas se les ofreció melaza deshidratada ad libitum y piedra mineralizada durante los años de estudio. Los Datos se analizaron por cuadrados mínimos, con un modelo lineal general del paquete de análisis estadístico SAS, el modelo incluyó efecto de Raza (R= SE y B), Año (A= 1999, 2000 y 2001), Época (E= Lluvias: junio a septiembre; Invernal: octubre a enero y Secas: febrero a mayo), Sexo (S= hembra y macho) la interacción de R*E y R*A sobre la GDP y PDA. La GDP y PDA de los becerros SE fueron de 767±183 g y 197.5±39.6 K, respectivamente y 664±161 g y 170.5±32.8 K, para los B; los machos SE y B tuvieron una GDP de 853±120 y 707±118 g y las hembras 734±105 y 614±114 g, raspectivamente. El mayor incremento por año en GDP y PDA fue del primero al segundo con 250 y 221 g y 49.49 y 50.17 K para la raza SE y B, respectivamente. El mayor desempeño de la raza SE coincidió con el menor de la raza B cuando nacieron en la época invernal con 806±112 y 581±145 g y 206.1±28.4 y 153.4±33.2 K para GDP y PDA, respectivamente (P<0.05). Los datos anteriores coinciden con trabajos reportados, donde se utilizan racionalmente pastos tropicales y suplementación. Con base en los resultados, se sugiere seguir suplementando y analizar económicamente una época de empadre apropiada para cada raza.

Palabras clave: Peso al destete ajustado, ganancia diaria de peso, becerros.

Introducción

A pesar del potencial ganadero y de una gran cantidad de superficie del territorio dedicado a la producción de ganado, las importaciones de carne en canal oscilan entre 30% del total de la carne consumida, asimismo, se importa ganado destinado para pie de cría, semen y embriones (INEGI, 1996). La producción de ganado pie de cría y su selección adecuada para crecimiento rápido es de vital importancia para incrementar la producción y disminuir las importaciones de carne, pie de cría y germoplasma de otros países para evitar la fuga de divisas. La producción de ganado de carne en las regiones tropicales de México se lleva a cabo con la utilización de razas cebuinas para aportar características de resistencia a las altas temperaturas, humedad, parásitos externos y habilidad para pastoreo y europeas para incrementar el comportamiento productivo como ganancia diaria de peso y aprovechar el vigor híbrido por el cruzamiento de estas dos especies. De las razas productoras de carne más difundidas en el occidente de nuestro país y que se utilizan en sistemas de cruzamiento son la Brahman y Suizo Europeo. El potencial de los animales se puede evaluar desde su comportamiento al destete por medio de la estimación de la ganancia diaria de peso y peso al destete ajustado y al remover los factores ambientales se puede estimar el potencial de la madre y de las crías (Plasse *et al.*, 1994). Por lo anterior, el objetivo de la presente investigación fue determinar el efecto de algunos factores que afectan la ganancia diaria de peso y el peso al destete ajustado a 205 d de becerros Brahman y Suizo europeo en una explotación productora de pie de cría en el occidente mexicano.

Materiales y métodos

La presente investigación se realizó con los registros productivos correspondientes a los años 1999, 2000 y 2001 de una explotación de ganado para pie de cría en la localidad de San Cayetano, Jalisco, México. Ubicado a 19° 57'' LN y 104° 16'' LO a una altura de 1340 msnm y clima A (C) (Wo) (W) (i'). Se analizaron 376 registros de ganancia diaria de peso (GDP) y peso al destete ajustado a 205 d (PDA). El ganado permaneció en praderas con pasto Pangola (*Digitaria decumbens*), los becerros estuvieron separados de la madre, fueron amantados mañana y tarde y a partir del segundo año de estudio se les ofreció 1 K de concentrado con 14% de PC y 72% de TND; a las vacas se les suplementó con melaza deshidratada *ad libitum* y piedra mineralizada durante los años de estudio. L*os becerros fueron pesados al nacimiento y al destete, se les aplicó un esquema de vacunación y desparasitación acorde a la zona. Los pesos al destete fueron ajustados a 205 días para posteriormente calcular la GDP. Los datos se analizaron por cuadrados mínimos, con un modelo lineal general del paquete de análisis estadístico SAS (1988), el modelo incluyó efecto de Raza (R= SE y B), Año (A= 1999, 2000 y 2001), Época (E= Lluvias: junio a septiembre; Invernal: octubre a enero y Secas: febrero a mayo), Sexo (S= hembra y macho) la interacción de R*E y R*A sobre la GDP.

Resultados y discusión

La GDP y PDA de los becerros SE fueron de 767±183 g y 197.5±39.6 kg, respectivamente y 664±161 g y 170.0±32.8 kg para los B; los machos SE y B tuvieron una GDP de 853±120 y 707±118 g y las hembras 734±105 y 614±114 g, respectivamente. La GDP y el PDA de los becerros Suizo Europeo y Brahman de la presente investigación fueron superiores a lo reportado por Martínez *et al.* (1997), en ganado Charolais bajo condiciones de pastoreo en trópico seco, con una GDP de 468 g y PDA de 130±28 kg, sin embargo, Segura (1990) reportó una GDP intermedia entre las dos razas del presente estudio, con 727 g y un peso al destete de 230.2±27.2 kg con 271 d de lactancia en un hato de cebú comercial en el sureste mexicano. El mayor incremento por año en GDP y PDA fue del primero al segundo con 250 y 221 g y 49.49 y 50.17 kg para la raza SE y B, respectivamente, en el tercer año el incremento solo se reportó para la raza B, sin embargo, la diferencia entre razas se manifestó en los tres años (Cuadro 1.11.1).

El mayor desempeño de la raza Suizo Europeo coincidió con el menor de la raza Brahman cuando nacieron en la época invernal con 806±112 y 581±145 g y 206.1±28.4 y

153.4±33.2 kg para GDP y PDA, respectivamente, e inversamente cuando nacieron en secas, con 708±225 y 690±211 g y 186.3±54.2y 176.4±32.9 kg, respectivamente, sin observar diferencias entre razas para la época de Secas (P>0.05) g, sin embargo la diferencia entre razas se manifestó en época de Lluvias e Invernal (P<0.05; Cuadro 1.11.2).

Cuadro 1.11.1. Promedio ± DE cuadrados mínimos de ganancia diaria de peso (GDP) y peso al destete ajustado (PDA) de becerros Brahman y Suizo Europeo por año y raza.

Raza	Promedio ± de GDP		
	Año 1	Año 2	Año 3
Brahman	0.431 ± 0.087a	0.681 ± 0.106a	0.775 ± 0.098[a]
Suizo Europeo	0.625 ± 0.171 b	0.846 ± 0.110 b	0.880 ± 0.132 b
Raza	Promedio ± de PDA		
	Año 1	Año 2	Año 3
Brahman	123.5 ± 16.8a	173.4 ± 22.1a	193.2 ± 20.4[a]
Suizo Europeo	166.3 ± 36.0 b	216.5 ± 26.0 b	220.0 ± 27.3 b

Literales diferentes por columna difieren (P<0.05)

Año y época de nacimiento así como sexo tuvieron efecto sobre la GDP y PDA, estos resultados coincide con lo reportado por Martínez *et al.* (1998) que de igual manera encontró efecto por estos factores ambientales. La suplementación a los becerros resultó efectiva para incrementar la GDP y PDA, a partir del segundo año que se ofreció, con un incremento del primero al tercer año de 344 y 255 g y 69.7 y 53.7 K para las razas SE y B, respectivamente.

Cuadro 1.11.2. Promedio ± DE cuadrados mínimos de ganancia diaria de peso (GDP) de becerros Brahman y Suizo Europeo por época y raza.

Raza	Promedio ± de GDP		
	Época lluvias	Época invernal	Época secas
Brahman	0.665 ± 0.133a	0.587 ± 0.145a	0.690 ± 0.211[a]
Suizo Europeo	0.791 ± 0.142 b	0.806 ± 0.112 b	0.708 ± 0.253 b
Raza	Promedio ± de PDA		
	Época lluvias	Época invernal	Época secas
Brahman	170.7 ± 26.4a	153.4 ± 33.2a	176.4 ± 42.9[a]
Suizo Europeo	201.5 ± 30.4 b	206.1 ± 28.4 b	186.3 ± 54.2 b

Literales diferentes por columna difieren (P<0.05)

La GDP y PDA para las dos razas coincide con los trabajos de Guarneros (1995) que recomienda la suplementación de los becerros predestete sobre todo en zonas donde la época de lluvias es muy marcada. La suplementación alimenticia de los becerros incrementó considerablemente los pesos al destete y por consiguiente las ganancias diarias de peso. Es conveniente analizar económicamente una época de empadre de acuerdo a cada raza para lograr mejores desempeños en GDP y PDA.

Literatura citada
Guarneros, A.R. 1995. Memorias del XXV Aniversario y XIII Día del Ganadero del Campo Experimental Aldama, INIFAP. Aldama, Tamps., México, pp. 21-31.

INEGI. 1996. Anuario estadístico del estado de Jalisco, México. Pp. 348-374.

Martínez G., J.C., A. Silva C. y S. P. Castillo R. 2003. Factores ambientales sobre el peso al destete del ganado Charolais bajo condiciones de pastoreo en trópico seco. Memorias XXI Congreso Nacional de Buiatria, Colima, Col., México. Pp. 372-374.

Martínez G., G., J. Petrocinio C.y P. Herrera D. 1998. Factores que afectan el peso al destete en un rebaño de bovinos de carne. Revista Facultad de Agronomía LUZ 15:266-277.

Plasse, D.J., J. Beltran, O. Verde, N. Márquez, A. Capriles, L. Arriojas, T. Shultz, N. Braschi y A. Benavides. 1994. Tendencias anuales de producción e influencias genéticas y ambientales en un rebaño Brahman genéticamente cerrado. Archivos Latinoamericanos de Producción Animal 12:85-102.

SAS.1988. SAS Users Guide: Statistics, version 5 Edition. Statistical Analysis System Institute, Inc., Cary, NC, U. S. A.

Segura C., J. C. 1990. Comportamiento hasta el destete de un hato cebú comercial en el sureste de México. Livestock Research for Rural Development 2.

I.12 Comportamiento productivo en corderos alimentados con combinaciones de pulpa fresca de naranja y heno de zacate buffel como fuentes de fibra

Yuridia Bautista Martínez1, J. F. Vázquez A.2, D. López A.3, J. Hernández M.3, , M. A. Ibarra H.3†, F. A. Lucero M.3, G. A. Limas M.3, P. Zarate F.3†, N. Pescador S.4 y A. González R.13

1 Facultad de Medicina Veterinaria y Zootecnia, Universidad Autónoma de Tamaulipas, Cd. Victoria, Tamps., México,
2 Centro Universitario Temascaltepec, Universidad Autónoma del Estado de México, Temascaltepec, Edo. de México, México,
3 Facultad de Ingeniería y Ciencias, Universidad Autónoma de Tamaulipas, Cd. Victoria, Tamps., México,
4 Facultad de Medicina Veterinaria y Zootecnia, Universidad Autónoma del Estado de México, Toluca, Edo. de México, México,

Resumen

Se utilizaron 20 corderos Dorper x Pelibuey (24.5 kg, de peso vivo inicial, 3-4 meses de edad), los cuales fueron alojados individualmente en corraletas metálicas, con comederos y bebederos individuales, durante 60 días, para evaluar el efecto de sustitución de pulpa fresca de naranja (PFN) por forraje (Heno de zacate buffel, HZB) sobre el comportamiento productivo (Ganancia de peso, GDP, consumo, CDA y conversión de alimento, CA) y la digestibilidad aparente de la materia seca (DAMS), en dietas integrales para corderos en finalización. Se utilizaron cinco tratamientos como niveles de PFN en sustitución por HZB (Proporción PFN:HZB, T0 = 40:0, T1 = 30:10, T2 = 20:20, T3 = 10:30, y T4 = 0:40 %). Las dietas y agua fresca se proporcionaron diariamente y a libre acceso. El alimento ofrecido y rechazado se pesó diariamente. Se observó un efecto cuadrático de la sustitución del HZB por PNF ($P<0.03$) sobre el peso final, GDP, CDA como ofrecido y en base seca y DAMS. Así mismo, se observó un efecto lineal positivo ($P<0.001$) de CA sobre el alimento ofrecido y el coeficiente de digestibilidad de la materia seca a medida que los niveles de PFN se incrementaron en la dieta. La inclusión de PFN como fuente de fibra mejora el comportamiento productivo y la DAMS, en dietas de finalización para corderos de Pelo.

Palabras clave: Dietas, finalización, subproductos, cítricos, ovinos, productividad.

Summary

Twenty Dorper X Pelibuey crossbred lambs (24.5 kg, initial live weight) were used to evaluate the effects of substituting fresh orange pulp (FOP) by buffel grass hay (BGH) in finishing diets on lamb productive performance (daily weight gain, DWG, feed consumption, FC and feed conversion FCV) and on apparent digestibility of dry matter (ADDM). All lambs were maintained in steel cages, fitted with individual feeders and water drinkers during the study. Rations as fed were prepared daily, for each group and each animal, giving each lamb free choice of feed and water, according to their individual body weight. A total of five treatments (T) were used, where the level of FOP was substituted by BGH (FOP:BGH ratio), to offer 40 % of total fiber, as follows, T0 = 40:0, T1 = 30:10, T2 = 20:20, T3 = 10:30, y T4

= 0:40 %. Feed was prepared daily and feed and fresh water were offered daily and *ad lib.* A quadratic effect (P<0.03) of substituting BGH by FOP was observed on final weight (FW), DWG, FC as offered and on a dry basis and on ADDM. A lineal effect (P<0.001) of FCV as offered and on the DM coefficient, as FOP increased in the ration. Adding FOP in the ration, as a fiber source, improves individual performance and ADDM in lambs fed finishing whole diets.

Key words: Finishing diets, citrus byproducts, hair sheep, productivity.

Introducción

En el trópico mexicano, los forrajes constituyen la base de la alimentación del ganado ovino. Sin embargo, su producción y calidad fluctúa durante el año, existiendo una deficiencia de biomasa para consumo animal en la época de sequía (Martínez, 2004). Aunado a esto, con la apertura de la frontera con Estados Unidos y Canadá para la libre importación de granos y suplementos (sorgo, soya, harinolina, maíz, granos de destilería, entre otros), los productores mexicanos han sido seriamente afectados, ya que el costo de dichos insumos ha aumentado y de igual manera los costos de producción. Lo anterior, hace necesario la búsqueda e investigación de materias primas no convencionales, tales como los subproductos de la industria de extracción de jugos de cítricos y los residuos de cosechas.

El Estado de Tamaulipas, en el noreste de México se caracteriza por ser un país productor de cítricos para la industria de extracción de jugo, la cual genera una gran cantidad de subproductos como la pulpa fresca de cítricos (PFC), o de naranja (PFN), la PFC se genera en grandes cantidades; el potencial de producción de PFN de Tamaulipas sería de aproximadamente de 140 millones de toneladas por año (O. Salazar, 2010, comunicación personal). La PFN se considera como una buena fuente de fibra, altamente fermentable y digestible en el rumen; contiene de 17 a 30 % de materia seca, de 93 a 95 % de materia orgánica, de 6 a 17 % de proteína cruda (Macedo *et al.*, 2007; Martínez *et al.*, 2008; Quintero *et al.*, 2008) y 79 % de nutrientes digestibles totales (Macedo *et al.*, 2007). La PFN aporta cantidades importantes de sustratos energéticos para la actividad ruminal (Rojas-Bourrillón *et al.*, 2001). Esto se debe al alto contenido de pectina, que es uno de los carbohidratos con más rápida tasa de degradación en rumen (Carvalho, 1995). Además, su valor energético es comparable al de los granos utilizados en las raciones integrales y balanceadas (Sudweeks, 1977); la PFN contiene 79.0 % de carbohidratos totales (Macedo *et al.*, 2007).

El objetivo del estudio fue evaluar el efecto de la sustitución de PFN por heno de zacate buffel (HZB), sobre el comportamiento productivo y la digestibilidad aparente de materia seca (DAMS), en dietas para corderos de engorda.

Materiales y métodos

El presente estudio se realizó en la Posta Zootécnica "Ing. Herminio García González", de la UAM Agronomía y Ciencias, Universidad Autónoma de Tamaulipas, localizada en el municipio de Güémez, Tamps. Se utilizaron 20 corderos Dorper x Pelibuey con un peso vivo inicial (PI) de 24.5 kg, de 3-4 meses de edad, los corderos fueron alojados durante 60 d (15 d adaptación y 45 de prueba), en corraletas individuales, con comederos, bebederos y sombra. Cuatro corderos por tratamiento (T, n=5) fueron asignados bajo un diseño completamente al azar, los tratamientos fueron cinco dietas formuladas en base a 40 % de fibra (HZB o PFN) y 60% de concentrado (soya, harinolina de semilla de algodón, sorgo, grano seco de maíz de destilería, mezcla mineral y vitaminas, urea, sulfato de amonio y melaza), siendo esta última parte constante en todas las dietas. De tal manera, que el 40 % de fibra se sustituyó por su contraparte (PFN o HZB), como sigue: T0= 40% PFN + 0% HZB, T1= 30% PFN + 10% HZB, T2= 20% PFN + 20% HZB, T3= 10% PFN + 30% HZB y T4= 0% PFN + 40% HZB.

Comportamiento productivo.

Al inicio de la prueba y cada 15 d, los corderos fueron pesados individualmente; el alimento ofrecido diariamente se calculó en base al 5 % de peso vivo de los corderos y de acuerdo a las variaciones de peso durante el estudio. Además, el peso del alimento ofrecido y rechazado fue registrado diariamente, a las 08:00 horas. El comportamiento productivo de los corderos se evaluó en base al cálculo de las variables, consumo de alimento (CDA, alimento ofrecido menos rechazado, kg/d) en base tal como se ofreció (CDA/BTO) y en base seca (CDA/BS), ganancia diaria de peso (GDP, ganancia de peso dividida por el número de días, g/d), conversión alimenticia (CA, alimento consumido dividido por kg de aumento de peso, kg) y peso final (PF, kg).

Digestibilidad aparente de la MS.

Al finalizar la prueba de comportamiento productivo, a cada cordero se le colocó una bolsa colectora de heces, colgando de la región del recto para la colección de heces, durante 5 días, las heces se colectaron y pesaron cada 24 h. Igualmente, durante el mismo período se pesó el alimento ofrecido y rechazado. Se tomaron muestras de alimento ofrecido y de heces, para almacenarlas para su análisis, las muestras se secaron en la estufa a 60 °C por 48 h. Se determinó el CDA de materia seca (CDA/MS, kg de alimento consumido, ajustado por la MS obtenida de secar la muestra de alimento ofrecido, kg), la DAMS (Total de nutrientes en la dieta consumida menos los nutrientes en las heces, g/CDA) y el coeficiente de digestibilidad aparente de materia seca (CDAMS, Total de nutrientes en la dieta consumida menos los nutrientes en las heces, %). El análisis químico de las dietas se realizó de acuerdo a metodologías previamente descritas por AOAC (1990) y Van Soest *et al.* (1991) y validadas en otros estudios similares (Macedo *et al.*, 2007).

Se utilizó un diseño completamente al azar con 5 tratamientos y 4 animales por tratamiento. Se utilizó el método de contrastes de polinomios ortogonales para determinar los efectos lineales, cuadráticos y cúbicos de los tratamientos. Los resultados obtenidos fueron sometidos a análisis de varianza y regresión, mediante el procedimiento PROC GLM (SAS, 2004).

Resultados y discusion

El PI de los corderos fue semejante entre los tratamientos (P>0.05, 24.7±1.09 kg). Los resultados del comportamiento productivo de los corderos alimentados con diferentes niveles de PFN y HZB se observan en el Cuadro 1.12.1. Se observaron efectos lineales (P<0.05, P<0.01) de los tratamientos sobre CDA en BTO y BS y CA en BTO, igualmente, se observaron efectos cuadráticos (P<0.0230) sobre el PF, GDP, CDA en BTO y BS y solamente un efecto cúbico sobre CA en BS. Los efectos lineales se entienden por la relación directa que se observó entre los tratamientos y los parámetros medidos; los efectos cuadráticos sobre CDA y GDP implican que la combinación de PFN y HZB en las dietas provocó un aumento seguido de una baja (o viceversa, una baja, seguida por un aumento) en los parámetros medidos. Los corderos alimentados con las dietas T1, T2 y T3 presentaron mayores GDP (250 a 260 g) y consecuentemente tuvieron PF (>35 kg) más altos. Por otro lado, el máximo CDA en BTO, ocurrió para los corderos alimentados con T0 (3.13 Kg) y disminuyó sistemáticamente (P<0.01) en los otros tratamientos (3.13 a 1.25 kg), mientras que para CDA en BS, el máximo ocurrió en los corderos alimentados con T1 (1.52 kg) y varió (P<0.05) de 1.52 kg a 1.13 kg (T4). El CDA se da en relación a la GDP y la calidad del alimento, mientras que ambas características influyen directamente en el CA; de lo cual se deduce que a mayor CA, el costo de alimentación es mayor.

Los corderos alimentados con 60 % de concentrado y 40 % de HZB fueron los que tuvieron la GDP más baja (170 g) y durante el período de engorda, lo cual puede deberse a la menor calidad nutricional y específicamente de la fibra del HZB, en relación a la PFN; mientras que la GDP varió de 230 a 260 g, en los corderos alimentados con PFN, siendo mayor la GDP en los corderos alimentados con 10 y 20 % de PFN.

Martínez y Fernández (1980) reportaron GDP de 312, 272 y 234 g, los cuales son comparables a los obtenidos en este estudio, cuando alimentaron los corderos con raciones con 0, 30 ó 60 % de PFN, ellos concluyeron que los parámetros de crecimiento y digestibilidad medidos cambiaron cuando el nivel de PFN pasó de 30 %; en estos resultados se observa una relación inversa entre el nivel de PFN en la dieta y la GDP, relación que no se observó en este estudio. Por otro lado, las GDP reportadas en el estudio de Martínez y Fernández (1980), son mayores a las reportadas en este estudio, lo cual probablemente se deba a que estos autores utilizaron corderos de razas de lana.

Resultados de otros estudios indican ventajas de utilizar PFN o ensilado en la dieta, Scerra *et al.* (2001), concluyeron que corderos de lana alimentados con naranja ensilada produjeron canales con mejor conformación muscular y mas bajo contenido de grasa dorsal; mientras que Volanis *et al.* (2006), encontraron una mayor producción de grasa, así como una mayor cantidad de sólidos totales no grasos en la leche, en ovejas de razas lecheras.

El CDA en BTO fue más alto (P<0.01) en los corderos con la dieta T0 y T1, lo cual se explica por el contenido de humedad de la PFN (75 a 80 %); lo que propicia un volumen mayor de alimento, a pesar de que el alimento ofrecido regularmente se calcula en BS. En general, el CDA en BTO fue bajando a medida que los niveles de PFN disminuyeron. En cambio, el CDA en BS fue más alto (P<0.05) con la dieta T1 (1.52 kg) y más bajo con la T4 (1.13 kg). Posiblemente, esto se debe a la mayor digestibilidad de la MS de la PNF, el coeficiente de digestibilidad de la PFN varia de 75 a 80 % (Basurto y Tejada, 1992; Macedo *et al.*, 2007), lo cual coincide con los resultados de éste estudio (Cuadro 1.12.2). Resultados similares reportaron Basurto y Tejada (1992), quienes observaron con niveles de 0, 15, 30 y 45 % de PFN en raciones para corderos, el CDA de la MS fue de 1.13, 1.22, 1.34 y 1.32 kg, respectivamente; en este estudio los valores variaron de 1.13 a 1.52 kg.

Se observó un efecto fue lineal (P<0.0001) para CA en BTO, mientras que para CA en BS fue cúbico (P<0.01).

La CA en BTO aumentó a medida que la cantidad de HZB fue sustituido por PFN en las dietas (T4, 7.24 y T0, 13.91 kg). Estos resultados son reflejo del nivel de humedad de la PFN consumida. De tal manera que, los corderos alimentados con las dietas con PFN (10, 20, 30 o 40%) consumieron más alimento por kilogramo de ganancia, observándose una relación lineal.

En cambio, para CA en BS, se observaron dos picos, correspondientes a las dictas T1 (6.29 kg) y T4 (6.6 kg), lo cual puede deberse a la mayor digestibilidad de la PFN o a un posible efecto de sinergismo en la degradación de la fibra de PFN y de HZB.

Cuadro 1,12.1. Comportamiento productivo de los corderos alimentados con diferentes niveles de pulpa fresca de naranja.

	Tratamiento					E.S	Efectos		
	T0	T1	T2	T3	T4		Lineal	Cuadrática	Cúbica
PI, Kg	25.12	24.12	25.00	24.62	24.62	1.09	----	----	----
PF, Kg	34.80	35.18	35.65	35.93	32.18	0.88	NS	*	NS
CDA BTO, Kg	3.13	2.93	2.57	1.98	1.25	0.11	**	*	NS
CDA BS, Kg	1.22	1.52	1.34	1.24	1.13	0.06	*	**	NS
GDP, Kg	0.23	0.25	0.26	0.26	0.17	0.02	NS	*	NS
CA BTO	13.91	12.10	10.54	7.57	7.24	0.99	**	NS	NS
CA en BS	5.42	6.29	5.48	4.78	6.60	0.49	NS	NS	**

Efectos lineales, cuadráticos o cúbicos entre tratamientos a una P<0.05 (*) y P<0.01 (**).
CDA= Consumo diario de alimento, BTO= Base tal como se ofrece BS= Base seca, GDP= Ganancia diaria de peso, CA= Conversión alimenticia.

En el Cuadro 1.12.2, se presentan los resultados para DAMS y para CDAMS. La sustitución del HZF por diferentes niveles de PFN tuvo un efecto cuadrático sobre DAMS (P<0.0094) y un efecto lineal sobre CADMS (P<0.0002). La DAMS fue más alta en la dieta del T1 (1.30 kg), produciéndose una digestibilidad del 84.3 % de la MS consumida. El CDAMS incrementó en relación directa a los niveles de sustitución de PFN en la dieta. La DAMS en los corderos alimentados solamente con HZB fue menor (de 5 a 19 %). La sustitución de PFN por HZB en las dietas para engorda de corderos tiene un efecto positivo sobre la DAMS, ya que fueron las dietas con 30 y 40 % de PFN, donde mayor DAMS se observó. Rojas-Bourrillón *et al.* (2001) y Macedo *et al.* (2007), mencionan que el alto contenido de pectina en la PFN permite mejorar la DAMS y de otros nutrientes en los rumiantes. Esto debido a la alta degradabilidad que tiene en rumen dicho carbohidrato (90 a 100%). Macedo *et al.* (2007), sustituyo 0, 25, 50 y 75% de ensilaje de sorgo por PFN, y obtuvieron 68, 80, 77 y 75 % de CDAMS, observándose un efecto cuadrático. Estos resultados difieren de los encontrado en este estudio, posiblemente se deba a que los ensilajes en general presentan mejor digestibilidad que los forrajes secos, aunque en este estudio no se observa una tendencia a incrementar el CDAMS con los niveles de PFN, sin embargo, se observaron valores mas altos para CDAMS en las dietas con mas PFN (T0 y T1, Cuadro 2).

Cuadro 1.12.2. Consumo (CDA), digestibilidad aparente (DAMS) y coeficiente de digestibilidad aparente (CDAMS) de materia seca en corderos alimentados con diferentes niveles de pulpa de naranja fresca.

	Tratamientos					E.S.	Efectos		
	T0	T1	T2	T3	T4		Lineal	Cuadrática	Cúbica
CDA, Kg	1.22	1.52	1.34	1.24	1.13	0.06	**	*	NS
DAMS, Kg	0.89	1.30	0.92	0.98	0.75	0.07	*	**	NS
CDAMS,%	80.64	84.29	71.27	69.89	64.58	2.93	**	NS	NS

Efectos lineales, cuadráticos o cúbicos entre tratamientos a una P<0.05 (*) y P<0.01 (**).
CDA= Consumo diario de alimento, DMS= Digestibilidad aparente de materia seca, CDAMS= Coeficiente de digestibilidad aparente de materia seca.

Conclusión

La combinación de forraje de HZB y PFN en las dietas para finalización de corderos, mejora significativamente el comportamiento productivo y la DAMS.

En base a los resultados del presente estudio, se recomienda utilizar de 25 a 50 % de PFN, de la fibra total en la dieta, de PFN, es decir, sustituir de 10 a 20 % de HZB por PFN.

Agradecimientos

Se agradece a FOMIX CONACYT-Tamaulipas (Proyecto Clave Tamps-2003-C02-05) y a la Fundación PRODUCE Tamaulipas (Of.-FPT-079-06, 2006-2009, Folio 28-2006-5689), por el apoyo financiero brindado a través de proyectos otorgados a Arnoldo González R. Igualmente, se agradece el apoyo brindado por estudiantes graduados y de licenciatura y el personal de campo de La Posta Zootécnica de la UAMAC.

Literatura citada

Basurto, G. R. y H. I. Tejada. 1992. Digestibilidad aparente de la pulpa deshidratada de limón. Comparación de métodos para estimarla. Técnica Pecuaria México 30:13-22.

Carvalho, M. P. 1995. Citros. In: Simp. Nutrição bovinos, FEALQ. Piracicaba, Brasil. Pp.117-124.

Macedo, C. A. B., I. Y. Mizubuti, E. S. Pereira et al. 2007. Digestibilidad aparente e balanço de nitrogênio de dietas com diferentes níveis de bagaço de naranja in natura. Archivos de Zootecnia 56(216): 907-917.

Martínez M., J., B. Chongo G., H. Jordán V., N. Hernández S., D. Fontes M., Y. Lezcano M., N. Cubillas L. 2008. Características nutritivas de los hollejos húmedos de naranja (*Citrus sinensis cv. Valencia*) mantenidos en estibas. Téc. Pec. México 46(2):183-193.

Martínez R., O. 2004. Bancos de biomasa para la sostenibilidad de la ganadería tropical. En: Estrategias de alimentación para ganado bovino en el trópico. Instituto de Ciencia Animal, EDICA, La Habana, Cuba. Pp. 133-139.

Martínez, P. J. and C. J. Fernández. 1980. Citrus pulp in diets for fattening lambs. Anim. Feed Science & Technology 5:11-22.

Quintero E., J. A., U. Macías C., A. Correa et al. 2008. Características bromatológicas de la pulpa fresca de cítricos con diferentes días de almacenamiento. XXXVI Reun. Anual Asoc. Mex. Prod. Anim., Monterrey, N. L. Diciembre. Pp. 218-221.

Rojas-B., A., L. Gamboa, M. Villareal rt al. 2001. La sustitución de maíz por pulpa de cítricos deshidratada sobre la producción y composición láctea de vacas encastadas Holstein en el trópico húmedo de Costa Rica. Agronomía Costarricense 25(1): 45-52.

SAS Institute, Inc. 2004. SAS/STAT. Users guide software released 9.12. Cary, N.C. SAS Institute, Inc.

Scerra, V., P. Caparra, F. Foti, M. Lanza and A. Priolo. 2001. Citrus pulp and wheat straw silage as an ingredient in lamb diets: Effects on growth and carcass and meat quality. Small Ruminant Research 40(1):51-56.

Sudweeks, E. M. 1977. Digestibility by sheep of diets of citrus pulp, corn or soybean mill feed with three forages. J. Dairy Sci. 60:1410-1415.

Volanis, M., P. Zoiopoulos, E. Panagou, C. Tzerakis. 2006. Utilization of ensiled citrus pulp mixture in the feeding of lactating dairy ewes. Small Rumin. Res. 64(1, 2):190-195.

I.13 Crecimiento de corderos alimentados con ensilaje de cáscara fresca de naranja y urea

Jonny Juárez Felix1, M. A. Ibarra H.†1, P. Zárate F.†1, F. Naranjo G.1, P. Saldaña C.2, J. F. Vázquez A.3, F. A. Lucero M.1, J. Hernández M.1 y A. González R.1

1 Facultad de Ingeniería y Ciencias, Universidad Autónoma de Tamaulipas, Cd. Victoria, Tamps., México,
2 Instituto Tecnológico de Huejutla, Huejutla, Hgo., México,
3 Centro Universitario UAEM Temascaltepec, Universidad Autónoma del Estado de México, Temascaltepec, Edo. de México, México

Resumen

El objetivo del presente trabajo fue determinar la composición química y la calidad del ensilaje de cáscara de naranja (ECN) cuando se le agrega urea, y evaluar el efecto al incorporar el ECN con urea en dietas para corderos de Pelo, como fuente principal de forraje. Para los análisis de laboratorio del ECN con diferentes niveles de urea, se elaboraron 5 silos por tratamiento, se determino los porcentajes de materia seca, proteína cruda, extracto eterio, cenizas, fibra detergente acida, fibra detergente neutra, hemicelulosa y la digestibilidad *in vitro*, (MS, PC, EE, C, FDA, FDN, HEM, DIV). Se obtuvieron valores hasta de 21.3 %, 14 %, 9.2 %, 6%, 19.5 %, 15.5 %, 4.1 5 y 87 % respectivamente. La evaluación de los corderos fue por 56 días, con 30 días de adaptación de los animales, se utilizaron 29 corderos de razas de Pelo, con peso inicial de 19 ± .5 kg, El tratamiento 1 (T1) = ECN y concentrado (C); tratamiento 2 (T2) = ECN con 2 % de urea antes de ensilar y C; el tratamiento 3 (T3) = ECN con 2 % de urea al momento de ofrecer y C; T4 = ECN con 4 % de urea antes de ensilar y C; y T5 = ECN con 4 % de urea al momento de ofrecer y C. El concentrado utilizado contenía 16% de PC y 2.7 Mcal/kg energía metabolizable, Las variables evaluadas en los corderos fueron: ganancia diaria de peso (GDP) que osillo de 170 a 210 g, consumo de alimento en base seca (CA) el cual vario de 0.92 a 1.06 kg, y conversión alimenticia (CAL) de 4.9 a 5.3. Los resultados nos llevaron a concluir que concluye que agregar urea incrementa el porcentaje de PC y la DIVMS del ECN, permitiendo obtener mejores resultados con el 4 % de urea.

Palabras clave: cáscara de naranja, alimentación de corderos, urea, digestibilidad *in vitro*.

Introducción

La producción de rumiantes en el trópico se caracteriza por utilizar los forrajes como base de su alimentación, debido a que estos tienen un potencial extraordinario para la producción de biomasa, pero presentan variaciones estacionales, en su contenido nutricional, principalmente, reducción de proteína cruda (PC) y aumentos en las concentraciones de las fracciones fibrosas, lo que conduce a una menor digestibilidad y menor consumo (Palma, 2005); lo anterior limita el comportamiento productivo del animal y finalmente, el desarrollo de la ganadería. Razón por la cual es necesario buscar opciones para mejorar la alimentación en el sector pecuario, sobretodo, la alimentación de los rumiantes.

El aprovechamiento de los recursos forrajeros y algunos subproductos agroindustriales, generados de manera local o regional, representa alternativas para reducir costos de alimentación, y opciones para mejorar la rentabilidad en la alimentación de rumiantes (Martínez et al., 2008). Aunque el procesamiento de alimentos para consumo humano genera grandes cantidades de subproductos, sólo pocos se integran con éxito en la alimentación del ganado. Esto debido a que la mayoría de estos subproductos agroindustriales tienen niveles bajos de los nutrientes principales (PC, energía y minerales). Las zonas tropicales producen una gran cantidad de cítricos, cuando estos se procesan para obtener el jugo, queda como residuo de 45 % a 60 % de su peso en forma de cáscara, semillas y bagazo. Lo que conlleva a que se origine como subproducto una gran cantidad de cáscara fresca de cítricos (CFC), la cual estaría disponible para la alimentación animal, principalmente como subproducto agroindustrial no convencional y sin procesar, susceptible de uso directo, sin embargo, de estos, la cáscara fresca de naranja (CFN) es un forraje de buena calidad, con alta energía digestible, pero con bajo contenido de PC (Garcíarena, 2005). Esta característica la presentan diversos subproductos que se han incorporado a la alimentación del ganado, el contenido nutricional de estos subproductos podría mejorar con el uso de aditivos que incrementen el nivel de PC, entre éstos se tiene la urea, la cual aumenta el contenido de nitrógeno no proteico (NNP), la digestibilidad de la materia seca (MS) y contribuye a disminuir la acidez del ensilaje, lo que permite un mayor consumo animal (Britt y Huber, 1975; Song y Kenelly, 1989).

La utilización de subproductos como la CFC presenta ciertas desventajas, el transporte de la planta de extracción de jugo a la granja o rancho, alto contenido de humedad y método de almacenaje. La CFC normalmente es almacenada en pilas al aire libre durante periodos de 8 a 10 días, la cual varía dependiendo el tiempo para ser consumida (Macías et al., 2009).

La cáscara de naranja se puede utilizar en fresco, ensilada o deshidratada (Etchevers, 2011). Con el ensilaje de CFC, se puede lograr una provisión continua de este material, sin depender de la estacionalidad de la producción y disponibilidad del producto. El ensilaje podría ser una contribución importante para optimizar el funcionamiento de los sistemas de producción animal, por lo anterior el objetivo del presente trabajo fue determinar la composición química y la calidad del ensilaje de CFN cuando se le agrega urea, y evaluar el efecto al incorporar el ensilaje de CFN con urea en dietas para corderos de Pelo, como fuente principal de forraje.

Materiales y métodos.
Localización
El estudio se realizó en la Posta Zootécnica, de la Facultad de Ingeniería y Ciencias, Universidad Autónoma de Tamaulipas, ubicada en el Municipio de Güemez, Tam, México., ubicada en el km 23.5 de la carretera Victoria-Monterrey, la posta se localizada entre los 23° 45' 10" latitud Norte y 90° 29' 05" longitud Oeste, a una altitud de 145 msnm, la temperatura media anual es de 24° C y una precipitación pluvial promedia anual de 700 mm.

Tratamientos del ensilaje de cáscara de naranja
Para los análisis de laboratorio del ensilaje de cáscara de naranja (ECN) con diferentes niveles de urea, se elaboraron 5 silos por tratamiento (Cuadro 1), de capacidad de 144 kg de CFN, (agregándole 2 % o 4 % de urea en base a MS), la CFN se colocó en tambos con capacidad de 200 l, formando capas de 30 cm, las cuales fueron compactadas para la eliminación de oxígeno (Cuadro 1.13.1).

Los silos fueron tapados con plásticos ajustados con cinchos, y almacenados al menos por 30 días antes de utilizarse.

Cuadro 1.13.1. Tratamientos del ensilaje de cáscara de naranja con diferentes niveles de urea y diferente tiempo de aplicación

Tratamientos	Niveles de urea (%)	Adición de urea
T1	0	
T2	2	Al ensilar
T3	2	Al alimenta los animales
T4	4	Al ensilar
T5	4	Al alimenta los animales

Técnicas de laboratorio y variables de evaluación en el ensilaje de cáscara de naranja

Con la finalidad de caracterizar la composición química del ECN se realizaron determinaciones de PC, extracto eterio (EE), y cenizas (C). Con base en la metodología descrita para el análisis proximal bajo el esquema de Wendee (AOAC, 2001). La fibra detergente acida (FDA), fibra detergente neutra (FDN) y hemicelulosa (HEM). Se utilizo la técnica de Van Soest (1982), para determinar la digestibilidad *in vitro* de la materia seca (DIVMS) de cada una de las muestras de los tratamientos, se utilizó la técnica descrita por Tilley y Terry (1963).

Características de los animales utilizados y tratamientos (dietas integrales)

El periodo experimental de la evaluación de los corderos tuvo una duración de 56 días con 30 días de adaptación de los animales, se utilizaron 29 corderos de razas de Pelo, con un peso inicial de 19 ± 0.5 kg, los cuales fueron desparasitados, vacunados y alojados en corraletas individuales, provistas de comederos y bebederos.

Cuadro 1.13.2. Análisis proximal del ECN con diferentes niveles de urea y diferente momento de agregar la urea

ECN con diferente nivel de urea	Adición de urea	MS	PC	EE	C
T1 (0 %)	-	20.4 a	4.6 d	5.8 c	6.0 a
T2 (2 %)	Al ensilar	21.0 a	10.4 bc	8.6 ab	5.3 a
T3 (2 %)	Al alimenta	20.4 a	10.0 c	7.3 bc	5.3 a
T4 (4 %)	Al ensilar	21.3 a	11.1 b	6.6 c	5.3 a
T5 (4 %)	Al alimenta	20.6 a	14.0 a	9.2 a	5.3 a

MS = materia seca, PC = proteína cruda, EE = extracto etéreo y C = Cenizas, a, b y c Promedios con letras diferentes son estadísticamente significativos.

Se formaron 5 grupos con diferente número de repeticiones, asignándoles al azar los tratamientos (Cuadro 1.13.2): El tratamiento 1 (T1) = ECN y concentrado (C); tratamiento 2 (T2) = ECN con 2 % de urea antes de ensilar y C; el tratamiento 3 (T3) = ECN con 2 % de urea al momento de ofrecer y C; T4 = ECN con 4 % de urea antes de ensilar y C; y T5 = ECN con 4 % de urea al momento de ofrecer y C.

El concentrado utilizado contenía 16% de PC y 2.7 Mcal/kg energía metabolizable, el cual se elaboró con paja de zacate buffel, grano de sorgo, harina de soya, una mezcla comercial de vitaminas y minerales. El concentrado y el ensilaje fueron ofrecidos a los animales por separado y a libre acceso. Las características nutricionales de las dietas utilizadas se presentan en el Cuadro 1.13.2.

Variables evaluadas en los corderos

Las variables a medir fueron: GDP, CA en base seca, y CAL. La GDP de los animales se determinó con el peso tomado al inicio de la fase experimental y posteriormente con frecuencia de cada 7 días. El CA se estimó, pesándose la cantidad de alimento ofrecido menos la cantidad de alimento rechazado, cada 3 días.

La CAL se obtuvo con la división del consumo de alimento entre la ganancia de peso total obtenido.

Análisis estadístico

Los datos obtenidos de la composición química y calidad del ensilaje de cáscara de naranja, y las variables evaluadas en los corderos fueron evaluadas estadísticamente mediante el análisis de varianza para un diseño completamente al azar, con el procedimiento GLM del programa SAS (2003).

Resultados y Discusión

En este estudio, se determinaron las características nutricionales de la cáscara ensilada de naranja, en su forma natural y con cantidades variables de urea (Cuadros 1.13.2, 1.13.3 y 1.13.4), la composición química de las dietas integrales por tratamiento respecto a los porcentajes consumidos de ECN y C en cada tratamiento (Cuadro 1.13.5).

También se determinó el comportamiento productivo de corderos alimentados con cáscara ensilada y con diferentes niveles de urea (Cuadro 1.13.6).

Composición química del ensilaje de cáscara de naranja adicionada con urea

Los valores obtenidos de los ensilajes que fueron utilizados para los tratamientos de este trabajo se muestran en el Cuadro 1.13.2, donde se observa que el contenido de MS y C es similar entre los tratamientos (P>0.05). Para los valores de PC, se encontraron diferencias (P<0.05) entre los tratamientos, en primer término se constató que al adicionar urea al ECN, se incrementan los valores de este nutriente, se observó una tendencia a incrementar el nivel de PC en respuesta al incremento de la proporción de urea que se agregó (10.0 a 14%), pero sin mostrar efecto del momento de agregar la urea, los valores de PC fluctuaron de 10.7 % y 12.0 % (al ensilar y al alimentar, respectivamente). Los valores reportados son adecuados según lo recomendado (Rojas et al., 1995), que mencionan que niveles inferiores a 7% de PC en los forrajes, se asocian con consumos bajos e ineficientes, lo que indica que el ECN podrían tener limitaciones si no se suplementan con fuentes proteicas.

Cuadro 1.13.3. Contenido de las fracciones de fibras del ensilaje de cáscara de naranja adicionado con diferentes niveles de urea y diferente momento de agregar

ECN con diferente nivel de urea	Momento de agregar urea	FDN	FDA	HEM
T1 (0 %)	-	18.7 a	14.3 a	4.1 a
T2 (2 %)	Al ensilar	19.5 a	15.5 a	4.0 a
T3 (2 %)	Al alimenta	18.3 a	14.8 a	3.4 a
T4 (4 %)	Al ensilar	19.2 a	15.1 a	4.1 a
T5 (4 %)	Al alimenta	18.7 a	14.9 a	3.8 a

FDN = Fibra detergente neutro, FDA = Fibra detergente ácida, HEM = hemicelulosa, a, b,... Promedios con Letras diferentes en la misma columna son estadísticamente significativos.

En un estudio donde adiciono urea con niveles similares a los de este experimento [12], reporta incremento en el porcentaje de PC 7.2 % y 28.3 % para los tratamientos que incluían 0 y 4% de urea, respectivamente; sin embargo, son mayores a los encontrados en este estudio, esta diferencia se puede atribuir al período de almacenaje del material. Ya que el aumento sucesivo de la proteína durante la fermentación de los ensilajes cítricos, se debe probablemente a la presencia de carbohidratos solubles que actúan como sustrato del crecimiento bacteriano, en aumento de su proliferación por medio de esta línea de conservación; en incremento de esta forma, los niveles de proteína unicelular y degradada.

Análisis de las fracciones de fibra del ensilaje de cáscara de naranja con diferentes niveles y momentos de agregar de la urea

En el Cuadro 1.13.2, se puede observar que no hubo diferencia estadísticamente (P>0.05) los valores de FDN, FDA y HEM entre los tratamientos evaluados con diferentes niveles de urea y diferente momento del agregar de la urea. Lo que indica que la inclusión de 2 % y 4 % de urea al ECN no muestra efectos que modifiquen la composición de la pared celular, con valores en este trabajo en un rango de 18.7 % a 19.5 % para FDN siendo menores al porcentaje (36 %) reportado por algunos investigadores (Macedo et al., 2007), quienes describen las características nutritivas de la CFC, estos datos nos indican que en el proceso de ensilaje de la cáscara de cítricos se reduce el porcentaje de FDN, ya que, en un estudio donde adicionaron urea al ensilaje de cáscara de naranja fresca (Villanueva, 2013), reportaron resultados similares a los de este estudio, sin embargo para los valores de FDA y HEM reporta porcentajes menores a los de este estudio; muy probablemente esta diferencia pueda estar marcada por el tiempo de conservación del ensilaje, a las diferencias en la composición del subproducto de naranja, ya sea por su cualidad, variedad de la naranja, época del año y la cantidad de procesos industriales a las que fue sometida (Narváez y Lascano, 1989).

Cuadro 1.13.4. Digestibilidad *in vitro* de la materia seca del ensilaje de cáscara de naranja con diferentes niveles de urea y diferente momento de agregaron

ECN con diferente nivel de urea	Momento de agregar urea	%DIVMS
T1 (0 %)	-	67.46 a
T2 (2 %)	Al ensilar	86.72 b
T3 (2 %)	Al alimenta	86.82 b
T4 (4 %)	Al ensilar	86.75 b
T5 (4 %)	Al alimenta	87.05 b

a, b... Promedios con letras diferentes en la misma columna son estadísticamente significativos.

Cuadro 1.13.5. Composición química de las raciones utilizadas en cada tratamiento

	T1	T2	T3	T4	T5
Cáscara/concentrado (%)	21 - 79 a	25 - 51 a	23 - 77 a	21 - 79 a	20 - 80 a
C (%)	6 a	5.3 a	5 a	5.3 a	5.3 a
FDA (%)	15.8 a	12.9 b	13.1 b	15.7 a b	16.4 a
FDN (%)	10.5 a	8.6 b	8.6 a	9.8 a	9.7 a
HEM (%)	5.3 a	4.3 a	4.5 a	5.9 a	6.7 a
P.C (%)	14.2 bc	15.1 bc	13.9 c	16.9 a	15.8 ab
E.E (%)	7.0 a	7.1 a	6.4 b	6.7 ab	7.0 a
%DIVMS	64.3 a	68.4 ba	65.6 a	61.1 a	64.1 a

C = Cenizas, FDA = Fibra detergente ácida, FDN = Fibra detergente neutro, HEM = hemicelulosa, PC = proteína cruda, EE = extracto etéreo, %DIVMS = Digestibilidad in vitro de la materia seca, a, b y c Promedios con letras diferentes son estadísticamente significativos.

Digestibilidad *in vitro* del ensilaje de cáscara de naranja con diferentes niveles de y momentos de agregar de urea

En la DIVMS del ECN con diferentes niveles de urea en distinto momento se encontró diferencia estadística (P<0.05) entre tratamientos (Cuadro 1.13.4), se muestra que el agregar urea en diferente momento al ensilaje no muestra diferencias, sin embrago, el agregar urea tuvo efecto, teniendo incremento un 20 % la DIVMS del ECN en comparación al ensilaje que no se le agrego urea, con una fluctuación del 67.46 % al 87.05 %.

Esto puede atribuirse al aprovechamiento de la urea con relación al consumo de carbohidratos que están disponibles en la cáscara de naranja. Ya que existe un incremento de la digestibilidad *in vitro* en forrajes cuando agregaron urea y glucosa.

Composición química de las raciones alimenticias consumidas por los animales de tratamiento

En el Cuadro 1.13.5 se muestra la información sobre las raciones alimenticias consumidas por los grupos de animales, el consumo de ENC y el C fue a libre acceso, no se encontraron diferencia significativa (P>0.05) en las proporciones consumidas, fluctuó el consumo de ECN de 20 % a 25%, y para el C del 75 % al 80 %, por lo tanto la adición de urea en el ensilaje de cáscara de naranja al momento de ensilar o al momento de alimentar a los animales no muestra alguna restricción en su consumo, encontrándose en el rango de consumo de cáscara de naranja que se recomienda (Benitez y Poveda, 2011; Villanueva et al., 2011). El contenido de C no mostró diferencia significativa (P>0.05) entre dietas evaluadas. Los porcentajes de FDN y HEM de las dietas fueron similares (P>0.05), mientras que para FDA el tratamiento T1 y T5 mostro diferencia para los tratamientos T2 y T3 (P<0.05), con valores de 15.8 % a 16.4 %, y 12.9 % a 13.1 % respectivamente. Los porcentajes de PC, que se obtuvieron del análisis de los ensilajes utilizados en las dietas mostraron diferencia (Cuadro 1.13.2), el incremento de los valores fue con forme al incremento de urea que se agrego. En el consumo de C y ECN, los valores encontrados en el T4 con 16.9 % fue diferente al T1, T2 y T3 (P<0.05). En la digestibilidad *in vitro* de las dietas el T2 mostro diferencia significativa (P<0.05), con respecto a los de más tratamientos.

Cuadro 1.13.6. Peso inicial y final, ganancia de peso total, ganancia diaria de peso, consumo de alimento, Porcentaje de consumo de concentrado y ensilaje y conversión alimenticia de ovinos alimentados con ensilaje de cáscara de naranja con diferentes niveles de urea.

Variable	T1	T2	T3	T4	T5
Peso Inicial (kg)	19.3	19.2	19.1	19.4	19.0
Peso Final (kg)	29.3	28.7	29.2	30.6	30.7
Ganancia Total (kg)	10.0	9.5	10.1	11.2	11.7
Ganancia Diaria (g)	180 a	170 a	180a	200 a	210 a
Consumo Total de Alimento (kg)	52.6	51.7	54.3	54.8	59.4
Consumo Diario de Alimento (kg)	0.94 a	0.92 a	0.97 ab	0.98 ab	1.06 b
Consumo de Forraje %	21	25	23	21	20
Consumo de Concentrado %	79	75	77	79	80
Conversión Alimenticia (kg)	5.3 a	5.4 a	5.3 a	4.9 a	5.1 a

ab Medias en la misma hilera con distinta letra difieren (P<0.05).

Comportamiento productivo de corderos alimentados con ensilaje de cáscara de naranja con diferentes niveles de urea como fuente de forraje

El comportamiento productivo y las características de consumo y CAL de los corderos utilizados en este estudio, se presentan el Cuadro 6, de esta sección. La GDP varió de 170 a 210 g/día, el CA varió de 0.92 a 1.06 kg de MS/día, mientras que la CAL varió de

4.9 a 5.4. No se observaron efectos significativos del nivel de urea sobre la GDP, ni sobre la CA; mientras, que si se observaron efectos de tratamientos sobre el CDA.

La GDP de los corderos no fue significativamente diferente (P>0.05), entre las dietas ofrecidas, con un rango de 170 a 210 g. Siendo una GDP similar a la reportada por diversos investigadores (De Lucas y Arbiza, 1996; González et al., 1996; Iriarte et al., 1999), de 200 g en corderos de Pelo. Mientas que otro experimento obtuvieron una GDP de 238 g al alimentar corderos con dietas que contenían 25% de bagazo fresco de naranja (Villanueva et al., 2011); siendo mayores a las reportadas en este experimento. Al alimentar corderos con dietas con diferentes proporciones de residuo de naranja fresco 25 y 30 % de la dieta, se obtuvo GDP de 210 y 209 g/día respectivamente (Villanueva, 2013), asimismo se obtuvieron GDP similares (221 g), al utilizar en las dietas el 10 % de cáscara de naranja deshidratada con el 1 % de urea de la dieta total (Villarreal et al., 2004).

En cuanto al CA, se observaron diferencias significativas (P<0.05), el cual fue menor en el tratamiento testigo y en la dieta con el nivel menor de urea (T1 y T2, 0.94 a 0.92 kg de MS/día respectivamente) y mayor en la dieta con mayor nivel de urea en el ECN (T5, 1.06 kg de MS/día). Investigadores que reportan GDP similares a la de este estudio han obtenido un CA mayor 1.37 kg (Villanueva, 2013). En otro estudio reportan GDP mayores y de la misma forma reporta un CA de 1.52 kg, en el estudio donde utilizó el 30 % de CFN en dietas para la alimentación de corderos.

El CAL varió de 4.9 a 5.4 kg, las diferencias no fueron significativas (P>0.05), aunque si se observó una tendencia a disminuir la CAL, a medida que aumentó el nivel de urea en la dieta (T4 y T5, 4.9 y 5.1); en relación a la dieta testigo (T1) y las dietas con niveles bajos de urea (T2 y T3).

Se concluye que agregar urea incrementa el porcentaje de PC y la DIVMS del ECN, permitiendo obtener mejores resultados con el 4 % de urea, cuando esta se agrega al ensilar o al momento de alimentar a los animales. El ECN es una buena fuente de forraje en la alimentación de corderos de Pelo, en regiones tropicales dedicadas a la producción de cítricos (Cienfuegos et al., 2010).

Agradecimientos

Al Consejo Nacional de Ciencia y Tecnología (CONACYT, Clave 422725/266072), por otorgar la beca para realizar los estudios de maestría para JJF y a la Facultad de Ingeniería y Ciencias de la Universidad Autónoma de Tamaulipas por las facilidades otorgadas para la realización de esta investigación.

Literatura citada

AOAC. 2911. Official Methods of Analysis. Association of Official Analytical Chemists. Washington, D.C. USA. Pp. 399-406

Benítez, S. y A. Poveda. 2011. Evaluación nutricional de ensilajes con inclusión de cáscara de naranja (*Citrus sinensis*) y digestibilidad in vivo como alternativa energética para alimentación de cerdos. Rev. Col. C. Anim. 4(1):20-28.

Britt, D, G. and J. Huber. 1975. Fungal growth during fermentation and refermentation of nonprotein nitrogen treated corn silage. British Grassland Society 58:1666-1671.

Cienfuegos R., E. G. et al. 2010. Comportamiento productivo en corderos alimentados con combinaciones de pulpa fresca de naranja y heno de zacate buffel como fuente de fibra. Ciencia UAT 15(4):64-68.

Etchevers, F. R. 2011. Influencia del consumo por vacas lecheras de silajes de diferentes forrajes en la calidad de la leche y su posterior aptitud para la elaboración de quesos. Tesis DC, Universidad Politécnica de Valencia. Valencia, España. 136 p.

De Lucas T., J. y S. Arbiza. 1996. Producción de carne ovina. Editores Unidos Mexicanos, México, 169 p.

Garciarena, D. 2011. Subproductos en la alimentación de rumiantes. INTA AIANER. Artículos técnicos de ganadería. Nota 5. Disponible http://www.aianer.com.ar/ganaderia/nota5.htm consultado 12 septiembre, 2012.

González, I., J. Vega, F. Barreras, R. Castillo y L. Chong. 1996. Utilización de la harina de cítrico en la alimentación del ternero. XI Forum de Ciencia y Técnica. U. M. p. 65.

Iriarte, E. et al. 1999. Características del ciclo reproductivo anual en moruecos en las razas Pelibuey, Blackbelly y Saint Croix. IV Simp. C. Tec. Monterrey, N. L. México. P. 58.

Macedo, A. B. *et al.* 2007. Apparent digestibility and nitrogen use of diets with different levels of fresh orange pulp. Arch. Zootec. 56(216): 907-917.

Macías, C., U. et al. 2009. Buffel grass (*Cenchrus ciliaris* L.) substitution for orange pulp on intake, digestibility, and performance of hairsheep. Trop Anim Health Prod. 42: 223-232.

Martínez, A., M. Mendoza, M. González *et al.* 2008. Evaluación *in vitro* de un ensilado de estiércol, rastrojo de maíz y melaza. Universidad y Ciencia. 24(3):247-250.

Narváez, N. V. y C. Lascano. 1989. Digestibilidad in vitro de especies forrajeras tropicales 2. Factores asociados con su determinación. Pasturas Trop. 11:19-23.

Palma, J. M. 2005. Los árboles en la ganadería del trópico seco. Av. Invest. Agrop. 9:1-13.

Rojas, A., M. Gómez y D. Aguirre. 1995. Caracterización nutricional y digestibilidad *in vitro* del ensilaje de mezclas de fruto de pejibaye (*Bactris gasipaes*) y morera (*Morus alba*). Agronomía Costarricense 19(2): 39-43.

Song, M. and J. Kennelly. 1989. Effect of ammoniated barley silage on ruminal fermentation, nitrogen supply to the small intestine, ruminal and whole tract digestion, and milk production of Holstein cows. J. Dairy Sci. 72 (11): 2981-2990.

Tilley, M. A. and R. A. Terry. 1963. A two stage technique for the *in vitro* digestion of forage crops. British Grassland Society 18:104-111.

Van Soest, P. J. 1982. Nutritional ecology of the ruminant. Ruminant metabolism, nutritional strategies, the cellulolytic and chemistry of forages and plant fibers. O & B. Books Inc. P. 24.

Villanueva C., Z. 2013. Caracterización nutritiva del residuo de los cítricos una alternativa en la alimentación de los ovinos en la zona centro de Tamaulipas. Tesis DC, Universidad Autónoma de Tamaulipas. 166 p.

Villanueva C., Z., M. Ibarra, P. Zárate, F. Briones, E. Gutiérrez, O. Escamilla y J. Martínez. 2011. Ganancia de peso en ovinos alimentados con bagazo de naranja fresco. XXXIX Reun. Anual Asoc. Mex. Prod. Anim. Seg. Alim., pp. 301-304.

Villarreal A., J., J. González, E. Gutiérrez, H. Morales, H, Barragán y J. Colin. 2004. Evaluación de la pulpa de cítrico deshidratada y urea en borregos Pelibuey en crecimiento. Mem. XXXII Reun. Anual Asoc. Mex. Prod. Anim. Monterrey, N. L. México. Pp. 1145-1147.

I.14 Alimentación en pequeños rumiantes: Sistemas de alimentación para ovinos en estabulación

Rosendo Alberto Alcaráz Romero1, F. A. Lucero M.2, A. G. Limas M.2, J. Hernández M.2, D. López A.2, Y. Bautista M.3, J. F. Vázquez A.4, M. A. Ibarra H.†2, P. Zárate F.†2, N. Pescador S.5 y A. González R.23

1 Campo Expermiental Mócocha, CIRSE, INIFAP, Mócocha, Yuc., México,
2 Facultad de Ingeniería y Ciencias, Universidad Autónoma de Tamaulipas. Cd. Victoria, Tamps., México,
3 Facultad de Medicina Veterinaria y Zootecnia, Universidad Autónoma de Tamaulipas, Cd. Victoria, Tamps., México,
4 Centro Universitario Temascaltepec, Universidad Autónoma del Estado de México, Temascaltepec, Edo. de México, México,
5 Facultad de Medicina Veterinaria y Zootecnia, Universidad Autónoma del Estado de México, Toluca, Edo. de México, México,

Introducción

La producción intensiva de ovinos bajo el sistema de estabulación, se presenta en México, toda vez que en la actualidad existen buenos precios y demanda por los ovinos en el mercado nacional. En consecuencia un gran número de productores de ovinos, confían en que el negocio del momento esta en producir a un ritmo acelerado y manejando grandes volúmenes. Lo anterior sin poner atención en los altos costos de producción que por concepto de alimentación esto representa, por lo que cualquier variante que afecte tanto el costo de los insumos, la demanda o el precio de los ovinos pondrá en riesgo el negocio de esta empresa, por lo que en estos momentos se debiera considerar analizar cualquier estrategia que se proponga, con el objeto de disminuir los costos de producción, sobre todo en el rubro de alimentación el cual se sabe que es la que tiene mayor impacto en los costos de producción. El programa de nutrición es uno de los aspectos más importante que el productor debería tenerlo muy en cuenta. Las ovejas que se alimentan con raciones bien equilibradas, son más fértiles, tienen mejor producción de leche y destetan a mayor número de corderos de rápido crecimiento. No solamente las ovejas bien alimentadas producen más kilos de cordero por año, si no que además ellas suelen ser mas sanas y más resistentes a las infecciones y enfermedades que aquellas ovejas que están sometidas a un estrés nutricional. Si se está en el negocio de las ovejas para hacer dinero, manejar eficientemente el programa de nutrición de su rebaño de ovejas debe ser la mayor preocupación. Cuando se alimenta correctamente a los ovinos, y a cualquier otra especie, se observa fácilmente el impacto ya que se tienen altos índices productivos al más bajo costo. Para lograr estos objetivos se deben considerar dos aspectos fundamentales: 1) dar a los animales los nutrientes que requieren de acuerdo a su etapa productiva (lactancia, destete, gestación, engorda etc.) y 2) Seleccionar los ingredientes que aporten dichos nutrientes al mas bajo costo. A continuación se describen los nutrientes requeridos para ovinos en diferentes etapas productivas y se ilustra el uso de los ingredientes más comunes que contienen estos nutrientes en la alimentación del rebaño.

Nutrientes

Energía y proteína son los nutrientes que más requieren los animales y son los que más comúnmente limitan la producción del hato. Otros nutrientes como minerales, vitaminas y agua son igualmente importantes pero su adecuado suministro a través de premezclas comerciales es relativamente fácil y económico, por lo que se debe dar énfasis en la necesidad de estar siempre proporcionando las cantidades adecuadas de energía y proteína.

La proteína es muy importante porque forma del 16 al 20% de cuerpo, además si la borrega esta produciendo leche, esta contiene de 3.5 a 5% de proteína. Es obvio que de no contar el animal con cantidades adecuadas de este nutriente tanto el crecimiento como la producción de leche se verán reducidas seriamente. Un uso mas de la proteína de la dieta es que cuando es consumida por el borrego, parte de la proteína se degrada en el rumen y esta fracción permite que los microorganismos puedan degradar los forrajes consumidos, si no existen cantidades suficientes de proteína (6%) el primer problema que presentara el animal es una disminución en el consumo, reduciendo entonces de una manera muy drástica su producción.

Es importante mencionar que tanto la proteína como la energía no solo son requeridas para la adecuada producción animal sino también para un adecuado mantenimiento. Es común que el productor quiera obtener producción de un animal cuando ni siquiera le esta proporcionando lo nutrientes para el mantenimiento.

Es relativamente sencillo conocer si se esta proporcionando suficiente alimento para el mantenimiento, ya que solo se debe de conocer con cierta seguridad el consumo diario de materia seca de la dieta o forraje utilizado para la alimentación. En general, si los concentrados son consumidos abundantemente, fácilmente se cubren los requerimientos, el único error que debe de evitarse es proporcionar concentrados proteicos cuando lo que mas necesita el animal es energía y viceversa. Obviamente a medida que se asegure el suministro balanceado de energía y proteína, se tendrán los mejores índices productivos al menor costo.

Los forrajes son los recursos mas económicos para ser utilizados en la alimentación de ovinos, desafortunadamente su calidad cambia tremendamente en menos de 35 días. Los cambios importantes consisten en que a medida que el pasto esta madurando la proteína y energía digestible se disminuye.

La máxima cantidad de forraje con buena calidad se obtiene si se usa antes de la floración, por lo que alimentar borregas con este tipo de pasto seguramente se cubrirán los requerimientos de una borrega en gestación o incluso de una borrega lactando con adecuada condición corporal.

El problema es que no es posible controlar que los pastos maduren rápidamente, en estas condiciones el pasto tendrá valores tan bajos de proteína y energía digestible que aunados al poco consumo de este tipo de pastos, los animales nunca podrán llenar, ni siquiera, sus requerimientos de mantenimiento. La situación es aun mas critica si los ovinos están en crecimiento o en lactancia.

Cambios en la demanda de nutrientes durante el ciclo de producción

A fin de manejar a las ovejas fácilmente, y según sus necesidades, es esencial conocer el estado del ciclo de producción, en el que se encuentra cualquier grupo determinado de ovejas en todo momento, para poder separarlas y manejarlas correctamente. Sin considerar el sistema de producción que mantenga el productor, la clave para los beneficios residen en alimentar siempre para la producción (y conocer en qué etapa de producción están las ovejas que se están alimentando), y minimizar los costos de alimentación al evitar suministrar una alimentación extra innecesaria.

En el ciclo de producción de la oveja, se considera que hay seis (6) etapas importantes de producción: mantenimiento, flushing (acondicionamiento), reproducción, comienzo de la gestación, final de la gestación, y comienzo de lactación. El manejo general del rebaño, y la nutrición del mismo, deben cambiar en cada una de estas etapas, si se desea obtener buenos resultados de corderos destetados y, lo más importante, un alto numero de corderos comercializados.

Desde el punto de vista de la nutrición, los requerimientos nutricionales son menores durante el mantenimiento y el comienzo de la gestación; y más altos durante la lactación y a al final de la gestación (especialmente para ovejas que portan múltiples fetos y que criaran a mellizos o trillizos.).

Mantenimiento de ovejas (0 a 16 semanas)

Las necesidades nutricionales únicas del animal es la de mantener un peso corporal adecuado. Al no estar en ninguna forma de producción (es decir el animal no esta en lactación, o en gestación). Los requerimientos para todas las demás etapas, por lo tanto, son siempre más altos que para los del mantenimiento. La duración de esta etapa depende directamente del sistema de producción que se lleve en cada granja; siendo próximo a cero días en algunos programas de destete precoz, y hasta de 16 semanas en las situaciones donde se practican partos una vez al año. Como las ovejas deben solamente mantener su peso, no hay necesidad de alimentarlas con cereales o concentrados durante este período.

Flushing y Reproducción

Es el periodo comprendido entre dos a tres semanas antes de la cubrición y en el cual se aumenta la alimentación del animal para acondicionarlo para la monta o servicio de Inseminación. Esto se efectúa para que aumente la tasa de ovulación y como consecuencia la tasa de nacimientos.

La respuesta a este acondicionamiento variará; según la edad de la oveja (las ovejas adultas muestran una mejor respuesta que las corderas primalas), la raza, condición corporal, y la etapa de la temporada de reproducción. Las mejores respuestas se logran al comienzo y al final de la temporada de reproducción; siendo el acondicionamiento durante el pico de la etapa de reproducción, el menos efectivo en lograr un aumento del índice de nacimientos. El acondicionamiento es especialmente beneficioso para aquellas ovejas delgadas que no se hayan recuperado del estrés de su última lactación.

El acondicionamiento (Flushing) se realiza generalmente suministrando a las ovejas pastos frescos, suplementación de ensilajes de forrajes, o hasta 1/2 Kg. de cereales/día por oveja, dependiendo del estrés al que estén sometidas por la condición ambiental (estación del año), disponibilidad de los forrajes, y condición corporal de las ovejas. El acondicionamiento comúnmente comienza alrededor de 2 semanas con anterioridad a la cubrición (Servicio) y continúa por lo menos durante otras 2 a 4 semanas en la temporada de reproducción. Esto asegura que el embrión se adhiera bien a la pared del útero, reduciendo la temprana mortalidad embrionaria. El acondicionamiento no deber continuarse por mucho tiempo, porque un período extendido de alta alimentación es costoso e innecesario, y el engrosamiento excesivo durante la gestación debe evitarse, así como las disminuciones drásticas o severas en el nivel de alimentación de las ovejas gestantes. La alimentación de cereales típica consiste en el suministro de 0.250 Kg hasta 0.500 Kg por Oveja/día de una mezcla de cereales.

Ovejas al comienzo de la gestación (15 semanas)

En el comienzo de la gestación, el crecimiento fetal es muy pequeño, y el requerimiento total de nutrientes de la oveja no es significativamente diferente que los del período de mantenimiento. Las ovejas pueden por lo tanto ser alimentadas con una ración similar y con solo un ligero aumento de la cantidad. Es inusitado durante este período que sea necesario alimentar con concentrados a no ser que el forraje sea excepcionalmente pobre y las ovejas estén muy bajas de condición corporal.

Ovejas al final de la gestación (4 semanas antes del parto)

Este período tiene las demandas más altas de nutrientes para el crecimiento fetal y el desarrollo de la potencialidad de una alta producción de leche. Sobre el 80 por ciento del crecimiento fetal ocurre en las últimas seis semanas de gestación. Debido al rápido crecimiento fetal, los requerimientos de energía de la oveja aumentan considerablemente, (para la oveja con un solo cordero) puede aumentar hasta un cincuenta por ciento más de energía y (para la oveja con mellizos) aumenta hasta un setenta y cinco por ciento más de energía).

La alimentación inadecuada (especialmente de energía) durante este tiempo tendrá efectos negativos sobre la producción de leche de la oveja, el peso de nacimiento de los corderos, y el vigor (supervivencia) de los corderos. Las ovejas deberían alimentarse por lo menos con 0.350 Kg de mezcla de cereales por día si esperan un nacimiento de una prolificidad media y hasta de 0.700 a 0.800 Kg de mezcla de cereales por oveja/día si la prolificidad esperada es superior al 200 por ciento.

La razón para alimentar con cereales a la oveja se debe, a que la reducción que experimenta el estómago de la oveja no le permite comer la suficiente cantidad de forrajes necesarios para cubrir sus necesidades nutricionales (el estómago se encoge debido al constante crecimiento del feto).El problema creado por no alimentar las ovejas con la energía requerida se le llama " toxemia de la preñez ", esto se ocasiona cuando la oveja necesita usar la grasa corporal como energía y carece de las reservas de grasas. Las ovejas deben tener una puntuación de condición corporal entre 2.5 y 3.0 cuando comienzan el periodo final de la gestación y acabar con una condición corporal de alrededor de 3.0 a 3.5 al inicio del periodo de lactación.

Ovejas en lactancia (6 a 12 semanas)

Las ovejas en lactancia normalmente alcanzan su pico de producción de leche alrededor de 3 a 4 semanas después del parto y producen el 75 por ciento de su producción total de leche durante las primeras 8 semanas de lactación (Boylan, 1984). Una oveja que amamanta a corderos mellizos produce de un 20 al 40 por ciento más leche que una oveja que solo amamanta a un solo cordero.

Como el crecimiento del cordero es de capital importancia, y depende de la producción de leche de la oveja, es critico el mejorar la producción de leche.

Con demasiada frecuencia se observan rebaños en donde las ovejas no están alimentadas con niveles suficientes altos de nutrientes para el número de corderos que ellas tienen que criar. En la mayoría de los casos, esta circunstancia esta vinculada a que no se alimentó a las ovejas suficientemente, es decir, con una mezcla de cereales durante las primeras 4 a 6 semanas de lactancia (energía inadecuada, y frecuentemente también la proteína puede ser deficiente). La producción de leche en la oveja depende directamente de la ingestión de nutrientes lo mismo que pasa en las vacas lecheras.

Con un heno de calidad de media a buena, las ovejas que crían un solo cordero necesitarán sobre 0.700 Kg de mezcla de cereales diarios; las que crían mellizos requerirán desde 0.900 a 1.360 Kg. por día.

Las ovejas producirán leche según las necesidades de los corderos. Si los corderos no maman entonces la oveja no producirá mucha leche. La oveja debe ser estimulada para producir leche. La oveja que amamanta un solo cordero ajustara su producción a una menor cantidad, mientras que la oveja que amamanta a mellizos aumentará su producción desde un veinte a un cuarenta y cinco por ciento más, y por lo tanto aumentan sus requerimientos nutricionales. Las ovejas con mellizos o trillizos deberían estar separadas en otro grupo aparte de las ovejas con un solo cordero, para que a cada grupo se les alimentara según sus necesidades nutricionales. Cada grupo tiene diferentes necesidades nutricionales.

Las ovejas de alta producción lechera requieren un nivel alto de energía que no es capaz de conseguir debido a su incapacidad para ingerir la cantidad de alimento necesaria para impedir su pérdida de peso (aunque tengan comida disponible). Pero a causa de que la oveja es capaz de almacenar grasas durante el periodo final de la gestación, la oveja es capaz de utilizar las reservas de grasas de su cuerpo para cubrir las necesidades altas de energía para la producción de leche. Las ovejas perderán entre 1.0 y 2.0 unidades de condición corporal durante este periodo de lactación, Por lo dicho se comprende lo necesario que es tener un buen programa de alimentación durante la fase final de gestación. La grasa del cuerpo puede ser usada únicamente para la producción de leche cuando las ovejas absorben las cantidades requeridas de amino-ácidos. Es de capital importancia asegurarse de que las ovejas ingieran proteína en la cantidad y la calidad adecuadas.

Corderas de reemplazo

El programa de alimentación después del destete dependerá de cuando se planea cubrir la cordera primala. Hay dos períodos que se pueden elegir para la primera cubrición, de doce a catorce meses de edad o de dieciocho a diecinueve meses de edad.

Se ha probado que la cubrición de la cordera primala a los doce o catorce meses de edad aumenta la productividad durante su ciclo de vida en un quince al veinte por ciento.

Pero para conseguir este aumento se necesita tener un programa de alimentación muy bueno desde el momento que comienza su destete hasta los dos o tres de años de edad. Una cordera primala debería pesar antes de su servicio aproximadamente entre el sesenta y cinco o setenta por ciento de su peso adulto dependiendo de la raza.

Se necesita un nivel alto de alimentación para que las corderas de reemplazo alcancen el tamaño y el desarrollo sexual para la reproducción. Ellas deberían alcanzar como mínimo una ganancia diaria entre 180- 230 gramos diarios después del destete para ser capaces de reproducir. Se necesitaran suplementar la ración diaria con concentrados proteínicos y suplementos energéticos para lograr esta meta.

Las corderas de reemplazo deben criarse en áreas separadas, para que ellas puedan recibir la ración debidamente formulada para sus necesidades de desarrollo. Por esta razón, los productores de ovejas en libertada o semi- confinadas no suelen cubrir a las primalas hasta que alcanzan los dieciocho a diecinueve meses de edad.

Figura 1.14.1. Cambios en el peso vivo (Kg) de la borrega durante su ciclo de producción.

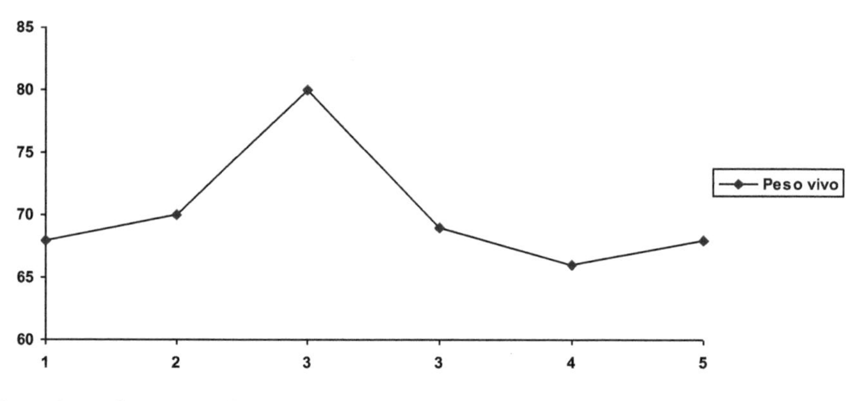

Corderos pre-destete

El peso vivo al nacer de los corderos varía de 1.5 a 6 kg. Un peso al nacer reducido (2.5 kg.) incrementa muy fuertemente los riesgos de mortalidad (Theriez, 1991). Al nacer, el cordero debe de generar el calor suficiente para mantener su temperatura corporal, esto solamente lo logra con sus reservas y luego con la energía proporcionada por el calostro. La energía de reserva es muy limitada por lo que si el cordero no consume rápidamente calostros moriría por falta de energía. Los calostros son además fundamentales como fuente de anticuerpos. Con 50 a 100 ml/calostro de buena calidad es suficiente para lograr, trasmitir los anticuerpos necesarios al cordero recién nacido.

La alimentación de los corderos es dependiente de su edad ya que durante los primeros 60 días de vida el cordero debe ser alimentado a base de leche y un adecuado concentrado que permita el rápido desarrollo del reticulo-rumen. Al destete, el cordero puede ser alimentado de acuerdo a los objetivos de cada operación siendo esta desde a base de pastos o a base de concentrados.

Hodge (1966) demostró claramente que los corderos recién nacidos inician con el consumo de forraje de un pasto de calidad a los 23-27 días de edad, además los componentes nutricionales de dicho forraje son digeridos en una proporción muy similar a la que realizan borregos adultos. Una reducción en la leche consumida antes del destete aumenta considerablemente el consumo de forraje.

El cordero lactante tiene un potencial de crecimiento de 50-100 g/d hasta 350-400 g/d dependiendo de la raza, sexo y alimento. Bajo condiciones del Noreste de México con borregas Pelibuey en pastoreo durante 1996 se tuvieron ganancias diarias en corderos antes del destete de 120 g (n=48), siendo la máxima ganancia de 229 g/d. Las ganancias diarias son afectadas principalmente debida al número de crías al parto, borregas alimentando cría sencilla promueven los mayores incrementos de peso de sus corderos pero producen, aún así, menos kg de cordero por borrega.

Lograr el máximo consumo de alimento de buena calidad al destete es fundamental para que el estrés del destete sea minimizado y el cordero no disminuya drásticamente su ritmo de crecimiento. Se ha encontrado que borregos Pelibuey destetados (60 días) de 10.8 kg consumen 500 g/d de concentrado. Un alto consumo de concentrado al destete se facilita cuando el concentrado ofrecido antes del destete es palatable y de buena calidad.

El cordero consume mejor el suplemento si los granos son maíz o trigo los cuales deben, al igual que otros granos de ser molidos para su mejor aprovechamiento. El cordero no debe de ser destetado antes de las 3 semanas de edad o antes que haya duplicado su peso vivo con respecto a su peso al nacer, esto siempre y cuando ya esté consumiendo de 200-300 g de un concentrado de buena calidad.

Corderos postdestete

Una vez destetado, el cordero puede consumir dietas que incluyan grano entero. En estas condiciones, se tiene un ahorro en evitar moler los granos y debido a que la masticación inicial que hacen los borregos es muy completa, no existe el riego de que la digestibilidad de los granos sea reducida por el paso del grano intacto a través del aparato digestivo.

Borregos colocados bajo engorda intensiva a partir del destete consumen el 4.3 % de su peso vivo (Gutiérrez y Tapia, 1995). Se ha encontrado que este consumo está influenciado por un gran número de factores como son peso vivo, sexo, raza, época del año, nivel de forraje etc.

Kawas et al. (1991) evaluó 3 diferentes niveles de energía y proteína en borregos de 16.5 kg. de peso vivo, sin embargo, el máximo nivel fue solo de 12.5% de proteína cruda en la dieta por lo que las máximas ganancias solo fueron de 183 g/animal/día. En esta prueba el consumo diario de alimento se afecto seriamente solo cuando se les proporciono dietas concentradas (3.0 Mcal ED/Kg.) conteniendo 7.5 % de PC.

McClure et al. (1991) realizaron dos pruebas de engorda intensiva con corderos destetados a los 50 días de edad, las dietas incluyeron maíz, harina de soya y alfalfa. Las ganancias diarias de peso en corderos de pelo variaron de 170 a 220 g, mientras que en razas de lana las ganancias máximas fueron de 370 g; sin embargo, no existió efecto en la conversión alimenticia (5.0). En estos estudios las dietas pudieron haber estado deficientes en proteína ya que contuvieron de 15.1 a 15.8% de PC al inicio de la engorda.

Cuadro 1.14.1. Requerimientos nutricionales de acuerdo a su etapa productiva

ETAPA PRODUCTIVA	PESO VIVO KG	CONSUMO KG M.S.	ENERGÍA MET. Mcal/kg	PROTEÍNA %	CALCIO %	FÓSFORO %	VITAMINA A UI/g
MANTENIMIENTO	50	1.0	2.00	9.5	0.2	0.18	2.35
GESTACIÓN	50	1.7	2.35	11.5	0.4	0.20	2.50
LACTACIÓN	50	2.4	2.33	13.5	0.4	0.30	2.08
CRECIMIENTO	10	6.0	2.90	20.1	0.8	0.38	0.94
CRECIMIENTO	30	1.4	2.70	15.1	0.5	0.24	1.08

Proyectos realizados en la FIC con ovinos bajo condiciones de estabulación

Cuando se alimenta correctamente a los ovinos, y a cualquier otra especie, se observa fácilmente el impacto ya que se tienen altos índices productivos al más bajo costo. Para lograr lo anterior se consideran dos aspectos fundamentales: 1) dar a los animales los nutrientes que requieren de acuerdo a su etapa productiva (lactancia, destete, gestación, engorda etc.) y 2) Seleccionar los ingredientes que aporten dichos nutrientes al mas bajo costo.

La idea general en la FIC es evaluar modelos de producción de ovinos, bajo sistemas de producción intensiva en condiciones de estabulación. Donde los objetivos son evaluar la viabilidad biológica y económica de diferentes estrategias de alimentación para la producción intensiva de carne de ovinos en Tamaulipas, utilizando en la alimentación insumos alimenticios regionales.

Para cumplir con los objetivos descritos, existe el compromiso de colaboración de los ovinocultores del Centro de Tamaulipas con los que se plantearan estrategias de alimentación en granjas ovinas, para ello se han establecido experimentos donde serán considerados el uso de insumos regionales para elaborar dietas económicas, con las cuales se obtenga un comportamiento animal adecuado, dependiendo del estado fisiológico o etapa productiva de los animales. A continuación se describen algunos trabajos realizados con el objeto de cumplir con las metas y objetivos planteados.

Influencia del grupo genético y el nivel de energía metabolizable en la dieta de corderos en finalización

El objetivo del este trabajo, fue evaluar el efecto del tipo racial y el nivel de energía metabolizable en la dieta, sobre la productividad de los corderos finalizados bajo un sistema de confinamiento. Para tal efecto se planteo un experimento en la Posta Zootécnica "Ing. Herminio García González", de la FIC de la Universidad Autónoma de Tamaulipas, en Guemez, Tamaulipas. Durante 61 días (Septiembre a Noviembre del 2002) se trabajó con 16 corderos, ocho de raza Pelibuey y ocho Dorper x Katahdin, conformándose cuatro grupos con similar peso inicial (dos grupos con cada tipo racial), donde todos los animales fueron mantenidos enteros (sin castrar), y tuvieron un peso inicial promedio de 24.3 kg. Cada grupo de animales fue alojado en una corraleta de 2.0 x 6.0 m, y el alimento y agua se ofrecieron en forma grupal. Todos los animales fueron sometidos a un período pre-experimental de 10 días donde se proporcionó una ración en la cual el grano fue incluido en forma creciente.

Los tratamientos experimentales fueron definidos por el tipo racial de los corderos (Pelibuey y Dorper x Katadin) y el nivel de energía metabolizable (2.6 y 2.9 Mcal /kg MS). La composición de las raciones experimentales (Cuadro 1.14.1) fue calculada utilizando Mixed-2, con base en los valores sugeridos por el NRC (1985) para la composición nutritiva de los ingredientes utilizados y los requerimientos nutricionales.

La GPD solamente fue afectada por el tipo racial de los corderos, determinándose que el nivel de energía metabolizable en la ración y la interacción de ambos factores (tipo racial x nivel de energía) no produjeron cambios significativos en los incrementos obtenidos. De esta manera, los borregos Dorper x Katahdin superaron en un 36% la GPD obtenida en los animales de raza Pelibuey (0.270a vs 0.198b kg/animal/día).

La GPD en los corderos Dorper x Katahdin es similar a la reportada por Menassé *et al.* (2002), quienes obtuvieron incrementos de 0.293 a 0.328 kg/animal/día en corderos Suffolk alimentados con dietas que contenían 15 y 18 % PC y 2.8 Mcal EM/kg de alimento. Por el contrario, la GPD obtenida en los animales de la raza Pelibuey fue superior a la reportada por Martínez *et al.* (1986) y Gómez *et al.* (2000), quienes obtuvieron incrementos de 0.081 a 0.152 kg/animal/día en corderos Pelibuey que recibieron raciones con niveles crecientes de energía metabolizable.

Cuadro 1.14.2. Contenido porcentual y composición química de las dietas experimentales.

	Nivel de Energía Metabolizable en la dieta	
	2.6 Mcal	2.9 Mcal
Ingredientes		
Grano de sorgo	48.0	68.0
Heno de buffel	31.0	11.0
Pasta de soya	20.0	20.0
Vitaminas y minerales	1.0	1.0
Composición química		
Materia seca %	87.6	88.2
Proteína cruda %	16.1	16.0
En. Metab. Mcal/kg	2.6	2.9
Fibra cruda %	12.4	6.3
TND %	67.4	72.9

* Ganatec 300: premezcla para ovinos

Cuadro 1.14.3. Comportamiento de ovinos utilizados para evaluar el efecto del nivel de energía metabolizable en la ración y el tipo racial de los corderos finalizados en confinamiento.

	Dorper x Katadin		Pelibuey	
	2.6 Mcal EM	2.9 Mcal EM	2.6 Mcal EM	2.9 Mcal EM
Variable				
Peso inicial, kg	24.750	24.750	24.500	23.750
Peso final, kg	35.000	36.500	32.500	31.500
GPD, kg/borrego	0.230	0.309	0.191	0.206
CMS, kg MS/día/borrego	1.410	1.403	1.229	1.170
CMS, % peso vivo	4.721	4.582	4.312	4.234
CA, CMS/GPD	6.132	4.541	6.435	5.677

Aunque el consumo de alimento no fue analizado estadísticamente, como se observa en el Cuadro 1.14.2 se puede señalar que éste fue mayor en los animales Dorper x Katahdin comparado con los de raza Pelibuey (expresado como consumo diario o porcentaje del peso vivo) y fue menor en la ración con mayor concentración de EM (Cuadro 1.14.2). También, los ovinos Dorper x Katahdin fueron más eficientes para transformar el alimento consumido en incrementos de peso, mientras que la concentración de la energía en la dieta favoreció la eficiencia alimenticia en ambos tipos raciales.

De lo anterior se concluyó que los borregos de razas especializadas (Dorper x Katahdin) presentaron mayores ganancias de peso, comparados con los de raza Pelibuey. El nivel de energía metabolizable en la ración no produjo diferencias en la ganancia de peso de los borregos.

Niveles de grasa de sobrepaso en dietas para corderos en finalización

El presente estudio se realizó en la huerta citrícola "San Lucas", del municipio de Victoria. Se evaluó la inclusión de diferentes niveles de grasa de sobrepaso (0, 2, 4 y 6% de la materia seca total) en raciones isoenergéticas (2.8 Mcal de energía metabolizable por kg de materia seca) e isoprotéicas (18.0% de proteína cruda) para la finalización de corderos estabulados. Se utilizaron 16 corderos Dorper x Black belly, sin castrar y con un peso inicial promedio de 15.9 kg, conformándose cuatro grupos con similar peso inicial, los que fueron alojados en corraletas de 3.0 x 2.0 m, donde el alimento y el agua fueron ofrecidos en forma grupal para cada tratamiento. El trabajo tuvo una duración de 52 días, además de un periodo pre-experimental de 10 días, donde los corderos fueron vacunados y tratados contra parásitos internos. Se determinó el comportamiento del peso y la ganancia diaria en los corderos de cada tratamiento, y se calculó el consumo diario de alimento y la eficiencia alimenticia por tratamiento. Los datos obtenidos se analizaron estadísticamente utilizando andeva y Tukey para el diseño experimental completamente al azar, utilizando los procedimientos para el programa SAS. Así mismo, se realizó el análisis económico del comportamiento productivo de los corderos, considerándose los costos de mercado de los ingredientes utilizados en las raciones experimentales y el valor del kilogramo de cordero, vigentes en el día que finalizó el estudio.

1.14.4. Composición porcentual (base seca) de las raciones experimentales utilizadas para evaluar la inclusión de grasa de sobrepaso en raciones para corderos finalizados en confinamiento.

Ingrediente	Nivel de grasa de sobrepaso (% base seca)			
	0	2	4	6
Grano de sorgo	55,0	52,5	50,0	47,5
Heno de buffel	20,0	20,0	20,0	20,0
Pasta de soya	24,0	24,5	25,0	25,5
Vitaminas y minerales*	1,0	1,0	1,0	1,0
Grasa de sobrepaso	0,0	2,0	4,0	6,0

*Ganatec 300, premezcla para pequeños rumiantes.

En los resultados se observó que el nivel de grasa de sobrepaso no produjo diferencias significativas (P>0.05) en las ganancias diarias de peso en los corderos, obteniéndose incrementos de 0.313, 0.322, 0.313 y 0.288 kgMS/cordero/día, para 0, 2, 4 y 6% de grasa de sobrepaso. También el consumo de alimento en los corderos fue similar (P>0.05) para todos los niveles de grasa de sobrepaso en la ración (1.144, 1.143, 1.143 y 1.132 KgMS/cordero/día), mientras que la conversión alimenticia en los corderos fue similar (p>0.05) para las raciones con 0, 2 y 4% de grasa de sobrepaso (3.655, 3.550 y 3.652 KgMS/Kg aumento), mientras que para la ración con 6% se presentó una reducción notable de la eficiencia (3.931 KgMs/Kg aumento).

En relación con el análisis económico, la utilización de niveles bajos (0 y 2%) de grasa de sobrepaso presentaron mayor margen de utilidad ($134.2 y 138.5) que el presentado con 6% de grasa de sobrepaso ($100.2).

De lo anterior se concluyó, que la inclusión de grasa de sobrepaso en raciones con alto nivel de grano para ovinos finalizados en corral, no modificó la ganancia diaria de peso de ovinos finalizados en corral, mientras que el consumo y la eficiencia alimenticia fueron afectados negativamente cuando el nivel de grasa fue mayor a 4%.

1.14.5. Comportamiento productivo de corderos finalizados en corral con raciones que incluyeron grasa de sobrepaso.

	Nivel de grasa de sobrepaso en la ración (%MS)			
	0	2	4	6
Días de la prueba	52	52	52	52
Peso inicial, kg	19.000	15.750	18.000	16.500
Peso final, kg	35.250	32.500	34.250	31.500
Gptotal, kg/cordero	16.250	16.750	16.250	15.000
GPD, kg/cordero	0.313	0.322	0.313	0.288
CMS, kg MS/día/cordero	1.144	1.143	1.143	1.132
CMS, % peso vivo	4.218	4.738	4.375	4.717
EA, CMS/GPD	3.655	3.550	3.652	3.931

1.14.6. Análisis económico del comportamiento de corderos finalizados en corral con raciones que incluyeron grasa de sobrepaso.

	Nivel de grasa de sobrepaso en la ración (%MS)			
	0	2	4	6
Costo del alimento como se da ($/kg)	2,25	2,33	2,41	2,48
kg alimento/kg aumento	4,10	3,96	4,07	4,36
Costo/kg de aumento ($)	9,24	9,25	9,83	10,8
Precio/kg de cordero ($)	17,5	17,5	17,5	17,5
Margen de utilidad/kg de aumento ($)	8,26	8,25	7,67	6,67
kg aumento total	16,25	16,75	16,25	15,00
Margen de utilidad/aumento total ($)	134.	138.	124.	100.
Relación costo/beneficio	1.89	1.89	1.78	1.62

Cáscara de naranja fresca como fuente de forraje en sustitución de paja de zacate buffel en dietas completas para ovinos de pelo

El presente estudio se realizó en la Posta Zootécnica "Ing. Herminio García González", de la FIC de la Universidad Autónoma de Tamaulipas, en Guemez, Tamaulipas.

Durante 61 días se evaluó el comportamiento de corderos de pelo alimentados con dietas que contenían diferentes proporciones de cáscara de naranja como fuente de forraje en sustitución de paja de zacate buffel.

Se evaluó la inclusión de diferentes niveles de de cáscara de naranja como fuente de forraje en sustitución de paja de zacate buffel en raciones isoenergéticas (2.8 Mcal de energía metabolizable por kg de materia seca) e isoprotéicas (16.0% de proteína cruda) para la finalización de corderos estabulados. Se utilizaron 16 corderos Dorper x Pelibuey, sin castrar y con un peso inicial promedio de 24.7 kg, conformándose cinco grupos con similar peso inicial, los que fueron alojados en corraletas individuales 1.2 x 0.9 m, donde el alimento y el agua fueron ofrecidos a cada uno según el tratamiento.

1.14.7. Dietas con diferentes proporciones de cáscara de naranja como fuente de forraje en sustitución de paja de zacate buffel.

INGREDIENTES	TI	T II	T III	T IV	T V
PAJA BUFFEL	0.0	10.0	20.0	30.0	40.0
CASCARA DENARANJA	40.0	30.0	20.0	10.0	0.0
SORGO GRANO	33.5	33.5	33.5	33.5	33.5
GARANO DE DESTILERIA	10.0	10.0	10.0	10.0	10.0
HARINA DE SOYA	4.0	4.0	4.0	4.0	4.0
HARINOLINA	4.0	4.0	4.0	4.0	4.0
MELAZA	5.0	5.0	5.0	5.0	5.0
MINERALES Y VITAMINAS	2.0	2.0	2.0	2.0	2.0
SULFATO DE AMONIO	0.5	0.5	0.5	0.5	0.5
UREA	1.0	1.0	1.0	1.0	1.0
	100.0	100.0	100.0	100.0	100.0

El trabajo tuvo una duración de 52 días, además de un periodo pre-experimental de 10 días, donde los corderos fueron vacunados y tratados contra parásitos internos. Se determinó el comportamiento del peso y la ganancia diaria en los corderos de cada tratamiento, así como el consumo diario de alimento y la eficiencia alimenticia. En el siguiente cuadro se presentan resultados preliminares.

1.14.8. Comportamiento productivo de corderos alimentados con diferentes proporciones de cáscara de naranja en sustitución de paja de zacate buffel

	TI	TII	TIII	TIV	TV
PESO INICIAL (kg)	25.13	24.13	25.00	24.63	24.63
PESO FINAL (kg)	32.50	32.63	33.75	32.75	31.43
GANANCIA TOTAL (kg)	7.37	8.50	8.75	8.12	6.80
GANANCIA DIARIA (kg)	0.24	0.27	0.28	0.26	0.23
CONSUMO TCD (kg)	3.04	2.78	2.45	1.89	1.19
CONSUMO MS (kg)	1.19	1.45	1.27	1.19	1.09
C.A. TCD	13.19	10.50	8.97	7.25	5.40
C.A. M.S.	5.17	5.46	4.66	4.57	4.91

TCD= Tal como se da, M.S.= Materia seca, C.A.= Conversión alimenticia

Bibliografía.
Glimp H.A. 1991. Nutrition of the ewe. In: D. C. Church Ed.Livestock Feeds and Feeding, third Ed.. Prentice-Hall, Inc. Englewood Cliffs, NJ.
Gutiérrez O. E., E. Solis R. J. Landa G. y A. Tapia V. 1995. Efecto de la suplementacion energetica y con proteína sobrepasante en borregos y cabras pastoreando ryegrass y estrella africana. Avances de Investig. CIA-FAUANL 1994. Marin N.L. pp 26-27.

Hodge R. W.1966. The apparent digestibility of ewes milk and dried pasture by young lambs. Australian J. of Exp. Agric. and Anim. Husb. 6:139-144.

Poe, S. E, A. Glimp, W. P. Deweese, G. E. Mitchell Jr. 1970. Effect of pre-weaning on the growth and development of early-weaned lambs. J. Anim. Sci. 29:401-405.

Robinson J. J., C. Fraser, J. C. Gill, I. McHattie. 1974. The effect of dietary crude protein concentration and time of weaning on milk production and body-weight change in the ewe. Anim. Prod. 19: 331-339.

Robinson J. J., I. McHattie, J. F. Calderon C., J. L. Thompson. 1979. Futher studies on the response of lactating ewes to dietary protein. Anim. prod. 29: 257-269

Robinson J. J. 1988. Energy and protein requirements of the ewe. In. Haresign W., D. J. A. Cole (Eds.). Recent Developments in Ruminant Nutrition 2. Butterworths. London. pp 365-382.

Rodríguez G., J. E. 2005. Influencia del grupo genético y el nivel de energía metabolizable en la dieta de corderos en finalización. Tesis Lic. Universidad Autónoma de Tamaulipas. Cd. Victoria Tamps., México.

Theriez M. 1991. Nutrition of the ewe. In: D. C. Church Ed. Livestock Feeds and Feeding, Third Ed. Prentice-Hall, Inc. Englewood Cliffs, NJ.

Treviño M., J. E. 2004. Niveles de grasa de sobrepaso en dietas para corderos en finalización. Tesis Lic., Universidad Autónoma de Tamaulipas. Cd. Victoria Tamps., México.

SECCIÓN II

Ciencias Agrícolas y Forrajes

Edición y Compilación:
Froylán A. Lucero M., Arnoldo González R., Nazario
Pescador S., José F. Vázquez A., Javier Hernández M. y
Juan C. Martínez G.

II.1 Comportamiento del zacate buffel en el Noreste de México*

Martín Antonio Ibarra Hinojosa†, A. J. Saldívar F., A. G. Limas M., F. A. Lucero M., J. Hernández M. y P. Zárate F.†

*Cuerpo Académico: Mejoramiento, Biotecnología y Sistemas de Alimentación, Facultad de Ingeniería y Ciencias, Universidad Autónoma de Tamaulipas, Cd. Victoria, Tamps., México.

Introducción

El zacate buffel (*Cenchrus ciliaris* L.) es la especie forrajera más utilizada en el noreste de México y sur de Texas; es una planta perenne de crecimiento de verano originaria del sur de África (Bashaw, 1985; Holt, 1985). Su introducción a México la realizaron ganaderos de los estados de Coahuila, Nuevo León y Tamaulipas a principios de los años 50 (Saldivar y Martínez, 1999). En los primeros años se esparció semilla en pastizales con vegetación de matorral espinoso, sin ninguna labor mecánica, con muy poco éxito ya que solo se lograba el establecimiento en áreas abiertas como brechas y caminos. Su distribución fue tan intensa en un período de tiempo tan corto que surgieron múltiples tecnologías e ideas para su establecimiento, manejo, propagación y utilización, pero la mayoría no llegaron a validarse con procedimientos científicos y ocasionaron enormes fracasos y casi un desastre natural ya que se inició una revolución tecnológica en el sur de Texas y Norte de México consistente en remover la vegetación natural, total o parcialmente, y sembrar zacate buffel de cualquier manera, casi siempre invirtiendo mas en la remoción de la vegetación que en la siembra y cuidado posterior. El resultado es que después de desmontar casi 7 millones de ha en los estados de Tamaulipas, Texas, Coahuila y Nuevo León en la actualidad solo hay dos millones de ha de praderas entre los 4 estados. El 90% de ellas con la variedad común, de la que se ha generalizado el conocimiento de que una pradera de zacate Buffel tiene una vida útil de 8 años; sin embargo, en la actualidad se sabe que con buen manejo la vida útil se extienda al menos a 15 años.

Se han realizado numerosos estudios de la adaptación del zacate Buffel en relación con su persistencia y se discutirán por separado aquellos que son de manejo y los que son de carácter ecológico pero, en ambos casos solo se tratarán los que tienen que ver con la sustentabilidad de los sistemas de producción. Al considerar que el zacate Buffel es una planta perenne que además se reproduce por semilla podría pensarse que una comunidad o pradera debería ser también perenne, sin embargo, el ambiente actúa sobre los individuos independientes y el manejo sobre toda la comunidad. Además, también se presentan muchas interacciones entre ambos grupos de factores y entre todos los individuos de las otras especies que componen la vegetación natural. La persistencia individual y la persistencia colectiva determinan de manera directa la sustentabilidad del uso del zacate buffel.

El establecimiento ha sido el factor más importante en el éxito de modificar la vegetación natural introduciendo buffel. Aunque sea una planta que se adapta bien en el noreste de México, no tiene el mismo potencial productivo en las diferentes regiones por lo que los esfuerzos de investigación se han encaminado a entender la variabilidad genética producida por Texas A & M y la Universidad Autónoma Agraria Antonio Narro y los factores climáticos y edáficos de esta región por la Universidad Autónma de Tamaulipas, con el objeto de asegurar el establecimiento y posteriormente la forma sustentable de utilización.

La Universidad Autónoma de Tamaulipas a través de la Facultad de Ingeniería y Ciencias (FIC) desde los años ochentas realizó trabajos formales con el zacate buffel, evaluando la adaptación de materiales generados por la Universidad de Texas A & M identificando en primera instancia materiales con mayor potencial de producción forrajera, que el presentado por el buffel común, posteriormente, se realizaron una serie de evaluaciones donde se incluyó aspectos de valor nutritivo, morfológicos de potencial de semilla de esta gramínea. A continuación se presenta la evidencia de trabajos realizados por la FIC y su participación en la generación del conocimiento en distintos aspectos del comportamiento y potencial del zacate buffel en la región Noreste de México.

Características de las plantas

Cuando germina una semilla y no tiene ningún tipo de interferencia competitiva esta comienza a generar vástagos y a macollar y su crecimiento esta determinado por la presencia de otros individuos. En el centro de Tamaulipas se han evaluado variedades de distintos portes en distintos tipos de suelo y todas mostraron el mismo comportamiento (Astello, 1993). Las heladas llegan a matar individuos total o parcialmente, cuando ocurre lo segundo se observan macollos con vástagos muertos en la periferia o formando medias lunas esta misma forma se observa cuando la planta envejece. El zacate Buffel tiene la característica de ramificar en los entrenudos superiores y genera un alto índice de área foliar que impide la penetración de luz a la superficie del suelo. Cuando las plantas pueden desarrollarse se interfieren unas a otras y ocurre una disminución de la población; esto tiene importantes implicaciones en la estabilidad de una pradera ya que cuando se tiene una cobertura completa con baja población al ser defoliadas, con animales o mecánicamente, el área basal es más pequeña.

Temperatura

Transcurrieron casi 40 años desde su introducción al estado de Texas y su liberación para utilización comercial; esto se debió a que originalmente fue evaluado en las proximidades de Dallas donde no sobrevivieron los inviernos. Sin embargo, al ser evaluado en el sur del estado, con temperaturas mas altas surgió como una alternativa sobresaliente el T-4464 hoy conocido como "común". La mayor parte del hectareage se encuentra cubierto con esta variedad, que es una excelente productora de semilla y buena productora de forraje; su distribución y utilización en casi ocho millones de hectáreas llevó solamente 25 años. Varios factores limitan el rango de adaptación, como es la tolerancia al frío (Hussey y Bashaw, 1990). Al respecto, Hanselka (1991) menciona que una de las restricciones del buffel es que no resiste heladas prolongadas. En las áreas del mundo donde se encuentra el zacate buffel en forma natural o se disemina por semilla las temperaturas mínima y máxima promedio mensual varía de 5° a 45 °C (Cox *et al.*, 1988), acelerando su crecimiento con temperaturas entre 15 y 30 °C. En México no prospera en las tierras altas debido también a las bajas temperaturas, aunque en el estado de Chihuahua se utiliza como forraje de verano que muere en el invierno pero se auto resiembra con una buena producción de semilla. Este sistema requiere un manejo especial para asegurar al menos una buena floración al año. Cox (1991) menciona de 6 a 830 msnm donde se observa su mejor comportamiento. La aparición de variedades con mayor tolerancia al frío ha ampliado el potencial de esta especie (Bashaw, 1980) particularmente en aquellas variedades híbridas que muestran rizomas (Hatch y Hussey, 1991), aunque su propagación es muy deficiente debido a su pobre producción de semilla. No se han realizado estudios que especifiquen las horas frío o intensidad del frío necesario para matar la planta de buffel común, o sistemas de manejo que aumenten su tolerancia al frío.

Suelos

El buffel se adapta mejor en lugares en donde hay suelos limo-arenosos, atribuyendo esto a su mediana permeabilidad y a su excelente relación planta-suelo (Wiliamson y Pinkerton 1984), se ha adaptado también a suelos francos en el sur de Texas (Hussey y Bashaw, 1990). Sin embargo, Ibarra *et al.* (1991) mencionan que el mejor suelo en cuanto a textura y pH es el migajón arenoso con ligera alcalinidad y que se observan fallas en suelos poco profundos y pesados con problemas de drenaje.

Ibarra *et al.* (1991) realizaron un estudio muy completo de los tipos de suelos de todas las áreas donde se adapta el zacate buffel y encontraron que estos son muy variados, aunque hay una aparente preferencia por los migajones-arenosos y reducción en las arcillas y los limos. En el estado de Tamaulipas prospera en diversos tipos de suelos y lo afectan aquellos alcalinos con tendencia a salinidad (Na y/o Ca), aunque se han identificado algunas variedades que son menos afectadas por la salinidad (Aguirre, 1994) lo que permitirá ampliar aún mas su potencial de utilización. También se ha encontrado que no tolera suelos bajos con drenaje deficiente (Eguiarte *et al.,* 1991).

Precipitación

En la zona de adaptación térmica el factor climático más importante es la precipitación cuyo aprovechamiento depende de los tipos de suelo, siendo menor en los suelos arenosos y mayor en los arcillosos. Ha demostrado tener habilidad y persistencia en el establecimiento bajo condiciones adversas especialmente tolerante a períodos prolongados de sequía. La precipitación favorable fluctúa entre 200 y 1250 mm dependiendo del tipo de suelos y distribución de la lluvia, encontrando el óptimo entre 600 y 1000 mm; este régimen pluvial se asocia a tipos de vegetación cerrada, compuesta de arbustos y árboles que interfieren el crecimiento de zacates bajos. En un estudio realizado en cuatro sitios con distinta precipitación en Tamaulipas, Saldívar (1991) encontró que la producción de forraje varió de 6 a 8 veces entre un año seco y otro húmedo con un aumento proporcional en la capacidad de carga; de la misma manera todos los años y en todos los sitios. En Sonora se recomienda la siembra en áreas que tienen al menos 300 mm y que el 50% se presenta en los meses de verano (Hanselka y Johnson, 1991). También se ha demostrado que con irrigación se incrementa la producción por corte y el número de cortes por año (Hanselka y Johnson, 1991) y cuando se adiciona fertilizante se incrementa aún más (Eguiarte *et al.*, 1991). La interacción de tipos de suelos, precipitación y regimenes térmicos ocasionan mayor crecimiento del buffel. En el Cuadro 2.1.1 se observa que en un estudio de tres años, la tasa de crecimiento de 10 variedades fue mayor en la región de Nuevo Laredo que en otras 6 localidades de la Provincia Ecológica Tamaulipeca (Garza, 2004).

Distribución

En el Cuadro 2.1.1 se muestra la tasa de crecimiento y en el Cuadro 2.1.2 se observa la distribución que el Buffel común presente en pastizales que no han sido dañados por disturbios de varios tipos (sobrepastoreo, sequías, falta de manejo, entre otros factores), aunque su porcentaje es menor cuando el tipo de vegetación es mas denso; su presencia es mas notoria en áreas que fueron disturbadas y probablemente se distribuyó semilla y también se observó que no existen praderas con mas de 80% de cobertura con Buffel y que esta tiende a disminuir con los años, aunque es mas estable donde la vegetación natural era matorral (Saldívar *et al.* datos sin publicar). Esto explica el lugar que tiene el Zacate Buffel en las áreas donde se ha naturalizado, sin embargo, es necesario definir cual es, verdaderamente, la sustentabilidad de su uso en estas regiones. Si partimos del hecho de que es un pobre colonizador de las áreas cubiertas con vegetación natural y que se establece en áreas que han sido desprovistas de la vegetación, para mantener la estabilidad de las comunidades de Buffel con las especies naturales de la región se requieren algunas prácticas de cultivo o manejo.

Cuadro 2.1.1. Tasa de crecimiento estimada de 10 variedades de buffel en siete localidades del noreste de México y sur de Texas, durante 2001-2003 (Garza, 2004).

Localidad	Tasa de Crecimiento (kg MS ha^{-1} día^{-1})	
Laredo	60.6 ± 22.0	A
Fowlerton	43.3 ± 12.1	B
Zaragoza	36.7 ± 14.4	C
China	33.4 ± 14.3	D
Beeville	26.5 ± 7.6	E
Gómez Farias	26.3 ± 12.0	E
Reynosa	22.0 ± 10.9	F
* Valores con distinta literal son estadísticamente diferentes (P<0.05).		

Cuadro 2.1.2. Presencia de zacate buffel en distintos tipos de vegetación.

Localidad	Vegetación Natural	Suelo	Vegetación Natural	Vegetación Secundaria	Praderas
Acuña Coah.	Matorral Abierto	AreAL	5.3% (10)	30.2% (8)	78.4% (12)
Anahuac N.L.	Matorral Abierto	AreAL	4.2% (15)	24.9% (11)	72.9% (10)
Nvo. Laredo	Matorral Abierto	AreA	4.1% (35)	27.3% (46)	81.1% (97)
Guerrero Tam	Matorral Abierto	AreA	3.8% (18)	26.2% (32)	73.4% (28)
Sabinas Hgo	Matorral Abierto	AreAL	2.9% (23)	18.3% (27)	58.4% (30)
Reynosa	Matorral Abierto	ArAL	6.1% (60)	32.7% (95)	76.1% (87)
San Fernando	Matorral Abierto	ArA	4.9% (78)	28.4% (70)	68.9% (64)
Padilla	Selva B. Espinosa	Ar	2.2% (87)	17.9% (92)	54.7% (89)
Victoria	Selva B. Subcad.	Ar	1.6% (92)	15.2% (98)	38.9% (105)

(Saldivar *et al.*, Datos sin Publicar)

Enfermedades

En 1991 se realizó un simposium Internacional sobre Zacate Buffel en Ciudad Victoria y en el se señaló el riesgo que tenia la ganadería regional al depender del zacate buffel común (Saldivar, 1991). Apenas unos cuantos años después se detectó y describió una enfermedad fungosa (Gómez, 1994) ocasionada por *Pyricularia grises* ocasionando problemas económicos en las praderas de zacate buffel en el Sur de Texas (Rodríguez *et al.*, 1999) actualmente se conoce que esta dispersa en toda la región del Buffel (Garza, 2004) y existen variedades experimentales resistentes al tizon (Gonzalez, 2002; Garza *et al.*, 2003).

Persistencia

Con la información anteriormente presentada se explica el lugar que tiene el Zacate Buffel en las áreas donde se ha naturalizado, sin embargo, es necesario definir cual es, verdaderamente, la sustentabilidad de su uso en estas regiones. Si partimos del hecho de que es un pobre colonizador de las áreas cubiertas con vegetación natural y que se establece en áreas que han sido desprovistas de la vegetación, para mantener la estabilidad de las comunidades de Buffel con las especies naturales de la región se requieren algunas prácticas de cultivo o manejo. Para entender estas relaciones se analizaran las distintas etapas en la introducción del zacate.

Establecimiento

Para iniciar el establecimiento de una pradera es necesario remover la vegetación natural que generalmente se realiza con maquinaria pesada. Se han utilizado distintos tipos de maquinaria como el Buldózer, cadenas, chapoleadoras, rastras grandes, desenraizadores (root cutter) etc. El propósito es siempre invertir lo menos posible, aunque los mejores resultados se obtienen cuando se prepara una cama de siembra completa (Hinojosa, 1996). Se puede establecerse en terrenos preparado con barbecho y rastra, cuando la disponibilidad de la maquinaria y condiciones del terreno lo permitan. La utilización de la rastra, coa o estaca puede ser suficiente para su siembra especialmente en lomerío o donde no es recomendable mover el suelo. Este zacate puede sembrarse, cuando es temporal al inicio de las lluvias o en seco antes del inicio de estas hasta con 45 días de anticipación (Jiménez, 1994). La siembra se realiza principalmente por dispersión manual o mecánica de semilla con distintos grados de germinación, pero los mejores resultados se obtienen cuando se emplea algún artefacto que ponga la semilla dentro del suelo o al menos bien adherida al suelo como una sembradora especializada o una voleadora seguida por una rastra ligera y superficial. Esta es la etapa más importante ya que remover la vegetación representa en la actualidad un costo cercano a los 3500 pesos por ha (US $360) mientras que la siembra, incluyendo la semilla, es de alrededor de 600 pesos (US $60) por ha; sin embargo, con mucha frecuencia el productor trata de ahorrar precisamente en la siembra, dispersando la semilla manualmente a caballo o simplemente caminando, utilizando además semilla sin certificación que es comúnmente recolectada a lo largo de las carreteras sin ningún control de calidad. Las observaciones de múltiples casos de establecimiento nos han enseñado que iniciar con una mala población desaprovecha en gran medida los trabajos de desmonte y que esperar a que el zacate cubra solo las áreas recién abiertas ocasiona un regreso vigoroso de las especies naturales de la región y en algunos casos el incremento de especies invasoras que transforman la composición florística y evitan el desarrollo del zacate Buffel. Puede sembrarse al voleo o en surcos, en el primero de los casos, se requerirá más semilla además de que es el método más rápido y fácil. Cuando se siembra en surcos la mejor distancia son de 50 a 100 cm entre surcos y de 50 a 60 cm entre plantas.

En un trabajo realizado en el centro de Tamaulipas se observó que el método de siembra, afectó (P<0.05) la sobrevivencia, presentándose mayor número de plantas cuando se utilizó el voleo como método de siembra (14.9 plantas/m^2), que cuando se realizó la siembra en surcos a 50 cm (11.9 plantas/m^2). Es decir el método de siembra de voleo, superó al método de siembra en surcos en un 25.2%. Lo anterior deja ver que al utilizar el método de siembra de voleo, existió una mejor distribución de las plantas en el suelo, y como consecuencia, una menor competencia entre las mismas por espacio físico, suelo, nutrientes y luz solar (comparado con el método en surcos, que estaban alineadas y existía menor espacio entre plantas), lo anterior se explica, toda vez que se observaron más plantas por metro cuadrado cuando se utilizó el método de siembra de voleo, que cuando se utilizó el método de siembra en surco (Ibarra, 2007).

La profundidad de siembra no debe ser mayor a 1 cm (Jiménez, 1994). Al respecto Mutz y Scifres (1975) mencionan que la semilla de buffel debe sembrarse a una profundidad entre 6 mm, ya que se logra 50% de emergencia a los 30 días de sembrada. Por otro lado, es frecuente que la semilla que no está en contacto con el suelo germine y muera en unos cuantos días por deshidratación del hipocotilo.

Recientemente, Gary Pogue (1994) desarrolló un equipo para limpiar la semilla de zacate Buffel de todos sus involucros lo que han hecho posible depositar los cariópsides desnudos en el suelo con una sembradora de grano pequeño; Este avance tecnológico tiene la desventaja de que una lluvia ligera provoca la germinación de gran parte de la semilla y esta puede morir en pocos días si no llueve de nuevo. Actualmente sé esta experimentando con distintos recubrimientos que disminuyan la germinación (Pogue, 1997; Comunicación Personal). Bogdan (1977), señala que la densidad de siembra para el pasto buffel, debe ser de 3 a 5 kg de semilla/ha dependiendo de la calidad de la semilla, pudiendo ser suficiente de 0.5 a 1.0 kg de SPG/ha. Peralta (1990) en un trabajo realizado en Tecoman, Puebla, señala que debe de sembrarse de 1 a 2 kg de SPG/ha, mientras Wiliamson y Pinkerton (1985) recomiendan utilizar hasta 2.2 kg de SPG/ha.

Para la siembra se recomiendan de 8 a 10 kg de semilla completa o 1.5 a 2 kg de semilla limpia por hectárea. Ibarra (2007) observó el mejor comportamiento durante el establecimiento del zacate buffel (14 plantas/m^2) utilizando una densidad 3.0 kg de SPG/ha. Asimismo, observó una disminución del número de plantas por metro cuadrado conforme transcurría el tiempo de emergencia; Es decir de los 15 a los 30 días, se redujo en 27.0% el número de plantas, de los 30 a los 45 días se redujo el 16.3% y de los 45 a los 60 días el 8.0%, en total se observo una reducción acumulada del 43.7% de los 15 a los 60 días.

Una pradera de pasto buffel se considera bien establecida cuando tenga de 4 a 10 plantas por m^2 (Hanselka y Reyes, 1986) o cuando la planta halla alcanzado 50 cm de altura (Jiménez, 1994). Esto equivale a una población de 100 000 a 150 000 individuos por ha que en teoría serian 10 a 15 individuos por m cuadrado; de manera que si la germinación es menor al 80% se corre el riesgo de obtener una cobertura muy deficiente, por lo que no es utilizar el mismo criterio en todas las condiciones. En un estudio realizado por Saldivar (1991) se observó que la población de zacate esta relacionada al nivel de precipitación.

En el Noreste de México y sur de Texas, en la llamada Provincia Ecológica de Tamaulipas, la precipitación es poco confiable de manera que no es posible asegurar la presencia de humedad para la germinación del zacate Buffel, por lo que algunos años se pierden las siembras.

Estas consideraciones se traducen en tiempos de espera hasta de tres años para establecer el zacate en una pradera. Si este costo se lo adicionamos al de desmonte resulta doblemente crítico poner atención en el proceso de siembra y en la calidad de la semilla. La siembra del zacate constituye el factor más importante en el fracaso de establecimiento de praderas, el segundo factor en importancia es la inconsistencia de la presencia de lluvias y el tercero la calidad de la semilla; los tres están interrelacionados, pero el hombre tiene control del primero y del tercero.

Utilización

Al igual que la mayoría de las especies forrajeras el manejo de las praderas determina la productividad de las mismas y constituye el factor más importante de la sustentabilidad. Una vez establecida una pradera la forma de manejase pondrá en operación todos aquellos factores que se han analizado. La precipitación pluvial constituye el eje de decisiones y ésta puede mostrar variaciones muy fuertes entre años afectando la disponibilidad de forraje y por lo tanto la capacidad de carga (Cox *et al.*, 1991; Hanselka y Johnson, 1991 y Saldívar, 1991). Este conocimiento sustenta la propuesta de ajustar la carga animal cada año empleando programa de henificación. Las áreas que son manejadas de esta manera mantienen la estabilidad de las comunidades de Buffel y las especies naturales o naturalizadas. No se debe olvidar que al zacate buffel se le introduce en ecosistemas en donde no existía y que aunque encuentra condiciones favorables para su desarrollo, existen otras especies que han creado bancos de semilla durante cientos de años y constituyen una amenaza constante contra la estabilidad del zacate Buffel. En un estudio realizado por Montes (1990) se observó que el pastoreo controlado mantuvo la relación entre el zacate Buffel, el zacate Carretero *(Bothriochloa pertusa) y* especies arbustivas.

Producción de forraje

Rendimientos de forraje en zacate buffel en respuesta a la fertilización (Cuadro 2.1.3), en una evaluación de rendimiento y semilla de zacate buffel bajo condiciones de riego y fertilización en praderas de 4 años de establecidas con buffel variedad Común, el mayor rendimiento de forraje seco (5.5 t/ha) se obtuvo con dos y tres riegos por ciclo. En un segundo experimento el más alto rendimiento (7.925 ton/ha) se obtuvo con 2 riegos y 30 kg de N/ha (Cabanillas *et al.*, 1996).

Producción de forraje en distintos genotipos de zacate buffel

En el sur de Texas, se evaluaron distintos tipos de cama de siembra para el establecimiento del zacate buffel, en las variedades común y nueces, y se midió la producción de materia seca durante el primer crecimiento, posterior al establecimiento, así como el número de plantas por metro cuadrado, fluctuando la producción de la variedad común entre 1,174 y 4,724 kg/ha, así como de 3.1 a 11.7 plantas/m^2, mientras que para la variedad nueces la producción fluctuó entre 1,229 y 5,381 kg/ha y 5.1 y 19.7 plantas/m^2 (Hanselka, 1998).

En pruebas de comportamiento productivo de 20 genotipos de zacate buffel realizadas en la Zona Centro de Tamaulipas, la mayor producción de materia seca se presentó en el genotipo experimental T – 409377, con 15.432 ton de materia seca por hectárea por año, mientras que para la Común tuvo 8.288 ton de materia seca/ha/año (Saldívar *et al.*, 1996).

En pruebas de adaptación del zacate buffel en lugares altos de la región templada de Navidad, Nuevo León, el híbrido 16 tuvo una producción de forraje seco de 1,821 kg/ha y la variedad Común de 1,383 kg/ha, con una altura de 72.8 cm y 59.9 cm, respectivamente (Martínez, 1996).

En un estudio realizado en 1993 en el Campo Experimental de Zonas Aridas "Mardoqueo Ramos Ibarra", de la Universidad Autónoma "Antonio Narro" (UAAAN) en Ocampo, Coahuila, el rendimiento de forraje seco la línea T-87A11754 resultó superior a la variedad Común, obteniéndose 8.3 y 5.0 ton/ha, respectivamente (Pérez, 1995). También, en la región desértica de Ocampo, Coahuila, Carvajal (1996) señala que el mayor rendimiento de materia seca de hojas se obtuvo en el híbrido 61, con 209 g/planta, mientras que la más alta relación hoja/tallo se presentó en el híbrido 25, con 2.53.

En trabajos realizados para determinar las características de producción de 10 genotipos de zacate buffel bajo condiciones de riego. La mayor producción de forraje seco se obtuvo en la variedad Zaragoza -115, con 12.8 ton/ha, con relación a la Común, con 9.1 ton/ha. Para la altura de la planta, la variedad Zaragoza -115 alcanzó 98 cm y la variedad común tuvo una altura de 91 cm (Briones, 1991).

Para Sonora, en una prueba comparativa de 5 genotipos de zacate buffel, Morales y Valenzuela (1991) obtuvieron mayores rendimientos en la variedad Biloela, con 8.2 ton/ha, seguido por IPINIA 119, con 7.1 ton/ha, Formidable, 7.5 ton/ha y Nueces, 7.7 ton/ha. Las mejores tasas de crecimiento se obtuvieron en Nueces y Biloela, con 104 y 93 kg/ha/día. En la densidad de tallos, Nueces (356 tallos/m^2) fue superior a la variedad Común (208 tallos/m^2). Asimismo, la variedad Común, con 5.3 por ciento de área basal, fue inferior a los demás materiales, en donde sobresalió la variedad Biloela (19.6 por ciento).

En la introducción de 20 variedades de Zacate Buffel en un matorral arbosufrutescente de Sonora, la variedad AS-245 presentó el mejor comportamiento para producir forraje, con 3,648 kg de materia seca/ha/año, 3.62 plantas/m^2 y una cobertura de 4.62 por ciento, en comparación con la Común Americana, la cual produjo 2,527 kg de MS/ha/año, tuvo 3.52 plantas/m^2 y presentó una cobertura de 3.56 por ciento (Silva *et al.*, 1993).

En un trabajo realizado en el Sur de Sonora, la variedad AS-245 sobresalió con un rendimiento de 10.29 ton de MS/ha, una densidad de 12.5 plantas/m^2 y una cobertura de 23.2 por ciento, mientras que la Común Americana obtuvo un rendimiento de 7.6 ton de MS/ha, una densidad de 14.0 plantas/m^2 y una cobertura de 19.6 por ciento (Ramírez *et al.*, 1993). Por otra parte, en regiones cálidas de Sonora, la línea AS - 245 presentó el mejor comportamiento (11,826 kg/ha, 100 cm de altura, una densidad de 12.3 plantas/ m^2 y una cobertura de 19.6 por ciento), en comparación con la variedad Común Americana (9,681.5 kg/ha, 100 cm de altura, 13.8 plantas/m^2, y una cobertura basal de 19.2 por ciento) (Palomino *et al.*, 1985).

Para la Zona Centro de Tamaulipas, Astello (1994), al estudiar 20 genotipos de zacate buffel, concluye que el tiempo de rebrote determinó los rendimientos de MS, siendo estos mayores con 90 días al corte. En el mismo trabajo, el número de vástagos y altura fueron mayores en T-409459 (31.4 vástagos por planta y una altura de 0.92 m), T-414460 (48.8 vástagos/planta y una altura de 1.03 m) y T-409529 (56.5 vástagos/planta con una altura de 1.03 m). En el mismo trabajo se determinó que los genotipos con mayor producción de MS fueron el T-409459 (4.5 ton ha^{-1}), T-414460 (11.2 ton ha^{-1}) y el T-409529 (14.1 ton ha^{-1} de MS), mientras que la variedad Común presentó rendimientos que variaron de 2.4 a 7 ton MS/ha^{-1}.

En un estudio realizado bajo condiciones de temporal en el altiplano de Maracaibo en el estado de Zulia en Venezuela, se evaluó la respuesta del pasto buffel a diferentes frecuencias y alturas de corte y niveles de fertilización nitrogenada, obteniendo el mejor comportamiento durante la época de lluvia (Septiembre-Noviembre), fertilizado con 150 N/ha/año (fraccionado) y cortando el pasto a 10 cm de altura observando una producción de 3,640 kg/ha/época (Carballo y González, 1991). La producción de forraje además de proporcionar alimento para el ganado ayuda a la conservación de los suelos, renovando la materia orgánica y evitando la erosión, así como el mejoramiento de la estructura del suelo (Robles, 1975).

Cuadro 2.1.3. Comportamiento de distintas variedades de buffel en México y Texas.

Genotipo	Materia Seca (ton/ha)	Plantas/m²	Altura (cm)	Lugar	Autor
Común	1.7 a 4.7	3.1 a 11.7		Texas	Hanselka, 1998
Nueces	1.2 a 5.4	5.1 a 19.7			
T- 409377	15.4			Tamaulipas	Saldivar, 1996
Común	8.3				
H-16	1.8		72.8	Nuevo León	Martínez, 1996
Común	1.3		59.9		
T-87A11754	8.3			Coahuila	Pérez, 1995
Común	5				
Zaragoza-115	12.8		98	Coahuila	Carvajal, 1996
Común	9.8		91		
IPINIA-119	7.1			Sonora	Morales y Valenzuela, 1991
Formidable	7.5				
Nueces	7.7				
AS-245	3.7	3.6		Sonora	Silva et al., 1993
Común	2.5	3.5			
AS-245	10.3	12.5		Sonora	Ramírez et al., 1993
Común	7.6	14			
AS-245	11.8	12.3	100	Sonora	Palomino et al., 1985
Común	9.7	13.8	100	Sonora	
Común	7.8		86	Tamaulipas	Lara, 2000
Nueces	10.5		128		
T-87A11754	13.3		133		
Formidable	14.2		123		

Bajo condiciones de temporal con precipitaciones de 300 a 400 mm anuales se pueden mantener en 3 a 4 ha un animal adulto (Robles, 1975). Por otra parte, en trabajos realizados en la costa del Pacífico en Clavellinas, Jalisco, se han obtenido de 2.9 ton MS ha^{-1} por año (Eguiarte et al., 1991) hasta 30.1 ton MS ha^{-1} por año en Sauta Nayarit (Eguiarte et al., 1992).

Literatura citada

Aguirre, A. 1994. Efecto de la Salinidad en Seis Variedades de Zacate Buffel. Tesis de Maestría, Universidad Autónoma de Tamaulipas. Cd. Victoria, Tamps., México.

Astello, N. 1994. Efecto del Suelo en la Producción de 20 Variedades de Zacate Buffel. Tesis de Maestría, Universidad Autónoma de Tamaulipas. Cd. Victoria, Tamps., México.

Bashaw, E. C. 1980. Registration of Nueces and Llano Bufellgrass. Crop Science 20:112.

Bashaw, E. C. 1985. Buffelgrass origins. En: Runge, Schuster, Eds. Buffelgrass: Adaptation, Management and Forage Quality Symp. Texas Agr. Exp. Sta. College Station, TX, E. U. Pp. 6-8.

Bogdan, A. D. 1977. Tropical pasture and fodder plants, grasses and legumes. Tropical Agriculture Series. Longman Group Limited. Whiststable, Kent, Great Britain, 476 p.

Briones, R. M. 1991. Características de producción de semilla de 10 de zacate Buffel (*Cenchrus ciliaris* L). Tesis Lic. UAAAN. Saltillo, Coah., México. 57 p.

Cabanillas, C. R., D. G. D. Ibarra, M. M. A. Zapata et al. 1996. Evaluación del rendimiento de forraje y semilla de buffel bajo condiciones de riego y fertilización. Mem. PATROCIPES, No. 10.

Carballo, A. y B. González. 1991. Respuesta del pasto buffel (*Cenchrus ciliaris* L.), a diferentes frecuencias y alturas de corte y niveles de fertilización nitrogenada. Rev. Agron. Luz 8 (3): 167-185.

Carvajal, C. J. 1996. Evaluación de híbridos apomípticos de zacate buffel en la región desértica de Ocampo, Coahuila. Tesis Lic. UAAAN. Saltillo, Coah., México. 78 p.

Cox, J. R. 1991. El zacate Buffel. Historia y establecimiento, un acercamiento internacional para seleccionar sitios de siembra e implicaciones en la agricultura de futuro. Simp. Intern. Zacate Buffel. VII Cong. Nac. SOMMAP. Cd. Victoria Tamps., México. Pp. 60-66.

Cox, J. R. et al. 1988. The Influence of climate and soils on the distribution of four African grasses. J. Range Manag. 41:127-139.

Eguiarte, J. A. et al. 1992. Producción de semilla de buffel con aplicación de nitrógeno. Mem. VIII Cong. Nac. Man. Pastizales. Guadalajara, Jal., México. P. 47.

Eguiarte, J.A., A. González, y R. Hernández. 1991. El Zacate Buffel *(Cenchrus ciliaris* L.) y su potencial forrajero en la costa del Pacífico. CIPEJ INIFAP. SAGAR, México.

Garza C., R. 2004. Evaluación de Materiales Alternativos al Buffel Común en la Provincia Ecológica Tamaulipeca. Tesis DC, Universidad Autónoma de Tamaulipas. Cd. Victoria, Tamps., México. 125 p.

González, D. J. 2002. El Tizón del Zacate Buffel: Una nueva enfermedad que smenaza a los pastizales de las zonas semiáridas. UAAAN, Saltillo, Coah., México. 20 p.

González D., J. R., S. Gómez M. y L. Pérez P. 1998. Componentes del rendimiento de semilla en híbridos apomícticos de *Cenchrus ciliaris*, resistentes a *Pyricularia grisea*. Mem. XVII Cong. Fitogen. Soc. Mex. de Fitogenética A. C. Universidad Autónoma de Guerrero. Acapulco, Gro., México. Pp. 60-72.

Hanselka, C. W. 1998. Buffelgrass variety and mangement field day. Comprehensive Ranch management for profit. Laredo, Tx., E.U. P. 2.

Hanselka, C. W., y D. Johnson. 1991. Establecimiento y manejo de praderas de zacate buffel común en el Sur de Texas y en México. En: A. Saldivar et al., Eds. Simp. Inter. Aprov. Integral del Buffel. SOMMAP, Cd. Victoria, Tamps., México. Pp. 54-59.

Hatch, S. L. y M. A. Hussey. 1991. Origen, taxonomía y oportunidades de mejora genética del Buffel y especies afines. En: A. Saldivar et al., Eds. Simp. Inter. Aprov. Integral del Zacate Buffel. SOMMAP, Cd. Victoria, Tamps., México. Pp. 3-13.

Hinojosa, R. 1996. Maquinaria y equipo para rehabilitación de cubierta vegetal. En: Simp. Reglam. Habilitación, Rehabilitación y Mejoramiento de los Pastizales. SOMMAP, Zacatecas, Zac., México.

Holt, E.C. 1985. Buffelgrass. A Brief History. En: Runge, Schuster, Eds. Buffelgrass: Adaptation, Management and Forage Quality Symposium. Texas Agr. Exp. Sta., College Station, Tx., E.U. Pp. 1-5.

Hussey, M y E. Bashaw. 1990. Avances en el mejoramiento genético del zacate Buffel (Cenchrus ciliaris, L.). Mem. IV Conf. Inter. Ganadería Tropical. Universidad Autónoma de Tamaulipas, Cd. Victoria, Tamps., México. Pp. 12-15.

Hussey, M. A. Buffelgrass Breeding and Evaluation for South Texas. En: E. C. A. Runge and J. L. Schuster (Eds.). Buffelgrass: Adaptation, Management and Forage Quality Symposium. Texas Agr. Exp. Sta. MP-1575. College Station, Tx., E.U. Pp. 9-12.

Ibarra, F. F., J. R. Cox y M. R. Martín. 1991. Efecto del suelo y clima en el establecimiento y persistencia del zacate Buffel en México. Simp. Inter. Aprovechamiento Integral del zacate Buffel. VII Cong. Nac. SOMMAP. Cd. Victoria Tamps., México. Pp. 14-28.

Ibarra H., M. A. 2007. Estrategias para establecer el zacate buffel (Cenchrus ciliaris, l.) en la zona centro de Tamaulipas. Tesis DC, Universidad Autónoma de Tamaulipas. Cd. Victoria, Tamps., México. 156 p.

Jiménez, M. A. 1989. La producción de Forraje en México. Universidad Autónoma de Chapingo. Banco de México/FIRA. Primera Edición Chapingo, México. P. 101.

Martínez, V. J. 1996. Adaptación de zacate buffel de lugares altos en Navidad, Nuevo León. Tesis Lic., UAAAN. Buenavista, Saltillo, Coah., México. 60 p.

Montes, J. J. 1991. Comportamiento de la Vegetación de una pradera de zacate Buffel invadida por carretero en Tamaulipas. Tesis Lic., Universidad Autónoma de Tamaulipas, Cd. Victoria, Tamps., México. 56 p.

Mutz, J. L. and C. J. Scifres. 1975. Soil texture and planting depth influence buffelgrass emergence. Journal of Range Management 28: 222-224.

Palomino, C. et al. 1985. Pruebas de adaptación de veinte líneas de Buffel (Cenchrus ciliaris (L) en regiones cálidas de Sonora. Av. Investig. Pec. Sonora, México. Pp. 67-69.

Peralta, M. A. 1990. Valor cultural y costos de semilla de pastos. Universidad Autónoma de Chapingo, Chapingo, Edo. De Mex., México. P. 2.

Pérez N., M. de J. 1995. Efecto de la competencia sobre la producción de semilla de Buffel Cenchrus ciliaris L. Tesis Lic., UAAAN. Buenavista, Saltillo, Coah., México. 64 p.

Robles, S. 1982. Producción de Granos y Forrajes. Editorial Limusa México. Pp. 395-407.

Saldívar F. A., A. Martínez. 1999. El Uso Alterno del Suelo en el Noreste de México: Los Sistemas Agroforestales. III Taller Reg. Rec. Nat. Ganadería del NE de México y Sur de Texas. Monterrey N.L., México.

Saldívar F., A. J. et al. 1996. Comportamiento productivo de 20 genotipos de zacate buffel (Cenchrus cilaris L.) en la zona centro de Tamaulipas. Mem. Zacatecas, México.

Saldívar, A. J. 1991. Ecosistemas del Zacate Buffel en Tamaulipas. En: A. Saldivar et al. Eds. Simp. Inter. Aprov. del Zacate Buffel. SOMMAP, Cd. Victoria, Tamps., México. Pp. 42-51.

Silva, M. F., R. M. H. Martín y F. Ramírez. 1993. Prueba de adaptación de veinte variedades de Zacate buffel (Cenchrus ciliaris, L) en la región Central de Sonora. Avances de Investigación Pecuaria en el Estado de Sonora, México. Pp. 83-84.

Williamson, J. and Pinkerton, B. 1985. Buffelgrass establishment soil conservation service Harlingen Texas. Symposium held, June 7, 1984, at the Texas A&M University Research and Extension Center, Weslaco, Tx., E.U. Pp. 25-29.

II.2 Mejoramiento de la calidad del forraje en sistemas ganaderos del trópico seco mexicano*

Pedro Zárate Fortuna†, A. J. Saldívar F., A. G. Limas M. F. A. Lucero M., J. Hernández M. y M. A. Ibarra H.†

*Cuerpo Académico: Mejoramiento, Biotecnología y Sistemas de Alimentación,
Facultad de Ingeniería y Ciencias,
Universidad Autónoma de Tamaulipas, Cd. Victoria, Tamps., México.

Introducción

La introducción de especies forrajeras con características sobresalientes para el establecimiento de praderas ha sido un aspecto de gran importancia para mejorar la productividad de los sistemas ganaderos del Noreste de México. Particularmente, en Tamaulipas, Nuevo León y Coahuila, la presencia de *Pyricularia grisea*, que reduce de manera importante la producción y calidad del forraje y semilla en praderas de zacate buffel, ha generado que durante los últimos diez años se hallan producido genotipos de esta gramínea, cuya resistencia y características productivas permiten la generación de expectativas para mejorar la productividad actual de las praderas en áreas de temporal. Así mismo, en áreas con disponibilidad de agua, variedades mejoradas de zacate bermuda, como los Tifton 68 y 85, han mostrado que mejoran significativamente la productividad animal obtenida con otras especies forrajeras.

La incorporación de leguminosas forrajeras como *Desmanthus*, *Leucaena* y *Clitoria* es factible en los sistemas de producción con rumiantes en el trópico seco, toda vez que pueden adaptarse en ambientes con disponibilidad distinta de agua, y el uso de variedades sobresalientes de dichas leguminosas, podrá ser una alternativa para equilibrar el crecimiento y permitir la obtención de asociaciones persistentes. Por otra parte, debido al impacto biológico y económico que se puede lograr mediante el uso de leguminosas forrajeras en los sistemas ganaderos en áreas tropicales, resulta importante estudiar y documentar este tópico, toda vez que las ventajas que se pueden obtener no han sido, y muchos de los fracasos observados en el establecimiento y persistencia de praderas asociadas de gramíneas y leguminosas tienen su origen en la selección incorrecta de las especies, o en la implantación de prácticas de manejo inadecuadas.

Descripción de la línea de investigación

El presente documento presenta los resultados obtenidos en el desarrollo de las actividades de la línea de investigación *"Manejo de recursos forrajeros en zonas tropicales para el establecimiento de sistemas de alimentación animal"*. Dicha línea se fundamenta en el estudio de alternativas para el establecimiento de sistemas de alimentación basados en el uso de recursos forrajeros de alta calidad, y cuyo potencial los hace viables para ser utilizados en sistemas ganaderos con rumiantes, en zonas de trópico seco.

A partir del año 2000, dicha línea de investigación ha recibido apoyo externo para el desarrollo de proyectos de investigación (SIRREYES-CONACYT, SAGARPA-CONACYT y FOMIX-TAMAULIPAS), en los que se han realizado actividades encaminadas al cumplimiento de los objetivos indicados.

La productividad biológica de los sistemas analizados ha sido valorada con base en la respuesta a: (1) componente vegetal, (2) aplicación de insumos, (3) aplicación de prácticas de manejo, y (4) la relación de la respuesta en 1, 2 y 3 con las variables del ambiente.

Se ha realizado la evaluación del potencial productivo de genotipos sobresalientes y/o que se han introducido a los sistemas ganaderos de Tamaulipas, Nuevo León y Coahuila, como en el caso de las variedades Tifton 68 y 85 de zacate bermuda, que en estudios han demostrado el beneficio biológico y económico que se logra cuando se mejoran las gramíneas tomando como fundamento su calidad. Por otra parte, tomando como base que en el caso del zacate buffel, su débil base genética ha propiciado una grave epidemia de tizón foliar causada por *Pyricularia grisea*, que ha reducido de manera importante la producción y calidad de forraje y semilla, se ha realizado la evaluación de materiales resistentes o tolerantes a la enfermedad, y se han identificado genotipos de alta productividad, en términos de rendimiento, valor nutritivo y aceptación por el ganado.

También, la evaluación de leguminosas forrajeras con potencial para ser incluidos en sistemas de alimentación bajo pastoreo ha permitido la generación de alternativas para incrementar la productividad de los sistemas ganaderos, ya que además de proporcionar a los animales una fuente de alto valor nutritivo, en términos de proteína y contenido mineral, éstas tienen la capacidad biológica de fijar nitrógeno atmosférico, a partir de la simbiosis que establece con bacterias del género *Rhizobium*, lo que mejora o incrementa la fertilidad del suelo.

Actualmente se trabaja en la integración del beneficio potencial que proporciona el uso de leguminosas y gramíneas de alto valor nutricional para el desarrollo de modelos de producción, como una herramienta de gran utilidad para los productores, toda vez que permitirá mejorar el comportamiento productivo y reproductivo de los rumiantes mediante el manejo eficiente de los recursos forrajeros, así como la integración de insumos de disponibles en las regiones de influencia del estudio.

Área de influencia

El desarrollo de la presente línea de investigación tiene como influencia las zonas de trópico seco del Noreste de México. Particularmente la mayoría de los ensayos se han desarrollado el la zona centro del estado de Tamaulipas, el cual se ubica entre los paralelos 22° 13' y 27° 40' de latitud Norte y los meridianos 97° 09' y 99° 40' de Longitud Oeste. Al Norte está limitado por los Estados Unidos de Norteamérica, al Sur con los estados de Veracruz y San Luis Potosí, al Este con el Golfo de México y al Oeste con el estado de Nuevo León. El clima prevaleciente en la región es clasificado como (A) C(Wo), y durante los últimos 30 años, en la zona del estudio la temperatura y precipitación media anuales son de 23.8°C y 721.1 mm, respectivamente. Los vientos dominantes en la zona del trabajo provienen del Norte y Noreste, así como del Sureste ("Huasteco"). Cabe señalar que la influencia marítima ocasiona vientos húmedos que penetran en el continente y provocan gran parte de la precipitación anual, además durante los meses invernales llegan masas de aire polar que provocan precipitaciones y condiciones de alta humedad.

Actividades realizadas

Para cumplir con los objetivos establecidos para esta línea de investigación se establecieron las siguientes etapas:

Etapa 1. Identificación de alternativas forrajeras

Con el propósito de generar información sobre los genotipos de gramíneas y leguminosas con mayor potencial para ser utilizadas en los sistemas de producción ganadera en las regiones de trópico seco del Noreste de México, se han realizado ensayos donde se valoró la capacidad de adaptación, rendimiento y calidad del forraje producido. En dichos estudios se incluyeron variedades mejoradas de los zacates buffel, bermuda, braquiaria, guinea y elefante y las leguminosas clitoria, desmanthus y leucaena. Los resultados mostraron que manejadas intensivamente, las variedades Tifton 68 y 85, de zacate bermuda, presentaron el mayor rendimiento forrajero. Así mismo, se observó que en las variedades Cuba CT-115, King grass, de Pennisetum, y buffel Comun, el daño causado al follaje por el gusano falso medidor fue grave, mientras que para las variedades de zacate buffel, aunque el daño fue grave en todas, en H-17 y V-135 éste fue de menor intensidad. De manera sobresaliente, se observó que en Marandú y Mulato, del género Brachiaria, no presentaron daño ni presencia del insecto. Por otra parte, cuando se evaluó la capacidad de establecimiento de variedades de zacate bermuda, se determinó que los genotipos con características estoloníferas (Tifton 68, Tifton 85, Cruza uno y Brazos) pudieron establecerse con mayor rapidez que las rizomatosas (Coastal, NK-37, Tifton 44 y Tifton 78) en suelos arcillosos del Noreste de la República Mexicana, presentando mayor número de estolones/planta, longitud de estolón, número de entrenudos/estolón y número de rebrotes; así mismo, el rendimiento de forraje durante el primer año de crecimiento fue también mayor en las variedades estoloníferas, sobresaliendo Tifton 68, Tifton 85 y Cruza uno durante el verano. Cabe señalar que el contenido de proteína cruda y la digestibilidad de todas las variedades de zacate bermuda se redujeron significativamente en el verano, y solamente la digestibilidad de la materia seca fue mayor en Tifton 68 y Tifton 85 (60.5 y 60.3%) y menor en Cruza uno y Brazos (55.7 y 54.9%).

Etapa 2. Respuesta a la aplicación de insumos en plantas y animales

Con el propósito de establecer patrones de la repuesta con la aplicación de insumos en praderas, se han realizado ensayos para medir la eficiencia con que son utilizados elementos como el nitrógeno para producir biomasa aérea en praderas con distinta disponibilidad de humedad. En los resultados obtenidos con la fertilización nitrogenada, se determinó que el rendimiento de forraje se incrementó linealmente con la dosis de nitrógeno (2591.3, 2949.6, 3770.4, 4408.4 y 4947.6 kg MS/ha para 0, 40, 80, 120 y 160 kgN/ha, respectivamente), y se observó que la eficiencia relativa en la utilización del nitrógeno disminuyó al incrementar el nivel de la dosis (73.7, 47.1, 36.7 y 30.9 kg MS/kg de N aplicado, cuando se aplicaron 40, 80 120 y 160 kg N/ha respectivamente), mientras que en la eficiencia real no mostró diferencia para la dosis aplicada, siendo de 15.9, 14.7, 15.1 y 14.7 kg MS/kg de N aplicado para 40, 80, 120 y 160 kgN/ha, respectivamente. Actualmente se realizan ensayos para valorar la eficiencia de la utilización del fertilizante en distintos sistemas de aplicación, con la finalidad de hacer viable su aplicación.

También se realizó la evaluación del efecto causado por la administración de insumos a los animales en pastoreo, se realizaron ensayos de pastoreo en sistemas de alimentación con praderas de uso intensivo y el uso de insumos disponibles regionalmente. Mediante el uso de fuentes suplementarias con alto contenido energético, se determinó que la suplementación con melaza de caña redujo la cantidad de forraje desaparecido durante el pastoreo en praderas de zacate bermuda (3.7 y 3.5 ton MS/ha) e incrementó el forraje acumulado (3.8 y 4.1

tonMS/ha para pastoreo y pastoreo+suplemento, respectivamente); así mismo, en el estudio se observó que la cantidad de forraje producido para el período total del estudio (Marzo a Diciembre) fue mayor en Tifton 85 que en Tifton 68 (27.6 y 19.8 ton MS/ha, respectivamente), y el forraje en las praderas fue mayor en el verano que en la primavera y el otoño, mientras que el consumo de melaza fue de 176 g animal/día. Por otra parte, al estudiar el efecto de la suplementación con fuentes proteicas utilizando sal común como agente restringente del consumo de suplemento, se observó que la ganancia de peso en ovejas pastoreadas en praderas de bermuda Tifton 85 se incrementó respecto a las que recibieron solamente sal mineralizada, y las adultas presentaron un mayor incremento que las primalas (80.6, 100.2, 52.3 y 58.8 g/día/oveja, para ovejas primerizas y adultas que recibieron sal proteinada, y primerizas y adultas que recibieron sal mineralizada, respectivamente); así mismo, el consumo de suplemento fue superior en las ovejas que recibieron sal proteinada que en las de sal mineralizada, con valores promedio de 56.0 y 17.9 g MS/animal/día, respectivamente. Para todo el período del estudio se determinaron consumos del 5.2, 5.3, 4.9 y 4.9% del peso corporal, para ovejas primerizas y adultas que recibieron sal proteinada, y primerizas y adultas que recibieron sal mineralizada, respectivamente.

Etapa 3. Respuesta de plantas y animales en sistemas de alimentación bajo pastoreo
Toda vez que la respuesta producida en la interfase planta-animal, dentro de la línea de investigación se han realizado ensayos de pastoreo en sistemas establecidos de producción de carne de ovino, midiéndose la dinámica poblacional de la especie en pastoreo y la respuesta animal obtenida. Cuando se aplicaron diferentes presiones de pastoreo, utilizando corderos de Pelo durante la etapa de crecimiento en praderas de bermuda var. Tifton 68 manejadas en forma intensiva, se observó que el porcentaje de hoja fue mayor con 24 días de rebrote (64.2 y 62.6%, para 62.5 y 95.0 corderos/ha, y que la tasa producción de hoja fue superior al utilizar una carga baja (170.7 y 151.7 kg MS/ha/día para 62.5 y 95.0 corderos/ha); así mismo, la tasa de acumulación de biomasa aérea fue mayor en praderas con la carga baja (213.7 y 185.8 kg MS/ha/día, respectivamente). Por otra parte, en praderas de bermuda Tifton 85, se evaluó el efecto de la carga animal con ovejas de pelo (30, 40, 50 y 60 ovejas adultas/ha), observándose que el forraje disponible en las praderas al inicio del pastoreo fue similar para todas las cargas animal, aunque fue mayor en el pastoreo realizado en el verano (8,575 kg MS/ha), y la composición porcentual de hoja, tallo y material muerto (50, 31.5 y 18.5%, respectivamente). Cabe señalar que el aumento de la presión de pastoreo incrementó el forraje desaparecido en las praderas y redujo la materia seca disponible en las praderas.
También, con el propósito de probar la viabilidad del uso de leguminosas tropicales para mejorar la calidad del forraje producido, se realizaron ensayos utilizando asociaciones de los zacates bermuda var. Tifton 68y buffel var. Común, y Desmanthus spp., variedades BeeTAM-08, BeeTAM-57 y Hussey. El rendimiento total de forraje no mostró diferencias entre variedades debido a que el aporte de la leguminosa fue reducido en la mezcla (menor al 11%), tampoco se manifestaron diferencias en el rendimiento de materia seca para las variedades de Desmanthus, incorporados en las praderas, pero si entre épocas de crecimiento, con mayores producciones en el verano. Cabe señalar la ganancia de peso en corderos de pelo fue mayor con la presencia de la leguminosa en las praderas, observándose que la diferencia fue mayor durante el verano, cuando la leguminosa tuvo el mayor aporte en el forraje producido por las praderas (110 vs 70 g/animal/día). Por otra parte, al valorar un sistema de alimentación basado en el uso del zacate buffel (65% de la dieta) y leguminosas

forrajeras tropicales (35%), se determinó que el uso de Leucaena leucocephala var. Cuninghan superó el uso de otras leguminosas, obteniéndose incrementos aceptables (162 g/cordera/día); así mismo, cuando se utilizaron Desmanthus bicornotus (145 g/día) y Medicago sativa var. CUF-101 (123 g/día) se produjo una respuesta similar a la obtenida cuando se incluyó salvado de trigo (153 g/día), mientras que la inclusión de Clitoria ternatea var. Tehuana la respuesta fue menor (105 g/día).

Etapa 4. Establecimiento, manejo y utilización de leguminosas forrajeras tropicales

De manera similar que para las gramíneas, en el caso de leguminosas, se ha valorado la capacidad de establecimiento de Clitoria ternatea, Desmanthus bicornotus y Leucaena leucocephala, que son leguminosas forrajeras que han mostrado características para establecerse en zonas de trópico seco. Durante el crecimiento inicial (0 a 100 días), la acumulación de biomasa en la planta completa, hoja y tallo, área foliar y relación hoja tallo, y el área foliar no fueron afectadas por la densidad poblacional inicial de las leguminosas evaluadas, pero se observó una mayor cantidad de biomasa acumulada en Desmanthus y Leucaena, especies de habito arbustivo y arbóreo respectivamente, debido a una mayor tasa de acumulación, diferenciándose de la Clitoria, de habito herbáceo, aunque esta presentó una mayor área foliar y relación hoja/tallo.

Toda vez que la disponibilidad de semillas de buena calidad es una limitante en la dispersión de la mayoría de las forrajeras, se han realizado ensayos con el propósito de valorar la capacidad para producir semilla en variedades de D. bicornotus (BeeTAM-06, BeeTAM-08 y BeeTAM-57), bajo distintos arreglos de siembra. En el caso de sobresiembras en praderas de zacate bermuda, el rendimiento de semilla fue mayor en BeeTAM-58 (382.3 kg/ha) y BeeTAM-06 (359.8 kg/ha), observándose diferencias en el número de vástagos, racimos/vástago y vainas/racimo (P>0.05).

También, el peso de la semilla presentó diferencias entre variedades (0.0061a, 0.0045b, 0.0042b y 0.0037c g para BeeTAM-57, BeeTAM-37, BeeTAM-08 y BeeTAM-06, respectivamente). Por otra parte, dado que en términos generales las leguminosas evaluadas producen semillas con testa dura, se han realizado ensayos para el mejoramiento de la germinación a través de valorar el efecto de métodos de escarificación, donde los mejores resultados han sido observados mediante la aplicación de métodos basados en el uso de agua caliente y ácido sulfúrico.

Etapa 5. Difusión de los resultados obtenidos de la investigación

Con el propósito de hacer disponible el conocimiento científico y las tecnologías generadas en el proyecto, se ha realizado la elaboración de manuales y boletines sobre el manejo de los recursos forrajeros a ser utilizados en los sistemas de producción con rumiantes en la zona de influencia; así mismo, se han realizado la publicación de artículos científicos en revistas especializadas y la elaboración de tesis con tópicos relacionados con el manejo de recursos forrajeros.

También se ha participado en reuniones de productores e investigadores para la presentación y discusión de avances derivados de las actividades de los proyectos; así mismo, se realizó un taller dirigido a productores y técnicos especializados del estado de Tamaulipas, donde se presentaron los avances derivados de las actividades desarrolladas en la línea de investigación.

Instituciones participantes en de los proyectos.

En el desarrollo de las actividades de la línea de investigación participan directamente los Drs. Pedro Zárate Fortuna y Abelardo José Saldívar Fitzmaurice, especialistas en el manejo de recursos forrajeros para la zona de trópico seco. Como parte importante de los proyectos, participan ganaderos cooperantes de la Asociación Ganadera Local de Ovinocultores de la Zona Centro de Tamaulipas; así mismo, como parte de las alianzas estratégicas, hasta el momento, en los proyectos se cuenta con la participación de especialistas de la Universidad Autónoma de Nuevo León y la Universidad Autónoma Agraria Antonio Narro.

Bibliografía

Aguirre, A. 1994. Efecto de la Salinidad en Seis Variedades de Zacate Buffel. Tesis de Maestría, Universidad Autónoma de Tamaulipas. Cd. Victoria, Tamps., México.

Astello, N. 1994. Efecto del Suelo en la Producción de 20 Variedades de Zacate Buffel. Tesis de Maestría, Universidad Autónoma de Tamaulipas. Cd. Victoria, Tamps., México.

Bashaw, E. C. 1980. Registration of Nueces and Llano Bufellgrass. Crop Science 20:112.

Bashaw, E. C. 1985. Buffelgrass origins. In: E. C. A. Runge and J. L. Schuster. (Eds.). Buffelgrass: Adaptation, Management and Forage Quality Symposium. Texas Agr. Exp. Sta. MP-1575. College Station, TX, E. U. Pp. 6-8.

Bogdan, A. D. 1977. Tropical pasture and fodder plants, grasses and legumes. Tropical Agriculture Series. Longman Group Limited. Whiststable, Kent, Great Britain, 476 p.

Briones, R. M. 1991. Características de producción de semilla de 10 materiales de zacate Buffel (*Cenchrus ciliaris* L). Tesis de Licenciatura. Universidad Autonoma Agraria Antonio Narro. Buenavista, Saltillo, Coah., México. 57 p.

Cabañillas, C. R., G. D. Ibarra D., M. A. Zapata M., O. M. Silva F. y C. Lizárraga G. 1996. Evaluación del rendimiento de forraje y semilla de buffel bajo condiciones de riego y fertilización. Memoria Técnica PATROCIPES, No. 10.

Carballo, A. y B. González. 1991. Respuesta del pasto buffel (*Cenchrus ciliaris* L.), a diferentes frecuencias y alturas de corte y niveles de fertilización nitrogenada. Revista de Agronomía Luz 8 (3): 167-185.

Carvajal, C. J. 1996. Evaluación de híbridos apomípticos de zacate buffel en la región desértica de Ocampo, Coahuila. Tesis de Licenciatura. Universidad Autónoma "Agraria Antonio Narro" (UAAAN), División de Agronomía, Buenavista, Saltillo, Coahuila, México. 78 p.

Cox, J. R. 1991. El zacate Buffel. Historia y establecimiento, un acercamiento internacional para seleccionar sitios de siembra e implicaciones en la agricultura de futuro. Resumen. Simposium Internacional. Zacate Buffel. VII Congreso Nacional SOMMAP. Cd. Victoria Tamps., México. Pp. 60-66.

Cox, J. R., M. H. Martin, F. A. Ibarra, J. H. Fourie, N. F. G. Rethman and D. G. Wilcox. 1988. The Influence of climate and soils on the distribution of four African grasses. Journal of Range Management 41:127-139.

Eguiarte, J. A., S.A. González y H. R. Rodríguez. 1992. Producción de semilla de buffel con aplicación de diferentes cantidades de nitrógeno. Memorias VIII Congreso Nacional de Manejo de Pastizales. Guadalajara, Jalisco, México. P. 47.

Eguiarte, J.A., A. González, y R. Hernández. 1991. El Zacate Buffel *(Cenchrus ciliaris* L.) y su Potencial Forrajero en la Costa del Pacífico. Boletín CIPEJ N° 24. INIFAP. SAGAR, México.

Garza, C. R. 2004. Evaluación de Materiales Alternativos al Buffel Común en la Provincia Ecológica Tamaulipeca. Tesis Doctoral, Universidad Autónoma de Tamaulipas. Cd. Victoria, Tamps., México.

González, D. J. 2002. El Tizón del Zacate Buffel: Una Nueva Enfermedad que Amenaza a los Pastizales de las Zonas Semiáridas. Boletín Divulgativo Especial. Universidad Autónoma Agraria Antonio Narro, Buenavista, Saltillo, Coah., México. 20 p.

González, D. J. R. y S. Gómez M. y L. Pérez P. 1998. Componentes del rendimiento de semilla en híbridos apomícticos de *Cenchrus ciliaris*. Resistentes a *Pyricularia grisea*. Memoria XVII Congreso de Fitogenética Sociedad Mexicana de Fitogenética A. C. Universidad Autónoma de Guerrero. Acapulco, Guerrero. México. Pp. 60.

Hanselka, C. W. 1998. Buffelgrass variety and mangement field day. Comprehensive Ranch management for profit. Laredo, Tx., E.U. P. 2.

Hanselka, C. W. y D. Johnson. 1991. Establecimiento y Manejo de Praderas de Zacate Buffel Común en el Sur de Texas y en México. In: A. Saldivar, M.A. Hussey, C.W. Hanselka y A. Ortega, (Eds.) Simposium Intencional Aprovechamiento Integral del Zacate Buffel. SOMMAP, Ciudad Victoria, Tamps., México. Pp. 54-59.

Hatch, S. L. y M. A. Hussey. 1991. Origen, Taxonomía y Oportunidades de Mejora Genética del Zacate Buffel y Especies Afines. En: A. Saldivar, M. A. Hussey, C. W. Hanselka y A. Ortega. (Eds.) Simposium Internacional Aprovechamiento Integral del Zacate Buffel. SOMMAP, Ciudad Victoria, Tamps., México. Pp. 3-13.

Hinojosa, R. 1996. Maquinaria y Equipo para Rehabilitación de Cubierta Vegetal. In: Simposio sobre Reglamentación para la habilitación, Rehabilitación y Mejoramiento de los Pastizales. SOMMAP, Zacatecas, Zac., México.

Holt, E.C. 1985. Buffelgrass. A Brief History. In: E. C. A. Runge and J. L. Schuster (Eds.). Buffelgrass: Adaptation, Management and Forage Quality Symposium. Texas Agr. Exp. Sta. MP- 1575. College Station, Tx., E.U. Pp. 1-5.

Hussey, M y E. Bashaw. 1990. Avances en el mejoramiento genético del zacate Buffel (Cenchrus ciliaris, L.). Soil and Crop Science departament. Memoria IV Conferencia Internacional de Ganadería Tropical. Universidad Autónoma de Tamaulipas, Cd. Victoria, Tamps., México. Pp. 12-15.

Hussey, M. A. Buffelgrass Breeding and Evaluation for South Texas. In: E. C. A. Runge and J. L. Schuster (Eds.). Buffelgrass: Adaptation, Management and Forage Quality Symposium. Texas Agr. Exp. Sta. MP-1575. College Station, Tx., E.U. Pp. 9-12.

Ibarra, F. F., J. R. Cox y M. R. Martín. 1991. Efecto del suelo y clima en el establecimiento y persistencia del zacate Buffel en México de Texas. Resumen. Simposium. Internacional. Aprovechamiento Integral del zacate Buffel. VII Congreso Nacional. SOMMAP. Cd. Victoria Tamps., México. Pp. 14-28.

Ibarra H., M. A. 2007. Estrategias para establecer el zacate buffel (*Cenchrus ciliaris*, l.) en la zona centro de Tamaulipas. Tesis de Doctorado en Ciencias, Universidad Autónoma de Tamaulipas. Cd. Victoria, Tamps., México. 156 p.

Jiménez, M. A. 1989. La producción de Forraje en México. Universidad Autónoma de Chapingo. Banco de México/FIRA. Primera Edición Chapingo, México. P. 101.

Martínez, V. J. 1996. Adaptación de zacate buffel de lugares altos en la región templada de Navidad, Nuevo León. Tesis de Licenciatura, Universidad Autónoma Agraria Antonio Narro, División de Agronomía. Buenavista, Saltillo, Coah., México. 60 p.

Montes, J. J. 1991. Comportamiento de la Vegetación de una Pradera de zacate Buffel Invadida por Carretero en Tamaulipas. Tesis de Licenciatura, Universidad Autónoma de Tamaulipas, Cd. Victoria, Tamps., México. 56 p.

Mutz, J. L. and C. J. Scifres. 1975. Soil texture and planting depth influence buffelgrass emergence. Journal of Range Management 28: 222-224.

Palomino, C, V. M., M. Silva, y M. F. Ramírez. 1985. Pruebas de adaptación de veinte líneas de Buffel (*Cenchrus ciliaris* (L) en regiones cálidas de Sonora. Avances de Investigación Pecuaria en el Estado de Sonora, México. Pp. 67-69.

Peralta, M. A. 1990. Valor cultural y costos de semilla de pastos, Universidad Autónoma de Chapingo, Chapingo, Edo. De Mex., México. P. 2.

Pérez N., M. de J. 1995. Efecto de la competencia sobre la producción de semilla de zacate Buffel *Cenchrus ciliaris* L. Tesis de Licenciatura Universidad Autónoma Agraria Antonio Narro, Buenavista, Saltillo, Coah., México. 64 p.

Robles, S. 1982. Producción de Granos y Forrajes. Editorial Limusa, México. Pp. 395-407.

Saldívar F., A. y A. Martínez. 1999. El Uso Alterno del Suelo en el Noreste de México: Los Sistemas Agroforestales. III Taller Regional Sobre los Recursos Naturales para la Ganadería del Noreste de México y Sur de Texas. Monterrey N.L., México.

Saldívar F., A.J., J. A. González L., M. A. Ibarra H. y P. Zárate F. 1996. Comportamiento productivo de 20 genotipos de zacate buffel (*Cenchrus cilaris* L.) en la zona centro de Tamaulipas. Memoria Zacatecas, Zacatecas, México. 11 p.

Saldívar, A. J. 1991. Ecosistemas del Zacate Buffel en Tamaulipas. In: A. Saldivar, M. A. Hussey, C. W. Hanselka y A. Ortega. (Eds.) Simposium Internacional sobre Aprovechamiento Integral del Zacate Buffel. SOMMAP, Ciudad Victoria, Tamps., México. Pp. 42-51.

Saldívar, F. A., M. Ibarra, P. Zarate y F. Briones. Datos Sin Publicar. Universidad Autónoma de Tamaulipas, Cd. Victoria, Tamps., México.

Silva, M. F., R. M. H. Martín y F. Ramírez. 1993. Prueba de adaptación de veinte variedades de Zacate buffel (*Cenchrus ciliaris* (L) Link) en la región Central de Sonora. Avances de Investigación Pecuaria en el Estado de Sonora, México. Pp. 83-84.

Williamson, J. and Pinkerton, B. 1985. Buffelgrass establishment soil conservation service Harlingen Texas. Symposium held, June 7, 1984, at the Texas A&M University Research and Extension Center, Weslaco, Tx., E.U. Pp. 25-29.

II.3 Producción y calidad de semilla de frijol sometido a estrés hídrico

Maria Claudia Castañeda Saucedo[1], J. M. Tapia G.[1], G. Rocha Ch.[1], O. D. Montañez V.[1], I. E. Morales Z.[1], E. O. García F.[2], J. G. Michel P.[1] y E. Guerra M.[3]

[1]Centro Universitario del Sur, Universidad de Guadalajara, C. Guzmán, Jalisco, México.
[2]Centro Universitario de la Costa Sur, Universidad de Guadalajara, Autlán, Jalisco, México.
[3]Investigador CGIC Universidad de Colima, Colima, Colima, México.

Introducción

El sesenta por ciento de la producción mundial de frijol (*Phaseolus vulgaris*) se produce bajo condiciones de estrés hídrico, siendo el factor que mayor contribuye en la reducción del rendimiento después de las enfermedades (Singh, 1995). El efecto de estrés hídrico sobre el rendimiento está en función de la severidad, etapa reproductiva durante la cual ocurre (Basra, 1994; Pedroza y Muñoz, 1993) y la genética del cultivo (Basra, 1994). En leguminosas la mayor sensibilidad a estrés hídrico se reporta antes del inicio de la floración, (Pedroza y Muñoz, 1993), durante las etapas de floración y desarrollo de vainas (Sionit y Kramer, 1977).

En condiciones de estrés hídrico, el frijol presenta cambios fisiológicos como disminución de la conductancia estomática (Vieira *et al.*, 1992; Pattanagul y Madore, 1999), que a su vez causa reducción de la transpiración (Vieira *et al.*, 1992) y de la fotosíntesis (Pattanagul y Madore, 1999). Además, de la reducción en la fijación de carbono total (Brevedan y Egli, 2003).

Existe controversia sobre el efecto de estrés hídrico en la calidad de la semilla. Heatherly (1993) señala que en soya (*Glycine max*) un estrés severo en la etapa de acumulación de reservas reduce la calidad de la semilla en términos de germinación y vigor. En contraste, Vieira *et al.* (1992) no encontraron efecto de estrés hídrico sobre la germinación y vigor de soya, pero sí obtuvieron un incremento de semillas inmaduras, arrugadas y sin brillo

En México, se siembra más de un millón de hectáreas de frijol, localizadas principalmente en la región del altiplano entre los1800 y 2200 msnm, con precipitación media anual de 200 a 400 mm. En esa región el productor utiliza semilla del ciclo anterior para la siembra, cuya calidad fisiológica es desconocida. En el presente trabajo se evaluaron respuestas fisiológicas del frijol, en la planta, rendimiento y sus componentes, y en la calidad física y fisiológica de la semilla, de plantas de frijol sometidas a estrés hídrico durante la etapa formación de vainas.

Materiales y métodos

El estudio se realizó en condiciones de invernadero se sembró la variedad Frijol Negro Otomì. Se utilizaron macetas de 4l y como sustrato una mezcla de suelo franco, arena de río, "peat moss" y agrolita, en una proporción de 2:2:1:1. Al sustrato se le determinó la capacidad de campo (CC) mediante el método de la olla de presión y el punto de marchitez permanente (PMP) por el método de la membrana de presión, y se generó una curva de retención de humedad. En formación de vainas se aplico estrés (EH), que consistió en suspender el agua hasta alcanzar el PMP + 5 días, equivalente a 9,5% de humedad en el sustrato y Y_w= -2,0MPa; al final del estrés se reanudó el riego periódico. El testigo se mantuvo a CC= 21,8%. Los tratamientos se distribuyeron en un diseño experimental de bloques completos al azar con cuatro repeticiones, la unidad experimental fueron 25 macetas con una planta. La temperatura media en invernadero durante el ciclo del cultivo fluctuó entre 18 y 24°C

La fotosíntesis y respiración de hoja superior e inferior se evaluó con un aparato portátil de fotosíntesis (LI-6200, LICOR Inc., Lincoln, Nebraska, EEUU). Las lecturas se hicieron a los -1 (previo al estrés), 3 y 5 días de estrés, más 1, 2, 4y 15 días después del estrés hídrico. Con los datos obtenidos se calculó la tasa de fotosíntesis global (Fg) mediante la ecuación Fg= fotosíntesis neta + respiración. Para determinar el rendimiento y componentes del rendimiento se cosecharon las vainas de cada unidad experimental y se les evaluó rendimiento de semilla por planta (g), número de vainas por planta, semillas por planta, semillas por vaina y peso por vaina (mg). La calidad física se cuantificó mediante el peso de 1000 semillas (PMS) y peso volumétrico (PV). El PMS se determinó, según Moreno (1984). Para el PV se usó una probeta graduada para medir el volumen de 50g de semilla, y luego se aplicó la fórmula PV= (Volumen de la muestra/peso de la semilla) $\times 100$, y se expresó en kg·hl^{-1}. La calidad fisiológica se evaluó mediante la prueba de germinación estándar en toallas de papel (Marquis Georgia-Pacific), de acuerdo con la metodología de ISTA (1993). Los datos se sometieron a análisis estadístico con el programa SAS (Statistical Analysis System), mediante análisis de varianza y comparaciones múltiples de medias (Tukey; P < 0.05).

Resultados y discusión

El estrés hídrico redujo notablemente la actividad fotosintética global tanto en la hoja superior como en la hoja inferior, a los 3 días de estrés hídrico la hoja superior disminuyó de 18 a 0.5 μ mol m^2 s^1 y la hoja inferior de 13 a 1.35 μ mol m^2 s^1, en ambas hojas al el último día de estrés hídrico la fotosíntesis registrada fue totalmente nula; 5 días después del riego, las hojas superior e inferior recuperaron su actividad fotosintética en 53.7 y 36% respectivamente y 15 días después del riego las hojas habían recuperado en un 100% su actividad fotosintética global (Figura 2.3.1). Brevedan y Egli (2003) registraron reducciones de 23 a menos de 5μmol·m^{-2}·s^{-1} de CO_2 después de la aplicación de déficit hídrico por más de 15 días durante el llenado de semilla. También Pattanagul y Madore (1999) provocaron una disminución de 60% en la fotosíntesis (de 6,25 a 2,5μmol·m^{-2}·s^{-1}) de Coleus bluei, mediante estrés hídrico por 21 días con pequeños riegos de auxilio.

La respiración foliar de ambos estratos mostró pequeños cambios por el efecto del estrés hídrico sobre todo en los primeros 3 días después del EH; sin embargo al 5to día de estrés decreció de 3 a 1.23 μ mol m^2 s^1 y de 2.6 a 1.8 μ mol m^2 s^1 en la hoja superior e inferior, respectivamente; La recuperación de la respiración fue mas rápida en la hoja superior que en la hoja inferior, a los 2 días del riego ya se había recuperado en un 100% mientras que en la hoja inferior se recuperó hasta 15 días después del riego, lo que se atribuye a que las primeras tienen mayor actividad metabólica.

El estrés hídrico redujo el rendimientote semilla en 7.6 gr/planta (41%) la reducción se debió a la disminución del 32.4% de número de vainas por planta lo que repercutió en una reducción de 36% en el número de semillas por planta (Cuadro 2.3.1), lo que indica que el principal componente que fue afectado fue el número de vainas, ya que el peso y número de semillas por vaina no resulto afectado. Resultados similares encontraron Acosta (2004) y Gomes *et al.* (2000), quienes reportaron mayor reducción del rendimiento por estrés hídrico en frijol a causa de un menor número de vainas por planta. También Nuñez *et al.* (2005) registraron reducciones de 60% en el rendimiento de frijol, que fueron atribuidas a pérdidas de 63.3% en el número de vainas por planta, de 28.9% en semillas por vaina y de 22.3% en el peso de semillas. Se puede inferir que las pérdidas en rendimiento de semilla y sus componentes se deben al decremento en la producción de fotoasimilados debido al déficit hídrico, aunque, Kokubun *et al.* (2001) consideran que la disminución en el número de vainas por planta puede deberse a daño en la viabilidad de los óvulos.

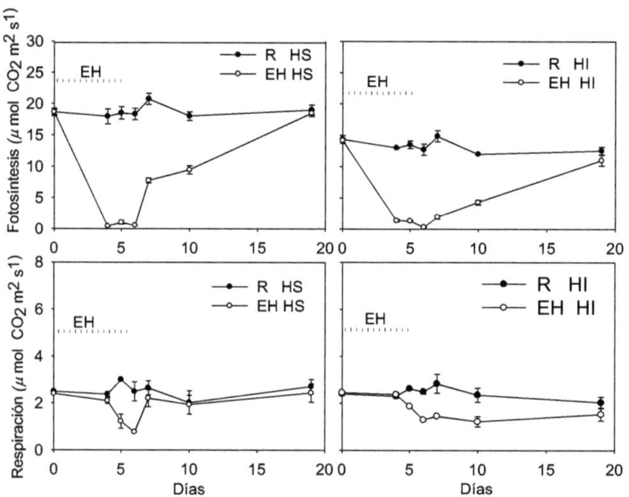

Figura 2.3.1. Fotosíntesis global y respiración de hoja superior (hs) e inferior (hi) en riego (r) y estrés hídrico (eh) en frijol.

La calidad física de la semilla fue afectada en el peso de mil semillas pero no en su peso volumétrico (Cuadro 2.3.1). El peso de mil semillas se redujo en 10% por el estrés con respecto al testigo. Tal reducción concuerda con las observadas por Pérez *et al.* (1999), quienes reportaron pérdidas en soya y frijol al aplicar estrés hídrico durante llenado de semillas. La calidad fisiológica de la semilla no resultó afectada significativamente por el estrés hídrico en cuanto a germinación. Estos resultados confirman lo encontrado por Greven *et al.* (1997) en frijol, y Zalewski *et al.* (2001) en lupinus (Lupinus angustifolius) y triticale. Ello indica que el estrés hídrico reduce el número de semillas y su tamaño, o ambos, pero las semillas formadas no resultan afectadas en la calidad fisiológica.

Cuadro 2.3.1. Rendimiento, componentes de rendimiento y calidad de semilla de frijol en condiciones de riego (r), y estrés hídrico (eh).

Trat.	RS g/pta	NVPP	NSPP	SPV	PPV	PG%	PV kg·hl⁻¹	PMS g
R	18.2 a	13.9 a	57.0 a	4.1 a	1.31a	98.5 a	7.55 a	30.78 a
EH	10.6 b	9.4 b	36.5 b	4.0 a	1.14 a	95.3 a	7.53 a	27.69 b

Conclusiones

El estrés hídrico provocó una notoria disminución en las tasas de fotosíntesis global y respiración de las hojas superior e inferior en frijol negro Otomì. Lo que se ve reflejado en un 41% en disminución del rendimiento como consecuencia de menor número de vainas por planta y por ende de semillas. La calidad física de la semilla resultó afectada en el peso de mil semillas por efecto del estrés hídrico, pero no la calidad fisiológica medida en términos de germinación.

Lliteratura citada

Acosta, D.E., J. A. Acosta G. y J. S. Padilla R. 2004. Relación raíz-vástago en frijol bajo dos condiciones de humedad. Agricultura Técnica en México 30(1): 63-73

Basra, A. S. 1994. Quality seed, basic mechanisms and agricultural implications. Food Products Press. Binghamton, N.Y., E. U. 389 p.

Brevedan, R.E. and D. B. Egli. 2003. Short periods of water stress during seed filling, leaf senescence, and yield of soybean. Crop Science 43: 2083-2088.

Gomes, A.A., A. P. Araújo, R. O. P. Rossiello and C. Pimentel. 2000. Accumulation of biomass, physiological characteristics and yield of bean cultivars under irrigated and dry regimens. Pesquisa Agropecuaria Brasileira 35: 1927-1937.

Heatherly, L.G. 1993. Drought stress and irrigation effects on germination of harvested soybean seed. Crop Science 33: 777-781.

ISTA. 1993. International rules for seed testing. Seed Science Technology Supplement 21. International Seed Testing Association. Zurich, Suiza. 288 p.

Kokubun, M., S. Shimada and M. Takahashi. 2001. Flower abortion caused by preanthesis water deficit is not attributed to impairment of pollen soybean. Crop Science 41:1517-1521.

Moreno, M.E. 1984. Análisis Físico y Biológico de Semillas Agrícolas. Universidad Nacional Autónoma de México. México, D.F. 382 p.

Nuñez, B.A., G. Hoogenboom and D. S. Nesmith. 2005. Drought stress and distribution of vegetative and reproductive traits of a bean cultivar. Scientia Agrícola 62(1): 18-22.

Pattanagual, P. and M. A. Madore. 1999. Water deficit effects on raffinose family oligosaccharide metabolism in Coleus. Plant Physiology 121: 987-993.

Pedroza, J.A. and O. A. Muñoz. 1993. Resistencia ontogénica y filogenética a sequía en Phaseolus vulgaris L. I. Caracteres vegetativos. Agrociencia 4:19-33.

Singh, S.P. 1995. Selection for water stress tolerance in interracial populations of common bean. Crop Science 35: 118-124.

Sionit, N. and P. J. Kramer. 1977. Effect of water stress during different stages of growth of soybean. Agronomy Journal 69: 274-278.

Vieira, R.D., D. M. TeKrony and D. B. Egli. 1992. Effect of drought and defoliation stress in the field on soybean seed germination and vigor. Crop Science 32: 471-475.

Zalewski, K., L. B. Lahuta and M. Horbowicz. 2001. The effect of soil drought on the composition of carbohydrates in yellow lupin seeds and triticale kernel. Acta Physiologica de Plantas 23: 73-78.

II.4 Caracterización del ensilaje de la caña de azúcar (*Saccharum officinarum* L.) con aditivos. I. Características organolépticas

Iván Ernesto Morales Z.[1], J. M. Palma G.[2], O. D. Montañez V.[1], J. Rodríguez G.[2], J. M. Tapia G.[1], G. Rocha Ch.[1], E. O. García F.[3], E. Guerra M.[3] y M. C. Castañeda S.[1]

[1]Centro Universitario del Sur, Universidad de Guadalajara, Cd. Guzmán, Jalisco, México, [2]CGIC, Universidad de Colima, Colima, México, [3]Centro Universitario de la Costa Sur, Universidad de Guadalajara, Autlán, Jalisco, México.

Resumen

Para estudiar el proceso de conservación de caña de azúcar en forma de ensilado se midió la condición física y potencial productivo de la planta y se elaboraron ocho ensilados. Al ensilar se agregó: Urea (1.0%), sulfato de amonio (0.1%) y fosfato diamónico (0.25%); un inóculo artesanal (2% de la materia fresca): Melaza 10%, urea 0.5%, pollinaza 5.0%, yogurt 1.0% y agua 83.5%. Se Picó y extendió la caña (capas de 15 a 20 cm.) a nivel del piso, se asperjó el inóculo y al boleo los demás aditivos, se apisonó con tractor (10 min/capa) y, se cubrió con plástico, caña entera y tierra. La variedad de caña predominante fue la MEX69-290, plantilla con 10 meses de edad; por arriba de 20° Brix, rendimiento estimado mayor a 100 ton/ha. La hoja muerta fue bajo de 3 a 6%, predominó el tallo y hoja fresca. Los silos se abrieron a los 35 a 40 días. Los valores organolépticos indicaron olor a fruta madura, sabor agridulce y color combinado (tallos = roble y hoja = tipo aceituna). La textura fue suelta y la densidad de 420 hasta 575 Kg. /m^3, la temperatura oscilo de 39.4 hasta 46.0 °C, un rango de humedad de 71 hasta 79%, tenor de proteína cruda se incrementó desde 4.25 hasta máximos con 14.72%. Se concluye que estos ensilados en condiciones productivas presentan una fermentación adecuada, características organolépticas deseables y, tendencia a elevar los índices de proteína cruda siendo una tecnológica viable para alimentación del ganado.

Palabras clave: Caña de azúcar, ensilaje, aditivos.

Introducción

La caña de azúcar (*Saccharum officinarum*) se reconoce como un cultivo con gran capacidad de transformar la energía solar en carbohidratos, principal componente orgánico para convertirse en energía biológica (Muñoz *et al.,* 1991) y alcanza su mayor producción en términos de materia seca y energía por unidad de superficie en la época seca (García López *et al.,* 1994); cultivada con propósitos forrajeros, sin riego y bajas dosis de fertilizante, rinde hasta 107 t /ha en materia fresca (Loemba y Molina, 1995), lo que posibilita su utilización como alimento para ganado (Carrasco *et al.,* 2000). La caña utilizada con suplementación proteica ha mostrado datos similares a los alcanzados con pastos tropicales de buena calidad (Alonso y Serna, 1992), sugiriendo factible el sustituir por caña la proporción del alimento tradicionalmente utilizado, sin efectos negativos en la producción animal (Rodríguez *et al.,* 1998). Por otro lado, Loemba y Molina (1995), concluyeron que la caña de azúcar no es recomendable como única fuente de forraje para bovinos jóvenes con peso vivo (PV) $\leq$ 180 kg, sin embargo, en animales mayores (PV $\geq$ 200 kg) obtuvieron resultados que permitirían el uso de la caña adecuadamente suplementada. La información anterior hace necesario pensar en un adecuado manejo de la caña de azúcar y una opción es ensilarla. Preston *et al.* (1976), propusieron que una razón para ensilar la caña de azúcar es tener una fermentación controlada bajo condiciones anaeróbicas para mejorar su valor nutritivo, aumentando su contenido de proteína verdadera (por crecimiento microbiano) y la concentración de ácido láctico; por tanto, el ensilaje de la caña representa una opción viable para la alimentación de ganado y permitiría incluso trabajar en un esquema que proporcione caña fresca en la estación seca y ensilaje para la estación de lluvias.

El ensilado es un alimento conservado importante para los rumiantes, si se lleva a cabo de manera apropiada, es superior nutricionalmente al henificado (Woolford, 2003). Es ampliamente conocido que el logro de indicadores de alta calidad y reducido nivel de pérdidas en los ensilados de forrajes depende, fundamentalmente, del grado de anaerobiosis y de la acidificación por medio de la fermentación bacteriana (Molina *et al.*, 1999), varios microorganismos han sido utilizados con estos fines (Ravelo *et al.*, 1999). Existe también información acerca del uso de aditivos de naturaleza diversa para activar este proceso (Michelena, 1986). En este contexto, los contenidos de materia seca (MS) y carbohidratos solubles (azúcares) de la caña posibilitan las condiciones para el proceso de ensilaje que Otero (1996) estima necesarias para los forrajes tropicales. Las variedades de caña existentes actualmente en las áreas ganaderas tienen un propósito industrial, es decir, se han obtenido para un buen rendimiento en azúcar; no obstante algunas de ellas presentan características forrajeras con digestibilidades de la materia seca superior al 50% (Molina *et al.*, 1997). Es conocida la necesidad de una biomasa rica en nutrimentos y altamente productiva en la alimentación de bovinos; la caña de azúcar al ser un cultivo del que se pueden esperar de 40 a 80 t/ha de biomasa y ser rica en energía (>10 MJ/kg MS) resulta especialmente atractiva como opción (García *et al.*, 1994). Elías *et al.* (1990), concluyeron que los países productores de caña de azúcar poseen un fuerte potencial para la producción animal con esta planta, lo que pudiera contribuir a sus economías.

Por lo tanto, el objetivo de éste estudio fue determinar las características productivas y nutricionales del ensilado de caña de azúcar adicionado con promotores de la fermentación láctica y síntesis de proteína utilizado para la alimentación de ganado bovino.

Materiales y métodos

Se dio seguimiento de monitoreo al ensilaje de caña de azúcar con una mezcla de aditivos, en ocho predios ubicados en el Ejido El Bordo (Colima, Colima) geográficamente entre los 19°12 y 19°30 latitud Norte y a los 103°43 longitud Oeste a 1000 m.s.n.m. con un clima Aw2(w) tipo cálido subhumedo (INEGI, 2001) para hacer un análisis descriptivo del potencial productivo de forraje del cultivo y del proceso de conservación, así como, cambios en la condición nutricional del forraje ensilado. Se manejaron dos variedades de caña (MEX69290 y MEX68-P23), se efectuaron mediciones de la condición física y potencial de producción de la planta en pie de la caña de azúcar a ensilar, en todos los predios el cultivo fue sin riego (temporal). Con este material, se elaboraron los ensilados en cuya fabricación se emplearon dos diferentes sistemas de picado: a) Con picadora de caña autónoma estacionaria (predios 1 al 5) y b) con ensiladora de maíz de forma estacionaria (predios 6 al 8). En todos los casos, se pretendió un tamaño de picado fino (entre 1 y 2 cm.) y, al momento de ensilar se agregó urea (1.0%), sulfato de amonio (0.1%) y fosfato diamónico (0.25%), además de un inóculo artesanal (2%) en proporción a la materia fresca compuesto de: Melaza (10%), urea (0.5%), pollinaza (5.0%), yogurt (1.0%) y agua (83.5%), con 24 horas previas de fermentación según lo descrito por Palma (2003). El proceso de ensilaje consistió en: 1) Picar la caña y extenderla (en capas de 15 a 20 cm de espesor aprox.) a lo largo de lo que constituiría el silo (a nivel del piso), 2) Asperjar el inóculo artesanal y esparcir al boleo la urea, sulfato de amonio y el fosfato diamónico, 3) se apisonó con tractor (no menos de 10 minutos por capa) y, 4) se cubrió el ensilado con plástico y, caña entera y tierra encima del plástico como peso de opresión. Al ser abiertos los silos (35 a 40 días posteriores a su elaboración), se les aplicaron las observaciones y mediciones físicas de acuerdo a la metodología descrita por Ojeda *et al.* (1991). Los datos obtenidos se sometieron a procesos de estadística básica para hacer comparación de medias.

Resultados y discusión

La variedad de caña que predominó fue la MEX69-290 con 10 meses de edad en forma de plantilla; en todos los casos se tuvieron valores por arriba de 20° Brix y, un estimado de rendimiento por hectárea de más de 100 toneladas. Los datos de estimación productiva (toneladas /ha) obtenidos de las cosechas muestran una sensible diferencia por arriba de los descritos por García *et al.* (1994) y Loemba y Molina (1995) (de 40 a 80 y hasta 107 t/ha de materia fresca, respectivamente).

Cuadro 2.4.1. Valores de plantas de caña de azúcar picada para ensilar.

Predio	Variedad	Edad (meses)	Tipo	Grados Brix	Estimado Ton ha^{-1}	% MS Caña picada
1	Mex-69-290	10	Plantilla	20.2a	106.03[a]	32e
2	Mex-69-290	10	Plantilla	20.1a	133.42c	32e
3	Mex-69-290	10	Plantilla	21.8c	126.87b	32e
4	Mex-69-290	10	Plantilla	21.2b	150.88e	31d
5	Mex-69-290	10	Plantilla	20.9b	124.05b	32e
			Promedio	20.84 ± 0.71	128.25 ± 16.22	31.72 ± 1.49
6	Mex-68-23	10	Plantilla	23.2d	143.44d	27[a]
7	Mex-68-23	10	Plantilla	23.5d	130.91c	29c
8	Mex-68-23	10	Plantilla	21.6b	103.07[a]	28b
			Promedio	22.77 ± 1.02	125.81 ± 20.66	28.03 ± 0.96
	Mex-69-290	10	Plantilla	20 a 20.4	100 a 110	27
	Mex-68-23			20.6 a 21.5	120 a 130	28
				21.6 a 21.8	130 a 140	29
				23.2 a 23.5	140 a 150	31

* Literales iguales por columna indican coincidencia en el valor de la variable; MS = materia seca.

Sin embargo, si bien los valores anteriormente descritos muestran una similitud en todos los predios (sin distinción de variedad), solo para el caso de materia seca (MS) los valores observados agrupan al 50% del total de los predios (predios 1 al 5) con 32% de MS, es decir el 80% de los predios con variedad MEX-69-290, no así para los predios con la variedad MEX-68-P23, las que muestran valores menores al 30% de MS. Los valores de producción se muestran en el Cuadro 2.4.1.Al ser abiertos los silos (35 a 40 días posteriores a su elaboración), se les aplicaron las observaciones y mediciones físicas, cuyos valores de las variables se indican en los Cuadros 2.4.2 y 2.4.3 (características organolépticas y, valores físicos y densidad, respectivamente). La descripción de tipo organoléptica indica que para todos los ensilados el olor fue de fruta madura, con sabor agridulce y el color fue combinado por los tallos siendo de roble y el de la hoja de tipo aceituna; la textura fue suelta, coincidiendo con lo descrito por Ojeda *et al.* (1991) como características de ensilados de buena calidad.

Cuadro 2.4.2. Características organolépticas de los ensilados de caña de azúcar.

Olor	Fruta Madura	
Sabor	Agridulce	
Color	Tallos	Roble "A"1136*
	Hojas	Aceituna
Textura	Suelta	

* Catalogo pinturas PRISA®

La densidad medio para los ensilados de cada variedad fue de 502 ±38.07 y 504 ±74.81 Kg. /m³; las temperaturas mostraron valores de 40.44 ±1.01 y 43.33 ±3.39 °C, el pH fue de 3.8 ±0.2 y 4.2 ±0.61 y, la materia seca de 25 ± 3.08 y 26.11 ± 2.98% (MEX-69-290 y MEX-68-P23, respectivamente).

Cuadro 2.4.3. Valores físicos y densidades del ensilado de caña de azúcar.

Predio	Variedad	Densidad Kg / m³	Temp. °C	Materia Seca %
1	Mex-69-290	552 ±40.69	40 ±0.0	25
2	Mex-69-290	534 ±39.36	39.4 ±1.9	22
3	Mex-69-290	474 ±54.14	41.8 ±2.2	27
4	Mex-69-290	479 ±47.40	39.8 ±1.9	29
5	Mex-69-290	471 ±40.41	41.2 ±3.0	22
	Prom.	502 ± 38.07	40.44 ± 1.01	25 ± 3.08
6	Mex-68-P23	572 ±7527	42.6 ±3.4	28
7	Mex-68-P23	517 ±32	41.4 ±2.5	21
8	Mex-68-P23	424 ±43.15	46 ±4.2	24
	Prom.	504.33 ± 74.81	43.33 ± 2.39	26.11 ± 2.98

Conclusiones

1. Los ensilados de caña de azúcar elaborados en condiciones productivas presentan características organolépticas deseables e índices de materia seca y en algunos casos de proteína cruda aceptables, comparados con los valores de otros ya estudiados.

2. La inclusión de aditivo en el ensilaje de la caña de azúcar, aparentemente coadyuva al logro de una fermentación adecuada y características físicas deseables.

3. Para obtener y mantener un ensilado de caña de azúcar de calidad se debe contar con un proceso de ensilaje cuidadoso, que garantice un ambiente de fermentación anaeróbica mediante una compactación para asegurar una densidad alta, un buen tapado y peso de compresión y, un correcto manejo al ser abierto.

4. El ensilado de caña de azúcar resulta ser una alternativa tecnológica viable para la alimentación del ganado en condiciones de trópico en época seca.

Literatura citada

Alonso, J.R. y A. Serna. 1992. Sistemas de producción con vacas lecheras en condiciones de secano con forraje de caña de azúcar entera en el periodo seco. Producción y composición de la leche y comportamiento del peso vivo. Rev. Cub. C. Agr. 26:125.

Carrasco, E., R. García-López y O. Fundora. 2000. Una nota sobre el uso de la caña fermentada con excreta vacuna como complemento al pasto en la alimentación de novillas. Revista Cubana de Ciencias Agrícolas 34:221.

Conway, E. J. 1965. Microanalysis and volumetric error. Crosby & Lockwood. Ltd. London.

Elías, A., O. Lezcano, P. Lezcano, J. Cordero y L. Quintana. 1990. Reseña descriptiva sobre el desarrollo de una tecnología de enriquecimiento proteico de la caña de azúcar mediante fermentación en estado sólido (Saccharina spp.). Rev. Cub. C. Agr. 24:1-15.

INEGI. 2001. Anuario estadístico del estado de Jalisco. México. P. 5

García, L.R., T. R. García, F. Alfonso y E. Mora. 1994. Evaluación comparativa de la Saccharina húmeda (rustica) y la caña de azúcar fresca (con aditivos) para la producción de leche en secano. Revista Cubana de Ciencias Agrícolas 28:1.

Loemba, R.A. y A. Molina. 1995. Nota sobre el comportamiento de terneros y añojos alimentados a base de caña de azúcar. Revista Cubana de Ciencias Agrícolas 29:319.

Michelena, J.B. 1986. Aplicación de diferentes aditivos químicos y presecado en la fabricación de ensilaje de king grass. Tesis D. C. Inst. C. Anim., La Habana. Cuba.

Molina, A.S., I. Febles y J. F. Sierra. 1997. Ensilaje de caña de azúcar con síntesis proteica. Formulación de los aditivos. Rev. Cub. C. Agr. 31:271.

Molina, A.S., J. F. Sierra y I. Febles. 1999. Ensilaje de caña de azúcar con síntesis proteica. Efecto combinado del aditivo y la densidad. Rev. Cub. C. Agr. 33:215.

Muñóz, E., R. González, F. Alfonso y A. Enríquez. 1991. Comparación del pienso con caña de azúcar deshidratada al sol (solicaña) y el concentrado comercial para vacas lecheras. Rev. Cub. C. Agr. 31:33.

Palma G., J. M. 2003. Ensilaje de caña, alimento sano, económico y nutritivo para ganado. Universidad de Colima, Fundación Produce Colima A. C. Tríptico informativo.

Ojeda, G.F., G. O. Cáceres y M. M. Esperance. 1991. Conservación de Forrajes. Ed. Pueblo y Educación. La Habana. Cuba. 80 p.

Otero, M.G., 1996. Ensilabilidad de forrajes en condiciones tropicales. Tesis C. Dr. Cs. Instituto Superior de Ciencias Agropecuarias de Bayamo, Cuba.

Pennington, R.J. 1952. The metabolism of short chain fatty acids in the sheep. I. Fatty acids utilization by rumen apithelium on tissues. Biomed. J. 51:251

Preston, T.R., C. Hinojosa y L. Martínez. 1976. Ensilaje de caña de azúcar con amoniaco, miel y ácidos minerales. Prod. Anim. Trop. 1:24.

Ravelo, D., J. L. Pérez, J.C. Valdés, F. J. Martínez y H. Sánchez. 1999. Comportamiento microbiológico de la fermentación sólida de Garanver con Trichoderma viride y Aspergillus níger W2. Rev. Cub. C. Agríc. 33:207.

Rodríguez, S., A. Elias y Z. Riveri. 1998. Utilización de boniato (Ipoema batata lamb) en la fermentación en estado sólido de la caña de azúcar. Rev. Cub. C. Agr. 32:307

Van Soest, P.J. 1973. Collaborative Study of Acid-Detergente Fiber and Lignin. J. Assn. Agric. Chem. 56 (4):781.

Woolford, M. 2003. La ciencia y tecnología del proceso de ensilaje. Alltech Biotechnology Center Ed. Nichollsville, Kentucky, E.U. 61 p.

II.5 Producción de forraje en praderas de Tifton 68 (*Cynodon nlemfuensis*) y Huizachillo (*Desmanthus spp.*) y consumo voluntario bajo pastoreo con corderos

Oscar Saúl Escamilla Gallegos1, A. J. Saldívar F.2, P. Zárate F.2†, F. Briones E.2, J. C. Martínez G.2, E. Gutiérrez O.3, H. Díaz S.4, F. A. Lucero M.2, J. Hernández M.2, A. G. Limas M.2 y A. González R.25

1 Instituto Tecnológico de Cd. Victoria, Cd. Victoria, Tamps., México,
2 Facultad de Ingeniería y Ciencias, Universidad Autónoma de Tamaulipas,
Cd. Victoria, Tamps., México,
3 Facultad de Agronomía, Universidad Autónoma de Nuevo León, Escobedo, NL, México,
4 Departamento de Recursos Naturales, Universidad Autónoma Agraria Antonio Narro,
Saltillo, Coah., México,
5 Facultad de Medicina Veterinaria y Zootecnia, Universidad Autónoma de Tamaulipas, Cd. Victoria, Tamps., México.

Resumen

El objetivo del estudio fue evaluar bajo un sistema de pastoreo, la asociación de tres variedades de Huizachillo (*Desmathus spp*) cv. Hussey, cv. BeeTAM 08 y cv. BeeTAM 57, con Tifton 68 (*Cynodon nlemfuensis* Vanderyst) y su efecto sobre los borregos. Se utilizaron cuatro potreros de 8 x 15 m, que se pastorearon durante 7 días y 21 de descanso. Se utilizó un diseño experimental de bloques completos al azar, con arreglo de parcelas divididas y prueba de Tukey, además de Regresión Lineal. En Octubre, la disponibilidad de forraje fue la mayor, con una cantidad de 3,471 kg MS/ha; al igual que el forraje producido 4,488 kg MS/ha; crecimiento de la pradera 2,454 kg MS/ha; el forraje desaparecido 2,657 kg MS/ha; con respecto al consumo voluntario, en Verano los corderos consumieron 1,010 g MS/día, y 857 g MS/día durante el Otoño. El porcentaje de proteína cruda fue mayor a los 7, 14 y 21 días de rebrote en Tifton 68, que en el 0 día, también fue mayor la digestibilidad *in vitro* de materia seca. La Fibra Detergente Neutro también disminuyó en los mismos días de rebrote. El cultivar BeeTAM 57, obtuvo el mayor valor proteico con 21.35% seguido por Hussey con 13.59%. La ganancia diaria de peso en Verano fue de 100 g/animal/día, y en Otoño de 75.8 g/animal/día. Con éste manejo de las praderas y una carga animal de 62.5 borregos/ha, desaparecieron los cultivares del Huizachillo tres primeros meses de iniciado el pastoreo.

Palabras clave: Corderos, Tifton 68, Huizachillo, pastoreo, forraje disponible, valor nutritivo.

Introducción

El estado de Tamaulipas, ubicado en la región noreste de México, se caracteriza por ser una entidad dedicada al sector agropecuario. Por lo que se han introducido diferentes especies forrajeras, como son: Buffel (*Cenchrus ciliaris*), Bermudas *(Cynodon spp.)*, Guineas *(Panicum spp.)*, Elefante *(Penisetum spp.)*, etc. Sin embargo, se sabe que estas gramíneas no son de alto valor nutritivo y requieren del suministro de otros alimentos como complemento proteínico, para satisfacer durante el pastoreo las necesidades nutricionales del los rumiantes. El Tifton 68, ha sido introducido recientemente por presentar excelentes producciones forrajeras (Zárate, 1995). Zárate (1995) evaluó este forraje, el cual mostró un rendimiento superior a otras variedades de Bermudas, presentando una producción durante el mes de junio de 4.1 y en julio 5.1 toneladas de materia seca por año t(/MS/ha). También, encontraron que el Tifton 68 produjo 6.8 y 21.2 t MS/ha/año, en temporal y bajo riego, respectivamente (Hernández *et al.*, 1980; Machado y Lamela, 1982). Es importante señalar que esta especie puede ser consumida por ovinos en crecimiento a razón de 40 a 60 g de MS por kg de peso metabólico. A dichos niveles de consumo, un animal de 20 kg de peso vivo requiere de 167 g de PC (NRC, 1985) y difícilmente puede cubrir sus requerimientos a partir del pasto. Sin embargo, existen ciertas leguminosas tropicales, que al ser asociadas con las gramíneas pueden aumentar el porcentaje del contenido nutricional de la dieta, reflejándose positivamente en las ganancias de peso de los animales. Por lo anterior, los objetivos del presente estudio fueron evaluar bajo un sistema de pastoreo, la asociación de tres variedades de Huizachillo (*Desmathus spp.*) con Tifton 68 y su efecto sobre el comportamiento de borregos en crecimiento.

Materiales y métodos.

El trabajo se realizó en la Posta Zootécnica "Ing. Herminio García González", perteneciente a la Unidad Académica Multidisciplinaria Agronomía y Ciencias de la Universidad Autónoma de Tamaulipas (23° 56' 26.5"). Ubicada en el km 23 de la carretera Victoria-Monterrrey (INEGI-SPP, 1988).

El clima prevaleciente en el área de trabajo está clasificado, según Koppen, como (A)C(Wo), que se caracteriza como semicálido, con lluvias en verano, y un porcentaje de lluvias invernales del 5 al 10.2% (García, 1981).

Los suelos en el área de estudio son fluvisoles, de textura fina, franco-arcillosa, en la superficie y franco-arenosa en el subsuelo, con pendientes poco pronunciadas (de pendientes menores al 2%). Además, éstos suelos muestran depósitos aluviales recientes con sedimentos fluviales, marinos, lacustres o coluviales, caracterizados por un contenido de materia orgánica que disminuye en forma irregular o permanece arriba de 0.35% (FAO-UNESCO, 1981).

La precipitación y la temperatura media mensual en el sitio experimental durante el estudio, fueron obtenidas de los datos climatológicos de la Comisión Nacional del Agua, Agencia Victoria, en la Estación Meteorológica de San José de las Flores, Municipio de Güemez, Tamps.

Se utilizaron cuatro praderas, tres de ellas, sembradas con zacate Bermuda Tifton 68, y sobresembradas con Huizachillo, que previamente habían sido utilizadas para evaluar la producción de forraje durante dos años. Los lotes experimentales consistieron en: a) Bermuda Tifton 68, b) Bermuda Tifton 68 + *D. pubescens* cv. Hussey; c) Tifton 68 + *D. bicornotus* BeeTAM-08; y d) Tifton 68 + *D. bicornotus* BeeTAM-57, cada pradera medía 8 m de ancho X 15 m de largo, repetidas en 4 lotes, para permitir un pastoreo rotacional cada 7 días.

Al inicio del período de estudio, las praderas fueron segadas mecánicamente, a 15 cm de altura, se utilizó una segadora accionada con tractor. Asimismo, se delimitaron los lotes experimentales, tomando en cuenta las praderas establecidas, y se protegió con malla borreguera cada bloque.

Las praderas fueron sometidas a pastoreo rotacional, en ciclos de 28 días cada una, con 7 días de uso y 21 de descanso (considerando cada ciclo como mes, para los análisis estadísticos), las praderas se regaron una vez terminado el periodo de pastoreo, con 3 corderos por cada parcela de 480 m^2 (carga animal de 62.5 corderos/ha, con un peso total de

1,438 kg/ha). El experimento se inició el 29 de mayo y se concluyó el 5 de diciembre del 2001.

Los corderos de todos los tratamientos tuvieron acceso diariamente a sombreaderos, así como agua limpia y fresca. Al finalizar el pastoreo de todas las parcelas (28 días), los animales se pesaron, previo ayuno de 12 horas, de agua y alimento, para determinar los incrementos de peso por animal por día (g/animal/día), durante 100 días en cada época (verano y otoño).

Se usaron corderos de raza Pelibuey, enteros, con un peso inicial promedio de 23.0 kg. Antes de ser introducidos al pastoreo, los animales se confinaron en un área con forraje durante 15 días, con el propósito de adaptarlos y definir su capacidad para ser utilizados en el estudio, además fueron vacunados contra enfermedades transmitidas por el género de *Clostridium,* al mismo tiempo desparasitados contra endoparásitos y ectoparásitos, para ser repetido el tratamiento a los 3 meses, previo a un análisis coproparasitoscópico. También, se identificaron con arete de plástico y se les ofreció suplemento mineral a libre acceso con un contenido de 9% de fósforo.

Para determinar la producción del forraje de la pradera, se tomaron muestras del forraje disponible (inicio del pastoreo) y residual en las praderas (final del pastoreo), tanto de la gramínea como de las leguminosas. El Bermuda Tifton 68, el forraje contenido en un rectángulo de 0.50 x 0.25 m se cortó a ras de suelo, mientras que en el caso del *Desmanthus,* se tomaron 12 de plantas completas de la parte central de uno de los surcos, cortando de 1.0 metro lineal y 15.0 cm de altura de la planta.

El forraje desparecido, se obtuvo de la cantidad de materia seca del forraje disponible, al inicio del pastoreo, menos el forraje residual, después de 7 días de pastoreo de los corderos, en las praderas.

Del forraje disponible más el forraje residual del pastoreo del ciclo anterior se obtuvo el forraje producido, finalmente del forraje disponible menos el forraje residual del pastoreo del ciclo anterior se obtuvo el crecimiento de la pradera en 21 días (Hodgson, 1979).

La estimación del consumo voluntario de forraje por los corderos en pastoreo se realizó durante dos ciclos en dos épocas del año, del 15 al 29 junio (verano) y del 15 a 29 de noviembre (otoño) del 2001. Se utilizó el método de estimación indirecta con óxido de cromo. A cada animal se le suministró 1.0 g del reactivo por día en una cápsula de gel, mezclada con melaza, para facilitar el consumo de la misma, durante nueve días; durante los últimos cuatro días, se recolectaron las heces, directamente del animal, para evitar que las excretas cayeran al suelo y se contaminaran se estimuló el esfínter anal con masaje directamente con el dedo índice. Se utilizó un corral movible para manipular a los animales tratando de minimizar el estrés y facilitar la colección de heces. Una vez colectadas e identificadas las heces en bolsas de papel, se procedió a secarlas y molerlas en el laboratorio de Nutrición Animal de la Facultad de Agronomía, Universidad Autónoma de Nuevo León, Marín, N. L. (FAUANL), para después estimar el consumo (Williams *et al.*, 1992), en el Laboratorio de Diagnóstico Agrícola, Facultad de Ingeniería y Ciencias, Universidad Autónoma de Tamaulipas, Cd. Victoria, Tamps.

Para las variables de producción de la pradera, se utilizaron los datos obtenidos a partir de las muestras tanto en campo como en laboratorio, se determinaron el forraje disponible, forraje producido, forraje desaparecido y el crecimiento de la pradera. También, se tomaron muestras de forraje, para la estimación del valor nutritivo y se determinaron los contenidos de proteína cruda (PC), fibra detergente neutra (FDN), digestibilidad *in vitro* de materia seca (DIVMS) y Cenizas a los 0 días (recién pastoreadas), 7, 14 y 28 días de rebrote (inicio de pastoreo). En las leguminosas solamente se midió el porcentaje de PC y cenizas a los 0 y 28 días de rebrote, en la FAUANL.

El aumento diario de peso de los corderos, se estimó de los pesajes de los animales al inicio y al final de cada pastoreo (mes), dividido entre los días transcurridos, previo ayuno de 12 horas.

El análisis estadístico de los datos obtenido se realizó análisis de regresión lineal, con el procedimiento Modelo Lineal General (GLM, Statistical Analysis System, SAS, 1988). Se utilizó un análisis de varianza para el diseño experimental de bloques completos al azar, con arreglo de parcelas divididas, la diferenciación de medias de tratamientos se realizó utilizando la prueba de Tukey al nivel de significancia de $P=0.05$ (SAS, 1988).

Resultados y discusión

No existieron diferencias, en la producción total de forraje disponible, aún en presencia de los cultivares de *Desmanthus*.

Para analizar el comportamiento de las praderas de zacate Bermuda Tifton 68 y Huizachillo (*Desmanthus spp.*), presentándose cambios en el ciclo de pastoreo ($P<0.05$), observándose en la disponibilidad de forraje que durante el período experimental, el mes de Octubre fue el período donde se observó la mayor cantidad de pasto, 3,471 kg MS/ha (Cuadro 2.5.1).

Cuadro 2.5.1. Forraje disponible en asociación de praderas de Bermuda Tifton 68 y cultivares de Huizachillo en el período junio-noviembre del año 2001.

Pradera	Forraje Disponible (kg MS/ha)	
	Media	± D.E.
T 68	2,819	598
T 68 + Bee TAM 57	3,089	1,223
T 68 + Bee TAM 08	3,085	870
T 68 + HUSSEY	3,018	1,104
Mes		
Jun	3,460 ab	977
Jul	3,059 ab	833
Ago	2,663 ab	669
Sep	2,358 b	461
Oct	3,471 a	967
Nov	3,007 ab	1,333

Valores con distinta literal por columna son estadísticamente diferentes ($P<0.05$).

La mayor disponibilidad de forraje obtenido durante el mes Octubre no fue atribuida a causas de precipitación pluvial, ya que los potreros recibieron riego por aspersión durante todo el período experimental. Sin embargo, pudo haberse debido a las diferencias entre las temperaturas medias que ocurrieron durante dichos meses. La temperatura óptima para el crecimiento del pasto Bermuda oscila entre 25° y 38°C; sin embargo, indican que el mejor desarrollo vegetativo se obtiene cuando la temperatura media pasa los 24°C (Mislevy y Brown, 1990).

Por otra parte, cabe hacer mención que la asociación del zacate Tifton 68 con las variedades del Huizachillo (*Desmanthus spp.*) no incrementaron la disponibilidad de materia seca, lo cual no coincide con otros trabajos, donde generalmente se produce un incremento en la disponibilidad del forraje al establecer asociaciones de gramíneas y leguminosas, debido al aporte de éstas últimas (Diwivedi *et al.*, 1991; Gawwali y Bashkar, 1993; Rai, 1988).

Cabe señalar que solamente se mantuvo el Huizachillo hasta el mes de septiembre, esto podría deberse probablemente a que estos cultivares ya tenían tres años de establecidos en la pradera. Sin embargo, se menciona que después de dicho tiempo, solamente el 25% de las plantas se mantienen produciendo (Muir y Pitman, 1991a), otra posible causa sería que el periodo de descanso (21 días en promedio) fue muy corto, como sucedió en un trabajo realizado que al descansar cada 15 días a *D. virgatus* y *Galactia elliotti* presentaron producciones bajas (Muir y Pitman, 1991b). Así como la ausencia de ellas, como consecuencia de una reducción en la concentración de carbohidratos no estructurales de las raíces y de la base del tallo. Para evitar su desaparición, se menciona que períodos largos de descanso de aproximadamente 56 días favorecen la recuperación de las leguminosas cuando éstas son pastoreadas (Maraschini y Mott, 1989).

Al evaluar el forraje producido que aportaron la asociación de las praderas de zacate Bermuda Tifton 68 y Huizachillo (*Desmanthus spp.*), no se presentaron diferencias estadísticas (P>0.05), tampoco entre los meses del período experimental (Cuadro 2.5.2).

Los resultados son similares a la asociación de Tifton 68 y *Desmanthus virgathus* cv. Depressus, el cual se observó una producción de materia seca de 4200 kg/ha/corte (Puente *et al.*, 1994). Así como también al evaluar Tifton 44 con *Arachis glabrata* Benth observaron producciones de 4700 kg/ha/corte de materia seca (Dunavin, 1992).

Cabe señalar que aún cuando no existen diferencias estadísticas con respecto a los meses, en el forraje producido se observó con mayor cantidad de materia seca durante el mes de Octubre, pudiendo ser a causa de las lluvias registradas, bien se sabe que el agua de lluvia es portadora de sustancias nitrogenadas (nitratos y amoniaco) que son beneficiosas para la agricultura, siendo también una forma de incorporar el nitrógeno al suelo (Worthen y Aldrich, 1980).

Además es importante hacer mención que esta variable, se obtiene del forraje disponible más el forraje de residual del ciclo anterior, y que el primero en mención, también fue favorecido por las precipitaciones registradas durante el mes antes citado (Cuadro 2.5.1), aportando mayor cantidad de forraje producido en dicho mes.

En el análisis del crecimiento de la pradera, no hubo diferencias estadísticas (P>0.05) en relación a los cultivares. Sin embargo, los meses del período experimental si presentaron diferencia (P<0.05), siendo Octubre donde más crecimiento del forraje existió. Por otra parte, de las muestras obtenidas se ajustó un modelo polinomial de segundo grado ($R^2 = 0.70$; Figura 2.5.1).

El bajo crecimiento de la pradera en Septiembre pudo ser causada por la escasa tolerancia al pastoreo bajo lluvias, ya que se menciona que el pisoteo por parte de los animales cuando existen lluvias dejan huellas profundas en el suelo retardando el crecimiento de la pradera, esto pudo ser evitado si se hubieran encerrado los animales durante determinadas horas del día, hay que recordar que los ovinos estuvieron en la pradera las 24 horas del día. Una forma de evitar el lento crecimiento de la pradera, es reduciendo la carga animal en ese mes (Mueller y Lames, 2002).

Cuadro 2.5.2. Forraje producido en asociación de praderas de Bermuda Tifton 68 y Cultivares de Huizachillo en el período junio-noviembre del año 2001.

Pradera	Forraje Producido kg MS/ha/corte	
	Media	± D.E.
T 68	3,824	704
T 68 + Bee TAM 57	4,008	1,335
T 68 + Bee TAM 08	3,868	820
T 68 + HUSSEY	3,960	1,128
Mes		
Jul	4,041	910
Ago	3,754	759
Sep	3,471	600
Oct	4,488	1,029
Nov	3,820	1,413

Los resultados de esta investigación no son similares a cierta investigación, donde el crecimiento del Tifton 68 presenta mayor desarrollo durante el verano (Terrazas, 1994), esto posiblemente fue que durante el otoño se presentaron condiciones atmosféricas óptimas para el crecimiento de ésta, como se mostró en el forraje disponible de esta investigación. Además, mencionó que meses con mayor radiación solar y las lluvias proporcionan la energía requerida para el crecimiento de la vegetación, lo que es aprovechado por las especies forrajeras tropicales para tener mayor crecimiento de la planta (Hanna, 1990).

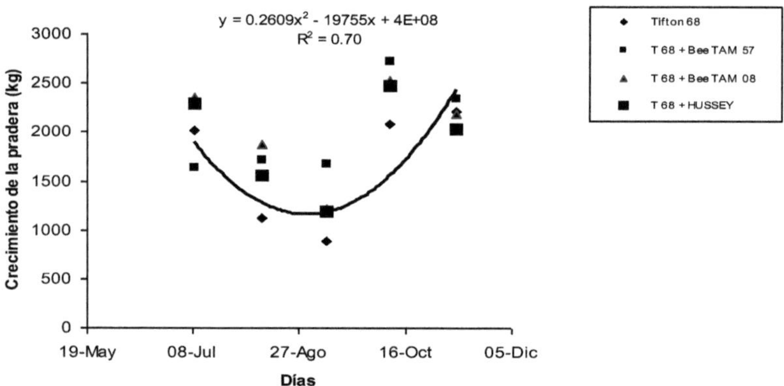

Figura 2.5.1. Comportamiento del crecimiento de la pradera asociadas de Tifton 68 y cultivares de Huizachillo en el período junio-noviembre del año 2001.

Para analizar el forraje desaparecido procedente de la asociación de las praderas de zacate Bermuda Tifton 68 y Huizachillo (*Desmanthus spp.*), se ajustó un modelo polinomial de segundo grado ($R^2 = 0.68$) lo cual implica que se presentaron cambios en el forraje desaparecido, durante el período experimental ya que manifestó diferencia ($P<0.05$) con respecto a los meses, siendo Octubre donde se observó la mayor cantidad de materia seca desaparecida, mostrando valores de 2,657 kg/ha, y el mes con menor forraje desparecido fue Septiembre con 1,326 kg/ha (Figura 2.5.2).

Los corderos son considerados, como unos de los principales agentes que intervinieron para que esta variable presentara cambios en la pradera (consumo del forraje), dicho comportamiento puede deberse a que octubre mostró la mayor disponibilidad y producción de forraje.

De antemano se sabe, que el forraje desaparecido no es el forraje consumido, sin embargo poseen una cierta similitud en relación al comportamiento de la pradera, ya que al analizar el consumo diario de los borregos durante el Verano, éste presentó un valor promedio de 1,009 g/d, comparándolo con el mes de Junio el cual desapareció 1,390 g/d de MS en la pradera.

Durante el Otoño, los animales consumieron 857 g/d, desapareciendo de la pradera en el mes de octubre 2,657 g/d, esta última fue mayor tal vez porque se presentó mayor cantidad de material senescente, o bien menos valor nutritivo ya que estaba por terminar su ciclo productivo, como se observó en otra investigación (Zárate, 1995), el zacate Tifton 68 en primavera presentó 10.8% de PC y en verano 9.0%, lo cual hace notar que al pasar el tiempo disminuye su valor nutritivo.

El consumo voluntario diario de materia seca estimado a partir del método de óxido de cromo, presentó diferencias estadísticas (P<0.01) con respecto a la época del año, se presentó un mayor consumo durante el mes de junio (Cuadro 2.5.3). Lo antes señalado, es similar al comportamiento de los corderos fistulados en rumen y confinados en jaulas metabólicas, consumieron 1,002 g/MS/día al evaluar el heno de zacate Estrella Africana asociada con *Gliciridia spp.*, en *Pennisetum purpureum* consumieron 1,313 g y *Cynodon* spp., 1,081 g/MS/día (Ku *et al.*, 1999; Nahed *et al.*, 1998, Rodríguez *et al.*, 2000).

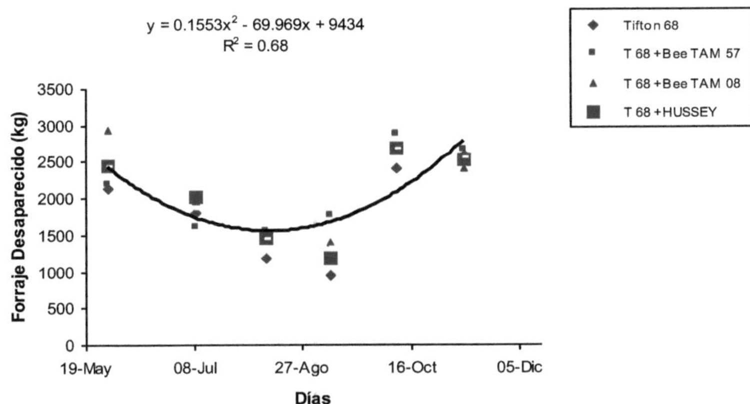

Figura 2.5.2. Comportamiento del forraje desaparecido en praderas asociadas de Tifton 68 y cultivares de Huizachillo en el período junio-noviembre del año 2001.

En esta investigación se observa menor consumo durante el otoño, esto podría deberse a que la pradera presentó menor porcentaje de hoja, considerando que este animal es selectivo con su dieta (Ortega, 2001).

Cuadro 2.5.3. Consumo voluntario de materia seca por cordero en praderas asociadas en el período junio-noviembre del año 2001.

Praderas	Promedio g/MS/día	± D.E.
Tifton 68	1,003 a	40
T 68 + Bee TAM 57	950 ab	34
T 68 + Bee TAM 08	867 c	20
T 68 + HUSSEY	912 bc	14
Epoca		
Junio (Verano)	1,009 a	30
Noviembre (Otoño)	857 b	25

En lo referente a las praderas estudiadas, también presentaron diferencias (P<0.001), los corderos consumieron 1,003 g de la pradera donde solo existía Tifton 68, el cual fue él que obtuvo la mayor ingesta (Cuadro 2.5.3). Pudo deberse a que las demás praderas presentaban mejor valor nutritivo de la dieta y el Tifton 68 solo, por presentar menos porcentaje de proteína cruda, así el rumiante tuvo que consumir más para satisfacer sus necesidades nutricionales.

Además, se observó una interacción (P<0.05) entre la época y los tratamientos estudiados, esto posiblemente sería por la ausencia que mostraron los tres cultivares de *Desmanthus spp.* durante el Otoño, dejando solamente al Tifton 68, para ser consumido (Figura 2.5.3).

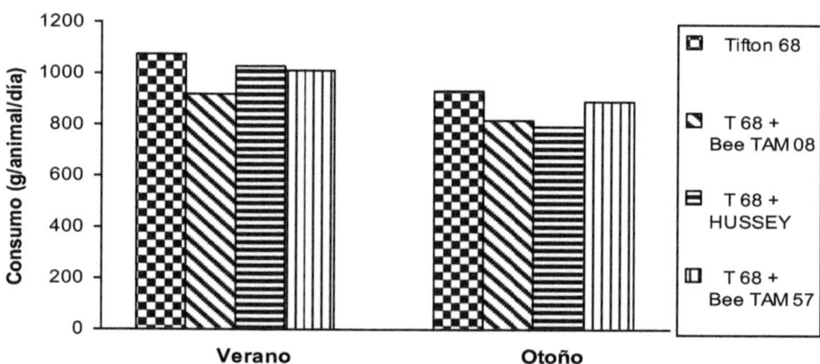

Figura 2.5.3. Consumo voluntario (MS) por corderos en praderas asociadas en dos épocas del año 2001.

En este experimento se puede constatar que el forraje desaparecido no corresponde al consumo voluntario de MS/animal que sería aproximadamente 1.4 kg/animal/día. Mientras, que con la estimación indirecta del óxido de cromo el consumo voluntario de MS/animal/día sólo fue de 933 g.

El contenido porcentual de proteína cruda (PC) presentó diferencias (P<0.05) con relación al rebrote, determinándose la menor concentración en el día 0 (forraje residual, después del pastoreo 7%) respecto a los valores obtenidos (Cuadro 2.5.4) para 21, 14 y 7 días, que no fueron diferentes (P>0.05) entre si. Este comportamiento es similar a lo obtenido, donde se observó que el zacate Tifton 85 al ser segado a las 2, 3, 4, 5, 6 y 7 semanas, presentaron valores de PC 20.9, 18.7, 17.3, 15.6, 15.0 y 12.4% respectivamente, el cual explica que al aumentar la madurez del forraje, el contenido de PC disminuye (Mandebvu *et al.*, 1998). En la presente investigación se observó que esta característica, considerando que el día 0 presenta una similitud a un forraje maduro con respecto al valor nutritivo, pudiendo ser influenciado por la reciente presión de pastoreo por corderos.

Los zacates Bermudas durante el año presentan cambios en el contenido de PC, ya que en Julio se presentaron en Bermuda de la Costa, Tifton 78, Tifton 85, valores de 14.6, 14.2 y 15.1% de PC y durante Septiembre aumentaron a 17, 18.3 y 18.1% respectivamente (Hill *et al.*, 2001). Igual comportamiento se presentaron durante el mes de Mayo, en Tifton 78 y Tifton 85 con valores de 11.9 y 11.4% de PC, en Julio 15.4 y 15.5% y durante Septiembre 14.2 y 15.6% respectivamente (Hill *et al.*, 1993). Lo cual indica posiblemente en esta investigación, que durante el verano las praderas tuvieron mayor cantidad de PC, coincidiendo con el mayor consumo voluntario en dicha época (Cuadro 2.5.3) y por ende, las GDP fueron mayores (100 g/animal/día) que en el otoño (76 g/animal/día).

El contenido porcentual de fibra detergente neutra (FDN) presentó diferencias (P<0.05), siendo los rebrotes a los 7 y 21 días los de menor porcentaje, presentando 75.1 y 73.9%, valores menores a los observados con 0 días, este comportamiento es posiblemente debido a que solamente se obtiene el forraje residual (recién pastoreado), el cual consiste de partes incompletas de la planta que en su mayoría son conformados por tallos gruesos y pocas hojas (Cuadro 2.5.4), coincidiendo con esto, al presentar rebrotes de 51 y 60 días observaron valores de 79.2% en Bermuda Tifton 85 (De Oliveira *et al.*, 2000).

Por lo que se espera que a mayor crecimiento del forraje, el porcentaje de FDN se incremente señalaron el efecto del rebrote del zacate Bermuda a los 21, 28, 35 y 42 días encontraron contenidos de FDN de 72, 73, 74 y 75%, respectivamente, observándose que al aumentar la edad del forraje, se incrementa la pared celular del mismo (Van Soest, 1982; West *et al.*, 1997).

Se observó también, que al aumentar la cantidad de FDN (Cuadro 2.5.5) en el forraje, el valor de la PC disminuyó, obviamente al aumentar el porcentaje de ésta variable indica que la calidad del forraje es menor. Durante el mes de Mayo, en Tifton 78 y Tifton 85 valores de 11.9 y 11.4% de PC, 73.1 y 75.4% de FDN; en Julio 15.4 y 15.5% de PC, 71.7 y 72.2% FDN y en Septiembre 14.2 y 15.6% PC, 71.1 y 71.4% FDN, observándose comportamientos similares a esta investigación (Hill *et al.*, 1993).

La variable digestibilidad *in vitro* de materia seca (DIVMS) en el zacate Bermuda Tifton 68, fue mayor a los 7, 14 y 21 días, siendo menos digestible a los 0 días (P<0.05 y Cuadro 2.5.5). Indicando que a mayor edad del forraje, disminuye la digestibilidad de este, al igual que otros componentes que intervienen en la calidad, aumentando además la pared celular de la gramínea (Lalman *et al.*, 2000; Van Soest, 1982).

Los cambios de la DIVMS con respecto a las edades del forraje, fue similar a lo encontrado en Tifton 85 a las 5 semanas de edad presentó 56.5% y a las 7 semanas mostró

54.7% de digestibilidad (Hill *et al.*, 2002), sin embargo los valores porcentuales de esta investigación fueron menores a estos últimos, aún y cuando se le considera como uno de los zacates Bermuda más digestibles (Undersander y Pinkerton, 2000). El Tifton 68 es uno de los híbridos altamente digestibles (Burton y Monson, 1984), presentando 68, 65, 63 y 55% de DIVMS a los 28, 42, 56 y 70 días de rebrote, respectivamente (Girón *et al.*, 2003). La variable ceniza en el zacate Bermuda Tifton 68 presentó diferencias (P<0.05), a los 0, 7, 14 y 21 días de rebrote con valores de 7, 10, 8 y 8%, respectivamente (Cuadro 2.5.4).

Estos valores son mayores, ya los zacates Bermuda de la Costa, Tifton 78 y 85, determinaron que las cenizas a las 4 y 6 semanas de rebrote presentaron contenidos porcentuales de 7.3 y 5.8% en el primer forraje, 6.9 y 6.0% en el segundo y 6.8 y 6.5% en el último (Hill *et al.*, 1997). Expresaron que a mayor edad del forraje se presenta una disminución en el contenido de cenizas, cabe la posibilidad de que en esta investigación también sea por influencia de la presión del pastoreo por los corderos.

Cuadro 2.5.4. Algunos componentes del valor nutritivo del forraje Bermuda Tifton 68, en el período junio-noviembre del año 2001.

Días de rebrote	PC(%)	FDN(%)	DIVMS (%)	Cenizas (%)
21	9 a	75 b	46 a	8 b
14	10. a	76 b	45 a	8 b
7	11. a	74 b	49 a	10.a
0	7 b	81 a	41 b	7 c

Valores con distinta literal por columna son estadísticamente diferentes (P<0.05).
0 días = Recien pastoreado (forraje residual).

El contenido porcentual de proteína cruda (PC) presentó diferencias (P<0.01) en relación con los cultivares, siendo BeeTAM-57 quien más PC aportó a los 21 días de descanso con 21%, también fue menor el porcentaje en los 0 días (recién pastoreado) con 13%. El cultivar Hussey fue el menos prometedor, presentado 13% PC en la pradera a los 21 días y 7% PC recién pastoreado.

El *Desmanthus,* por sus valores antes citados es un forraje con un contenido proteico alto, lo cual coincide con investigaciones realizadas, quienes señalaron que esta leguminosa puede presentar entre 18.4 a 25.9% de PC ((Rao *et al.*, 1987). El *Desmathus virgatus* 1854, 1857 y *D. illinoensis*, el contenido de PC en hojas es de 22.4% (Adjei y Pitman, 1993), al realizar dos o tres cosechas, mismo contenido proteico se reportó al analizar las hojas de *D. virgatus* (Skerman, 1977).

En lo que respecta a cenizas también presentó diferencias (P<0.01), los valores son mayores al tener 28 días de descanso, siendo BeeTAM-57 y BeeTAM-08 con 8.30 y 8.32%, respectivamente. Por otra parte, al evaluar la leguminosa recién pastoreada, el cultivar Hussey fue el de menor valor con 4.82%.

Esta planta cuando se le asocia con gramíneas de valor nutritivo prometedor, probablemente produciría forraje con capacidad de satisfacer las necesidades del animal en lo que se refiere a porcentaje de PC. Inclusive aumentar el número de animales por unidad de superficie, reflejándose en un aumento de kilogramos de carne por hectárea.

La ganancia diaria de peso (GDP) en los corderos presentó diferencias (P<0.05), sobre todo en aquellos que pastorearon las praderas donde se incluyó la leguminosa (Cuadro 2.5.5).

También, existió diferencia (P<0.05), en épocas del año sobresaliendo en el verano, con valores de 100 g/animal/día, ya que el *Desmanthus* tuvo mayor aporte forrajero en esa época debido a que durante el otoño la GDP fue sólo 76 g/animal/día. Cabe mencionar que además de la ausencia de estas variedades mismas que ocasionaron una disminución en la calidad de la dieta, obviamente provocaron que las ganancias de peso en los animales fueran menores por día. Además los borregos con mayor peso en el otoño requieren de mayor consumo de energía debido a que inicia con deposiciones altas de grasa en su canal.

Estas ganancias de peso son similares a las encontradas en corderos West African que consumieron como parte de su dieta forraje de *Gliciridia sepium* o *Leucaena* (87 a 98 g/animal/día, De Combellas *et al.*, 1999). En otro estudio, evaluaron las ganancias de peso por día en corderos pastoreando zacate Bermuda Tifton 44, y determinaron que éstas fueron de 99 y 132 g/animal/día en primavera y en otoño, respectivamente (Dorsey *et al.*, 1998). Los resultados muestran que esta asociación de zacate Bermuda con *Desmanthus* es una excelente forma de ser utilizada por los productores relacionados a la ovinocultura, ya que además de aportar ganancias de peso, se tiene la seguridad de que éstas no se ven mermadas por algún trastorno digestivo. En esta investigación no se presentó ningún caso clínico de timpanismo en los corderos, como suele ocurrir en ocasiones cuando se consumen otras especies de leguminosas forrajeras (alfalfa, trébol, etc.).

Cuadro 2.5.5. Kilogramos de carne producido por tratamiento en corderos pastoreando Bermuda Tifton 68 (*C. nlemfuensis* Vanderyst.) y Huizachillo (*Desmanthus spp.*) por épocas.

Praderas	Verano		Otoño	
	Media		Media	
	kg/ha/época	± D.E.	kg/ha/época	± D.E.
Tifton 68	7.320 b	2.2	6.450 b	1.6
T 68 + Bee TAM 57	10.780 a	0.9	8.060 a	0.1
T 68 + Bee TAM 08	10.910 a	0.7	8.070 a	0.1
T 68 + HUSSEY	11.160 a	2.1	7.730 a	0.4
Promedio por épocas	10.042 a	1.4	7.577 b	0.5

Valores con distinta literal por columna son estadísticamente diferentes (P<0.05).

Es importante mencionar que la producción de carne por hectárea durante esta fase experimental fue de 750 kg/ha, considerando que la pradera mantuvo una carga animal fija (CA) de 62.5 corderos por hectárea, aportando una ganancia de 12 kg por animal. Los corderos al iniciar la investigación pesaron 23 kg en promedio y finalizaron a los 35 kg de PV, peso aproximado que el mercado exige y una duración por época de 100 días aproximadamente. La CA es uno de los factores que más influyen en la producción animal por hectárea, sin embargo, si bien es cierto que se requieren CA altas para tener una mayor producción de carne por hectárea, esto reflejaría en un pastoreo pesado pudiendo reducir las especies más gustosas con las que cuenta la pradera, particularmente las leguminosas y de esta forma afectar la calidad del forraje consumido, disminuyendo así el potencial de producción animal, además los corderos seleccionan una dieta de mejor valor nutritivo debido a que sus requerimientos nutricionales son mas altos (Blaser, 1982).

En el Cuadro 2.5.5 se muestra claramente el efecto de la desaparición de la leguminosa de las praderas ya que durante la primera fase del experimento los corderos que pastoreaban Tifton 68 más leguminosa tuvieron un 57% mas de ganancia de peso que aquellos que tuvieron acceso solamente al pasto Bermuda; en cambio sus ganancias de peso disminuyeron considerablemente durante la segunda fase (otoño) del pastoreo ya que estas fueron de solo 43%.

Conclusiones e implicaciones

Con una carga animal de 62.5 borregos en crecimiento por hectárea, se mantuvo una disponibilidad de forraje al inicio del ciclo de pastoreo de 3,460 a 3,007 kg MS/ha de Junio a Noviembre, sin embargo existieron descensos significativos en Agosto y Septiembre (2,663 y 2,358 kg MS/ha).

Con el manejo del pastoreo (ciclos de 28 días) y la carga animal (62.5 borregos) utilizadas, desaparecen los diferentes cultivares de *Desmanthus spp.* a los tres primeros meses del pastoreo.

La estimación de forraje consumido por ovinos en pastoreo utilizando como indicador el forraje desaparecido sobre estimó en un 40% al consumo estimado por el método de marcadores externos (óxido de cromo).

Las ganancias diarias de peso de corderos Pelibuey en crecimiento durante el Verano fueron de 100 y en Otoño de 76 g/animal/día.

Los resultados de esta investigación muestran mayores ganancias diarias de peso y más kilogramos de carne por hectárea, cuando las praderas son utilizadas de mejor manera al incluir leguminosas como parte de la oferta forrajera a los ovinos en pastoreo.

Analizando las conclusiones, se podría dejar por más días de recuperación a la leguminosa, también sería importante introducir una nueva carga animal con menos animales, con la finalidad de poder mantener a la pradera durante más tiempo, el cual se reflejaría en la permanencia del forraje y por ende en la alimentación de los ovinos, en un tiempo considerable del año, bajo pastoreo.

Literatura citada

Adjei, M. B., W. D. Pitman. 1993. Response of *Desmanthus* to clipping on a phosphatic clay mine-spoil. Tropical Grasslands 27(2):94-99.

Blaser, R. E. 1982. Stubbs Memorial Lecture. Integrated pasture and animal management. Tropical Grasslands 16(1):9-24.

Burton, G. W., W. G. Monson. 1984. Registration of Tifton 68 Bermuda grass. Crop Sci. 33:644.

De Combellas, J. et al. 1999. Efecto de la suplementación con follaje de leguminosas sobre la ganancia en peso de corderas recibiendo una dieta basal de pasto de corte. Rev. Fac. Agron. LUZ 16:211-216.

De Oliveira, M. A. et al. 2000. Características morfogenicas e estrcturais do capim Tifton 85 (*Cynodon spp.*) em diferentes idades de rebrota. Rev. Bras. Zoot. 7:1939-1948.

Dorsey, J. et al. 1998. Sheep production performance under rotational grazing method. J. Anim. Sci. 76:201-219.

Dunavin, L. S. 1992. Florigraze rhizome peanut in association with season perennial grasses. Agronomy Journal 84(2):148-151.

Dwivedi, G. K. et al. 1991. Nitrogen economy, seed production efficiency and seed vigor of

Panicum maximum by intercropping of pasture legumes. J. Agron. Crop Sci. 166(1):58-62.

FAO-UNESCO. 1981. Soil map of the world. Report No. 60, FAO, Rome, Italy.

García, E. 1981. Modificaciones al Sistema de Clasificación Climática de Kopeen para Adaptarlo a las Condiciones de la Republica Mexicana. Larios, México.

Gawwali, S. R., B. V. Bhaskar. 1993. Evaluation of the hedge Lucerne (*Desmanthus virgatus*) as forage crop under different irrigations and in combination with guinea grass. Madras Agricultural Journal 81(10):526-528.

Girón, J. A., G. P. Rocha. Et al. 2003. Efeito da Idade de Corte na Performance de trés Forrageiras do Género *Cynodon*. Ciéntia Agrotecnica Lavras 27(2): 462-470.

Hanna, W. 1990. Mejoramiento genético de zacates tropicales. Cuarta Conferencia Internacional Sobre la Ganadería Tropical. Variedades Forrajeras para Tamaulipas. Fac. Agron., Universidad Autónoma de Tamaulipas, Cd. Victoria, Tamps., México.

Hernández, N., L. R. Hernández y A. Gómez. 1980. Evaluación zonal de pastos tropicales introducidos en Cuba. 4 Seibabo. Secano y con fertilización. Ciencia y Técnica en la Agricultura: Pastos y Forrajes 3:229-239.

Hill, G.M., R. N. Gates, G.W. Burton. 1993. Forage Quality and Grazing steer Performance from Tifton 85 and Tifton 78 Bermuda grass pastures. J. Anim. Sci. 71:3219-3225.

Hill, G.M., R.N. Gates and J.W. West. 2001. Advances in Bermuda grass research involving new cultivars for beef and dairy production. Journal of Animal Science 79: 48-58.

Hill, G. M. et al. 1997. Consumption and Digestibility of Coastal, Tifton 78 and Tifton 85 Hay Harvested at Two Maturity Stages when fed to Steers. University of Georgia, Athens, GA. Annual Report 1997.

Hill, G. M. et al. 2002. Alicia and Tifton 85 Bermuda grass hay consumption and digestibility by growing beef steers. University of Georgia, Athens, GA. Annual Report.

Hodgson, E. J. 1979. Nomenclature and definitions in grazing studies. Grass and Forage Science 34:11-18.

INEGI-SPP. 1988. Síntesis Geográfica del Estado de Tamaulipas. Instituto Nacional de Estadística e Informática. Secretaria de Programación y Presupuesto. México.

Ku, V., J.C., L.A. Ramírez, G.F. Jiménez., J.A. Alayón y L.C. Ramírez. 1999. Árboles y arbustos para la producción animal en el trópico mexicano. Conferencia electrónica de la FAO sobre "Agroforestería para la producción animal en Latinoamérica". Disponible: http://www.lead.virtualcenter.org/es/ele/conferencia1/ku10.htm. Consultado el 3 Junio de 2005.

Lalman, D.L., C.M. Taliaferro., F.M. Epplin., C.R. Johnson and J.S. Wheeler. 2000. Review: Grazing stockpiled bermudagrass as an alternative to feeding harvested forage. Journal of Animal Science 79(e_supp 1):1-8.

Machado, J. y M. Lamela. 1982. Bermuda 68 (*Cynodon dactylon* L. Pers) Ciencia y Técnica en la Agricultura: Pastos y Forrajes 5:1-23.

Mandebvu, P., J.W. West., G.M. Hill., R.N. Gates, R.D. Hatfield and B.G. Mullinix. 1998. Bermudagrass cultivar and maturity effects on nutrient composition, digestible dry matter yield, and *in vitro*, and *in situ* digestion. Journal ofDairy Science 81:198-203.

Maraschini, G.E., e G.O. Mott. 1989. Resposta de uma complexa mistura de pastagem tropical a diferentes sistemas de pastejo. Pesq. Agropec. Brasileira 24:221-227.

Mislevy, P. and W. F. Brown. 1990. Management and utilization of complementary forages:

Stargrass. Available: http://www.animal.ufle.edu/extension/beef/documents/short91/mislevy.pdf. Sitio visitado el 12 de septiembre, 2015.

Mueller, J.P. y T. G. Lames. 2002. Efecto del pisoteo de bovinos sobre la evolución del stand de plantas de una pastura conocida. Disponible: http://www.mejorpasto.com.ar/content/ view/49/70/-53k. Sitio visitado el 30/7/2012.

Muir, J.P. and W.D. Pitman. 1991. Responses of *Desmanthus virgathus*, *Desmodium heterocarpon*, and *Galactia elliotti* to defoliation. Tropical Grasslands 25:291-296.

Muir, J.P. and W.D. Pitman. 1991. Grazing tolerance of warm-season legumes in peninsular Florida. Agronomy Journal 84:38-43.

Nahed, T.J., E.C. Solis., C.D. Grande., M.G. Mendoza., G.J.A. Alayón y R.F.G. Pérez. 1998. Evaluation of promissory tree species for sheep feeding in The Highlands of south of Chiapas, Mexico. Animal Feed Science and Technology 73(1-2):59-69.

N.R.C. 1985. Nutrient Requirements of Sheep. Sixth Revised Edition. National Academy Press. Washington D.C.

Ortega R., L. 2001. Manejo del pastoreo. Producción de ovinos de pelo en el trópico. Mérida, Yuc., México.

Puente, T.S., E. Olivares y M.T. Puente. 1994. Asociación de Huizachillo (*Desmanthus virgathus*) con Bermuda Cruza-2 bajo condiciones de riego. X Congreso Nacional sobre Manejo de Pastizales. SOMMAP. Monterrey, N.L., México.

Rai, P. 1988. Productivity of marvel grass as influenced by intercropping with pasture legumes. Herbage Abstracts 055-02984.

Rao, K.S., M.R. Reddy and G.V. Reddy. 1987. Utilization of uncial 1 roughages by the rabbits. Indian Journal of Animal Science 57(12):1324-1328.

Rodríguez, M., N.L. Huerta., M. Ventura., J. Rivero y D. Esparza. 2000. Factores que afectan el comportamiento productivo de corderos mestizos mantenidos bajo condiciones semi-intensivas de explotación en el trópico seco venezolano. Revista Facultad de Agronomía LUZ 16:64-78.

SAS 1988. SAS/STAT User's Guide (Release 6.03). Cary NC, USA: SAS Inst.   Inc. Institute Statistical Analysis System. Carey, NC, E.U.

Skerman, P.J. 1977. Tropical Forage Legumes. Food and Agriculture Organization of United Nations. Plant Production and Protection Series No.2. Rome, Italy.

Terrazas, P. G. 1994. Adaptación y producción de pastos del género *Cynodon* con riego en el desierto Chihuahuense. XIV Cong. Panam. C. Vet. Mem. Acapulco, Gro., México.

Undersander, D.J. and B.W. Pinkerton. 2000. Forages. Cultivars of Bermudas (*Cynodon dactylon*). http://virtual.clemson.edu/groups/psapublishing/pages/agro/forage3.pdf. Sitio visitado el 20 de septiembre de 2012.

Van Soest, P. J. 1982. Nutritional Ecology of the Ruminant. O&B Books, Corvallis, E. U.

West, W.P. et al. 1997. Effects of dietary forage source and level of forage addition on intake, milk yield, and digestion by lactating dairy cows. J. Dairy Sci. 69:1035-1045.

Williams, C. H., D. J. David and O. Limas. 1992. The determination of chromic oxide in feces samples by atomic absorption spectrophotometry. J. Anim. Sci. 59:381-385.

Worthen, E.L. y S.R. Aldrich. 1980. Suelos Agrícolas. 2a. Ed. Editorial UTEHA. México.

Zárate F., P. 1995. Establecimiento, producción y valor nutritivo del forraje de ocho variedades de zacate bermuda bajo riego en Güemez, Tamaulipas. Tesis de MC, Universidad Autónoma Agraria Antonio Narro. Buenavista Saltillo, Coah., México.

II.6 Evaluación del horizonte de pastoreo en pastizales nativos de *Paspalum notatum* y *Axonopus compressus* con dos niveles de carga animal ovina en la región subtropical del altiplano central de México

Francisca Avilés Novoa[1]., P. Vázquez M.[1], U. Ramírez L.[1], L. M. Ríos G.[1], P. Mejía H., R. Rojo R.[1], J. Hernández M., A. Espinoza O.[2], O. Castelán O.[2] y C. M. Arriaga J.[3]

[1]Centro Universitario UAEM-Temascaltepec,
[2]Centro de Investigación en Ciencias Agropecuarias UAEM,
[3]Secretaría de Investigación y Estudios Avanzados de la UAEM,
Universidad Autónoma del Edo. De Méx., Toluca, Edo. de México.

Resumen

La carga animal es el indicador más importante en la producción animal por unidad de superficie, su manejo es la principal prácticas que tiene mayor efecto en la relación planta-animal, y en la productividad animal bajo condiciones de pastoreo. El trabajo se realizó en el Rancho del Centro Universitario UAEM-Temascaltepec durante 6 periodos de 21 días cada uno a partir de julio de 2007. Se utilizaron dos pastizales nativos de *Paspalum notatum* y *Axonopus compressus*. Cada uno fue pastoreado continuamente por 8 ovinos Pelibuey con peso vivo de 22 kg ± 2. En el primer pastizal con superficie de 3000 m^2, se evaluó la carga animal baja (CA1, 26.6 ovinos/ha) y en el segundo pastizal, con superficie de 2000 m^2, la carga animal alta (CA2, 40 ovinos/ha), cada uno con tres repeticiones. El objetivo fue evaluar el efecto del nivel de carga animal (CA) sobre las variables ANF (kg/haMS, acumulación neta de forraje), DT (tallos/m^2, densidad de tallos), altura (A), composición morfológica (hoja, tallo, vivo y muerto). Se utilizó un diseño en parcelas dividas donde la carga animal (alta y baja) fue la parcela mayor y los periodos de evaluación las parcelas menores. La ANF no presentó diferencias significativa (P>0.05) entre CA. Entre periodos existió diferencias significativa (P<0.005). La DT entre CA, presentó diferencia altamente significativa (P<0.0001), la CA1 presentó el mayor número de brotes (2875.58 brotes/m2). El contenido de hoja y tallo entre la CA1, CA2 y periodos fue diferente (P<0.0001). La altura entre periodos presentó diferencia altamente significativa (P<0.0001). Las características del horizonte del pastizal fueron diferente en los dos niveles de carga animal, lo cual indica que la presión de pastoreo fue factor determinante en la estructura del pastizal; la relación hoja tallo y la ANF incrementó con la carga animal alta, sin embargo, la densidad de brotes presentó diferente comportamiento.

Palabras claves: horizonte, ovinos, pastizales nativos, carga animal, *Paspalum notatum*, *Axonopus compressus*.

Introducción

Los pastizales nativos de México son vitales para mantener y preservar la integridad genética, ecológica y la diversidad vegetal, son de gran importancia para la producción ganadera a nivel mundial, por lo que un manejo adecuado de estos recursos es fundamental para su conservación.

En México, el 45% de su superficie esta compuesta de pastizales nativos, el cual constituye la principal fuente de forraje pastoreado por los rumiantes durante la estación de lluvia y representan un potencial para incrementar la producción animal, además son recursos son de bajo costo y adaptado a las condiciones ambientales locales. Los pastizales nativos dominados de *Paspalum notatum* y *Axonopus compressus* han sido identificados en la región subtropical del altiplano central de México y son fuente de forraje para el ganado en la época de lluvias.

Los recursos forrajeros representados por los pastizales nativos no han sido manejados adecuadamente y algunas veces son sobrepastoreado, ocasionando pérdida de la vegetación y denudación del suelo, o sub-pastoreados y su potencial desaprovechado por la baja carga animal, con baja productividad. La carga animal es el factor más importante en la producción animal basada bajo pastoreo, su manejo es la principal prácticas que tiene el mayor efecto en la relación planta-animal, y en la productividad animal bajo condiciones de pastoreo.

El objetivo de la investigación fue evaluar el efecto de dos niveles de carga animal (CA) ovina en pastizales nativos de *Paspalum notatum* y *Axonopus compressus* durante la temporada de lluvias en la región sur del Estado de México, sobre las características del horizonte del pastoreo en las variables ANF (kg/MO/ha) (acumulación neta de forraje), DT (tallos/m^2) (Densidad de tallos), altura (A), composición morfológica (hoja, tallo, vivo y muerto).

Metodología

El trabajo fue conducido en el Rancho del Centro Universitario Temascaltepec de la Universidad Autónoma del Estado de México, en el municipio de San Simón de Guerrero, localizado en la región subtropical en el suroeste del Estado, en el Altiplano Central de México (100° 06' 27"W, 19° 01' 08" N), altitud de 1800 m, promedio de temperatura anual de 17°C, la temperatura máxima durante la estación de lluvias de 30°C, y una media de 1200 mm de lluvia por año concentrado entre Junio y Septiembre. El suelo de los pastizales presentó una textura franco arenosa con pH de 4.6 a 5.5 y el suelo de *Axonopus compressus* presentó una textura franco arcillosa y pH 4.2 a 5.2. La temperatura y la precipitación fueron registradas diariamente durante el experimento en el 2007. Los pastizales habían sido pastoreados intensivamente por ovinos 4 años antes de iniciar este trabajo, y no fueron fertilizados ni antes ni durante el estudio. Al inicio del experimento se realizó un corte de uniformidad a los pastizales.

Dos pastizales nativos de diferente superficie dominados por *Paspalum notatum* (PN) (85%) y por *Axonopus compressus* (AC) (15%), fueron evaluados durante el 2007 bajo pastoreo continuo con ovinos Pelibuey con peso vivo de 22 kg ± 2, durante la estación de lluvias, iniciando en la primer semana de julio y finalizando en la primer semana de noviembre durante seis periodos de tres semanas cada uno, los pastizales fueron pastoreados entre 08:00 y 17:00 h y en la noche de 17:00 a 08:00 h. los ovinos eran alojados en corrales que tenían piso de concreto.

Ad libitum se les proporcionaba agua y sales minerales en los potreros y en los corrales. En el pastizal con superficie de 2000 m^2, se evaluó la carga animal CA1 (26.6 ovinos/ha) y en el segundo pastizal, con superficie de 3000 m^2, se evaluó la carga animal CA2 (40 ovinos/ha) con tres repeticiones cada uno.

Mediciones
Acumulación neta de forraje

Fue evaluada en cada periodo utilizando 3 jaulas de exclusión (0.5 x 0.5 x 0.8 m) y un cuadrante metálico de 0.16 m² (0.4 x 0.4 m) (Humphreys, 1992). Las jaulas fueron distribuidas al azar al iniciar la evaluación, y a los 21 días. El forraje fue cortado a nivel del suelo usando tijeras de esquilar, próximo a de cada jaula en el día uno y dentro de la jaula en el día 21 utilizando un cuadrante. Las muestras cortadas fueron secadas a 65-75°C en una estufa de aire forzado hasta obtener peso constante, para determinar materia seca (MS), y la NHA fue estimada por diferencia de la masa herbácea del día 21 con la masa herbácea del día 1. Una sub-muestra fue molida e incinerada a 600°C durante 3 h en una mufla para expresar los resultados de ANF como materia orgánica (MO/ha) (Tejada, 1985).

Densidad de tallos

Densidad de tallos (DT). Fue medido al inicio de la evaluación y al final de cada periodo. Cinco núcleos de la pradera fueron tomados al azar de cada pastizal con un cilindro metálico de 8 cm de diámetro (50.3 cm²), y el numero de tallos por núcleo fue contado y el resultado expresado como tallos/m² (Grant 1981).

Altura del pastizal

La altura se registró cada semana con un medidor de plato ascendente de aluminio (Hodgson, 1990), se tomaron al azar en cada repetición 20 mediciones.

Composición morfológica

Composición morfológica. Cinco muestras de forraje aproximadamente de 50 g fueron tomadas y divididas en dos partes en cada periodo. Una fue usada para determinar el tejido vivo y muerto, y la otra para determinar la proporción de hoja y tallo. Cada submuestra fue secada a 75°|C y el resultado de expreso como porcentajes.

Análisis estadístico

Se utilizó un diseño de parcelas divididas en un diseño completamente al azar donde el nivel de carga animal fue la parcela mayor y los periodos de evaluación la parcela menor (Little y Hills, 1976). Los datos de porcentaje en la composición morfológica se transformaron a arcoseno para su análisis.

El modelo estadístico utilizado fue:

$$Y_{ijk} = \mu + P_i + \varepsilon_{ij} + p_k + (Pp)_{ik} + E_{ijk}$$

Donde: μ = media general, P = efecto de la carga animal (parcela mayor) i = 1,2 , ε_{ij} = variación residual de la parcela mayor, p = efecto de la medición de periodos (parcela menor) k = 1,...,6, Pp = interacción entre la parcela mayor y los periodos de medición y E_{ijk} = variación residual de la parcela menor.

Resultados
Precipitación y temperatura

La temperatura promedio durante el experimento fue de 17°C, presentando la mayor temperatura el P2 y P4 con 17.37 y 17.3°C respectivamente. La precipitación total fue 845 mm. La mayor precipitación se presentó en los periodos 2 y 3 con 221.9 y 567.7 mm respectivamente.

Acumulación neta de forraje

La ANF presentó diferencias significativa (P<0.05) entre carga animal, la CA1 presentó 4774.6 kg MO/ha, 14% menos que CA2 (5757.0). En la CA1, la mayor ANF se observó en el P3 declinando progresivamente con el tiempo con diferencias significativas entre periodos (P<0.005). En CA2 el P1 y P5 presentaron la mayor ANF con diferencias significativas entre periodos (P<0.005) (Figura 2.6.1).

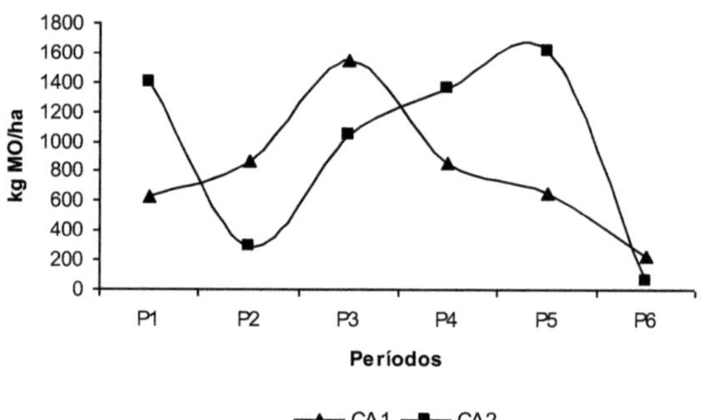

Figura 2.6.1. Acumulación neta de forraje (kg MO/ha) presente en CA1 y CA2 durante los períodos experimentales.

Densidad de tallos

En la CA1, la densidad de tallos promedio fue mayor (P<0.001) (2875 tallos/m2) que en CA2 (2519 tallos/m2). En ambos niveles de carga animal, el número de tallos no incremento con la medición de los periodos (P>0.05) (Figura 2.6.2).

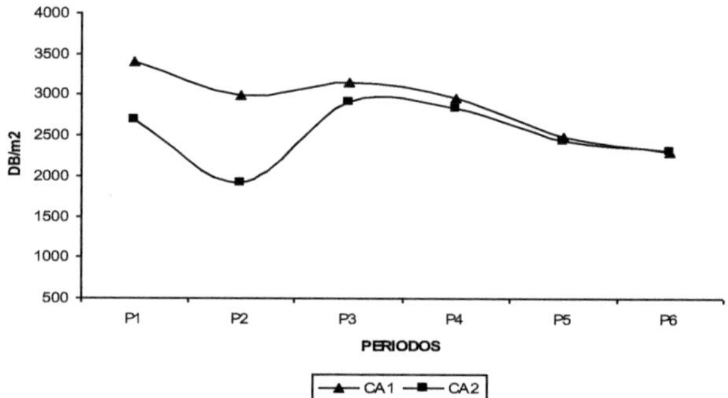

Figura 2.6.2. Densidad de tallos (tallos/m^2) en CA1 y CA2 durante los periodos experimentales.

Contenido de hoja

En la CA1, la proporción de hojas fue 89.0 y en la CA2 aumento 1.6% (90.4%) (P<0.0001), presentó fluctuaciones entre periodos (P<0.0001). La interacción carga animal y periodos no fue significativa (P>0.05) (Cuadro 1.5.1).

Cuadro 2.6.1. Porcentaje de hoja y tallos (kg MS/ha) presente en los pastizales nativos y durante los periodos de evaluación.

Pastizalez	Composición (%)	P1	P2	P3	P4	P5	P6	Promedio
CA1	Hoja	93.4	78.2	80.7	94.8	93.7	89.0a	89.0a
CA2	Hoja	86.3	77.2	93.6	89.8	95.1	90.4b	90.4b
Promedio		9.85a	77.7b	87.1c	92.3b	94.4b		
CA1	Tallo	6.6	21.8	19.3	10.2	4.9	3.1	11.0a
CA2	Tallo	13.7	22.8	6.4	5.2	6.3	3.1	9.6b
Promedio		101.5a	22.3b	12.9c	7.7d	5.6c	3.1e	

Contenido de tallo

En la CA1, la proporción de tallo fue 11.0% y en CA2 disminuyó a 9.6% (P<0.0001), presentó fluctuaciones entre periodos (P<0.0001) (Cuadro 1.5.1).

Forraje vivo

En la CA1, la proporción de forraje vivo fue 63.4% y en la CA2 aumentó 5.3% (P<0.001), presentó fluctuaciones entre periodos (P<0.0001).

Cuadro 2.6.2. Porcentaje de vivo y muerto (kg MS/ha) presente en los pastizales nativos y durante los periodos de evaluación.

	P1	P2	P3	P4	P5	P6	Promedio	EE
CA1VIVO	63.02^a	76.31^b	74.79^c	51.97^d	43.48^e	30.59^f	56.69^a	1.76**
CA2VIVO	76.54^a	74.27^b	80.88^c	62.86^d	28.57^e	40.91^f	60.67^b	
EE$_{Pm}$	8.04**							
EE$_{PM*Pm}$	15.21**							
CA1MUERTO	36.98^a	23.69^b	25.21^b	48.03^c	56.52^d	69.41^e	43.31^a	1.76**
CA2MUERTO	23.46^a	25.33^a	19.12^c	37.14^a	71.43^e	59.09^a	39.33^b	
EEM$_{Pm}$	8.62**							
EEM$_{PM*Pm}$	15.17**							

Forraje muerto

En la CA1, la proporción de forraje muerto fue 36.6% y en la CA2 disminuyó a 33.0 % (P<0001), se presentó fluctuaciones entre periodos (P<0.0001).

Altura de forraje

La altura promedio en CA1 fue 5.9 cm y en CA2 5.1 cm (P<0.0001) declinando con el tiempo observándose un pronunciado efecto en los periodos 4-6 (P<0.05; Figura 2.6.3).

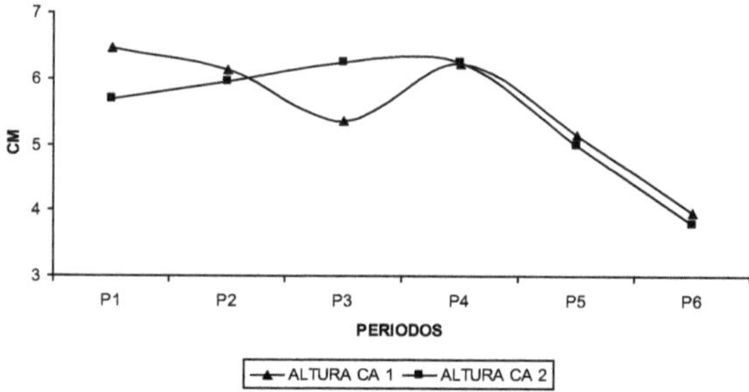

Figura 2.6.3. Altura de tallos (cm) en CA1 y CA2 durante los periodos experimentales.

Discusión

La estructura del horizonte del pastizal bajo pastoreo no es estática, cambia con el tiempo y con el manejo específicamente la frecuencia de defoliación, así como por la intensidad de pastoreo. El estudio de los componentes morfológicos (hoja, tallo, vivo y muerto) así como su duración son necesarios para analizar y entender la dinámica de crecimiento de las plantas forrajeras (Chapman y Lemaire, 1993; Lemaire y Chapman, 1996). La ANF en CA2 presentó comportamiento diferente a CA1, en CA2 la mayor ANF, podría estar relacionada con la mayor frecuencia de defoliación, cual pudo haber estimulado el rebrote y en consecuencia incrementar la producción de forraje, siendo el efecto de la carga animal o número e unidades animal que defolia el forraje el principal factor que podría determinar la acumulación de forraje.

La ANF entre periodos presentó variaciones, en CA1, la mayor ANF se presentó en el P3 (1547.03 kgMO/ha), a partir del cual declinó progresivamente hasta disminuir 85% (229.43 KgMO/ha). En CA2 la mayor ANF se presentó en el P1 y P5 (1458.3 kgMO/ha) el P2 presentó una disminución 83% (248.2kg MO/ha). La producción de forraje en los pastizales además del estado fenológico de la planta se relaciona con la cantidad precipitación y su distribución a través de los periodos. En ambos niveles de carga animal, los periodos 4, 5 y 6 presentaron reducción de la ANF, lo cual pudo ser debido a la falta de precipitación (0 mm) además de la disminución de la temperatura, factores determinantes en la disminución de la ANF. Sin embargo, la mayor ANF en la carga animal CA1, el forraje acumulado que no era consumido por los animales, maduró rápidamente y pasó al estado de senescencia, lo cual pudo observarse con el incremento el % de forraje muerto en los mismos periodos en CA1 y en consecuencia la disminución en la tasa de crecimiento del forraje.

En el sistema de producción animal basado en pastoreo, la persistencia de las pasturas es un factor crucial en la sustentabilidad del sistema. La persistencia de un pastizal depende de la habilidad de la planta para mantener alta densidad de tallos y la habilidad de los tallos individuales para mantener hojas verdes (Hirata y Pakiding, 2001). El pastizal con la CA1 presentó el mayor número de brotes (2875 brotes/m²), lo cual indica que los pastizales nativos de estudio a menor intensidad de defoliación mayor densidad de brotes/m2. Entre periodos no existió diferencia (P<0.05). Lo cual podría estar relacionado con la persistencia que presenta los tallos de *Paspalum notatum*. Las hojas de *Paspalum notatum* comienzan a morir de 1 a 3 meses después de su aparición, las que aparecen en octubre-noviembre presentan una vida de 3.6 a 5.4 meses, mientras que las que aparecen en abril duran de 1.3 a 2.3 meses. La habilidad de los tallos de pasto para mantener hojas vivas es determinante por la tasa de aparición y la tasa de mortalidad (Pakiding y Hirata, 2001).

Los componentes (hojas: lámina y vaina, tallos e inflorescencia) y su cantidad en el horizonte del pastizal, dependiendo de su estado de crecimiento y distribución, afectan la calidad del forraje disponible por el animal (Hodgson, 1990; Sheaffer *et al.*, 2000). El contenido de hoja en el pastizal de la carga CA2 se presentó el mayor porcentaje de hoja y en consecuencia el menor porcentaje de tallos, en los P4, 5 y 6 la producción de hoja se mantuvo, lo cual pudo ser un efecto del constante rebrote por los altos niveles de defoliación. El P2 presentó el porcentaje menor, lo cual se relacionó con un incrementó en el número de tallos florales. En el pastizal con la carga CA1, el P2 también presentó una disminución en el contenido de hoja.

El porcentaje de forraje vivo presento fluctuaciones entre periodos y entre niveles de carga animal, la carga animal CA2 presentó la mayor cantidad de forraje vivo y en consecuencia le menor cantidad de forraje muerto, por lo que se podría indicar que la alta frecuencia de defoliación de los pastizales favoreció la aparición de forraje vivo. Las diferentes proporciones de forraje vivo durante los periodos y la disminución en los últimos periodos también se relaciona con la presencia de las lluvias, sin embargo, la diferente respuesta observada entre niveles de carga esta relacionada con la madurez del forraje, observándose que en la CA1 sucedió más rápidamente.

Literatura citada
Chapman, D.F. and G. Lemaire. 1993. Morphogenetic and structural determinants of plant regrowth after defoliation. En: M.J. Baker *et al.* (Eds.), Proc. 17th Intern. Grass. Cong., Palmerston North, New Zeland, 8-21 Feb 1993. Pp. 95-104.

Grant, S.A. 1981. Sward components. In: J. Hodgson et al., *Sward Measurement Handbook.* Chap. 4, Br. Grass. Soc., Hurley. Pp.71-92

Hirata, M. and W. Pakiding. 2001. Tiller dynamics in a Bahia grass (*Paspalum notatum*) pasture under cattle grazing. Trop. Grass. 35:151-160.

Hodgson, J. 1990. *Grazing Management: Science into Practice.* Longman Scientific and Technical, Harlow.

Humphreys, L. R. 1991. Tropical pasture utilization. Cambridge University Press.

Little, T.M. y F. J. Hills. 1976. Métodos Estadísticos para la Investigación en la Agricultura. Editorial Trillas, México. P. 45.

Tejada, H. I. 1985. Manual de laboratorio para análisis de ingredientes utilizado en la alimentación animal. México. Patronato de Apoyo a la Investigación y Experimentación Pecuaria en México.

SECCIÓN III

Ciencias Ambientales

Edición y Compilación:
Nazario Pescador S., Arnoldo González R., José F.
Vázquez A., Javier Hernández M., Froylán A. Lucero M.
y Juan C. Martínez G.

III.1 La manipulación ambiental como alternativa para incrementar la eficiencia productiva y reproductiva del ganado lechero bajo estrés calórico*

Alejandro Correa Calderón, L. Avendaño R., F. Ardón M., A. Pérez M. y F. D. Alvarez V.

*Cuerpo Académico: Fisiología y Genética Animal, Instituto de Ciencias Agrícolas, Instituto de Ciencias Agrícolas, Universidad Autónoma de Baja California, Valle de Mexicali, Baja California, México

Introducción

El estrés térmico que se presenta durante el verano es un problema persistente en la industria lechera y el cual produce pérdidas anuales de 5 a 6 mil millones de dólares (Ray *et al.*, 1992). Las vacas lecheras sometidas a altas temperaturas pueden ver reducida su producción de leche hasta en un 40%, lográndose porcentajes de preñez de tan solo 20%, así como incrementos en el conteo de células somáticas en leche. Para hacer frente a este problema la vaca lechera necesita incrementar sus pérdidas de calor para poder mantener una temperatura corporal constante y un elevado nivel de producción (Beede y Shearer, 1991; Collier *et al.*, 1982). Algunos aspectos frecuentemente considerados para identificar los efectos del estrés térmico sobre la productividad, incluyen reducciones en el consumo de materia seca (CMS), producción de leche y eficiencia reproductiva. La producción de leche en regiones con climas calidos, es reducida durante los meses de verano cuando las temperaturas ambientales y rectales exceden 27° C (Maust *et al.*, 1972) y 39° C (Berman *et al.*, 1985) respectivamente. El problema del productor es como reducir el incremento de la temperatura corporal del ganado lechero durante este período.

La vaca lechera es capaz de mantener una temperatura corporal interna entre 38.4-38.7° C bajo condiciones de ausencia de estrés térmico (Spiers *et al.*, 1999). Lo anterior se logra a través de un intercambio coordinado de calor que considera tanto la pérdida como la producción de calor. Las consecuencias asociadas con esta habilidad son un requerimiento rápido para generar y disipar calor en climas fríos y cálidos respectivamente, así como un gasto extra de energía para mantenimiento. Esta energía extra necesita ser suministrada por un consumo de alimento adicional, lo cual no ocurre durante condiciones de estrés térmico. Un incremento en temperatura ambiental (Ta) por arriba de 26° C resulta en una disminución progresiva en CMS (Berman *et al.*, 1985; McGuire *et al.*, 1989), con una reducción a 90% del nivel normal a 30° C, 75% a 32° C y 67% a 40° C (McGuire *et al.*, 1989).

Un problema en la vaca en lactancia es el acelerado nivel de producción de calor que resulta tanto de un elevado consumo de alimento como de la elevada actividad metabólica requerida para mantener un alto nivel de producción de leche. Como un ejemplo de la magnitud de esta producción de calor, ha sido estimado que una persona adulta produce la cantidad de calor equivalente aún foco de 100 watt, mientras que una vaca en lactación produce el calor equivalente a 16 focos de 100 watt. Dada esta diferencia es de esperarse que la vaca lechera tenga un mayor reto para mantener su balance térmico en comparación al humano. Es también obvio que la percepción de estrés calórico es diferente para humanos y ganado bovino.

Durante el verano la eficiencia reproductiva del ganado lechero tiende a disminuir y esto se presenta como resultado de los efectos negativos que sufren los animales a causa del estrés calórico, lo cual trae como consecuencia una reducción en la duración e intensidad del estro, ocasionando que algunos de los estros no sean detectados, observándose también un incremento en los servicios por concepción, días abiertos y pérdidas embrionarias (Jordan, 2003; Santos *et al.*, 2004). Se ha estimado que el porcentaje de estros no detectados en hatos comerciales ubicados en regiones cálidas es de aproximadamente 82% durante los meses de Junio a Septiembre (Thatcher y Collier, 1986). Estrategias como la sincronización del estro y la ovulación para la inseminación artificial a tiempo fijo (IATF) han demostrado que no es necesaria la detección del estro lo cual puede ser aplicado al manejo reproductivo del ganado lechero durante el verano, además se señala que el uso de estas herramientas incrementa la tasa de preñez (Her *et al.*, 1988; Pursley *et al.*, 1995; Jordan, 2003). Por otra parte también se ha observado que vacas sometidas a estrés calórico presentan niveles más bajos de progesterona durante la fase luteal del ciclo estrual lo cual puede estar relacionado con una menor tasa de concepción (Rosemberg *et al.*, 1982). La suplementación de progesterona ha incrementado la tasa de concepción cuando se ha administrado antes del día 6 post-inseminación en vacas lecheras bajo condiciones termoneutrales (Mann y Lamming, 1999). El uso de técnicas como el uso de la IA a tiempo fijo y suplementación de progesterona pueden disminuir los problemas en la detección del estro y concepción causados por el estrés calórico; sin embargo, el incremento de la muerte embrionaria por el efecto de altas temperaturas ambientales impide que la tasa de preñez durante el verano sea similar a la de invierno. Gauthier (1983) reporto que el enfriamiento mediante ventilación y aspersión de agua durante los primeros 10 d post-inseminación mejoro la fertilidad de las vacas lecheras durante el verano.

Algunos índices han sido desarrollados y usados para predecir el nivel de estrés por calor. La temperatura y la humedad, son los parámetros que normalmente son considerados para estimar estos índices, tal es el caso del Índice de Temperatura y Humedad (THI) y el cual es determinado por la ecuación:

$$THI = td - (0.55 - 0.55 \times RH)(td-58)$$

Donde: td = temperatura de bulbo seco ($^\circ$F) y RH = Humedad relativa (porcentaje expresado en decimales).

En el Cuadro 3.1.1 se observan los índices de temperatura y humedad (ITH) que resultan de diferentes combinaciones de temperatura y humedad. Un ITH de 72 es considerado como el punto donde la vaca lechera produce una respuesta adversa al estrés calórico, como puede ser una reducción en el consumo de alimento y producción de leche (West, 1994).

Un THI de 72 puede ser dado por diferentes combinaciones de temperatura y humedad ambiental como por ejemplo:

- 88 $^\circ$F(31° C) y 0% de humedad
- 79 $^\circ$F(26° C) y 40% de humedad
- 72 $^\circ$F(22° C) y 95% de humedad

Estrategias para reducir el estrés calórico

Tres estrategias básicas de manejo han sido sugeridas para atenuar los efectos del estrés térmico: 1) Genética, como lo es el desarrollo de razas más tolerantes al calor 2) Manejo nutricional, considerando la manipulación de algunos nutrientes durante el verano y 3) Manejo del medio ambiente, tal como el uso de sombras y sistemas de enfriamiento (Beede y Collier, 1986).

Es importante mencionar que los cambios genéticos para incrementar la resistencia al calor por parte del ganado lechero, generalmente no son compatibles con el mejoramiento en la producción animal, debido a que cualquier incremento en la producción de leche traerá como consecuencia una mayor cantidad de calor metabólico (Thatcher, 1995).

En lo referente al manejo nutricional, actualmente no existe una dieta especial para prevenir el estrés térmico. La manipulación de la dieta de la vaca bajo condiciones de altas temperaturas tendrá relativamente un menor efecto sobre la productividad en comparación con un efectivo manejo del medio ambiente. Excepciones como incrementar la grasa, niveles de K y Na en la dieta y reducir la proporción forraje: concentrado, pueden ayudar a atenuar este problema. Expertos en el área mencionan que si el manejo medio ambiental es hecho correctamente el productor puede tener un más rápido y efectivo beneficio que con cualquier otra acción llevada a cabo para reducir el estrés calórico (Beede y Shearer, 1991). El más efectivo modo de combatir el estrés por calor es el de desarrollar un sistema integral de manejo medio ambiental basado principalmente en interceptar la radiación solar por medio del uso de sombras e incrementar el enfriamiento evaporativo mediante sistemas de enfriamiento.

Resultados de la Investigación
Experimento 1. Efecto de un sistema de enfriamiento sobre la productividad de ganado lechero bajo estrés calórico.

Objetivo
Determinar el efecto de un sistema de enfriamiento basado en aspersores y abanicos sobre la eficiencia productiva de vacas Holstein en condiciones de altas temperaturas en el Valle de Mexicali, Baja California.

Metodología
Sesenta y una vacas en su etapa inicial de lactancia se asignaron a uno de dos tratamientos: un grupo testigo sólo con sombra en la parte central del corral de alojamiento (S) y otro grupo con un sistema de enfriamiento bajo la sombra (E). La duración del estudio fue de 135 d, de mayo a septiembre, con temperaturas máximas diarias entre 39 y 49 °C y humedad relativa entre 30 y 50%.

Resultados
El grupo de vacas bajo el sistema de enfriamiento presentó un promedio de producción de leche (30.5 ± 0.94 kg/d) mayor ($P < .01$) a la del grupo sólo con sombra (26.6 ± 0.98 kg/d) durante el estudio. Aún y cuando el porcentaje de grasa y proteína en leche fue similar ($P > .05$) en los grupos E (3.30 ± 0.061 y $3.19 \pm 0.047\%$) y S (3.30 ± 0.062 y $3.28 \pm 0.048\%$), respectivamente, el promedio de células somáticas fue menor ($P < .05$) en el grupo enfriado ($293,019 \pm 118542.0$ células) en comparación con el grupo testigo ($313, 919 \pm 120503.5$ células). La tasa de respiración fue mayor ($P < .01$) en el grupo S (88.2 ± 1.8 respiraciones/min) comparado con el grupo E (68.7 ± 1.7 respiraciones/min). Al final del experimento, la condición corporal fue la misma ($P > . 05$) para las vacas de ambos tratamientos (2.8 ± 0.063). Estos resultados indican que el sistema de enfriamiento basado en aspersores y abanicos representa una alternativa efectiva para incrementar la eficiencia productiva del ganado lechero Holstein en producción en condiciones de altas temperaturas.

Experimento 2. ¿Incrementa la inseminación a tiempo fijo, combinada con enfriamiento la tasa de concepción de vaquillas Holstein en verano?

Objetivo

Evaluar los efectos de la inseminación artificial (IA) a tiempo fijo más un período corto de enfriamiento artificial sobre la tasa de concepción y respuesta fisiológica de vaquillas bajo estrés calórico.

Metodología

Noventa vaquillas Holstein fueron distribuidas aleatoriamente en uno de los siguientes tratamientos: Un tratamiento testigo (T_1) con detección visual de estro e IA mañana-tarde (n=30); un segundo tratamiento (T_2) bajo un protocolo de IA a tiempo fijo (señalado y descrito en el experimento 3) (n=30) y un tercer tratamiento (T_3) con el mismo protocolo de IA de T_2 más un período de enfriamiento artificial (ventilación y aspersión) de las vaquillas 11 d antes y 21 d después de la IA (n=30). El experimento se dividió en dos períodos: el primero del 25 de junio al 26 de julio; el segundo del 15 de agosto al 16 de septiembre. En el primer periodo las vaquillas en T_3 tuvieron una temperatura rectal (39.35°C) más baja (p<0.01) en comparación con T_1 (39.68 °C) y T_2 (39.67 °C); la frecuencia respiratoria (respiraciones/min) fue menor (P<.01) en T_3 (72) comparada con T_1 (85) y T_2 (84). La tasa de concepción no difirió (P>0.10) entre T_3 (64.3%) y T_1 (46.7%) pero ambos mostraron una tendencia a ser mayores (P<.10) a T_2 (13.3%). En el segundo período la temperatura rectal en T_3 (39.24 °C) fue menor (P<.01) que en T_1 (39.61 °C) y T_2 (39.62 °C). La frecuencia respiratoria también fue inferior (P<.01) en T_3 (77) respecto a T_1 (87) y T_2 (94), siendo T_1 y T_2 diferentes entre sí (P<.01). La tasa de concepción fue similar (P>.10) entre T_3 (40%), T_1 (13%) y T_2 (13%). La tasa de concepción total, incluyendo los dos periodos presentó una tendencia a ser mejorada (P<.10) por T_3 (51.7%) con respecto a T_2 (13.3%) y T_1 (30.0%). La IA a tiempo fijo, combinada con un periodo corto de enfriamiento, puede ser una alternativa para incrementar la fertilidad en vaquillas Holstein durante el verano.

Experimento 3. Efecto del enfriamiento artificial y su combinacion con la I.A a hora fija sobre la fertilidad de vaquillas Holstein durante el verano.

Objetivo

Evaluar el efecto de un programa de inseminación a hora fija combinado con un periodo de enfriamiento sobre la fertilidad y respuesta fisiológica de vaquillas Holstein durante el verano.

Metodología

Los animales experimentales fueron divididos en los siguientes tratamientos. a) Un grupo testigo (S) con solo sombra en la parte central del corral e inseminado 12 h después de la detección de celo (n=30), b) un segundo grupo (SE) con sincronización del estro mediante un implante de norgestomet aplicado en la oreja durante nueve días (3 mg) más una inyección de 3 mg de norgestomet y 5 mg de valerato de estradiol. Al momento de la remoción del implante 500 u.i. de PMSG fueron administradas y la inseminación se llevo acabo a hora fija 48 h después de removido el implante (n=30), c) y un tercer tratamiento bajo enfriamiento (E) con detección normal de celo e inseminación a 12 h de detectado el celo (n=30).

Resultados

El porcentaje de preñez no difirió entre tratamientos (P>0.10) siendo de 31.2, 36.6 y 50% para los grupos S, SE y E respectivamente. Una menor frecuencia respiratoria (P<0.05) fue observada en el grupo SE (75) y E (71) comparado al grupo testigo (89). La temperatura rectal fue menor (P<.05) en el grupo E (39.1°C) comparado a SE (39.2°C) y S (39.4°C) los cuales difirieron entre si. El enfriamiento de vaquillas antes y después de la IA por si solo tendió a mejorar la fertilidad y puede ser una posible estrategia de manejo a implementar durante el verano.

Experimento 4. Evaluación de un protocolo de inseminación a tiempo fijo combinado con suplementación de progesterona en vaquillas Holstein sometidas a enfriamiento artificial durante el verano.

Objetivo

Evaluar el efecto de un protocolo de inseminación a tiempo fijo (IATF) más suplementación de progesterona sobre la tasa de concepción y respuesta fisiológica de vaquillas Holstein sometidas a enfriamiento artificial durante el verano.

Metodología

Sesenta y nueve vaquillas de la raza Holstein fueron separadas en 3 tratamientos: El Tratamiento 1 (T_1) consistió en la detección de celo natural e Inseminación artificial (I.A) AM-PM (n= 23), en tanto que el tratamiento 2 (T_2; n=24) incluyo un protocolo de IATF que consistió en lo siguiente: a) Aplicación de un dispositivo intravaginal de progesterona (1.9 mg) conocido como CIDR más la aplicación de .5 mg de ECP (día -10), b) Aplicación de 25 mg de Prostaglandinas F_{2alfa} (día -3), c) Retiro de CIDR y aplicación de .5 mg ECP (día -2) d) IATF 48 h después de retirado el CIDR (día 0). El tratamiento 3 (T_3) incluyo el mismo protocolo que T_2 más suplementación de progesterona mediante la aplicación del dispositivo CIDR (usado) del día 4 al 14 post-inseminación (n=22). En los tres tratamientos a las vaquillas se les proporciono sombra en la parte central del corral más enfriamiento artificial. La tasa de concepción fue diagnosticada por palpación rectal a los 35 ±2 días post-inseminación.

Resultados

El índice de temperatura y humedad máximo registrado durante el estudio presento un rango de 84 a 90. La frecuencia respiratoria (88, 86, 90) así como la temperatura rectal (39.1, 39.2, 39.1 °C) fueron similares (P>0.05) para los tratamientos T_1, T_2, y T_3 respectivamente. La tasa de concepción fue superior (P<0.05) para T_1 (65.2%), en comparación a T_2 (34.6%) pero similar (P>0.05) a T_3 (59.1%) en tanto que T_3 tendió (P<0.10) a ser diferente a T_2. Los días a la preñez fueron similares (P>0.05) entre tratamientos pero T_3 tendió (P<0.10) a mostrar un valor mas bajo con respecto a los otros tratamientos. La suplementación de progesterona en programas de IATF puede ser una herramienta útil durante el verano si a la vaquilla se le proporciona enfriamiento artificial.

Cuadro 3.1.1. Índices de temperatura y humedad (ITH) a diferentes temperaturas y humedades relativas.

Tem. (°F)	5	10	15	20	25	30	35	40	45	50	55	60	65	70	75	80	85	90	95	100
70	64	64	64	65	65	65	66	66	66	67	67	67	68	68	68	69	69	69	70	70
71	64	65	65	65	66	66	66	67	67	67	68	68	68	69	69	70	70	70	71	71
72	65	65	65	66	66	67	67	67	68	68	69	69	69	70	70	70	71	71	72	72
73	65	66	66	66	67	67	68	68	68	69	69	70	70	71	71	71	72	72	73	73
74	66	66	67	67	67	68	68	69	69	70	70	70	71	71	72	72	73	73	74	74
75	67	67	67	68	68	68	69	69	70	70	71	71	72	72	73	73	74	74	75	75
76	67	67	68	68	69	69	70	70	71	71	72	72	73	73	74	74	75	75	76	76
77	67	68	68	69	69	70	70	71	71	72	72	73	73	74	74	75	75	76	76	77
78	68	68	69	69	70	70	71	71	72	73	73	74	74	75	75	76	76	77	77	78
79	68	69	69	70	70	71	71	72	73	73	74	74	75	76	76	77	77	78	78	79
80	69	69	70	70	71	72	72	73	73	74	75	75	76	76	77	78	78	79	79	80
81	69	70	70	71	72	72	73	73	74	75	75	76	77	77	78	78	79	80	80	81
82	69	70	71	71	72	73	73	74	75	75	76	77	77	78	79	79	80	81	81	82
83	70	71	71	72	73	73	74	75	75	76	77	77	78	79	80	80	81	82	82	83
84	70	71	72	73	73	74	75	75	76	77	77	78	79	80	80	81	82	83	83	84
85	71	72	72	73	74	75	75	76	77	77	78	79	80	81	81	82	83	84	84	85
86	71	72	73	74	74	75	76	77	78	78	79	80	81	81	82	83	84	84	85	86
87	72	73	73	74	75	76	77	77	78	79	80	81	81	82	83	84	85	85	86	87
88	72	73	74	75	76	76	77	78	79	80	81	81	82	83	84	85	86	86	87	88
89	73	74	75	75	76	77	78	79	80	80	81	82	83	84	85	86	86	87	88	89
90	73	74	75	76	77	78	79	79	80	81	82	83	84	85	86	86	87	88	89	90
91	74	75	76	76	77	78	79	80	81	82	83	84	85	86	86	87	88	89	90	91
92	74	75	76	77	78	79	80	81	82	83	84	85	85	86	87	88	89	90	91	92
93	75	76	77	78	79	80	80	81	82	83	84	85	86	87	88	89	90	91	92	93
94	75	76	77	78	79	80	81	82	83	84	85	86	87	88	89	90	91	92	93	94
95	76	77	78	79	80	81	82	83	84	85	86	87	88	89	90	91	92	93	94	95
96	76	77	78	79	80	81	82	83	85	86	87	88	89	90	91	92	93	94	95	96
97	77	78	79	80	81	82	83	84	85	86	87	88	89	91	92	93	94	95	96	97
98	77	78	79	80	82	83	84	85	86	87	88	89	90	91	93	94	95	96	97	98
99	78	79	80	81	82	83	84	85	87	88	89	90	91	92	93	94	96	97	98	99
100	78	79	80	82	83	84	85	86	87	88	90	91	92	93	94	95	97	98	99	100
101	79	80	81	82	83	85	86	87	88	89	90	92	93	94	95	96	97	99		
102	79	80	81	83	84	85	86	87	89	90	91	92	94	95	96	97	98			
103	79	81	82	83	84	86	87	88	89	91	92	93	94	96	97					
104	80	81	82	84	85	86	88	89	90	91	93	94	95	96						
105	80	82	83	84	86	87	88	89	91	92	93	95	96	97						
106	81	82	84	85	86	88	89	90	91	93	94	95	97	98						
107	81	83	84	85	87	88	89	91	92	94	95	96	98							
108	82	83	85	86	87	89	90	92	93	94	96	97								
109	82	84	85	87	88	89	91	92	94	95	96	98								
110	83	84	86	87	89	90	91	93	94	96	97									
111	83	85	86	88	89	91	92	94	95	96	98									
112	84	85	87	88	90	91	93	94	96	97										
113	84	86	87	89	91	92	93	95	96	98										
114	85	86	88	89	91	92	94	96	97											
115	85	87	88	90	91	93	95	96	98											
116	86	87	89	90	92	94	95	97												
117	86	88	89	91	93	94	96	98												
118	87	88	90	92	93	95	97													
119	87	89	90	92	94	96	97													

Zonas de estrés indicadas a la derecha del cuadro: A (fila 71), B (fila 74), C (fila 83), D (fila 95).

A = Zona sin estrés
B = Zona de estrés ligero
C = Zona de estrés moderado
D = Zona de estrés severo

Zona de extremo peligro

Comentarios finales

El estrés calórico no es exclusivo del verano ya que este problema puede presentarse durante la primavera y otoño en algunas regiones. Los efectos negativos de las altas temperaturas aunque no pueden eliminarse completamente pero si pueden reducirse con la manipulación ambiental basada principalmente en el uso de sombras combinadas con sistemas de enfriamiento. El implementar algunos cambios en las dietas del ganado durante el verano también puede ayudar grandemente. La selección de un sistema de enfriamiento a utilizar dependerá de las condiciones locales y los resultados obtenidos dependerán del nivel y duración del estrés calórico, nivel de producción del animal y del manejo general de la explotación.

Literatura citada

Beede, D.K. and R.J. Collier. 1986. Potential nutritional strategies for intensively Managed cattle during thermal stress. Journal of Animal Science 62:543.

Beede, D.K. and J.K. Shearer. 1991. Nutritional management of dairy cattle during hot weather. Agri-Practice 12:164.

Berman, A., Y. Folman, M. Kalm, M. Mamen, Z. Herz, D. Wolfenson, A. Ariell, and Y. Graber. 1985. Upper critical temperatures and forced ventilation effects for high-yielding dairy cows in a subtropical climate. Journal of Dairy Science 68: 1488.

Collier, R. J., D. K. Beede, W. W. Thatcher, L. A. Israel, C.J. Wilcox. 1982. Environment and its modification on dairy health and production. J. Dairy Sci. 65: 2213.

Gauthier, D. 1983. A technique for improving the fertility of French Friesian cows in a tropical climate. Effect on plasma progesterone profile. Reprod. Nutr. Dev. 23: 129.

Her, E., D. Wolfenson, I. Flamenbaum, Y. Folman, M. Kaim, and A. Berman. 1988. Thermal, productive and reproductive responses of high yielding cows exposed to short term cooling in summer. Journal of Dairy Science 71:1085-1092.

Jordan, E. R. 2003. Heat stress on reproduction. J. Dairy Sci. 86(Suppl. 1):E104-E114.

Mann, G. E. and G. E. Lamming. 1999. The influence of progesterone during early pregnancy in cattle. Reproduction in Domestic Animals 34:269-274.

Maust, L.E., R.E. McDowell, and N.W. Hooven. 1972. Effect of summer weather on performance of Holstein cows in three stages of lactation. J. Dairy Sci. 55: 1133.

McGuire, M.A., D.K. Beede, M.A. DeLorenzo, C.J. Wilcox, G.B. Huntington, C.K. Reynolds, R.J. Collier. 1989. Thermal stress and level of feed intake on portal plasma flow and net fluxes of metabolites in lactating Holstein cows. J. Anim. Sci. 67: 1050.

Pursley, J. R., M. O. Mee, and M. C. Wiltbank. 1995. Syncronization of ovulation in dairy cows using PGF2α and GnRH. Theriogenology 44:915-923.

Ray, D. E., T. J. Hallbach, D.V. Armstrong. 1992. Season and lactation effects on milk production and reproduction efficiency of dairy in Arizona. J. Dairy Sci. 75: 2976.

Rosemberg, M., Y. Folman, Z. Hertz, I. Flamenbaun, A. Berman and M. Kaim. 1982. Effect of climatic conditions on peripheral concentrations of LH, progesterone and oestradiol 17-B in high milking yielding cows. J. Reprod. Fertil. 66:139.

Santos, J. P. E., W. W. Thatcher, R. C. Chebel, R. L. A. Cerri, K. N. Galvao. 2004. Embryonic death rates in cattle on the efficacy of estrus synchronization programs. Animal Reprodction Science 82-83:513-535.

Spiers, D.E., J.N. Spain and B.L. Snyder. 1999. Assessment of cooling strategies for dairy cows using implanted telemetric temperature transmitters. FASEB Journal 13:A746.

Thatcher, W. W. and R. J. Collier. 1986. Effects of climate in bovine reproduction. In: D.A. Morrow (Ed.). Current Therapy in Therio. Saunders, Philadelphia, E. U. Pp. 301-309.

Thatcher, W.W. 1995. Livestock environment prospects for the 90's. Proceedings of the Inter. Conf. Livestock Production in Hot Climates. University of Sultanate of Oman.

West, J.W. 1994. Managing and feeding lactating dairy cows in hot weather. In: Management of dairy cattle in hot weather. Protiva-Monsanto. St. Louis. Mo.

III.2 Sustentabilidad de la Laguna de Zapotlán, Sitio RAMSAR: Humedal de importancia internacional*

José Guadalupe Michel Parra[1], M. Guzmán A.[3], J. M. Tapia G.[1], J. O. Macias M.[3], O. D. Montañez V.[1], G. Rocha Ch.[1], R. Blanco D.[1], M. C. Castañeda S.[1], I. E. Morales Z.[1], L. Estrada P.[1], B. Branfireun[4], S. Harvey[4] y V. Aivazian[4]

*Cuerpo Académico: Sistemas de Producción,
[1*]Departamento de Desarrollo Regional, Centro Universitario del Sur,
Universidad de Guadalajara, Cd. Guzmán, Jalisco, México,
[2]Departamento de Producción Agrícola, Centro Universitario de la Costa Sur,
Universidad de Guadalajara, Autlán, Jalisco, México,
[3]Instituto de Limnología del Centro Universitario de Ciencias Biológicas y Agropecuarias,
[4]University of Toronto, Campus Mississagua, Toronto, Ontario, Canadá.

Resumen

El presente trabajo se realizo con el objeto de contribuir a la sustentabilidad del lago denominado "Laguna de Zapotlán", bajo un plan de manejo, en el cual se logro la designación de Humedal de Importancia Internacional, Sitio Ramsar y su gobernanza. Entre las prioridades para este milenio se enfatiza en el uso racional de los recursos naturales teniendo como premisa principal la protección conservación, rehabilitación y restauración de los humedales. El trabajo se realizó en gabinete y campo, en el Centro Universitario del Sur (CUSur) y la laguna de Zapotlán, la cual se localiza en la Región Sur del Estado de Jalisco, entre los Municipios de Zapotlán el Grande y Gómez Farias, entre las coordenadas: 19° 27'13'' de latitud Norte y a 103° 27'53'' de longitud Oeste; a una altura de 1507 metros sobre el nivel del mar; con una precipitación pluvial de 732 mm., y una temperatura media anual de 20.2° C. Para ello se elaboró una ficha técnica con 23 cuartillas, bajo una metodología científica propuesta por la Comisión Ramsar, realizándose el polígono de la laguna, la recopilación de las características geográficas, geológicas, biogeográficas, fáusticas, florísticas, productivas y socioeconómicas que se manifiestan en el humedal. La toma de datos se desarrolló con la participación de un grupo intersectorial de académicos, instancias gubernamentales y productores organizados, usando una metodologia descriptiva, observacional ecológico, diagnóstica, productiva y prospectiva.

Palabras clave: Laguna de Zapotlán. Humedal, sustentabilidad, Sitio Ramsar

Introducción

En la medida que el desarrollo social y cultural del hombre y particularmente sus actividades productivas se incrementan, su entorno natural es afectado directa ó indirectamente. En el caso particular de los ambientes acuáticos, como son los humedales, las comunidades biológicas, flora y fauna, elementos más sensibles a los cambios que sufre el ecosistema, ya que se reflejan en su estructura, abundancia, distribución y diversidad. Estos cambios pueden tener un carácter reversible o irreversible, de acuerdo a la magnitud del efecto. Las partes que constituyen a un Ecosistema Acuático típico, juegan un importante papel en el rol energético, aún cuando muchos de ellos sean parcialmente desconocidos. La alteración repercute directamente en la estructura comunitaria y en el patrón hidrológico, la introducción de especies exóticas, la sobrepesca y las descargas de contaminantes contribuyen con sus efectos (Haldane, 1952; Turk, et al., 1976; Wetzel, 1981). Una de las primeras manifestaciones de alteración en los lagos es la eutroficación, cuyas causas subyacentes son casi siempre de origen químico. La eutroficación implica un rico suministro de nutrientes por lo que aumentó considerablemente su tasa de entrada. La creciente necesidad de conocer con precisión las interacciones de los organismos y su medio en un ambiente fuertemente alterado por las actividades humanas, en su constante crecimiento y desordenado desarrollo, han hecho indispensable la creación y el empleo de conceptos básicos para el trabajo científico (Guzmán, 1990).

Marco Ambiental Crítico

Los efectos del medio ambiente se reflejan en las características de organismos, poblaciones y comunidades, en parámetros medibles en sus diversos niveles de organización, algunos de ellos como las tasas de crecimiento, de reproducción, de mortalidad y de sobre vivencia, índices de abundancia, de distribución, de diversidad, patrones de migración, ciclo de vida y la estructura comunitaria, en especial los cambios de estas características en el espacio y en el tiempo. Está conformado por la serie de elementos abióticos, identificados como variables críticas medibles, en donde se encuentran inmersas las entidades biológicas. Los elementos del Marco Ambiental Crítico le permiten a la entidad biológica el desarrollo pleno de su potencialidad biológica, de tal manera que las modificaciones a los mismos puedan ser medidas en términos de alteraciones de sus propias características biológicas básicas (Krebs, 1985; Guzmán, 1992).

El efecto de las acciones humanas

El desarrollo urbano asociado al incremento de las actividades productivas, como la agricultura, la ganadería, la industria etc., ha tenido una consecuencia directa sobre los sistemas acuáticos y en sus comunidades biológicas, al alterar o destruir sus condiciones naturales. Las alteraciones al cuerpo de agua pueden darse en diversos niveles de la propia cuenca, como la alteración a su parte alta, principalmente por deforestación y consecuente pérdida de suelo y agua, a la línea de costa donde se encuentran la mayor concentración de asentamientos humanos y actividades agropecuarias y finalmente, sobre el cuerpo de agua (Banco Mundial, 1974; Vallentyne, 1978; Guzmán, 1990). Algunos de los procesos provocan alteraciones de carácter reversible o irreversible, como puede ser la desecación parcial o total del cuerpo de agua, otros ocasionan alteraciones que en parte son negativas para algunos aspectos o positivas para otros, como es la construcción de obras hidráulicas (Snedaker y Getter, 1985; Guzmán, 1990).

En relación a lo anterior se pueden ejemplificar las acciones (Cuadro 3.2.1), como la introducción indiscriminada de especies acuáticas, en los cuerpos de agua tiene graves consecuencias, ya que alteran la estructura de las comunidades biológicas. Este problema es muy evidente en el caso de los peces que son utilizados en prácticas acuaculturales y para el fomento de la pesca. (Arredondo, 1983; Escalante y Contreras, 1984 y 1985; Guzmán, 1989 y 1990). Las especies exóticas ocasionan efectos directos sobre las comunidades de peces en diversos grados, como son la competencia por espacio y alimento, en especial con los miembros nativos de sus propias familias. Pueden heredar parásitos a las especies nativas o heredarlos de ellas (Rosas, 1976) y dado su amplio espectro alimenticio pueden simplificar la red trófica, disminuyendo la eficacia del ecosistema (Guzmán, 1990).

Por lo cual el objeto del siguiente trabajo fue contribuir al manejo sustentable y sostenible de la laguna de Zapotlán y su Cuenca.

Cuadro 3.2.1. Acciones que afectan a los cuerpos de agua.

Cuenca hidrológica	Agricultura, ganadería, desarrollo urbano, minería, turismo, industria y comunicaciones
Línea de costa	Desarrollo urbano y turístico, minería, obras portuarias, comunicaciones
Cuerpo de agua	Diques, puentes, bordos, canales, terraplenes, carreteras, avenamiento, desecación
Manejo del agua	Extracción, almacenaje, control del flujo, uso de acuíferos e intrusión salina
Calidad del agua	Descargas de sólidos, tóxicos, eutroficación, defoliación, descargas agrícolas, pecuarias, industriales y urbanas
Recursos bióticos	Interrupción de ciclos migratorios, alteración de cadenas tróficas, sobre-explotación de especies, introducción de especies exóticas. Extinción de especies nativas

Materiales y métodos

El presente trabajo se realizó en la laguna de Zapotlán, la cual se localiza en la Región Sur del Estado de Jalisco, entre los Municipios de Zapotlán el Grande y Gómez Farias, Jalisco, entre las coordenadas: 19° 27′13′′ de latitud Norte y a 103° 27′53′′ de longitud Oeste; a una altura de 1507 metros sobre el nivel del mar; con una precipitación pluvial de 732 mm. Y una temperatura media anual de 20.2° C aunque llegan a presentarse temperaturas de 0°C. El clima se clasifica en (A) c (WO) W (a) (i) según la clasificación de Köpen modificado por Enriqueta García (1981), siendo este semicalido. El Trabajo consistió en la elaboración de una ficha técnica con 23 cuartillas la cual describe bajo una metodología cientifica el poligono de la laguna y sus características geográficas, geológicas, biogeográficas, fáusticas, florísticas, productivas y sustentables para poder lograr se conjunto la información e investigaciones retrospectivas que se han realizado en la cuenca y en la laguna de Zapotlán. El trabajo se desarrollo con la participación de un grupo interinstitucional donde participaron académicos, instancias gubernamentales y productores organizados bajo la responsabilidad del Centro Universitario del Sur a través del Departamento de Desarrollo Regional, La investigación inicio en mayo 2004 y concluye el 22 de Julio del 2008, y fue observacional, ecológico de Diagnóstico, retrospectivo y prospectivo.

Resultados y discusiones

En el año 2002 se inician las acciones y estrategias del plan de manejo del lago de Zapotlán y su Cuenca, mediante la implementación de cursos talleres donde participan académicos, los tres niveles de gobiernos (municipal, estatal y federal), organización de productores, usuarios y sociedad en general, logrando que se implementará el plan de manejo y sus reconocimientos nacionales e internacionales. La laguna de Zapotlán fue declarada humedal de importancia internacional y sitio Ramsar, el día 5 de junio del 2005, con el número 1466, con las siguientes acciones. El proyecto consta de cinco fases.

Fase 1

Socialización y concientización de la población en general; elaboración de la ficha técnica para su aprobación nacional e internacional y ser declarada Sitio Ramsar humedal de importancia internacional, Posteriormente se aprueba la constitución de un comité para la laguna de Zapotlán, dependiente del Consejo de Cuenca Lerma-Chapala-Santiago bajo la dirección de la Comisión Nacional del Agua (CNA).

Fases 2 y 3

Para realizar la rehabilitación, protección, conservación y manejo del humedal fue necesario la construcción, ejecución y equipamiento en obras hidráulicas y su operación, las cuales son tres plantas de tratamiento de aguas urbanas que tratan el 70% de 28,000 metros cúbicos del Municipio de Zapotlán y el 50% de 8,000 metros cúbicos del Municipio de Gómez Farías, Jalisco, por día. Existe un programa de reforestación en la cuenca con acciones tripartitas entre gobiernos, productores y académicos.

Fase 4

Las acciones productivas que se realizan en el humedal en base al desarrollo de ecotécnias fundamentales para el progreso y desarrollo de la región son: la pesca artesanal, las artesanías del tule, horticultura, floricultura, agricultura, ganadería, avifauna, ecoturismo y deportes acuáticos. Lo cual ha llevado a la formación de recursos humanos especializados en brindar servicios al humedal y a la sociedad, primordialmente a la interesada en el manejo sustentable y sostenible del ecosistema.

Por las condiciones del lago, éste ha sido designado la sede para los juegos panamericanos en el año 2011 para las competencias de remo y canotaje; actualmente se cuenta con una escuela para deportes acuáticos y se realizan diversas competencias del ramo.

Fase 5

Consiste en la promoción y difusión del humedal, mediante documentales, trípticos, libros, guías, carteles, congreso, foros, seminarios, así como el conocimiento de los modos y formas de la producción; actualmente las ecotécnias que a la par se desarrollan son demostrativas en base a terrarios y chinampas, para la producción de hortalizas, frutales, floricultura y agrostología, pesca y acuacultura lo cual ha permitido mejorar la producción ejemplo: en los últimos años la producción pesquera subió en mas de un 100%. De producirse 220 toneladas se ha logrado hasta la producción de 570 toneladas año 2005, para el año 2007 es de 432 toneladas de pescado, donde destacan las especies de tilapia *Oreochromis* spp. Con 68% Y carpa *Ciprinius Carpio 32%*.

Se la logrado ir transformando áreas improductivas en áreas con altos potenciales productivos y transcendentales para la región. En cuanto al aspecto de acuacultura es optimizar los canales hidrológicos como modelos demostrativos para el control hidráulico de la laguna y para la mejora de la producción agrícola, ganadera, artesanal, pesquera y acuícola sustentándola con peces y ranas.

Acciones a favor del cuerpo de agua

Aún cuando los conceptos de Manejo, Ordenamiento o uso Integral de Cuencas, no son nuevos en México, se recuerdan las ahora desaparecidas: Comisión del Río Balsas o del Papaloapán, por ejemplo. En la actualidad, el conocimiento integral de la Cuenca

Hidrológica de un cuerpo de agua, debe ser abordado en su totalidad y en la compleja interacción con los procesos socioculturales que en ella ocurren. Se pueden considerar las siguientes acciones generales (Guzmán, 1990).

Acciones preventivas

Son aquellas que se realizan previo el desarrollo de una obra, de acuerdo a una adecuada planeación, de tal manera que el aprovechamiento del cuerpo de agua sea racional y de propósitos múltiples, conciliado las necesidades del uso del agua y sus recursos con la conservación de la cantidad y calidad del agua. El costo de estas obras es relativamente bajo cuando se realizan con oportunidad.

Acciones correctivas

Una vez determinadas las zonas de conflicto entre las actividades humanas y la conservación del cuerpo de agua, se realizan obras para mitigar o eliminar dichas alteraciones, ejemplo de ello son las plantas de tratamiento, las rampas migratorias para peces, etc. Son acciones de gran envergadura económica.

Acciones productivas

Las acciones preventivas y correctivas requieren de grandes erogaciones, por tal razón se plantea el diseño de sistemas de producción que concilien los intereses de la producción tradicional y la conservación, como una medida real tendiente al manejo y uso racional de la laguna y de su cuenca. De las acciones antes mencionadas, se procedió a las estrategias apegados al marco jurídico.

Estrategias ambientales

Con base a la "Ley General del Equilibrio Ecológico y de Protección al Ambiente", se definen las siguientes estrategias y políticas ambientales (Guzmán y Bueno, 1993):

Protección

Se define como "El conjunto de políticas y medidas para (proteger) mejorar el ambiente y prevenir y controlar su deterioro". Esta política tiene como objetivo salvaguardar la existencia del germoplasma biótico y de ecosistemas endémicos, únicos y frágiles, así como de morfoestructuras únicas o altamente susceptibles de degradación, que eventualmente pudieran tener un efecto sinérgico sobre otros elementos ambientales y/o que implicaran un impacto al entorno o a las actividades económicas que pudieran realizarse en sus cercanías. Aunque dentro de esta política se encuentra considerada la preservación, esto no implica necesariamente aislar del aprovechamiento a las regiones que caen dentro de este rubro, sino que significa darles un uso diferente; pueden significar recursos potenciales, para un aprovechamiento futuro o pueden tener un papel ecológico o científico, desde cuyo punto de vista adquieren la connotación de recursos utilizables.

Conservación

Definida como: "La utilización restringida o condicionada de los recursos naturales, de manera que puedan ser aprovechados, procurando su permanencia, de tal forma que se mantenga el equilibrio ecológico del medio ambiente". Esta política se aplica en aquellas áreas con moderada capacidad de sustentar desarrollos, o bien, donde existe la posibilidad para realizar actividades que no significan una afectación directa o intensiva sobre el medio. También es posible planear esta política en áreas donde, a pesar de existir una potencialidad del medio para sustentar desarrollos fuertes, exista algún o algunos elementos ambientales particularmente frágiles o que tengan una fuerte dependencia del resto de los elementos o del funcionamiento global del ecosistema. Como es el caso de los Sistemas Acuáticos.

Restauración

Esta política esta definida como: "El conjunto de actividades tendientes a la recuperación y restablecimiento de las condiciones que propician la evolución y continuidad de los procesos naturales". Se aplica en aquellas áreas que han sido degradadas o que se encuentran en estado de inminente degradación. Las acciones tendientes a la ejecución de esta política deben considerar el estado original de las áreas propuestas para tal fin, las interacciones entre los elementos ambientales del área, y las relaciones con áreas o unidades naturales vecinas. Dado que en la región existen problemas de deterioro, esta política es aplicable, debe señalarse que existen problemas de erosión en torno a los sistemas acuáticos y afectación de amplias zonas de manglar, muy puntuales y por lo tanto ameritan la aplicación de esta política.

Amortiguamiento

Se define como: "Las acciones que son necesarias realizar en el espacio perimetral, para impedir el desarrollo de las acciones que impactan un área vecina alterada". Esta política se aplica en las fronteras de aquellas áreas con una baja o mediana capacidad de desarrollos agropecuario o urbano o bien, donde existe la posibilidad para realizar actividades que signifiquen una afectación directa o intensiva sobre el medio. En esta política no se encuentra considerada la preservación como tal, ya que no implica necesariamente aislar del aprovechamiento a las áreas bajo este régimen, pero sí implica darles un aprovechamiento diferente. Ya que pueden significar recursos potenciales, para un uso futuro o bien, pueden tener un papel ecológico de amortiguamiento. En este rubro pueden considerarse los proyectos productivos con un enfoque ecológico.

Aprovechamiento

Se define como: "La utilización de los elementos culturales en forma que resulten eficiente y socialmente útil y procure su preservación y la del medio ambiente". Dentro de esta política se plantea el uso directo de los recursos del medio para el desarrollo de actividades productivas, de manera intensiva y semi-intensiva. El aprovechamiento como política ambiental significa la posibilidad de uso de los elementos naturales de una zona determinada, cuya potencialidad ha sido probada y fundamentada mediante estudios de carácter ecológico, favoreciendo, e incluso fomentando, la optimización del usufructo de los recursos de un área, aliviando las presiones que existen sobre otras áreas que, por su naturaleza, no son capaces de sustentar tales actividades.

Desarrollo

Si bien esta política no está considerada como tal, como es el caso de las antes mencionadas, se ha incluido y la definimos como "Aquellas acciones que debe ser diseñadas y realizadas, para que directa o indirectamente apoyen las actividades informativas o productivas con un enfoque ecológico". A través de estas acciones se plantea la investigación y el desarrollo de técnicas, en el uso alternativo de los recursos naturales, de tal manera que puedan trasformar las actividades económicas tradicionales con un fuerte impacto, en actividades que sin perder el efecto económico, puedan conservar los propios recursos.

Zonificación ambiental de áreas

La zonificación se ha diseñado con base en algunas de las experiencias generadas para el manejo de áreas controladas (Guzmán y Bueno, 1993; Curiel, et al, 1992), en la búsqueda de un sistema de zonificación que más se pudiera adaptar al problema.

Zona núcleo. Áreas naturales que presentan un mínimo de alteración causada por el hombre y con un mínimo de intervención humana. Son áreas estrictamente protegidas. Contienen ecosistemas únicos y frágiles con especies de flora y fauna, fenómenos naturales o características naturales que merecen protección completa para propósitos científicos o conservación del medio ambiente sin alteraciones. No hay acceso al público, no hay infraestructura ni caminos, se excluye el uso de vehículos motorizados. Solo se permite senderos, miradores y puestos para el personal autorizado. El objetivo de manejo es preservar el ambiente natural y al mismo tiempo facilitar la realización de estudios científicos, la educación sobre el medio ambiente y la recreación en forma natural. Permitiéndose sólo un uso científico y funciones protectoras o administrativas no destructivas ni de aprovechamiento.

Zona de uso especial. Areas poco extensas que son esenciales para la administración, obras públicas y otras instalaciones no directamente relacionadas con los objetivos de manejo. No se permite el uso público en esta zona. Las instalaciones incluyen las ya existentes, además de viviendas para el personal del parque e investigadores, taller, estacionamiento, bodega, laboratorio, cocina y comedor. El objetivo de manejo es minimizar el impacto sobre el ambiente natural y el contorno visual controlando todo lo que pueda afectar negativamente el disfrute del área, los movimientos y la seguridad de los visitantes.

Zona de recuperación. Áreas donde la vegetación natural y los suelos han sido severamente dañados, o áreas significativas de especies de flora exótica, donde necesita ser reemplazada con ecología autóctona en obras planificadas y que requieren una intervención inmediata de restauración. Se intenta detener la degradación y lograr la restauración del área a un estado lo más natural posible. El uso será limitado a grupos especiales de interpretación, uso científico y el tránsito de visitantes hacia otras zonas.

Zona de amortiguamiento. Son áreas adyacentes cuyo uso y desarrollo afectan directamente el manejo. La amortiguación es una función de cada una de las zonas mencionadas más que una zona en sí. Dos de las aplicaciones del concepto de amortiguación son importantes para la planificación de áreas. La necesidad de frenar los efectos de las actividades intensivas dentro del área silvestre sobre las otras zonas de la misma área. La necesidad de una franja que frene los efectos de las actividades externas del área silvestre. En algunos casos se debe planificar la función de amortiguamiento en el perímetro del área silvestre.

Zona de uso extensivo. Areas naturales donde existe un cierto grado de alteración. Contiene un paisaje general con muestras de rasgos significativos y topografía que se presta para desarrollos viales y actividades agropecuarias dentro de un ambiente dominado aún por un medio natural. Es la zona de transición entre los sitios de mayor actividad humana y las zonas de uso más restringido. Se puede modificar para instalar senderos, miradores, áreas de acampar y rotulación. El objetivo de manejo es mantener un ambiente natural dentro de las actividades humanas, pero al mismo tiempo no impedir el uso público del área.

Zona de uso intensivo. Áreas donde existen un alto grado de alteración por actividades humanas. Son sitios con recursos que se prestan para actividades agropecuarias, urbanas o industriales. El manejo en estas áreas se reduce a la propuesta de acciones de control de los impactos y al desarrollo de áreas inmersas en la zona como son, áreas verdes, parques, reservas, etc.

El Plan de Desarrollo Integral

Tomando como referencia las consideraciones expuestas en los temas anteriores, se alcanzó el objetivo lograr la declaratoria internacional de la laguna de Zapotlán como humedal de importancia internacional y Sitio Ramsar para el año 2005, dentro de la estructura de un Plan de Desarrollo que permita no sólo la conservación, sino el aprovechamiento integral con propósitos múltiples de la laguna de Zapotlán y de su cuenca inmediata. Para ello se identificaron zonas geográficas específicas tanto en el cuerpo de la laguna como en su cuenca inmediata, para desarrollar en estas, diversos niveles de manejo, uso y aprovechamiento. Se consideran también las estructuras naturales y artificiales que en ella se encuentran, finalmente se proponen las estrategias y acciones necesarias. Estas últimas se complementan con proyectos específicos de desarrollo y proyectos de monitoreo, basados en una primera instancia de carácter social, que permita ir comprometiendo en una participación activa a la comunidad ribereña en el cumplimiento del Plan de Desarrollo.

Regionalización

Tomando en cuenta algunos criterios (Corf *et al.*, 1977; Cowardin *et al.*, 1992; Guzmán y Bueno, 1993; Guzmán y González, 1994), así como las discusiones del grupo de trabajo (1 de diciembre de 1994), se identificaron 2 grupos de zonas, 4 para la laguna: Profunda (> 1 m), de Tule, Somera (< 1 m) y Costera (límite mínimo y máximo del nivel del agua, incluye a la zona federal) y 3 para su cuenca: Cuenca inmediata (hasta 0.5 km de la Zona federal), Cuenca local (hasta 1.5 km de la Zona federal) y Cuenca general (el resto de la Cuenca hidrológica), esta regionalización se puede observar en el (Cuadro 3.2.2 y 3.2.3; y Figura 3.2.5).

Se relacionaron las 7 zonas identificadas para determinar su tipo de manejo (Cuadro 3.2.2).

Cuadro 3.2.2. Regionalización de la laguna de zapotlán.

Área	Zona	Tipo de manejo
Laguna	Zona profunda	Núcleo
	Zona de Tule	Núcleo y uso especial
	Zona somera	Recuperación
	Zona costera	Uso especial y Amortiguamiento
Cuenca	Zona cuenca inmediata	Recuperación y Amortiguamiento
	Zona cuenca local	Uso especial y extensivo
	Zona cuenca general	Uso intensivo

En estas zonas se identificaron a la vez puntos críticos, los cuales fueron separados, los de carácter natural y los de carácter artificial Cuadro 3.2.3, (Figuras 3.2.1, 3.2.2, 3.2.3 y 3.2.5).

Estrategias y acciones

Para cada una de las zonas se proponen las estrategias y acciones correspondientes de acuerdo a las estrategias analizadas, algunas de ellas se presentan en la (Cuadro 3.2.4 y Figuras 3.2.1, 3.2.2, 3.2.3, 3.2.4 y 3.2.5).

Cuadro 3.2.3. Aspectos críticos de la laguna y de la cuenca.

Carácter	Puntos críticos
Naturales	Cuerpo de agua
	Riberas de la laguna
	Arroyos tributarios
	Áreas de inundación
	Vegetación acuática
Artificiales	Poblaciones
	Carreteras y caminos
	Áreas agrícolas
	Áreas pecuarias
	Drenaje urbano
	Drenes agrícolas, pecuarios y forestales

Proyectos de desarrollo

Se identifican 5 proyectos productivos que se han desarrollo en la etapa inicial:

1. Pesca artesanal, Pesca deportiva, Centros productores de crías, Centro productor de especies acuáticas, Centro de estudios de especies migratorias (Figura 3.2.7 y 3.2.11).
2. Centro artesanal de la industria del tule (Figura 3.2.8 y 3.2.9).
3. Desarrollo de ecotécnias de bajo impacto ambiental (ecoturismo) y deportes acuáticos remo y canotaje (Figura 3.2.10 y 3.2.14).
4. Recreación descanso y ocio, así como contemplar la belleza escénica del humedal. (Figura 3.2.12).
5. Implementar un plan de manejo integral del lago y sus ciénegas (Figura 3.2.13).
6. Lograr el manejo sustentable del humedal de acuerdo a tres aspectos; conservación del recurso natural, participación de la sociedad (usuarios y comunidad de la cuenca) y desarrollo de sistemas productivos de bajo impacto ambiental (Figura 3.2.6).

El 1er proyecto, corresponde a actividades pesqueras: pesca artesanal y pesca deportiva y acuacultura; El 2° el desarrollo de ecotécnias amigables; el 3° corresponden a actividades ecoturísticas y educativas; el 4° manejo integral sustentable, y finalmente el 5° proyecto de gran trascendencia por el grado de compromiso e información que proporcione al declarase como Sitio Ramsar. Y Humedal de Importancia Internacional y adquiere la categoría de patrimonio de la humanidad (Michel *et al.*, 2007; Figura 3.2.14). Se considera importante presentar una serie de reflexiones sobre la pesca, acuacultura, y la artesanía del tule dado su mayor potencial e impacto social.

Pesca

La degradación los ambientes acuáticos esta frecuentemente ligada con la consecuente reducción en los rendimientos de la pesca. Entre las fuentes de degradación ambiental que han estado implicadas en la reducción de la productividad en la pesca, se encuentran las prácticas agrícolas, urbanas e industriales, los bancos de material, la recuperación de tierras, la urbanización, la acuacultura y la eliminación de humedales.

Cuadro 3.2.4. Estrategias y acciones propuestas.

Estrategia	Acción
1. Protección	1.1 Áreas naturales 1.2 Sistemas hidrológicos
2. Conservación	2.1 Biodiversidad y especies endémicas 2.2 Comunidades bióticas acuáticas 2.3 Comunidades vegetales terrestres
3. Restauración	3.1 Reforestación ribereña 3.2 Reforestación de los arroyos tributarios 3.3 Reforestación de los linderos agrícolas 3.4 Restauración de la red hidrológica 3.5 Bordos arbolados de protección urbana 3.6 Acondicionamiento del hábitat acuático
4. Amortiguamiento	4.1 Microrreservas bióticas acuáticas y terrestres 4.2 Control de descargas urbanas 4.3 Control de descargas agrícolas 4.4 Control de desechos sólidos 4.5 Control de la erosión
5. Aprovechamiento	5.1 Pesca 5.2 Artesanía del tule 5.3 Turismo 5.4 Recreación 5.5 Ecoturismo 5.6 Caza deportiva 5.7 Deportes acuáticos 5.8 Ranchos cinegéticos 5.9 Patricultura y silvicultura 5.10 Fruticultura y horticultura
6. Desarrollo	6.1 Centro reproductor de especies endémicas 6.2 Centro de capacitación ambiental 6.3 Acuario y vivero municipal 6.4 Zoológico y Jardín botánico municipal 6.5 Parque municipal y Casa de la cultura 6.6 Pesca artesanal 6.7 Pesca deportiva 6.8 Acuacultura intensiva 6.9 Acuacultura de repoblación 6.10 Polo científico en lagos tropicales (México-Canadá)

En general, estas prácticas conducen a cambios en la calidad del ambiente acuático, incluyendo parámetros ambientales importantes para muchas especies que dependen de estas áreas críticas para su desove, crianza y alimentación (Corf *et al.*, 1977; Snedaker y Getter, 1985).

Acuacultura

Un proyecto de acuacultura en estanques bien manejado y apropiadamente localizado, es una empresa bastante prometedora, compatible con una mayor protección del recurso natural. Las formas de operación de la acuacultura se refieren al nivel de inversión financiera y a la correspondiente intensidad de administración. En la forma más simple y menos costosa, denominada acuacultura extensiva, los animales de interés están confinados dentro de un área naturalmente productiva o dentro de áreas cerradas por redes para evitar la depredación (FAO, 1976; Corf *et al.*, 1977; Snedaker y Getter, 1985).

Artesanía del tule

Desde tiempos prehispánicos, el tule se utilizaba para la elaboración de múltiples utensilios empleados en la vida cotidiana.

Dichos utensilios incluyen tapetes para dormir, contenedores de carga, aventadores, chiquihuites, cestos y redes, a la vez que de objetos rituales y simbólicos de la máxima jerarquía indígena.

El tejido del tule es parte de una antiquísima tradición cultural de antecedentes preagrícolas correspondiente a cierto tipo de sociedades mesoamericanas cuyo modo de vida se sustentó, originalmente, en la caza y recolección terrestre y acuática y en la pesca (Albores, 1993). Uno de los lugares donde encontramos este tipo de tradición cultural es el sur del Valle de Toluca, que conforma la primera zona lacustre del sistema hidrológico Lerma-Santiago (Chedid, 1991).

Trescientas familias viven de la actividad artesanal del tule, lo que permite hacer un uso razonable de este recurso florístico y acrecentar la autoestima por la conservación del humedal, trabajando en forma armoniosa con las otras organizaciones de productores.

Programa de Monitoreo

Con el objeto de establecer las bases adecuadas que sustenten las acciones del Plan de Desarrollo, se propuso la realización inicial de 4 programas de monitoreo para el manejo de indicadores:

1. Parámetros fisicoquímicos.
2. Balance hidráulico y sedimentos.
3. Fauna y flora acuática.
4. Pesca comercial, artesanía y ecoturismo

El monitoreo de los Parámetros físico-químicos, tiene como objeto determinar la evolución de la calidad del agua; el de Balance hidráulico y las tasas de sedimentación, sobre el efecto de las inundaciones y los cambios de nivel de la laguna; el de fauna acuática para evaluar los cambios en la composición de las comunidades biológicas, en especial las de importancia económica y finalmente la Pesca comercial y artesanía como la actividades productiva actual más importante de la laguna, (Figura 3.2.1, 3.2.2 y 3.2.14).

Conclusiones
1. La laguna de Zapotlán cuenta con un plan de manejo sustentable y sostenible, socializado y aprobado por instancias académicas y gubernamentales, es manejado por una organización de gobernanza, denominada comité de Cuenca de Zapotlán y un consejo de Cuenca Lerma-Chapala-Santiago bajo la dirección de Comisión Nacional del Agua (CONAGUA).
2. Existe un compromiso compartido entre académicos, gobiernos y sociedad para proteger, conservar, restaurar, rehabilitar y manejar el lago "Laguna de Zapotlán".
3. Dicho humedal fue declarado como humedal de importancia internacional y sitio Ramsar No. 1466.
4. La calidad de vida de los usuarios y sociedad en general que habitan en el sur de Jalisco, han mejorado su calidad de vida y servicios ambientales: del humedal, Parque Nevado de Colima y Cuencas Adyacentes.
5. El humedal genera funciones vitales y básicas como la depuración de aguas urbanas y pluviales, corredor migratorio de aves y otras especies, fuente básica de agua dulce y espacio para el desarrollo de actividades productivas y sociales.
6. Las actividades más relevantes socioeconómicas en el Lago son la pesca artesanal, la artesanía del tule y la producción agropecuaria.
7. El humedal ha propiciado las condiciones para que el Centro Universitario del Sur implemente el laboratorio Laguna de Zapotlán para el desarrollo de la docencia, investigación, extensión, vinculación, gestión y servicios.

Literatura citada

Arredondo F., J. L. 1983. Especies animales acuáticas de importancia nutricional introducidas en México. Biótica 8 (2):175-199.

Banco Mundial. 1974. Consideraciones ambientales de salud y de ecología en proyectos de desarrollo económico. Banco Mundial, Washington, D.C. s/d.

Corf, J.N., B. Blanscett and M. Boulé. 1977. A method for determining the location and relative potential of aquaculture projects. Corf & Shapiro Inc. 40 p.

Cowardin, L.M., V. Carter, F.C. Golet and E.T. LaRoe. 1992. Classification of Wetlands and Deepwater habitats of the United States. U. S. Deptartment of Interior, Fish & Wildlife Service, Washington, D.C. 131 p.

Curiel, B. A. (Coord.) 1992. Plan de Manejo del Bosque de la Primavera. Gobierno del Edo. de Jalisco. Laboratorio Bosque Primavera. Universidad de Guadalajara, Guadalajara, Jal., México. 18 p.

Escalante C., M.A. y S. B. Contreras. 1984. Especies exóticas. Su distribución en México. Parte I. Universidad Autónoma de Sinaloa. Revistas Ciencias del Mar México 1 (6): 25-30.

Escalante C., M.A. y S. B. Contreras, S.B. 1985. Especies exóticas. Su distribución en México. Parte II. Universidad Autónoma de Sinaloa. Revista de Ciencias del Mar México 1 (7): 18-24.

FAO. 1976. Planificación de la Acuicultura en América Latina. Prog. Expl. Coord. Acui., Caracas. F.A.O. ADC/REP/76/3. Caracas. 173 p.

Guzmán, A. M. 1989. La Fauna Acuática de la Nueva Galicia. Instituto de Limnología, Tiempos de Ciencia. Univ. de Guadalajara, Guadalajara, Jal., México. Pp. 1-50.

Guzmán, A. M. 1990. El hombre y su impacto en las comunidades de peces continentales del Occidente de México. I Seminario Internacional de Limnología. Comisión Nacional del Agua. Guadalajara, Jal., México. 18 p.

Guzmán, A. M. 1992. El Marco Ambiental Crítico (MAC). II Curso Internacional sobre Toxicología Ambiental, Instituto de Limnolología, Laboratorio Bosque Primavera. Universidad de Guadalajara, Guadalajara, Jal., México. 18 p.

Guzmán, A.M., y J. S. Bueno. 1993. Diagnóstico y pronóstico de los efectos del llenado y operación del Programa Hidrológico Aguamilpa, Nayarit en las actividades productivas (Acuacultura y Pesquerías) en el Estuario del Río Santiago y en el Litoral Adyacente. Instituto de Biología, Universidad Nacional Autónoma de México, 250 p.

Guzmán, A. M., y R.M. González. 1994. Ordenamiento Ecológico para Proyectos Acuícolas de Oaxaca. Asesores en Medio Ambiente y Desarrollo Integrado. S.A. de C.V. 75 p.

Guzmán, A. M. et al. 1994. Limnología de la Laguna de Zapotlán, Jal. Informe I. Instituto de Limnología, Universidad de Guadalajara, Guadalajara, Jal., México. 9 p.

Haldane, J.B.S. 1952. Animal population and their regulation. The Advancement of Science 9 (34):93-106.

Krebs, Ch. J. 1985. Ecología. Estudio de la Distribución y la Abundancia. Harper & Row. México. 753 p.

Michel P., J. G., *et al.* 2007. Lago laguna de Zapotlán Sitio Ramsar. 1ª Edición. Universidad de Guadalajara. Ciudad Guzmán, Jalisco. Méxicio, 240 p.

Paysan, K. 1975. The Hamlyn guide to aquarium fishes. Hamlyn. New York, E. U. 239 p.

Rosas, M. M. 1976. Sobre la existencia de un nemátodo parásito de Tilapia nilotica (Goezia sp. Zeder 1898. Goeziidae) de la Presa Adolfo López Mateos (Infiernillo, Mich.) Mem. Simp. Pesqerías en Aguas Contaminadas, Tomo II. México. Pp. 239-270.

Snedaker, S. C. y C.D. Getter. 1985. Costas. Pautas para el manejo de los recursos costeros. Pub. 2 sobre manejo de costas. National Parks Services, U.S. Agency for International Develpment, Denver, Co., E.U. 286 p.

Turk, A., J. Turk, J. Wittes y R. Wittes. 1976. Tratado de Ecología. Ed. Interamericana. México. 453 p.

Vallentyne, J.R. 1978. Introducción a la Limnología. Ed. Omega. Barcelona. 169 p.

Wetzel, R.G. 1981. Limnología. Ed. Omega. Barcelona. 679 p.

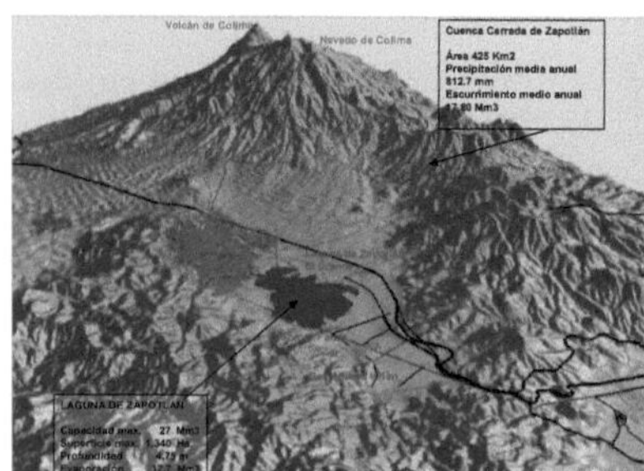

Figura 3.2.1

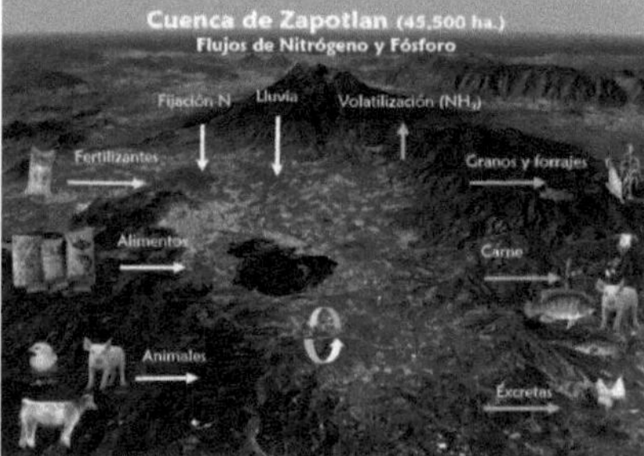

Figura 3.2.2

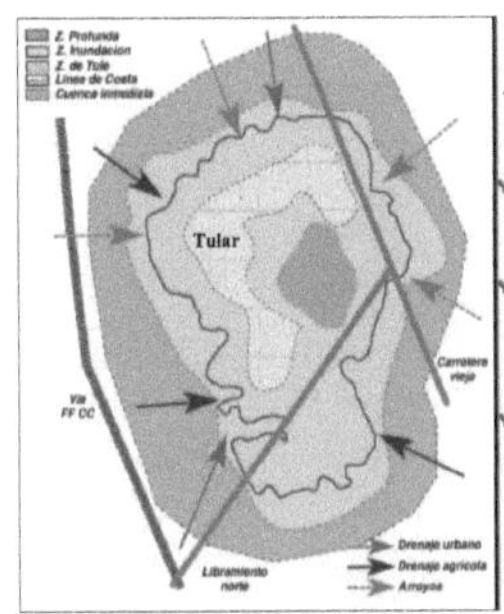

Figura 3.2.3

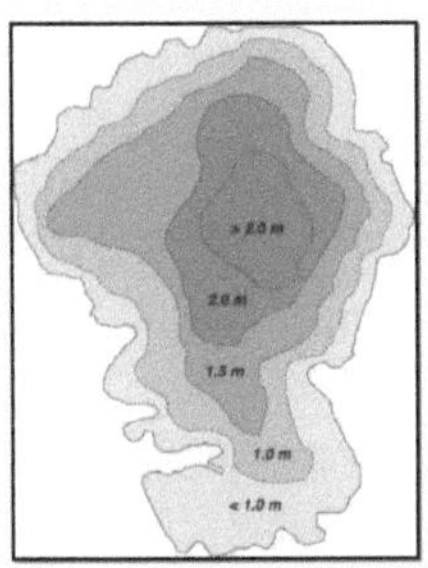

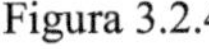

Figura 3.2.4

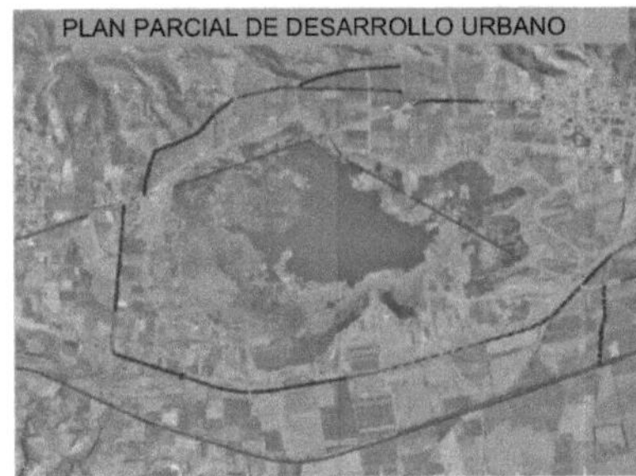

Figura 3.2.5

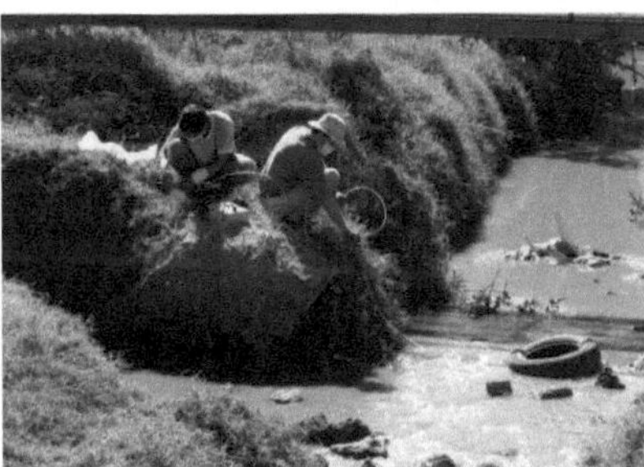

Figura 3.2.6

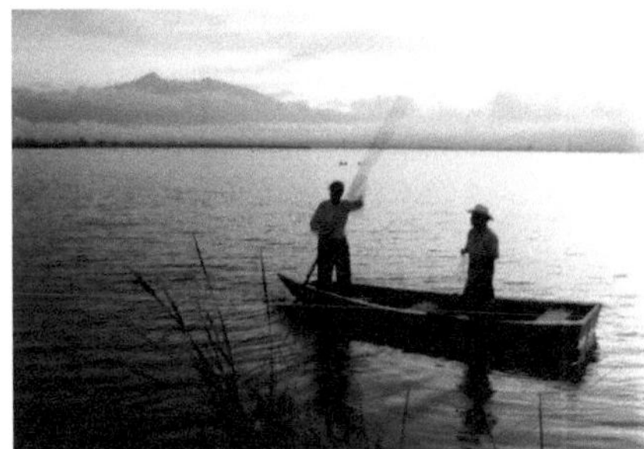

Figura 3.2.7

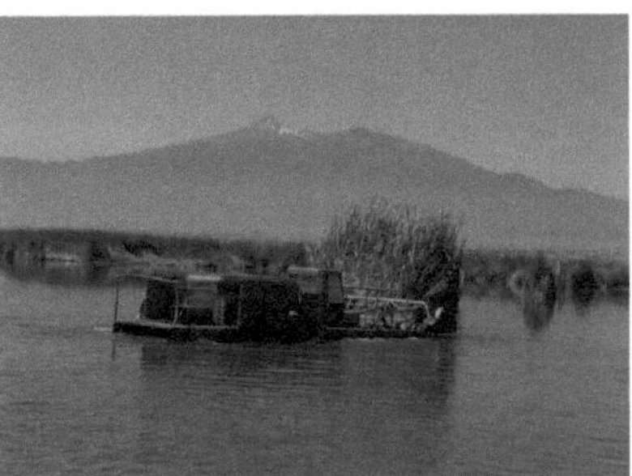

Figura 3.2.8

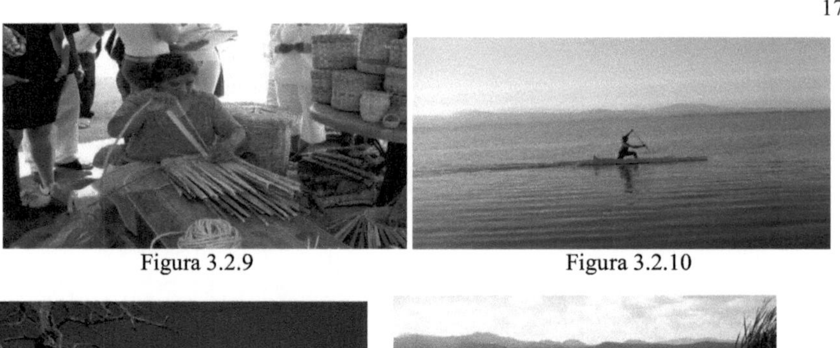

Figura 3.2.9

Figura 3.2.10

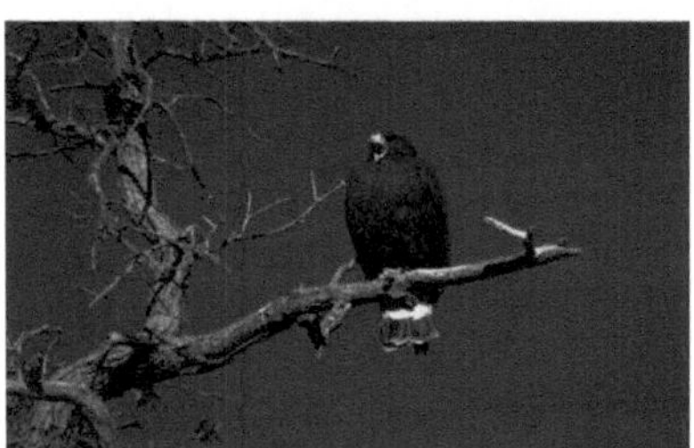

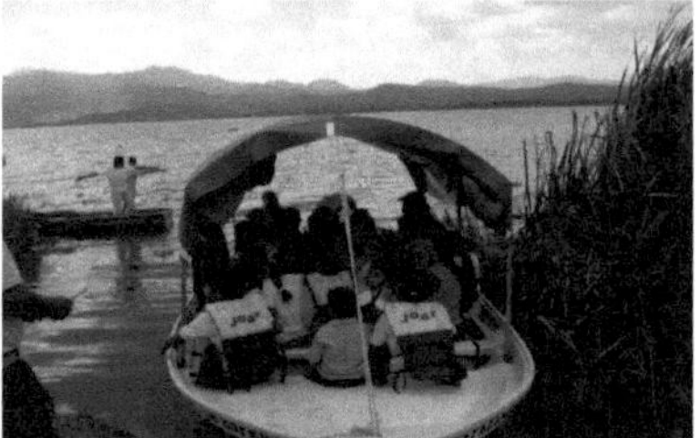

Figura 3.2.11

Figura 3.2.12

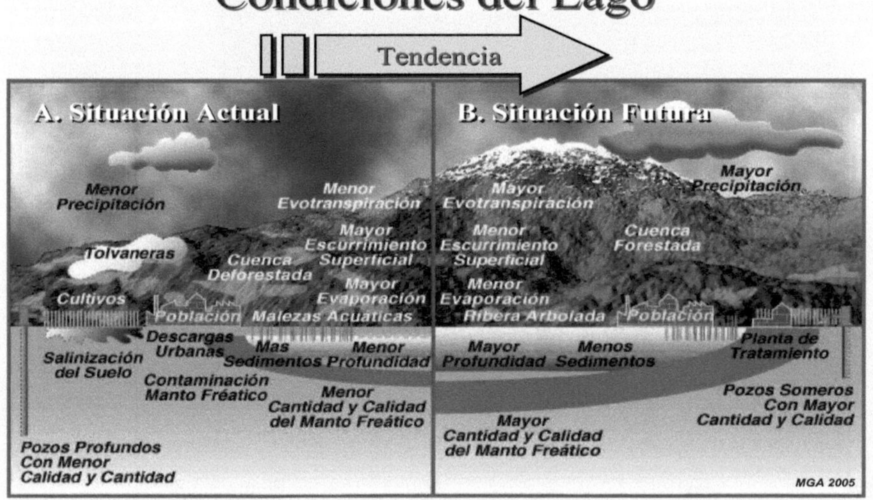

Figura 3.2.13

Resultados de Investigación en Ciencias Agropecuarias y Ambientales en México

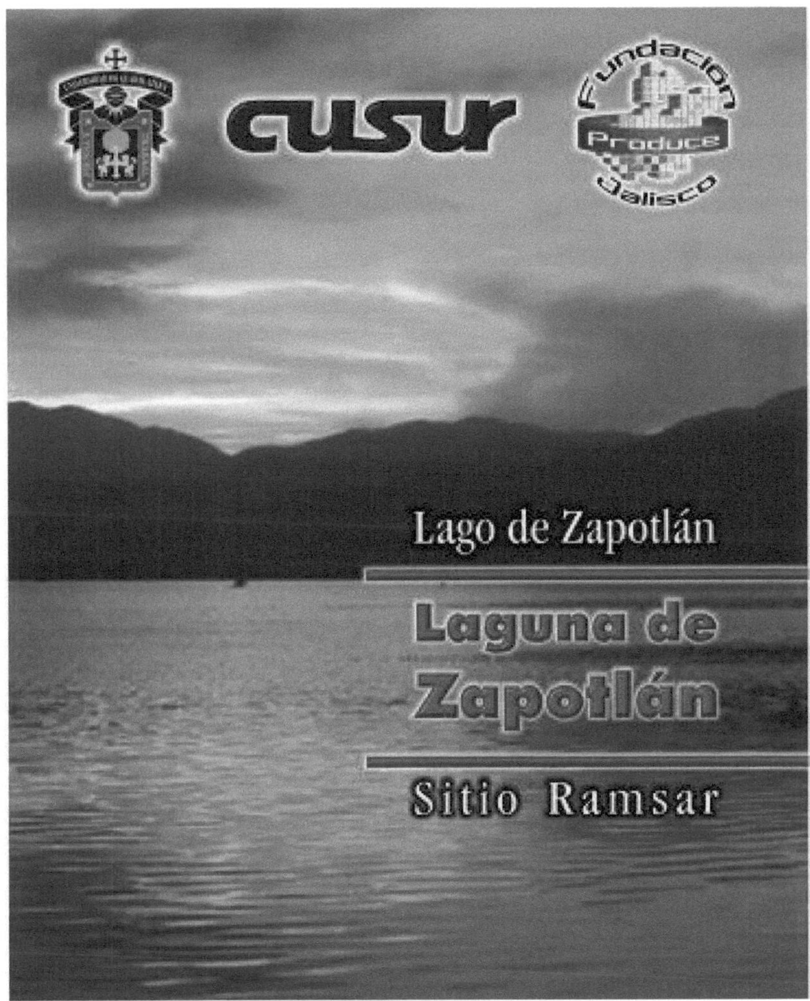

Figura 3.2.14

III.3 Efecto del propóleo de *Melipona colimana* aplicado a cepas de *Staphylococcus aureus* y *Escherichia coli*

A. Y. López V.[1], J. M. Tapia G.[1], J. O. Macias M.[2], O. D. Montañez V.[1], G. Rocha Ch.[1], R. Blanco D.[1], M. C. Castañeda S.[1], I. Morales Z.[1], J. G. Michel P.[1], E. O. García F.[2] y E. Guerra M.[2]

[1]*Departamento de Desarrollo Regional, Centro Universitario del Sur, Universidad de Guadalajara, Cd. Guzmán, Jalisco, México,
[2]Departamento de Producción Agrícola, Centro Universitario de la Costa Sur, Universidad de Guadalajara, Autlán, Jalisco, México.

Resumen

El propóleo es una mezcla de sustancias resinosas, gomosas y balsámicas que las abejas comunes consiguen de los árboles al cual se le atribuyen propiedades bacteriostáticas, inmunoestimulantes y antioxidantes. Sin embargo, la información sobre las propiedades del propóleo de las abejas sin aguijón (*Melipona colimana*) es muy limitada. Con el fin de evaluar la acción bactericida o bacteriostática del propóleo de dicha abeja sobre cepas microbianas, se realizó el presente trabajo utilizando 25 nidos Omagan® de abejas meliponas de la posta zootécnica del CUSUR. Se evaluaron dos métodos de dilución de propóleo, dos concentraciones de propóleo y dos tipos de cepas bacterianas. El propóleo fue disuelto en agua destilada y fundido a 70° C (Grupo PF) o esterilizado a 121° C (grupo PE). El propóleo fue adicionado a placas de petri con agar cuenta estándar (ACE) en concentración de 10% (ACE10) y 20% (ACE20). Finalmente, estos cuatro grupos de placas fueron sembradas con dos tipos de cepas: *Staphylococcus aureus* y *Escherichia coli*. Las placas cuyo crecimiento fue inhibido durante esta fase, fueron posteriormente sembradas en agar sangre para ver si los microorganismos habían muerto (efecto bactericida) o si estaban latentes (efecto bacteriostático). Un mínimo de cuatro repeticiones fueron realizadas para cada grupo y la presencia o ausencia de crecimiento fue evaluada con el método de X^2. Los resultados demuestran que el propóleo de *Melipona colimana* (en ambas concentraciones), posee exclusivamente efecto bacteriostático sobre la cepa de *S. aureus* y solo cuando es fundido a 70° C. Ninguna acción se detecta contra *E. coli*, ni cuando el propóleo es esterilizado a 121° C. Este trabajo aporta información en la búsqueda de alternativas naturales para el tratamiento de enfermedades en animales y humanos.

Palabras clave: Propóleo, bacteriostático, *Melipona colimana*, *Sthaphylococus aureus*, *E. coli*.

Introducción

Para que una enfermedad infecciosa disminuya, es necesario administrar antibióticos específicos. Otra opción es el uso de propóleos de *Apis mellifera*, que está compuesto fundamentalmente, de flavonoides pinocembrina, galangina, pinobanksina, pinobanksina-3-acetato, éster bencil del ácido p-cumárico y mezclas de ésteres del ácido cafeíco. El ácido cafeíco es uno de los compuestos que intervienen en la actividad del propóleo contra *Streptococcus aureus*, *Proteus vulgaris*, *Mycobacterium tuberculosis* y *Helminthosporium sp.* El propóleo es activo frente a *Staphylococcus aureus. Streptococcus spp., Bacillus anthracis* y *Erysipelothrix rhusiopathiae (3)*. Por su composición y propiedades suele recomendarse en caso de afecciones respiratorias recurrentes o en cualquier situación en la que las defensas del organismo estén bajas (4). No se tienen datos exactos sobre la composición del propóleo de las abejas sin aguijón (*Melipona spp)* y en especial sobre el de *Melipona colimana*. Del único producto del que se han elaborado estudios, es de la miel de los meliponinos (2). Pero, usando como referencia el de *Apis mellifera* del que se dio una descripción general, a diferencia de esta especie; los meliponinos mezclan las sustancias resinosas de árboles y plantas con tierra, procedimiento que confiere una particular consistencia a este propóleo, se decide probar la eficacia de este propóleo sobre algunas cepas de bacterias que comúnmente aparecen en lesiones cotidianas y enfermedades del tracto respiratorio alto (4). Con lo anterior el objetivo del presente trabajo fue evaluar el efecto bactericida o bacteriostático del propóleo de *Melipona colimana* sobre colonias de *Staphylococcus aureus* y *Escherichia coli*.

Materiales y métodos

Los propóleos de *Melipona colimana* se obtuvieron del meliponario ubicado en la sierra del Halo, en el municipio de Tecalitlán, Jalisco. La sierra del Halo se localiza al sureste del Estado de Jalisco, en las coordenadas 18° 58' 00'' a 19° 34' 30'' de latitud Norte y 102° 59' 45'' a 103° 23' 10'' de longitud Oeste, a una altura de 1,600 metros sobre el nivel del mar. Los propóleos se procesaron en el Centro Universitario del Sur (CUSur) en Cd Guzmán, Jalisco (1). Se extrajo el propóleo de los nidos de abejas, raspando las paredes de las cajas Omagan®, con una espátula de acero inoxidable, el propóleo se depositó en frascos estériles, identificados con el número de nido. Para diluir el propóleo se utilizaron dos procesos, el primero con cuatro tubos de ensaye, dos con agua destilada, (5 ml en cada tubo) y dos con alcohol absoluto, (5 ml en cada uno) y 1 g de propóleo en cada uno de los cuatro. Un tubo con agua y propóleo y uno con alcohol y propóleo se colocaron a baño María, los restantes tubos a temperatura ambiente. En una segunda prueba de dilución, se utilizaron dos tubos de ensaye con agua destilada (5 ml) y dos con alcohol absoluto (5 ml) y 1 g de propóleo a cada uno de los cuatro, se calentaron los cuatro, a 70 ºC durante 15 segundos. Se utilizaron dos métodos de mezcla de agar más propóleo, en el primero se utilizó Agar para métodos estándar (ACE) (2.35 g, en 100 ml). Se mezcló el ACE y el propóleo (10 y 20 g en 100 ml respectivamente en cada placa), enseguida se sometieron juntos a esterilización a 121 ºC y 15 lb de presión durante 15 minutos y se dejaron solidificar. En una segunda prueba, se preparó el ACE (2.35 g, en 100 ml), se sometió a esterilización (121 ºC y 15 lb de presión, durante 15 minutos), después se le agregó el propóleo (10 y 20 g, para dos tipos de cajas) fundido a 70 ºC. Se vació a cajas de Petri y se esperó su solidificación. Al solidificar el agar, las cajas de Petri se metieron a una incubadora a 35ºC durante 24 - 48 h, como control de calidad, con el fin de comprobar que estuvieran libres de microorganismos contaminantes. Después se les inocularon bacterias de cultivo puro de *Staphylococcus aureus,* se sembraron en placas con ACE + propóleo esterilizado y otras propóleo fundido (a 70 ºC), respectivamente; al 10 y 20% de propóleo para ambas mezclas. Por igual se sembró *Escherichia coli.* Se realizaron cuatro repeticones de siembra para cada bacteria y cada tipo de propóleo tratado. Para clasificar el efecto antibiótico del propóleo de *Melipona colimana*, es decir, si es bactericida o bacteriostático: Se tomó una de las placas sembradas con las cepas, en que no hubo desarrollo; y en condiciones de esterilidad; con un asa redonda se barrio de la superficie de estriado realizado, para con ella misma inocular una placa de agar sangre (AS), sembrándola nuevamente en estrías, para reincubar a 35 °C por 24 - 48 h. Transcurrido el tiempo de incubación, se revisó las placas para observar si hubo o no desarrollo y determinar si la cepa fue afectada negativamente. Los datos obtenidos fueron analizados a trraves de X^2.

Resultados y discusión

Cuando se mezcló el agua a temperatura ambiente, el propóleo no se diluyó adecuadamente, lo que no permitió adicionarlo al medio de cultivo. El alcohol al 96° disolvió totalmente al propóleo. Sin embargo, el alcohol no fue una opción para trabajar y hacer mezclas uniformes de ACE y propóleo ya que no se homogenizaban en la placa. Cuando se mezcló el ACE con propóleo fundido en agua a 70° C, en el vaso de precipitado, el propóleo se diluyó de manera adecuada; esto permitió que con el agar se mezclaran y se homogenizaran para el vaciado en las placas. Esta mezcla mostró mejores resultados, por lo que fue seleccionada para utilizarla, la temperatura utilizada (70 °C) facilita el manejo del propóleo en forma liquida para su adición al agar. Las mezclas de agar + propóleo que fueron esterilizadas juntas, no fueron adecuadas para la siembra de cepas bacterianas, ya que al enfriarse y vaciarse en cajas de Petri, no fraguaron. Se utilizaron las placas en las que no hubo desarrollo de microorganismos. *E. coli* ACE con 10% de propóleo calentado a 70 °C (ACE 10% 70 °C), presentó crecimiento bacteriano. De acuerdo a los resultados observados, con el cultivo de *E. coli*, se demostró crecimiento tanto de hongos, como de *E. coli*, expresando la nula actividad del propóleo ante esta cepa. *S. aureus* ACE 10% 70 °C. No hubo aparición de colonias bacterianas de ningún tipo. Ni hongo. La placa se conservó con una apariencia limpia y de color café uniforme. *E. coli* ACE 20% 70 °C las cuatro placas presentan crecimiento de hongos y están guarnecidas de bacterias de una capa uniforme en toda la placa. Los resultados obtenidos fueron representativos para el objetivo del trabajo, ya que indica el efecto nulo del propóleo de *Melipona colimana* sobre la cepa de *E. coli.*, una bacteria GRAM -. *S. aureus* ACE 20%. No hubo colonias bacterianas. Es evidente el efecto inhibitorio total del propóleo de *Melipona colimana* sobre la cepa de *S. aureus*, pero no sobre colonias de hongos. *S. aureus* ACE con propóleo 10% esterilizado (ACE 10% E). Si hubo crecimiento abundante de bacterias; lo anterior muestra que el efecto del propóleo de *Melipona colimana*, bajo tratamiento térmico, es diferente al natural, el proceso de esterilización inactiva toda sustancia antimicrobiana que el propóleo posee. *E. coli* ACE 20% E. Si hubo desarrollo bacteriano en la placa. *S. aureus* ACE 20% E. Si hubo crecimiento abundante de bacterias; Cuando se resembró *Staphylococcus aureus* en la placa de Agar Sangre, se observó que si hubo crecimiento de esta bacteria, esto indica que el propóleo solo tiene efecto bacteriostático sobre esta cepa, es decir, la imposibilita para seguir duplicándose. A *E. coli* se le descartó de la prueba para la siembra en Agar sangre (AS) ya que el propóleo no ejerce efecto inhibitorio de crecimiento. En la totalidad de las placas, tanto las de la concentración de 1% y 5% de propóleo, hubo exuberante desarrollo microbiano de *S. aureus,* estos resultados indican que la concentración mínima inhibitoria experimentada *in vitro* de la mezcla de propóleo pasteurizado + ACE, es del 10% para *S. aureus.*

Literatura citada

ACUDE, UDG. (2004). Estudio geológico de Jalisco. México. Disponible en: http://www.acude.udg.mx/jalisciencia/diagnostico/51diagnosticoventan.pdfjalJalisco

Ayala, R., T. L., Griswold and A. C. Bullock. 1993. "The native bees of Mexico" en Ramamoorthy, T.P., Bye, B., Lot, A. y Fa, J. (Eds.), *Biological diversity of Mexico: Origins and distribution,* Oxford University Press, Nueva York, Oxford.

Moreno, N. M., Marta A. Vattuone, Maria I. Isla, Norma M. Cudmani y A. R. Sampietro. 2000. Actividad antimicrobiana de propóleos argentinos, Cátedra de Fitoquímica. Instituto de Estudios Vegetales. Facultad de Bioquímica, Química y Farmacia. Universidad Nacional de Tucumán; Ayacucho; San Miguel de Tucumán y Hospital Nicolás Avellaneda. Catamarca, San Miguel de Tucumán, Argentina.

UNICAMP. 2001. Clasificación de los propóleos de Brasil mediante métodos físico-químicos y su evaluación según la actividad biológica / State University of Campinas, Park, Y.K. College of Food Engineering, Department of Food Science, Laboratory of Food Biochemistry / Brasil / s/a.

III.4 Monitoreo de gases nocivos en espacios cerrados de las granjas de cerdos y su importancia en la salud de los animales y la de los trabajadores: Estudio preliminar

Gonzalo Rocha Chávez[*1], R. Santibáñez E.[1], J. M. Tapia G.[1], O. D. Montañez V.[1], R. Blanco D.[1], E. O. García F.[2], J. G. Michel P.[1], M. C. Castañeda S.[1] e I. Morales Z.[1]

[1*]Departamento de Desarrollo Regional, Centro Universitario del Sur, Universidad de Guadalajara, Cd. Guzmán, Jalisco, México,
[2]Departamento de Producción Agrícola, Centro Universitario de la Costa Sur, Universidad de Guadalajara, Autlán, Jalisco, México.

Resumen

Se tomaron 20 muestras de aire ambiental durante el verano e invierno de la sala de maternidad de dos granjas de cerdos y fueron analizadas para determinar su contenido de amoniaco y acido sulfhídrico (ppm). Estos gases se pueden producir en ambientes cerrados en los que se acumulan la humedad, heces fecales y orina provenientes de animales y pueden causar lesiones en los seres vivos que se encuentren expuestos a ellos. En ambas granjas se observaron niveles muy por encima de los recomendados en la norma oficial mexicana independientemente de la época del año en que se recolectan las muestras. El riesgo de contraer algún tipo de afección respiratoria o circulatoria es inminente en este tipo de ambientes.

Introducción

La producción de gases nocivos como subproductos de la descomposición de desechos en granjas porcinas es un hecho bien documentado. En la mayoría de las granjas de cerdos, existen espacios cerrados en donde la ventilación suele ser deficiente sobre todo por la necesidad de conservar el calor en invierno. El excremento, la orina, la humedad, el polvo y la descamación dérmica de los animales suele producir ambientes viciados que pueden llegar a ser nocivos no solo para los mismos animales sino para el operador que tiene la necesidad de trabajar en esos ambientes. Los gases que más se producen en ese tipo de ambiente son el amoniaco, el metano, el ácido sulfhídrico, monóxido de carbono y el bióxido de carbono los cuales pueden tener implicaciones en la salud del cerdo que impactan negativamente en la producción. El amoniaco y acido sulfhídrico presentes en bajas cantidades pero de forma constante, pueden causar lesiones respiratorias, estrés y daño hepático. El objetivo del presente trabajo fue determinar los niveles de amoniaco y acido sulfhídrico en la sala de maternidad de dos granjas porcinas y su relación con el estado de salud de las cerdas o de los trabajadores.

Material y métodos

El presente trabajo se desarrolló en dos granjas del sur del estado de Jalisco cuyo inventario fluctúa entre 300 y 500 vientres. El presente es un trabajo cuantitativo, observacional, prospectivo y longitudinal. Se determinaron los niveles de amoniaco y ácido sulfihidrico presentes en la sala de maternidad utilizando un tubo indicador 105SC (Sensidyne®) conectado a una bomba de succión manual. Las mediciones de amoniaco y acido sulfhídrico se hicieron 2 veces al día (7 AM y 2 PM) durante 5 días consecutivos y en dos épocas del año diferentes (invierno y verano). La concentración de gas fue expresada en partes por millón (ppm) y comparado con los niveles establecidos en la NOM-010-STPS-1999. Se utilizó estadística descriptiva para analizar los datos de ambos parámetros y se utilizó un coeficiente de correlación simple para establecer si existía una relación entre ellos. Se compararon las medias de ambos parámetros, tanto de los resultados de invierno como los del verano. Adicionalmente a esto, se hicieron análisis de sangre para determinar los niveles de enzimas plasmáticas de dos cerdas expuestas a dichos ambientes y del trabajador que convive con ellas. Los niveles de las enzimas TGP y GOT fueron comparadas con los parámetros normales establecidos. El paquete Statistix® se usó para analizar todos los datos y la significancia fue establecida a P<0.05.

Resultados

La concentración de amoniaco y acido sulfhídrico fue mucho más alta de lo que se esperaba tanto en invierno como en verano (Cuadro 3.4.1) y muy por encima de los niveles recomendados en la norma oficial (25 ppm). Contrario a lo que se esperaba, no hubo diferencia entre ambas épocas del año. También, se encontraron niveles ligeramente altos de TGP y GOT en las cerdas estudiadas mas no en la sangre del trabajador expuesto. No se observó correlación entre los niveles de amoniaco y los de estas enzimas plasmáticas (r = 0.04).

Cuadro 3.4.1. Niveles de amoniaco y acido sulfhídrico en salas de maternidad de dos granjas porcinas durante dos épocas del año.

Época del año	Granja 1		Granja 2	
	Amoniaco	**Ac. Sulfhídrico**	**Amoniaco**	**Ac. Sulfhídrico**
Verano	49.2 ± 7.2	6.4 ± 09.8	38.5 ± 5.4	115.7 ± 09.8
Invierno	51.7 ± 5.4	8.9 ± 13.6	43.6 ± 5.4	98.4 ± 13.6

Discusión

Los resultados obtenidos en el presente trabajo revelan que los niveles de amoniaco en la sala de maternidad pueden causar problemas al organismo de la cerda expuesta, aun cuando los síntomas no se manifiesten clínicamente. Los niveles de las enzimas hepáticas revelan una condición anormal del funcionamiento del hígado que se traduce en alteraciones clínicas o subclínicas en cerdas y lechones expuestos a niveles elevados de amoniaco.

Conclusiones

El presente trabajo fue realizado a escala pequeña y solo sirve como referencia preliminar para futuros trabajos que se relacionen con el efecto de los gases sobre la salud de los animales o el hombre. Es necesario hacer estudios con otros gases nocivos (metano) para conocer su efecto sobre el organismo de la cerda y sus posibles consecuencias en la producción o reproducción futura de la hembra o los lechones. También, es necesario monitorear otras áreas de producción (destete, engorda) para conocer las implicaciones de los niveles de gases en las enfermedades respiratorias.

Literatura citada
American Conference of Governmental Industrial Hygienists (ACGIH). 1995. 1995–1996 Threshold Limit Values for Chemical Substances and Physical Agents and Biological Exposure Indices. ACGIH, Cincinnati, Oh., E. U.

Anaya V., A. 2006. "Diagnóstico de Seguridad e Higiene del Trabajo. Listados de verificación basados en la normatividad mexicana" e-Gnosis Vol. 4, art. #3,

A.O.A.C. 1990. Official Methods of Analysis. 15th Ed., Association Of Analytical Chemistry, Arlington, VA., E.U.

Choudhry, G. G. 1984. IN: Humic Substances: Structural, Photophysical, Photochemical and Free Radical Aspects and Interactions with Environmental Chemicals. Gordon&Breach, New York, NY, E.U. Pp.3-8.

Drummond, J. G., S. E. Curtis, and J. Simon. 1978. Effects of atmospheric ammonia on pulmonary bacterial clearance in the young pig. Amer. J. Vet. Res. 39:211–212.

Goh, K. M., M. R. Reid. 1975. Molecular weight of soil organic matter as affected by acid pre-treatment and fractionation into humic and fulvic acids. J. Soil Sci. 26:207–222.

Gustin, P., B. Urbain, J. F. Prouvost, and M. Ansay. 1994. Effects of atmospheric ammonia on pulmonary hemodynamics and vascular permeability in pigs: Interaction with endotoxins. Toxicology and Applied Pharmacology 125:17–26.

Hayes, M. H. B. 1985. Extraction of humic substances from soil. IN: Humic Substances in Soil, Sediment, and Water. In: G. R. Aiken, D. M. McKnight, R. L. Wershaw, and P. MacCarthy, (Eds.), Wiley, New York, NY, E. U. Pp.329-362.

I.S.D. 2005. Statistics samples and examples. University of Southern California. Available: http://www.usc.edu/isd/doc/statistics/help/ Accessed Apr. 5, 2006.

Kim, S. W., L. E. Hulbert, H. A. Rachuonyo, J. J. McGlone. 2004. Availability of iron in mined humic substances for weanling pigs. Asian-Aust. J. Anim. Sci. 17:1266–1270.

Ndayegamiye, A., D. Cote. 1989. Long-term pig slurry and solid cattle manure application on soil chemical and biological properties. Can. J. Soil Sci. 69:39–47.

N.P.P.C. 2000. IN: Pork Composition and Quality Assessment Procedures. E. P. Berg (Ed.), National Pork Producers Council, Des Moines, Ia., E. U. Pp.1-38.

N.R.C. 1998. Nutritional requirements of pigs. X Ed., Nat. Acad., Washington, pp. 110–142.

Occupational Safety and Health Administration. 1989. OSHA Safety and Health Standards. Occupational Safety Health Admin., US Dep. Labor, Washington, D.C., E.U.

Secretaría del Trabajo y Previsión Social (STPS), 1999. "Condiciones de Seguridad e Higiene en los centros de trabajo donde se manejen, transporten, procesen o almacenen sustancias químicas capaces de generar contaminación en el medio ambiente laboral" NOM-010-STPS- 1999. Disponible en www.stps.gob.mx

Shi, Y., D. B. Parker, N. A. Cole, B. W. Auvermann, and J. E. Mehlhorn. 2001. Surface amendments to minimize ammonia emissions from beef cattle feedlots. TransAmerican Society of Agricultural Engineering 44:677–682.

SKC. 2003. Comprehensive Catalog & Air Sampling Guide" Inter. Edition, pp 113, 35, 166

Stevenson, F. J. 1994. Humus Chemistry: Genesis, Composition, Reactions. 2nd Ed., Wiley, New York, NY, E. U.

Vaughan, D., B. G. Ord. 1991. Influence of natural and synthetic humic substances on the activity of urease. Journal of Soil Science 42:17–23.

Zahn, J. A. 1997. Swine odor and emissions from pork production. Pages 20-122 in Environmental Assurance Program. K. McGuire (Ed.), National Pork Producers Council, Des Moines, Ia., E. U.

SECCIÓN IV

Fisiología de la reproducción en rumiantes y reproducción asistida

Edición y Compilación:
Arnoldo González R., Nazario Pescador S., José F. Vázquez A., Javier Hernández M., Froylán A. Lucero M. y Juan C. Martínez G.

IV.1 Las funciones ováricas en los mamíferos: Ovogénesis y foliculogénesis en la cabra, la oveja y la vaca

Arnoldo González Reyna12, N. Pescador S.3, J. Franco de S.4, R. A. Alcaráz R.5, F. J. Trejo M.1, Y. Bautista M.1, F. A. Lucero M.2, J. F. Vázquez A.6, J. Hernández M.2, J. Rosales H.1, y H. Del Angel R.1

1 Facultad de Medicina Veterinaria y Zootecnia, Universidad Autónoma de Tamaulipas, Cd. Victoria, Tamps., México,
2 Facultad de Ingeniería y Ciencias, Universidad Autónoma de Tamaulipas, Cd. Victoria, Tamps., México,
3 Facultad de Medicina Veterinaria y Zootecnia, Universidad Autónoma del Estado de México, Toluca, Edo. de Mex., México,
4 BRIO EMBRIO, Araguaina, Brasil,
5 Campo Experimental Mócocha, CIRSE, INIFAP, Mócocha, Yuc., México,
6 Centro Universitario Temascaltepec, Universidad Autónoma del Estado de México, Temascaltepec, Edo. de Mex., México,

La palabra ovario se deriva del latín *ovum,* que significa huevo u óvulo. El ovario no solo es la gónada femenina que contiene las células germinales primordiales (CGPs), para dar origen a la nueva generación, es también la glándula reproductiva femenina que controla varios aspectos del desarrollo y fisiología de la hembra. Después de la unión de un oocito y un espermatozoide, se forma el cigoto y hasta la etapa de 8 células, todas ellas son totipotenciales (para formar cualquier linaje de células); sin embargo, a partir de la mórula temprana (16 células), inicia un proceso de diferenciación, para formar el interior y el exterior del embrión, el cual se continúa hasta la etapa de blastocito, cuando se definen tres regiones, el trofectodermo (que dará origen a la placenta), el epiblasto (que dará origen al embrión) y el endodermo primitivo (que dará origen al saco vitelino). Después de la implantación continúa la diferenciación y las células del epiblasto dan origen a las CGPs; las cuales constituyen las primeras células del ovario (Pedersen y Burdsal, 1994; Wrobel y Suss, 1998; Parker y Schimmer, 2006; Edson et al., 2009).

El éxito de la reproducción en los mamíferos domésticos depende inicialmente, de la gametogénesis en el macho y la hembra; en la hembra, la reproducción inicia con la fecundación y otros procesos de la embriogénesis, entre ellos, la gametogénesis femenina (ovogénesis u oogénesis, Og y la foliculogénesis Fg; Zuckerman y Baker, 1977), procesos que se continúan con el desarrollo folicular (Adashi, 1996ab), la ovulación, el desarrollo embrionario temprano y la implantación, se continua con la gestación y finalmente el parto.

Además, la reproducción en la hembra de los mamíferos rumiantes domésticos (cabra, oveja y vaca) ocurre como resultado de una interacción del medio ambiente (Goodman et al., 2010; Karsch *et al.,* 1980; 1984; Legan *et al.,* 1977; Lincoln y Short, 1980; Malpaux *et al.,* 1989), con el sistema nervioso central (Hipotálamo e hipófisis, Goodman *et al.,* 2010; Karsh *et al.,* 1980; 1984; Legan *et al.,* 1977) y el aparato genital de la hembra (Útero y ovarios, Goodman e Inskeep, 2006; Adashi, 1996ab; Goodman et al.,1981; 1982; Goodman y Karsch, 1980; Karsch et al., 1983; Karsh, 1987). Esta interacción tiene como consecuencia una serie de cambios anatómicos, fisiológicos, endocrinológicos y de comportamiento, los cuales resultan en la expresión del comportamiento reproductivo de la hembra (Goodman e Inskeep,

2006; Goodman et al. 1981; 1982; Goodman y Karsch, 1980; Karsch et al., 1983; Karsh, 1987). Por otro lado, el estudio de la reproducción en la hembra, implica entender las funciones del eje HHG, incluyendo las del útero y ovarios, así como de los procesos de regulación de esas funciones. El comportamiento reproductivo de la cabra se basa en su eficiencia reproductiva y esta a su vez depende de las funciones del ovario, es decir, el desarrollo folicular y la ovulación y la secreción hormonal (Knobil y Neill, 1994). En esta sección se revisa la información sobre las funciones del ovario, la gametogénesis (Og y Fg), la dinámica folicular y la ovulación y la regulación de las funciones ováricas, desde el punto de vista de la producción *in vivo* e *in vitro* de embriones y la aplicación de la biotecnología de la reproducción.

La ovogénesis u oogénesis y foliculogénesis en los mamíferos

Las gónadas se originan en el lado medio-ventral del nefrón rudimentario o mesonefros, mediante una proliferación del epitelio celómico, con condensación del mesénquima y engrosamiento de lo que será la cresta genital o gonadal (Zuckerman y Baker, 1977; Aerts y Bols, 2010a). Las gónadas en ambos sexos tienen un origen común, mientras que los ductos que se desarrollan en los canales de secreción, tienen orígenes diferentes; ambos sistemas están presentes en las primeras etapas del embrión, antes de que ocurra la diferenciación sexual. La gónada no diferenciada se deriva de tres componentes diferentes, el epitelio celómico, el mesénquima de la parte inferior de la cresta mesonéfrica y de las células germinales primordiales (Peters, 1976; Zuckerman y Baker, 1977; Pedersen y Burdsal, 1994; Wrobel y Suss, 1998). Los primordios de las glándulas sexuales aparecen en el embrión humano (5 mm de largo, Hamilton y Mossman, 1972), como un engrosamiento del epitelio celómico en la parte media del mesonefro. El mesonefro se proyecta dentro de la cavidad celómica y posee un mesenterio grueso; la masa total del mesenterio, el mesenterio mismo, el mesonefro y el epitelio celómico constituyen la cresta o canal urogenital. Las CGPs se originan de fuera del canal urogenital, en el endodermo dorsal del saco vitelino y migran vía el mesenterio de la víscera hacia adentro de la gónada primordial (Everett, 1943; 1945; Witschi, 1948). Previo a la diferenciación y hasta ahora, la gónada temprana o primordial consiste principalmente, del epitelio celómico en proliferación y una masa celular mesenquimatosa del canal urogenital, el cual contiene algunos componentes mesonéfricos y las CGPs, que ya han migrado a la gónada en formación (Peters, 1976).

La ovogénesis u oogénesis

Una de las funciones primordiales del ovario, es la formación de los gametos femeninos (los ovocitos u oocitos), mediante la Og y la Fg, procesos que inician en las etapas iniciales de la gestación y concluyen antes o al nacimiento en mamíferos mayores (vaca, oveja y cabra, Erickson, 1966ab; Henricson y Rajakoski, 1959; Zuckerman y Baker; 1977; Peters, 1978; Russe, 1983; Zuckerman, 1951; 1956; Wrobel y Suss, 1998), o después del nacimiento en la rata y el ratón y otros mamíferos menores (Baker, 1963; Block, 1951, 1952; Hirschfield, 1991ab; McGee y Hsue, 2000; Peters, 1970). De igual forma, los estudios previamente citados y otros (Moor, 1988; Moor y Crosby, 1986; Osborne y Moor, 1983; Veeck, 1988); han presentado evidencia que sugiere que los procesos de mitosis y meiosis durante la Og y durante la formación de los ovocitos y los folículos primordiales (FPDs), presentan similitudes en el ovino, el bovino, el porcino, el ratón y la rata; y probablemente, otras especies, por lo que en esta sección se harán ciertas generalidades, para las diferentes especies estudiadas (Gougeon, 1984; 1994; Adashi, 1996ab; Wassarman, 1994; 1996). La Og implica la formación y maduración del oocito u ovocito, ha sido estudiada en varias especies, sin embargo, se ha estudiado y se ha utilizado como modelo el ratón, aunque existen diferencias en algunos detalles de la Og entre las especies; y como ya se mencionó anteriormente y a pesar de las diferencias en comportamiento reproductivo y desarrollo, existen similitudes con mamíferos mayores y en lo general, los principios de la Og aplican a todos los mamíferos (Zuckerman y Baker, 1977; Wassarman, 1994; 1996; Wrobel y Suss, 1998).

El ovario se forma muy temprano en la vida fetal, e igualmente, desde etapas tempranas inicia la Og, lo que implica la formación y maduración de ovocitos u oocitos; cada ovocito, se encapsula en un folículo, el cual representa la unidad funcional del ovario (Greenwald y Roy, 1994; Wassarman y Albertini, 1994); y realiza varias funciones primordiales, la primera, es la formación de una célula haploide con su participación en un aumento en variación genotípica y el segundo, provee una reserva amplia de macromoléculas y organelos, que proveen los requisitos nutricionales, energéticos, de síntesis y regulación del cigoto (Wassarman, 1994; Wassarman y Albertini, 1994).

La Og inicia muy temprano en la vida fetal de la hembra de los mamíferos y termina meses o años después, en la vida adulta de la hembra (Austin y Short, 1982; Biggers y Schuetz, 1973; Jones, 1978; Parks, 1956; Zuckerman, 1956; Zuckerman y Weir, 1977; ver también revisiones de Wassarman, 1994; 1996; Wassarman y Albertini, 1994; Wrobel y Suss, 1998). El proceso de la Og comprende varias fases, la primera inicia con la formación de las CGPs y rápida proliferación por las oogonias se transforman en oocitos primarios, enseguida se forman los FPDs (McGee y Hsue, 2000; Skinner, 2005; Pepling, 2012) y finalmente, ocurre una pérdida o degeneración de CGP's (Wassarman, 1996; De Pol et al., 1997); una forma de atresia de los oocitos, la cual ocurre una vez que inicia la formación de los folículos primordiales (Ohno y Smith, 1964; Wassarman, 1996; De Pol et al., 1997; Reynaud y Driancourt, 2000; Peralta y Veláquez, 2013).

El desarrollo sexual es parte del proceso de maduración sexual de la hembra, el cual inicia con la diferenciación sexual, y esta a su vez inicia con la fijación del sexo cromosómico, inmediatamente después de la fecundación; se continúa con el sexo gonadal y termina con el sexo fenotípico y el inicio de la madurez sexual (George y Wilson, 1994; Byskov y Höyer, 1988; 1994); la diferenciación sexual ocurre aproximadamente a los 39 días en la vaca (Shemesh, 1980).

Inicialmente el embrión es sexualmente no diferenciado, contiene ductos primitivos que darán origen a los genitales internos de ambos sexos, pero sin distinción de testículos u ovarios; estas gónadas no diferenciadas o bipotenciales se desarrollan por debajo del epitelio celómico, en la región llamada cresta genital y contiene células somáticas y germinales. Las gónadas se desarrollan en una región adyacente a los riñones primitivos o mesonefros, en la región llamada cresta urogenital (Parker y Schimmer, 2006). La Og inicia con la migración de las CGP's del saco vitelino a la cresta genital o gónada primitiva, aunque existe cierta controversia en cuanto al origen de las CGP's (Gu et al., 2009; Hayashi et al., 2007), se cree que son de origen endodérmico (Byskov y Hôyer, 1994; Peters, 1978; Senger, 1997; 2003; Witschi, 1948), ectodérmico (O epiblasto germinal, McLaren, 1988; 2003; Stallock et al., 2003), o del epitelio germinal (Waldeyer, 1870; citado por Everett, 1945), lo cual da origen tanto a células ; germinales como a células somáticas (Lawson et al., 1994; 1999); por otro lado, las células somáticas que formarán el folículo, se originan al menos en parte de la rete ovarii (Byskov y Lintern-Moore, 1973; Byskov, 1975). La migración de CGP's a la cresta gonadal inicia en el embrión de 8 días del ratón (Peters, 1970) y de 3 a 5 semanas en el humano (Gondos et al., 1986; Mamsen et al., 2012; Witschi, 1948); pocos días antes de que se forme completamente la cresta gonadal en la vaca (A los 28 a 32 días, Noden y De Lahunta, 1985; Rüsse y Sinowatz, 1991, citados por Aerts y Bols, 2010a; Wrobel y Suss, 1998). La migración de CPG's ocurre en la vaca entre 30 y 64 días (Rüsse y Sinowatz, 1991, citado por Aerts y Bols, 2010a).

Inicialmente, la cresta genital no contiene células germinales ni CPG's, durante la migración y a la llegada de las CPG's a la cresta gonadal, las células inician la mitosis, sin que hasta este momento, estas células no presentan características de células germinales de hembra o macho; a medida que las CPG's entran en la cresta gonadal, están arrastran algunas células del epitelio germinal hacia adentro de la gónada primitiva; lo cual ha sido demostrado en el ratón (Everett, 1943) y el conejo (Gondos, 1969) y otras especies (Everett, 1942). La invasión de proliferaciones epiteliales (cuerdas epiteliales) en el mesénquima de la cresta genital da origen a las cuerdas gonadales o medulares, posteriormente, algunas células del mesonefro formarán olas cuerdas primitivas medulares y las del epitelio celómico formarán las cuerdas sexuales (Smitz y Cortvrindt, 2002) y algunas de estas células darán origen a la rete ovarii (Lin et al., 2002) y el estroma vascular y médula del ovario (Lin et al., 2002; Smitz y Cortvrindt, 2002) y otras a la corteza del ovario (Lin et al., 2002).

Durante de la migración y a la llegada de las CPG`s del saco vitelino a la cresta gonadal, estas continúan su proliferación por mitosis, transformándose en oogonias (Kaipia y Hsueh, 1997; Okten y Oktay, 2008ab), alcanzando el mayor número de oogonias (Gondos, 1978), de acuerdo a la especie y previo al inicio de la meiosis. El número máximo de oogonias alcanzado en el humano, es de 6 o 7 millones, el cual se logra al mes 5 de la gestación (Gondos, 1978), mientras que la nacer, solo permanecen 1 o 2 millones (Bristol-Gould et al., 2006; Pepling y Spradling, 2001); en la vaca, el número de oogonias es de 2.1 millones y al nacimiento es de solo 130,000 (Erickson, 1966ab). La migración de CGPs del saco vitelino a la cresta gonadal inicia a partir de 8 días en el ratón (Parker y Schimmer, 2006; Peters, 1970), en la mujer a los 21 días (Witschi, 1948; Gondos et al., 1971; Fujimoto et al., 1977; Gondos et al., 1986) y en la vaca a los 35 días (Blandau, 1965; Erickson, 1966b; Rûsse y Sinowatz, 1991, citado por Aerts y Bols, 2010a), mientras que la proliferación por mitosis inicia durante la migración y se mantiene de 45 a 110 días en la vaca (Erickson, 1966b; Marion et al., 1968) y de 2 a 7 meses en la mujer (Desai et al., 2013; Gondos et al., 1986). Las primeras oogonias aparecen a los 3 meses, mientras que para los 4-5 meses, aparecen los oocitos y los FPDs (Henricson y Rajakoski, 1959); mientras que en la mujer, los primeros FPDs aparecen a partir de la semana 16 (Baker y Neal, 1974; Konishi et al., 1986).

La meiosis inicia con la llegada de las CGP's a la cresta gonadal, desde los 85 hasta 140 días en la vaca (Byskov y Hoyer, 1994; Erickson, 1966ab; Rûsse, 1983; Tanaka et al., 2001; Yang y Fortune, 2008) y a los 80-90 días en el humano (Gondos et al., 1971; 1986; Motta et al., 1997). El máximo pico de la proliferación por mitosis ocurre durante el periodo de transición entre la mitosis propia y la meiosis (Gondos, 1978); lo cual ocurre alrededor de

5 meses en el humano (Gondos, 1978; Gondos et al., 1986; Witschi, 1948; Pepling y Spradling, 2001) y en la vaca (Aerts y Bols, 2010a; Erickson, 1966ab).

En la oveja, la gónada rudimentaria aparece a los 24 días, como una cresta alargada, la cresta gonadal; delimitada por una capa de células mesoteliales, y contiene un estroma, células del mesénquima y pocas CGPs (Zamboni et al., 1979). El mesonefro aparece muy voluminoso y con un gran contenido de nefrones y glomérulos, el cual empieza su involución para el día 26 y a medida que se observa una movilización masiva y sostenida de células glomerulares y tubulares (células germinales y somáticas), que migraron hacia afuera del mesonefro, invadieron la cresta gonadal no diferenciada y el ovario y se diferenciaron en células foliculares; para el día 29, se aprecia de manera mas evidente, la regresión del mesonefro y las células (foliculares) que se movilizaron al exterior del mesonefro, parecen alinearse junto a las oogonias, dando inicio a la formación de clusters y en consecuencia las cuerdas sexuales (Zamboni et al., 1979), lo cual concuerda con lo reportado por McNatty et al. (2000) en la oveja y ocurre de manera similar en el ratón (Byskov, 1978; Byskov y Linter-Moore, 1973), la vaca (Brenner, 1915; Grop y Ohnno, 1966) y en felinos y cánidos (Byskov, 1975).

A medida que las CGPs llegan a la cresta gonadal, después de la migración y también a medida que se desarrollan los ovarios y las CGPs se transforman en oogonias y posteriormente en oocitos, se forman estructuras que aglomeran varios oocitos, estas estructuras reciben varios nombres, cúmulos o nidos (Peralta y Velázquez, 2013), cuerdas ováricas, ovígeras u ovígenas (Banankhojasteh et al., 2006; Sawyer et al., 2002; Zamboni et al., 1979), cuerdas primarias sexuales, posteriormente, se originan las cuerdas secundarias corticales y las cuerdas medulares; las cuerdas corticales darán origen a la corteza del ovario y las cuerdas medulares darán origen a la médula (Aerts y Bols, 2010a; Lin et al., 2002; Smitz y Cortvrindt, 2002).

Un evento que ocurre durante la Og es la diferenciación sexual, la cual ocurre en diferentes momentos, de acuerdo a la especie, a los 31 a 40 días en la oveja (Quirke et al., 2001; Sawyer et al., 2002; Zamboni et al., 1979), a los 40.5 días en la cabra (Banankhojasteh et al., 2006), de 39 a 45 días en la vaca (Mauleon, 1969; Shemesh, 1980) y a las 16 semanas en el humano (McLaren, 1988; 2003). Se observan diferencias notorias entre especies, lo cual podría depender de la propia especie y el sexo, probablemente, también existan diferencias debidas al método utilizado para determinar el momento en que ocurre la diferenciación sexual en la hembra, ya sea evidencia morfológica y/o anatómica (Zamboni et al., 1979) o evidencia hormonal o bioquímica (Shemesh, 1988).

La evolución del ovario en la oveja continúa con la involución del mesonefro, para el día 34, aparecen los primeros vestigios de las cuerdas sexuales o clusters de ovocitos, los cuales continúan dividiéndose por mitosis; la migración (la migración ocurre de los días 24 a los 58 días), la mitosis y la formación de las cuerdas ovígeras continúan en aumento (Zamboni et al., 1979). Estudios de Sawyer et al. (2002) en la oveja, resaltan la presencia de células del mesotelio, endotelio, mesénquima, pre-granulosas o foliculares y germinales (oogonias); las células pre-granulosas aparecen alineadas alrededor de las oogonias y en contacto directo con estas, por medio de extensiones citoplásmicas, dando formación a las cuerdas ovígeras (lo cual continúa hasta el día 75) y los primeros indicios de la formación de los FPDs. En otro estudio, para el día 58, se observa la diferenciación (meiosis I) de oogonias en oocitos y aparecen los primeros FPDs y las primeras señales de diferenciación de la médula y corteza del ovario y con ello, la aparición de las células precursoras de las células de la granulosa y la theca (Sawyer et al., 2002; Zamboni et al., 1979), en la cabra la formación de las cuerdas ovígeras y la aparición de células somáticas se da entre 60 y 90 días (Kumari et al., 2017). Todavía para el día 73, se observa una mayor definición entre corteza y médula, se observan en la corteza una mayor cantidad de FPDs y se da la polarización de estos en la corteza, además de células germinales en las cuerdas, así como también de oocitos en meiosis y oogonias en mitosis y aparecen las primeras señales de atresia y apoptosis (Sawyer et al., 2002; Zamboni et al., 1979). De los estudios de Sawyer et al. (2002), se concluye que a partir del día 38, inicia el reclutamiento de células somáticas (pre-granulosas), por las oogonias, lo cual se continúa hasta el día 90. Hacía el final de la gestación (días 100 a 145), inicia la desaparición de las cuerdas ovígeras, siendo sustituidas por folículos en desarrollo (de varios tamaños), inicia la activación de FPDs; continúa la degeneración celular por atresia y apoptosis (Zamboni et al., 1979). La meiosis inicia en la cabra de 90 a 120 días, cuando se observa la presencia de FPDs y una clara diferencia entre la corteza y la médula; mientras que para los días 120 a 145, se observan folículos pre-antrales y antrales de mayor tamaño (Kumari et al., 2017).

Foliculogénesis

Se puede inferir que la Fg inicia con la migración de las CGPs del endodermo del saco vitelino (Witschi, 1948; Mamsen et al., 2012) o del epiblasto proximal (Ectodermo embriónico, McLaren, 2003; Stallock et al., 2003) y de las células somáticas (precursoras de las células granulosa y theca) del mesonefro (Zamboni et al., 1979; Sawyer et al., 2002); aunque, desde el punto de vista de la diferenciación celular y el desarrollo del ovario, esta inicia con la integración de los FPDs (Baker, 1963; Hirshfield, 1994; Skinner, 2005), provenientes de las cuerdas sexuales, los cuales a su vez, están formados por un oocito (En arresto en diploteno de la profase I de la meiosis, Baker y Neal, 1973; Telfer y McLaughlin, 2007; Peters, 1969; 1978; Nilsson y Skinner, 2002; Nilsson et al., 2001; Skinner, 2005) cubierto por una capa de 4-5 células somáticas (Células escamosas planas o pre-granulosas, Rûsse, 1983; Peters, 1969; Sawyer et al., 2002). Los FPDs en la vaca aparecen de los 90 a 130 días de gestación (Fortune, 2002; Yang y Fortune, 2008), mientras que para el día 170, la mayoría de los oocitos presentes se encuentran formando FPDs (Rûsse, 1983; Wandji et al., 1992). La formación de FPDs se da a partir de los 75 días en la oveja (McNatty et al., 1995; Sawyer et al., 2002) y de los 90 días en la cabra (Kumari et al., 2017). En el humano, la formación de FPDs ocurre durante el último tercio de la gestación y después del nacimiento en el ratón (Baker, 1963; Hirshfield, 1991ab). La unidad funcional y esencial del ovario es el folículo, el cual está compuesto por células somáticas (theca y granulosa) y un oocito en desarrollo; estas dos células son el sitio de acción y la síntesis de hormonas, las cuales son responsables de la regulación, muy compleja, del desarrollo folicular y la proliferación de estas dos células es en parte responsable del desarrollo de los folículos antrales (Skinner, 2005).

La formación o ensamblado folicular como se ha mencionado previamente, ocurre muy temprano en el desarrollo del ovario y el desarrollo subsecuente y transición del FPDs a folículos primarios (activación de FPDs) es determinante en la biología del ovario y de la vida reproductiva de la hembra en los mamíferos, lo cual no se ha entendido completamente

(Aerts y Bols, 2010ab; Edson et al., 2009; Fortune et al., 2010; Skinner, 2005); aunque se tiene evidencia que indica que la activación de FPDs depende de los niveles descendientes de estradiol y progesterona fetal en el bovino (Yang y Fortune, 2008; Fortune et al., 2010) y el ratón (Kezele y Skinner, 2003) y de otro tipo de factores, como factores de crecimiento (Sawyer et al., 2002; Kezele et al., 2005; Skinner, 2005; Rodrígues et al., 2008) y expresión genética (Ver revisiones de Parker y Schimmer, 2006; Edson et al., 2009; Desai et al., 2013). Existen factores autócrinos, parácrinos, juxtacrinos y endocrinos, que son esenciales para el proceso de Fg ovárica, además, el oocito y el reclutamiento de las células foliculares (granulosa y teca) son directa o indirectamente necesarios para el funcionamiento, desarrollo y sobrevivencia del mismo oocito; el proceso completo de foliculogénesis (Fg) incluye desde la formación (ensamblaje) y activación de los FPDs para formar folículos primarios, secundarios y terciarios y finalmente la ovulación y formación del cuerpo lúteo (Edson et al., 2009).

Previo a la formación de los FPDs, los oocitos se encuentran dentro de clusters de células germinales (cuerdas ovígeras o cuerdas sexuales o nidos) y a la ruptura de dichas cuerdas, los oocitos sobrevivientes y reclutan células escamosas (Una capa de células de pre-granulosa, Nilsson, et al., 2001) en su periferia, lo cual marca el inicio de la formación de los folículos primordiales y del proceso de Fg, lo cual ocurre durante el segundo tercio de la gestación en el humano o al nacer en el ratón (Baker, 1963; Hirshfield, 1991ab; Skinner, 2005). Los FPDs aparecen a partir de los 75 días en la oveja (McNatty et al., 1995; Sawyer et al., 2002) y de los 90 días en la cabra (Kumari et al., 2017).

En la oveja (McNatty et al., 1995), la secuencia de eventos en el desarrollo del ovario, la Og y conlleva a la Fg y continúa con la formación de los FPDs, inicia con la diferenciación del mesonefros (Día 20) y la cresta genital y la presencia de oogonias para el día 23 (Día 28 en el bovino, Noden y De Lahunta, 1985; Russe y Sinowatz, 1991, citados por Aerts y Bols, 2010a), se observa la diferenciación de oogonias por mitosis (para el día 21 en el humano, Desai et al., 2013 y a partir del día 30 en el bovino, Russe y Sinowatz, 1991, citados por Aerts y Bols, 2010a), y para el día 38 se da el inicio de la formación de las cuerdas ovígeras (cuerdas sexuales), con la presencia de oogonias (en diferenciación) y las células pre-granulosa (células somáticas) e inicia la interacción de células germinales y células somáticas (complejo oogonias-células pre-granulosa), con uniones celulares, que permiten el intercambio de nutrientes y otros químicos, como factores de crecimiento (Garverick et al., 2010; Sawyer et al., 2002), y de dicha interacción de comunicación de doble vía, depende la vida y permanencia de los oocitos (Eppig, 2001; Matzuk et al., 2002; Gilchrist et al., 2004; Skinner, 2005; Sugiura et al., 2005; Kidder y Vanderhyden, 2010). La interacción de las oogonias con las células pre-granulosa (escamosas o planas) permite también formar nidos de oogonias, rodeados de células escamosas fuertemente adheridas, donde aparecen una o varias oogonias (Britt, 2008; Sawyer et al., 2002; Skinner, 2005); en el interior de las cuerdas ovígeras se observan además de la proliferación de oogonias, la iniciación de meiosis y la muerte celular por apoptosis (De Pol et al., 1997; Sawyer et al., 2002). En el bovino, la mayor pérdida de células germinales ocurre de 90 a 110 días, aunque ésta pérdida continúa hasta los 190 días de gestación (Tanaka et al., 2001; Burkhart et al., 2010; Garverick et al., 2010). Por otro lado, las pérdidas por apoptosis ocurren solamente en las células germinales y no de células pre-granulosas; las cuales se asocian posteriormente con las células germinales, para formar los folículos primordiales (De Pol et al., 1997, Sawyer et al., 2002; Scaramuzzi et al., 2011).

Los FPDs se forman cuando las células pre-granulosas rodean y se adhieren a las oogonias (Pepling y Spradling, 1998; 2001; Pepling et al., 1999; McNatty et al., 2000), dentro de las cuerdas ovígeras (Zamboni et al., 1979; Sawyer et al., 2002; Skinner, 2005; Britt, 2008; Edson et al., 2009). Una vez iniciada la formación de FPDs, dentro de las cuerdas ovígeras, inicia la meiosis y la apoptosis de células germinales y se observan folículos primordiales con un solo oocito y es hasta este momento en que los FPDs podrán emerger, cuando ocurra la desintegración de las cuerdas ovígeras; ambos eventos ocurren aproximadamente a mitad de la gestación en mamíferos domésticos (Sawyer et al., 2002; Fortune et al., 2010; Hernández-Medrano et al., 2012) y el humano (Edson et al., 2009). Aunque FPDs se observan dentro de las cuerdas ovígeras a partir de los 75 días en la oveja (McNatty et al., 1995; Sawyer et al., 2002), a partir de los 90 días en la vaca (Henricson y Rajakoski, 1959; Russe, 1983; Wandji et al., 1992; Yang y Fortune, 2008). Una vez que se formaron los FPDs, estos permanecen inactivos por un periodo de 25 a 50 días en la oveja, vaca y la mujer (Van Wagenen y Simpson, 1965; Domínguez et al., 1988; McNatty et al., 1995; Tanaka et al., 2001; McNatty et al., 2007; Yang y Fortune, 2008; Burkhart et al., 2010; Fortune et al., 2010); período que precede la activación de los FPDs y su transformación a folículos primarios (Edson et al., 2009; Fortune et al., 2010). La Og y la formación de FPDs y consecuentemente, la transición de FPDs a folículos primarios, son procesos críticos que representan la reserva folicular y la reproducción en la hembra; sin embargo, se sabe poco sobre las señales que permiten iniciar la formación o ensamblado de los folículos y aquellos que iniciarán el crecimiento folicular, en los mamíferos mayores (Fortune et al., 2010). La mayoría de los FPDs persisten en un estado de latencia, con el oocito en arresto en profase I de la meiosis; en la hembra activa sexualmente los folículos emergen de su estado de latencia y se transforman en folículos primarios (Faddy y Gosden, 1995; 1996; McGee y Hsue, 2000; Fortune, 2003).

Para que inicie el desarrollo folicular, se requiere que el FPD este completamente formado o ensamblado (Skinner, 2005), una vez que inicia la transición a folículo primario, se presentan cambios tanto en el folículo y en el oocito (Ver revisiones de Hirshfield, 1991ab; Faddy y Gosden, 2007; McLaughlin y McIver, 2009; Fortune et al., 2010; Castillo Barón, 2011); inicialmente, se da un cambio histológico gradual en la morfología de las células (de pre-granulosa), de escamosas y planas a cuboideas, seguido por un aumento en el diámetro del oocito (Lintern-Moore, 1978; Lintern-Moore y Moore, 1979, Van Wezel y Rodgers, 1996; Braw-Tal., 2002), también inicia la formación de la zona pelúcida (Chiquoine, 1960) y la integración de una capa completa de células de granulosa (Lintern-Moore, 1978; Lintern-Moore y Moore, 1979, Hirshfield, 1991ab; Rajah et al., 1992; Fortune, 1994; 2003); estos cambios iniciales en el FPD, se continúan con el reclutamiento de células somáticas (del estroma y el mesénquima), las cuales representan células precursoras de la theca y la proliferación de células de granulosa y theca (Skinner, 2005). El FPD inactivo no posee células de la theca (Rajah et al., 1992; Braw-Tal y Roth, 2005) y este proceso de reclutamiento de las células de la theca se sabe ocurre en la rata (Hirshfield, 1991ab), y aunque, se sugiere que este reclutamiento es un proceso necesario en todos los mamíferos, incluyendo el humano (Hirshfield, 1991ab; Skinner, 2005). Los folículos primarios aparecen de los 90 a 120 días en la cabra (Kumari et al., 2017) y a partir de los 100 días en la oveja

(McNatty et al., 1995), de los 5 a 6 meses en la vaca (Henricson y Rajakoski, 1959; Wandji et al., 1992; Fortune et al., 2010; Hernández-Medrano, et al., 2012), en la mujer, se observan los primeros folículos primarios a partir de las 24 semanas de la gestación (Peters et al., 1978); que en el ratón, se observan unos cuantos folículos primarios al nacimiento (Parker y Schimmer, 2006).

Posterior a la activación de los FPDs, lo cual implica tres eventos importantes, el cambio de células de pre-granulosa a granulosa (de células planas o escamosas a cuboides), la proliferación de las células de granulosa y un aumento en tamaño del oocito (Hirshfield, 1991ab), estos se transforman en folículos primarios, estos continúan su desarrollo y se diferencian en folículos secundarios, folículos pre-antrales y folículos antrales pequeños; los cuales siguen procesos similares a los ocurridos en los animales en la vida adulta (Scaramuzzi et al., 2011) y finalmente folículos preovulatorios o de Graaf. Una de las clasificaciones mas utilizadas (Aerts y Bols, 2010a) describe FPDs y los folículos primarios, secundarios y terciarios; los folículos primarios contienen una cubierta sencilla de células de granulosa, que ya se han transformado en cuboides, mientras que los folículos secundarios contienen una cubierta de 2 o mas capas de células de granulosa, con indicios de la formación de la zona pelúcida (Fair, 2003). Los folículos terciarios se clasifican en folículos antrales pequeños y folículos antrales grandes, y ambos tipos ya formaron una cavidad o antro y los folículos antrales maduros se denominan folículos de Graaf (Aerts y Bols, 2010a).

Una clasificación propuesta por Pedersen y Peters (1968), considera el desarrollo en tamaño del oocito, el desarrollo del folículo, basado en el número de capas de células de granulosa que forman el folículo y la conformación y morfología del folículo. El método incluye tres tamaños de folículos (pequeños, medianos y grandes) y clasifica las estructuras foliculares en 10 tipos diferentes, el tipo 1, contiene solemante un oocito pequeño desnudo y sin células en la periferia, el tipo 2 contiene un oocito pequeño y unas cuantas células de granulosa adheridas a la membrana, sin formar una capa completa, el tipo 3a contiene un oocito pequeño o en desarrollo y una cubierta completa de células de granulosa (las células son 20 o menos), los tipos 1, 2 y 3a se agrupan en la clase de folículos pequeños. El tipo 3b contiene un oocito en desarrollo y de 21 a 60 células de granulosa, el tipo 4 contiene un oocito en desarrollo rodeado de 61 a 100 células de granulosa, formando dos capas de granulosa y el tipo 5a contiene un oocito que todavía no alcanza 70 micras en diámetro y contiene de 101 a 200 células de granulosa formando tres capas de células de granulosa, los folículos 3b, 4 y 5a se agrupan en la clase de folículos medianos. El tipo 5b contiene un oocito que ha alcanzado su máximo crecimiento (70 micras), rodeado por varias capas de células de granulosa (de 201 a 400), el tipo 6 contiene un oocito grande y rodeado por varias capas de células de granulosa (de 401 a 600) con espacios llenos de fluido folicular esparcidos, el tipo 7 contiene mas de 600 células y forman una cavidad con el cumulus ooforus visible, sin que se haya formado el tallo y el tipo 8 contiene una cavidad antral y cumulus ooforus completamente formados y representa el folículo preovulatorio (Pedersen y Peters, 1968).

Braw-Tal y Yossefi (1997), proponen un sistema de clasificación, que utiliza el sistema propuesto por Pedersen y Peters (1968), el cual permite estudiar en mayor detalle el desarrollo histológico de los folículos pre-antrales. La clasificación incluye el tipo 1, FPDs rodeados de células escamosas, el tipo 1a contiene una mezcla de células escamosas y cuboideas, el tipo 2 contiene un oocito rodeado por una o una y media capas de células de granulosa, el tipo 3 es un folículo pre-antral pequeño rodeado por 2 o 3 capas de células de granulosa, el tipo 4 es un folículo pre-antral grande reodeado de 4 o mas capas de células de granulosa y el tipo 5 es un folículo antral pequeño con un antro pequeño. Ambos sistemas presentan ventajas, habría que analizar el objetivo del uso de cada sistema y optar por el que genere la información buscada; es posible que el método mas sencillo (Fair, 2003; Aerts y Bols, 2010a), sea mas aplicable en trabajos de campo y el segundo sistema (Braw-Tal y Yossefi, 1997; Pedersen y Peters, 1968), pudiera tener mayor aplicación desde el punto de vista de la investigación aplicada.

Los folículos pre-antrales se observan a partir de 24 semanas de gestación en la mujer (Peters et al., 1978), y a partir de 120 a 140 día en la vaca (Ver revisión de Hernández-Medrano et al., 2012), a partir de los 100 días de la gestación en la oveja (McNatty et al., 1995; Scaramuzzi et al., 2011); esta etapa del inicio del crecimiento de los folículos es de primordial importancia y determina la eficiencia reproductiva de la hembra, ya que a partir del momento en que el folículo se transforma en folículo antral, este se hace dependiente de las gonadotropinas (Nayudu y Osborne, 1992).

El crecimiento folicular posterior a la activación de los FPDs y hasta la etapa de folículo antral pequeño ocurre de manera continua (Hernández-Medrano, 2012), e independiente de las gonadotropinas (Nayudu y Osborne, 1992; Telfer y McLaughlin, 2007), y es en este momento cuando inicia el crecimiento folicular como ocurriría una vez que la hembra adquirió la pubertad y la madurez sexual.

Las funciones ováricas en los mamíferos: De la dinámica folicular a la ovulación y formación y función del cuerpo lúteo

El ovario en la hembra de los mamíferos realiza dos funciones importantes, producir óvulos y sintetizar y secretar hormonas; la última, se ha discutido en otras secciones y la producción la realiza el ovario mediante dos procesos, Og y la Fg y desarrollo folicular, en esta sección el desarrollo folicular y los procesos relacionados (ovulación y atresia) en dos grupos de mamíferos, el primer grupo incluye a los roedores de laboratorio (rata y ratón) y el humano y en el segundo grupo, se incluyen los rumiantes domésticos como la vaca, la oveja y la cabra.

Desarrollo folicular, atresia y ovulación en roedores y el humano

La función del folículo ovárico es la de proveer el sistema de soporte necesario para que la célula germinal femenina, el ovocito, adquiera la capacidad para unirse a una célula germinal masculina, el espermatozoide, para producir un embrión capaz de desarrollarse hasta llegar al nacimiento. Además, sintetizan las hormonas sexuales femeninas que regulan la función reproductiva. Las células somáticas del folículo participan de varias maneras para cumplir esta función esencial para la reproducción y la supervivencia de las especies. Inicialmente, proveen los requerimientos nutritivos del ovocito que crece. Luego, controlan la maduración nuclear y citoplasmática de los ovocitos en folículos seleccionados para la ovulación y contribuyen a la atresia y destrucción de los ovocitos en los folículos no seleccionados. Estos efectos directos de las células foliculares sobre el desarrollo y destino de los ovocitos que circundan son mediados por cambios que producen en el microambiente del folículo, principalmente a través de hormonas y factores de crecimiento que secretan al fluido folicular que rodea al ovocito. Además, células foliculares especializadas (células del *cúmulus ooforus*) que forman la capa más interna que rodea al ovocito, están metabólicamente acopladas a él, a través de uniones estrechas ("gap junctions"), que permiten la entrada de nutrientes y moléculas regulatorias al ooplasma (Anderson y Albertini, 1976; Kezele et al., 2002; Skinner, 2005; Pepling, 2012).

El desarrollo de los folículos comienza con la formación de los folículos primordiales en la etapa prenatal; tras el nacimiento, el proceso se interrumpe, y continúa en un período que transcurre desde la pubertad a la menopausia. La clasificación de los folículos está basada en los cambios morfológicos observados durante su desarrollo o en los cambios histológicos, como el tamaño o diámetro folicular, o en el número de capas de células de la granulosa, y varía según los autores; algunos los clasifican como folículos primordiales, primarios, secundarios y De Graaf (Bloom, 1986); otros, como FPDs, y folículos primarios, secundarios, y terciarios tempranos y tardíos (Pedersen y Peters, 1968; Banka y Erickson, 1985; Rienzi et al., 2012).

Folículo primordial

El FPD está compuesto por un ovocito, en latencia en la fase de diploteno de la profase meiótica I, rodeado por una capa de células escamosas planas epiteliales llamadas células de la pre-granulosa, carece de células de la teca y tejido conectivo. Los FPDs representan un reservorio de folículos en estado de reposo que disminuyen a lo largo de la vida reproductiva. La iniciación del crecimiento folicular es un proceso continuo e independiente de la acción de gonadotropinas (Peters et al., 1978; Skinner, 2005; Pepling, 2012). En ausencia de influencias hipofisiarias (etapa no dependiente de gonadotropinas), el folículo puede alcanzar el estadío preantral temprano.

Folículo primario

La transformación de FPDs en folículos primarios, ocurre durante la vida fetal, el ovocito aumenta de tamaño y la capa de células foliculares cambia su morfología de plana a cúbica en roedores (Richards, 1980; Bloom, 1986; Byskov, 1986; Eppig, 2001; Skinner, 2005; Li y Albertini, 2013; Zhang y Liu, 2015). En humanos, desde el quinto mes de vida fetal hasta la menopausia, el desarrollo folicular es continuo. Es decir, todos los estadios de desarrollo folicular, incluyendo FPDs, se pueden observar en los ovarios de niñas (Yeh y Adashi, 2001). Entre el ovocito y las células foliculares, se desarrolla un espacio en el cual penetran microvellosidades del oolema y de las células foliculares vecinas; se acumula en ese espacio un material fluido sintetizado por el ovocito y células foliculares reconocidas como zona pellucida. La zona pellucida es una capa glicoprotéica que envuelve las microvellosidades del ovocito y de las células foliculares. Los folículos primarios representan el reservorio de gametos durante la vida reproductiva de la hembra.

Folículo secundario

La transformación del folículo primario a secundario, implica la transformación de células foliculares que forman dos capas de células cuboideas alrededor del ovocito, llamándose células de granulosa. (Bloom, 1986). Estas células poseen uniones estrechas ("gap junctions") que permiten el intercambio metabólico del epitelio, asegurando la nutrición de las capas más internas y del oocito (Anderson y Albertini, 1976; Bloom, 1986; Kezele et al., 2002; Pepling, 2012). Por fuera de la lámina basal que separa las células de la granulosa del estroma, se diferencia una teca incipiente. Además, en esta etapa se completa la maduración de la zona pelúcida (Chiquoine, 1960; Bloom, 1986). La zona pellucida madura posee glicoproteínas, mucopolisacáridos, ácido siálico y ácido hialurónico. Las células de granulosa del folículo secundario tienen la capacidad potencial de sintetizar los tres tipos de esteroides ováricos (progestágenos, andrógenos y estrógenos) en cantidades limitadas. Sin embargo, se produce mayor cantidad de estrógenos que andrógenos o progestágenos (Hillier et al., 1977). La enzima aromatasa cataliza la conversión de andrógenos a estrógenos (aromatización) y es el factor limitante de la producción ovárica de estrógenos. La enzima es inducida por la FSH (Moon et al., 1978), de modo que la producción de estrógenos está limitada, en parte, por el número de receptores para esta hormona.

Las células de granulosa en el folículo secundario poseen receptores específicos para FSH y, en presencia de la FSH, el folículo puede aromatizar pequeñas cantidades de andrógenos y generar su propio microambiente estrogénico (McNatty et al, 1979). La FSH se combina con lo estrógenos para ejercer un efecto mitogénico sobre las células de granulosa (Goldenberg et al., 1972). El destino del folículo secundario (preantral) depende de un delicado balance de esteroides. Es decir, en bajas concentraciones, los andrógenos aumentan su propia aromatización y contribuyen a la producción de estrógenos. En concentraciones más altas, la capacidad limitada de aromatización es sobrepasada y el folículo se convierte en androgénico y se transforma en atrésico. La atresía, al igual que el comienzo del crecimiento folicular, es un proceso continuo. Es posible que los folículos progresen en su desarrollo sólo si emergen cuando la FSH está elevada y la LH baja.

Folículo terciario

En el folículo terciario (antral), las células de la teca se dividen en dos capas: una interior, glandular y vascularizada, llamada teca interna; y otra exterior, formada por tejido conectivo y células del músculo liso, denominada teca externa. En cambio, las células de granulosa son avasculares hasta después de la ovulación. Una membrana, compuesta por colágeno tipo lV, laminina y fibronectina, separa a esta capa de la teca interna. Bajo la influencia de los estrógenos y la FSH, se produce un aumento de la producción de fluido folicular, que empieza acumularse en los espacios intercelulares de las células de granulosa hasta que se forman los cuerpos de Call-Exner que corresponden a áreas de licuefacción o productos de secreción celular. Estos cuerpos aumentan de tamaño, confluyen entre sí y dan origen a una cavidad llamada antro. El fluido folicular provee el medio en el cual el ovocito y las células de granulosa que lo rodean pueden nutrirse en un ambiente endócrino para cada folículo.

Algunas sustancias que se encuentran en el fluido folicular son proteínas plasmáticas, enzimas intra y extracelulares, proteoglicanos, esteroides, hormonas proteicas hipofisiarias y factores no esteroideos (Chang et al., 1976; Edwards, 1974; McNatty et al., 1979). Las proteínas plasmáticas, las gonadotropinas y la prolactina alcanzan el filtrado antral por difusión desde los espacios vasculares externos a la membrana basal. Los proteoglicanos provienen de las células de granulosa cuya secreción depende de FSH y se cree que participan en el mantenimiento del antro mediante el aumento de su viscosidad. Ciertos esteroides son secretados por las células de la teca y por células intersticiales y penetran a través de la membrana basal hacia el antro folicular.

Los estrógenos son producidos por las células de granulosa, aunque las variaciones interfoliculares en los niveles hormonales del antro folicular sugieren que la regulación se debería a mecanismos más complejos que la difusión.

El microambiente dado por el antro folicular permite el acceso de hormonas como FSH y LH hasta sus receptores celulares, permitiendo amplificaciones de señales. Por lo tanto, en el ovario, folículos contiguos pueden estar en diferentes estadios de crecimiento, pero todas las células de un folículo determinado están inmersas en el mismo ambiente. La presencia de estrógenos y FSH en el fluido antral es esencial para la proliferación de las células de granulosa y para el crecimiento folicular continuo (McNatty et al., 1979). Los folículos antrales que tienen mayor proliferación celular, poseen altas concentraciones de estrógenos y menor relación andrógenos/estrógenos, permitiendo una mayor probabilidad de mantener un ovocito viable. En caso contrario, si existe un ambiente androgénico, esto lleva a la degeneración del ovocito.

La síntesis de hormonas esteroideas parece estar restringida dentro del folículo. Si bien cada todo el folículo retiene la capacidad de producir andrógenos, estrógenos y progestágenos, la actividad de la aromatasa de las células de granulosa excede en gran medida a la observada en células de la teca (McNatty et al. 1979; Hillier et al. 1989), carentes de receptores para FSH. Entonces, las células de granulosa muestran una producción preferencial de estrógenos, mientras que la síntesis de andrógenos predomina en células de la teca (McNatty et al. 1980). La síntesis de estrógenos dada por ambos tipos de células dio origen a la hipótesis "dos células, dos gonadotropinas" (Fortune y Armstrong, 1977). La LH estimula la síntesis de andrógenos a partir del colesterol en las células de la teca. Los andrógenos penetran a través de la lámina basal por medio de una red de capilares y se convierten en estrógenos por medio de la enzima aromatasa, activada por FSH en las células de granulosa (Moon et al., 1978). Además, la progesterona liberada por las células de granulosa en respuesta a gonadotropinas, puede puede penetrar hasta las células de la teca convirtiéndose en sustrato para la síntesis de andrógenos. Aunque la actividad de la aromatasa es principalmente estimulada por la FSH, resultados de estudios *in vitro* en células de granulosa provenientes de ratas inyectadas con FSH indican que la LH también estimula directamente la producción de estrógenos.

Selección del folículo dominante

Los estrógenos ejercen un efecto positivo sobre la acción de la FSH dentro de los folículos que están madurando, pero la retroalimentación negativa que producen sobre la liberación de FSH a nivel hipotálamo-hipófisis puede servir para evitar que otros folículos sigan madurando (Zeleznik, 1981). La disminución de FSH provoca un descenso de la actividad de la aromatasa dependiente de FSH y como consecuencia limitando la disponibilidad de estrógenos en los folículos menos maduros. Esto llevaría a la disminución de la proliferación de las células de granulosa y al aumento de andrógenos, provocando una atresia irreversible. El folículo dominante debe retener una sensibilidad única a la FSH y de esa manera aumentar la proliferación de células de granulosa, permitiendo una mayor cantidad de receptores para esta gonadotropina. Los folículos seleccionados tendrán un aumento de estrógenos que es mucho mayor que los folículos restantes. Además, estos folículos seleccionados tendrán una mayor cantidad de células de granulosa y una mayor vasculatura de la teca, permitiendo una entrada preferencial de FSH a estos folículos. Por lo tanto, los folículos dominantes tienen la ventaja de tener un mayor número de receptores para

FSH y poseer un fácil acceso para esta hormona. Bajo el estímulo de FSH y en presencia de estrógenos, las células expresan receptores para LH y prolactina, en la rata (Zeleznik et al. 1974; Wang et al. 1979). La síntesis de estrógenos provoca la estimulación del pico de LH e induce la expresión de receptores requeridos para la respuesta. Este mecanismo permitiría la selección de los folículos dominantes hasta llegar a la ovulación.

La regulación de la secreción hormonal del ovario depende de mecanismos de retroalimentación, los cuales involucran esteroides gonadales y compuestos proteicos (inhibina, activina, folistatina). La síntesis de estrógenos está modulada por mecanismos de retroalimentación que involucran las gonadotrofinas liberadas de la hipófisis. La secreción de FSH está regulada negativamente por los estrógenos (Knobil, 1974; Karsch et al., 1979). En bajas concentraciones, la respuesta de FSH es inmediata; y en altas concentraciones, la supresión de FSH es profunda y sostenida. También, la LH está regulada por los estrógenos. A niveles bajos y moderados, los estrógenos actúan negativamente sobre la liberación de la LH. Pero a concentraciones mayores, los estrógenos regulan positivamente a esta gonadotropina. Para que se produzca el pico preovulatorio de LH tanto en el humano como en los roedores, los estrógenos deben alcanzar un valor de 200 pg/ml aproximadamente (Young y Jaffe, 1976).

Por otro lado, la presencia de compuestos no esteroideos presentes en el fluido folicular influye en la liberación de las gonadotropinas. Por ejemplo, la inhibina es una proteína sintetizada por las células de granulosa de la rata y el humano, que inhibe la liberación de FSH de hipófisis (Rivier et al., 1986). Esta proteína pertenece a la familia de péptidos relacionados estructuralmente con el TGF-B y está formada por dos subunidades, A y B (BA y BB), unidas por puentes disulfito (De Jong, 1988).

Folículo preovulatorio

En el folículo preovulatorio o folículo De Graaf, las células de granulosa se agrandan y adquieren inclusiones lipídicas, mientras que en las células de la teca aparecen vacuolas y aumenta la vascularización. El ovocito continúa con la meiosis, acercándose a completar la división reduccional. El folículo aumenta de tamaño, por aumento de la población de las células foliculares y por la acumulación de fluido folicular entre las células de granulosa, cuyas uniones intercelulares se vuelven más laxas.

Los niveles de estradiol se elevan rápidamente sobre el umbral, estimulando el pico de gonadotropinas. LH promueve la luteinización de las células de la granulosa y la teca, lo que resulta en la producción de progesterona por dichas células, en la rata, la síntesis de progesterona es inducida por la prolactina (Morishigi y Rothchild, 1974; Rothchild et al., 1974).

La esteroidogénesis se encuentra modificada entre el momento del pico de LH y la ovulación. Las altas concentraciones de LH alcanzadas en el momento del pico preovulatorio causan una disminución de sus receptores, por internalización transitoria, en las células de granulosa y de teca (Fortune, 1994). El incremento transitorio de la secreción de estrógenos causa la inhibición de la síntesis de andrógenos, en las células de la teca, favoreciendo la producción de progesterona. Sin embargo, luego de la ovulación, las células recuperan su capacidad de responder a la gonadotropina; en los roedores, esta recuperación de receptores es estimulada por la prolactina (Morishigi y Rothchild, 1974; Rothchild et al., 1974).

En la rata, se observa un pico preovulatorio de progesterona y 20α-hidroxiprogesterona cercano al momento del pico de LH. Estos altos niveles de progestágenos probablemente provengan de las células de granulosa que comienzan a luteinizarse, aunque se desconoce la contribución de las células de la teca. Este aumento en los niveles de progesterona tiene una importancia fisiológica. Tanto en el humano como en la rata, existe evidencia que sugiere que sin el incremento preovulatorio de progesterona, el pico de FSH que acompaña al de LH no ocurriría (March et al., 1979). La progesterona facilita la respuesta a la retroalimentación positiva de los estrógenos, estimulando el pico de las gonadotropinas, sólo cuando el aumento en sus niveles tenga lugar luego de una adecuada exposición a los estrógenos.

El ciclo ovárico y el desarrollo folicular

El término reclutamiento se ha usado para describir dos puntos claves durante el desarrollo folicular. Por un lado, los FPDs se encuentran reclutados hacia una población de folículos en crecimiento de manera continua y quedan en un estado latente por meses o años (reclutamiento inicial). Por otro lado, el aumento de FSH durante el ciclo reproductivo recluta a un grupo (cohorte) de folículos antrales (Reclutamiento cíclico, McGee y Hsueh, 2000).

Reclutamiento inicial de folículos

Esta fase corresponde al crecimiento de folículos primordiales hasta el estadío antral temprano (Hsueh et al., 2000). Se caracteriza por un aumento en la proliferación de células de granulosa y por un crecimiento del antro. Con respecto al ovocito, se encuentra en arresto en profase meiótica. Durante esta etapa, es posible que factores intraováricos induzcan los folículos primordiales a iniciar su crecimiento mientras que otros permanecen en estado de latencia. Esta fase de crecimiento es independiente de las gonadotropinas sino que el crecimiento es lento con bajos niveles de gonadotropinas circundantes. La capacidad de crecimiento limitada de los folículos con niveles bajos de gonadotropinas ha sido estudiada ampliamente. Por ejemplo, se ha observado un desarrollo folicular limitado en pacientes que toman anticonceptivos orales o que están embarazadas (Starup y Visfeldt, 1974), en condiciones de hipogonadotropismo como la anorexia nerviosa (Tagatz et al., 1970) y en mujeres prepúberes.

Reclutamiento cíclico de los folículos

Esta etapa comienza con el inicio de la pubertad y es el resultado del aumento de FSH circulante (En humanos: 28 días; en roedores: 4-5 días, Hsueh et al., 2000). Aunque se sabe que el crecimiento folicular temprano es dependiente de gonadotrofinas, los estadios tardíos dependen en forma absoluta de ellas. El ovocito en esta fase adquiere la zona pelúcida y es competente para reasumir la meiosis. Los folículos antrales maduros forman la población desde donde se reclutan los folículos destinados a ovular en el próximo ciclo. En la fase folicular temprana, la FSH estimula la actividad de la aromatasa de las células de la granulosa, lo que produce altas concentraciones intrafoliculares de estrógenos. Esto aumenta la sensibilidad del folículo a la acción de la FSH. Hacia la mitad del ciclo, un folículo, habrá producido más cantidad de estrógenos que el resto de los folículos del grupo (cohorte). El aumento de los estrógenos e inhibina en el folículo dominante está acompañado por la disminución de los niveles circulantes de FSH, por lo tanto, el resto de los folículos no alcanzan a desarrollarse.

Estos folículos poseen alta cantidad de andrógenos y baja sensibilidad a FSH. Las gonadotropinas y los estrógenos cumplen una función determinante en la selección folicular. También, las células de la teca del folículo dominante tienen más receptores para LH y mayor vascularización respecto de los folículos no seleccionados. El aumento de la irrigación conduce a una mayor entrega de FSH a las células de la granulosa. Por lo tanto, el folículo dominante adopta un rol activo para asegurarse un medio propicio. Las causas exactas por las cuales ocurre la selección del folículo dominante no están claras. Algunas de ellas serían la expresión aumentada de los receptores para FSH y/o LH o aumento de factores de crecimiento locales que favorecen la sensibilidad del folículo frente a FSH (Evans y Fortune, 1997). También se ha sugerido la presencia de factores teratogénicos producidos por el folículo dominante que actuarían sobre el desarrollo de folículos subordinados (Gougeon y Testart, 1990).

Reclutamiento folicular y factores de crecimiento

El desarrollo de los FPDs y folículos primarios a preovulatorios requiere diferentes factores estirnulatorios y de supervivencia dependiendo del estadío en que se encuentren (McGee y Hsueh, 2000). La FSH, activina y Factor de diferenciación y crecimiento 9 (GDF-9) estimulan el crecimiento y la diferenciación de los folículos primarios y/o secundarios. Además, ligando/s desconocidos que activan el mecanismo de señales de GMPc podrían servir como factores de supervivencia para los folículos preantrales.

Por otro lado, la FSH es el factor más potente para rescatar a los folículos antrales tempranos de la apoptosis durante el reclutamiento cíclico. Una vez que los folículos pasan a estadios más avanzados, existen factores intrafoliculares (IGF-l, EGF, IL-l, GH) que son producidos localmente para asegurar la selección y el mantenimiento del folículo dominante.

Atresia folicular

El ovario humano produce aproximadamente 6 millones de ovocitos al fin de la Og, los ovarios cuentan con 2 millones al nacer (Desai et al., 2013) y alrededor de 400,000 folículos están presentes en la pubertad; una gran parte de esta pérdida ocurre previo a la formación de los FPDs, es decir, ocurre una atresia de oogonias y de ovocitos, a partir de la formación de los FPD, ocurre la atresia folicular (Reynaud y Driancourt, 2000; Peralta y Velázquez, 2013). Sin embargo, solamente 400 folículos serán ovulados durante la vida reproductiva de la mujer. Por lo tanto, hasta el 99,9 % de los folículos sufren cambios degenerativos. El proceso degenerativo por el cual los folículos son eliminados antes de llegar a la ovulación se denomina atresia. La palabra atresia deriva del idioma griego (a: no; tresia: perforado). Debido a esto, la atresia se refiere a los folículos antrales que sufren cambios degenerativos antes de llegar a la ovulación.

La proporción de folículos antrales sanos y atrésicos se mantiene constante durante la vida reproductiva, pero varía entre las especies. En la rata, 70% de los folículos antrales son atrésicos (Mandl y Zuckerman, 1950); en el ratón, 50% (Jones, 1956, citado por Parborell, 2002) y en el humano de 50-75% (Block, 1951).

Desde el punto de vista morfológico, los folículos atrésicos pueden dividirse en varios estadios (Tsafrirí y Adashi, 1994).
- Estadío I: se caracteriza por un bajo número de células de granulosa (<10%) con núcleo picnótico cerca del antro folicular mientras otras células se encuentran en mitosis.
- Estadio ll: se caracteriza por la presencia de varias células de granulosa picnóticas

(<30%), pocas células en mitosis y restos celulares en el antro. La membrana celular pierde la integridad y existe infiltración de leucocitos en la capas de células de granulosa. En un estadío avanzado de atresia, los folículos de rata no pueden ser rescatados por tratamiento con PMSG y se degeneran (Hirshfield, 1989ab).

- Estadio lll: se caracteriza por un reducción en el número de células de granulosa, ausencia de células en mitosis y un colapso del folículo. Las células de la teca se hipertrofian y contienen gotas de lípidos. Estas células forman parte ahora de las células intersticiales del estroma y se cree que son activas a nivel esteroidogénico.

También, ocurren cambios histológicos como separación de la membrana basal y presencia de cuerpos apoptóticos. Con respecto al ovocito, sufre ruptura de la vesícula germinal como resultado probablemente de los cambios ocurridos en células de granulosa.

Además de los cambios morfológicos observados durante la atresia folicular, se han identificado varios marcadores bioquímicos como una reducción en la síntesis de DNA en células de granulosa (Greenwald, 1989), inhibición de la expresión de la proteína conexina 43 que participa en las uniones citoplasmáticas (Gap junctions, Wiesen y Midgley, 1994) y disminución de la expresión de RNAm de los receptores para aromatasa y gonadotrofinas (Uilenbroek et al., 1980). También, se ha encontrado un aumento en la expresión de varios genes como proteínas que unen IGF-l (IGFBPs) (Nakatani et al, 1991), catepsina D (Dhanasekaran y Moudgal, 1989) y angiotensina ll (Daud et al. 1988).

Ovulación

La ovulación ocurre debidoa un aumento del tamaño folicular, seguido de la protrusión del folículo desde la corteza ovárica debido a un aumento en la secreción de estrógenos, seguido de un pico de LH y FSH. Luego del pico de LH, la concentración de progesterona en el folículo preovulatorio continúa aumentando, hasta la ovulación. Este esteroide, mediante un mecanismo de retroalimentación negativa, sería el responsable de la finalización del pico de LH (Caron et al., 1975; Karsch et al., 1979; Goodman y Karsch, 1980). Otra importante función de la progesterona es la de aumentar la dilatación de la pared del folículo (Peters y McNatty, 1980). Un cambio en las propiedades elásticas de la pared folicular parece ser necesario para explicar el aumento de volumen del fluido folicular que ocurre antes de la ovulación, sin ninguna variación en la presión folicular (Lipner, 1973; 1988; Espey y Lipner, 1994).

También, la formación del estigma sobre la superficie del folículo y su posterior ruptura reflejan la acción de enzimas sobre sustratos proteicos de la membrana basal (Espey, 1974; 1994; Bjersing y Cajander, 1974). Un aumento en la enzima proteolítica, el activador del plasminógeno, se ha localizado en la pared folicular ovárica de ratas previo a la ovulación (Beers, 1975). El activador del plasminógeno estimula la conversión de plasminógeno a una enzima proteolítica activa, la plasmina. Se sabe que ésta activa la colagenasa, y presumiblemente esta es requerida para la disolución de la membrana basal y del estroma folicular durante la ovulación. También, se considera que el activador del plasminógeno, puede estar involucrado en la ruptura de las uniones gap y alterar la comunicación entre el ovocito y las células del cúmulus. Luego de la ruptura folicular ocurre la extrusión de un complejo cúmulus-ovocito. Las prostanglandinas de las series E y F también están involucradas y la concentración de ambas hormonas aumenta en el folículo preovulatorio y es máxima en el momento de la ovulación (LeMarie et al., 1973; Watanabe, 2002; Watanabe et al., 1985).

Se ha demostrado que en los seres humanos, la LH y hCG estimulan la ruptura del folículo preovulatorio maduro o folículo de Graaf. En ratas hipofisectomizadas, la FSH altamente purificada puede inducir la ovulación luego de que la maduración folicular haya sido estimulada con FSH y LH. También, se ha demostrado que los inhibidores de la síntesis de prostaglandinas (introducidos en el antro por vía sistémica o local) inhiben la ovulación en ratas y conejos (Bauminger et al., 1975).

Formación y función del cuerpo lúteo

Luego de la ovulación, el folículo dominante se reorganiza para convertirse, inicialmente, en cuerpo hemorrágico y posteriormente en un cuerpo lúteo (Niswender y Nett, 1994). Los capilares y los fibroblastos del estroma circulante proliferan y penetran la membrana basal. Esta vascularización del cuerpo lúteo puede ser dada por factores angiogénicos, algunos de los cuales pueden ser detectados en el líquido folicular. El factor de crecimiento vascular endotelial ha sido aislado del cuerpo lúteo y se ha postulado que junto al bFGF podría ser agente angiogénico potencial en el cuerpo lúteo (Kamat et al., 1995; Redmer et al., 1996). Las células de granulosa sufren cambios morfológicos conocidos como luteinización. El cuerpo lúteo representa la mayor fuente de hormonas esteroides sexuales secretadas por el ovario durante la fase post-ovulatoria del ciclo (Niswender et al., 1994; Niswender y Nett, 1994).

El cuerpo lúteo está formado de por lo menos dos tipos de células esteroidogénicas, morfológicamente diferenciables: las células luteales grandes y las pequeñas. Las células luteales grandes tienen un tamaño que oscila entre 20 micras en los roedores y 40 micras o más en el humano (Enders, 1973), son de forma poliédrica, con un citoplasma claro y un núcleo central y presentan gránulos de secreción que poseen progesterona o bien relaxina u oxitocina (Wathes et al., 1983).

Las células luteales pequeñas son de forma ahusada, presentan un citoplasma oscuro, un núcleo irregular y poseen gotas de contenido lipídico (Niswender et al., 1994). Su tamaño no supera los 20 pm. La diferencia fundamental con este tipo celular es la ausencia de gránulos de secreción. En la rata, la diferencia entre células luteales grandes y pequeñas podría estar, no sólo en un origen celular diferente, sino también en la capacidad de responder diferencialmente a determinados estímulos del ambiente folicular, como los factores de crecimiento (O'Hara et al., 1987; Parmer et al., 1991).

El factor regulador clave de la esteroidogénesis es la LH, otro regulador potencial es el IGFl, que promueve la producción de estrógenos y progesterona en las células luteínicas humanas (Johnson et al., 1986). Los receptores de estrógenos y progesterona se han localizado en el cuerpo lúteo y se ha postulado que estas hormonas también pueden regular la función del cuerpo lúteo (Revelli et al., 1996).

La producción de progesterona en la fase lútea se caracteriza por una primera etapa ascendente, un pico y una etapa descendente. Esta sintesis de progesterona es una medida de la capacidad funcional del cuerpo lúteo y depende de varios factores.

La acumulación de receptores de LH y la adecuada producción de esteroides y otros factores durante la fase folicular predetemina el grado de luteinización y la capacidad funcional del cuerpo lúteo.

Al cuerpo lúteo se le considera una glándula endócrina temporal, ya que produce progesterona inducida por el estímulo de hormonas hipofisiarias (LH y FSH). Sin embargo, se diferencia del resto de las glándulas porque no existe una única hormona luteotrópica para el cuerpo lúteo de todas las especies (Rothchild, 1981). En algunas, esta luteotropina puede ser la LH; en otras, la prolactina, y hasta en otras, combinaciones, de prolactina, LH y FSH (Colombo et al., 1973; Morishigi y Rothchild, 1974; Rothchild et al., 1974). En el caso de la rata, el cuerpo lúteo puede secretar progesterona en respuesta a la prolactina durante la primera semana de vida, pero solamente en respuesta a prolactina y LH juntas durante la segunda semana (Morishige y Rothchild, 1974).

El cuerpo lúteo involuciona espontáneamente y es reemplazado por una cicatriz avascular conocida como cuerpo albo (o cuerpo albicans), a menos que ocurra la gestación. Durante la gestación, la hCG secretada por el trofoblasto mantiene la capacidad de secreción de progesterona por el cuerpo lúteo, lo que ayuda a mantener la gestación temprana hasta que la placenta retome esa función (Niswender et al., 1994; Niswender y Nett, 1994). En cuanto al mecanismo de la involución luteínica, la apoptosis podría ser el medio por el cual los cuerpos lúteos humanos son eliminados. Shikone et al. (1996) demostraron que los cuerpos lúteos tempranos no mostraban evidencias de fragmentación apoptótica de DNA. Los cuerpos lúteos de fase media y los tardíos muestran dichos cambios. También, se ha postulado que la interrelación de la progesterona con las prostanglandinas sería necesaria para la luteólisis. Durante la etapa ascendente del ciclo de vida del cuerpo lúteo, éste no responde a los efectos luteolíticos de la prostanglandinas, mientras que durante etapas más tardías sí lo hace (Khan et al., 1979; Larnprecht et al., 1975). En la rata y otros mamíferos, se ha descrito una relación inversa entre la secreción de progesterona y la síntesis intraluteal de prostanglandinas (Billig et al., 1988). Se han propuestos diferentes mecanismos para explicar los efectos inducidos por las prostanglandinas. Uno de ellos es la disminución en el número de receptores de LH (Behrman et al., 1978), un desacoplamiento de receptor de LH y la ciclasa de adenilato (Adashi et al., 1986ab), además, de un efecto citotóxico (Silvia et al., 1984). Cabe destacar que los efectos inducidos por las prostanglandinas varían entre las distintas especies (Goding et al., 1972; Inskeep, 1973).

Durante la regresión del cuerpo lúteo en la rata, se pueden observar diferentes cambios morfológicos (Anderson y Little, 1985), las células en degeneración parecen ser removidas por macrófagos (Paavola, 1979). El citoplasma se llena de gotas lipídicas y aumenta la cantidad de vacuolas autofágicas. La vascularización del cuerpo lúteo se empobrece y disminuye el tamaño de las células esteroidogénicas, lo que resulta en un aglomeramiento de los componentes subcelulares. Esto hace que en la fase final de la regresión luteal se observen células en las cuales las organelos más prominentes son las gotas lipídicas y los lisosomas, mientras que las demás organelos se encuentran totalmente desorganizadas (Anderson y Little, 1985; Niswender et al., 1994; Niswender y Nett, 1994).

Desarrollo folicular, ovulación y atresia en rumiantes domésticos

El desarrollo folicular en el ovario de la hembra inicia a partir de la Og y la Fg, cuando se forman los FPDs y después de una etapa de latencia, los FPDs se activan y es hasta en este momento cuando inicia propiamente, el crecimiento y desarrollo folicular. De igual forma en secciones previas se presenta información sobre las características y clasificación de los folículos, de manera general, por lo que en esta sección solo se presenta la información pertinente a como ocurre la dinámica folicular y cómo interactúan los factores que intervienen en su regulación, en la cabra, la oveja y la vaca.

El estudio de las funciones ováricas y en particular, del crecimiento y desarrollo folicular, tanto desde el punto de vista de la investigación, como de su aplicación práctica, se ha llevado a cabo en varias especies (Erickson, 1966ab; Peters, 1976; Gougeon, 1984; 1986; Rubianes y Menchaca, 2003; Webb et al., 2004, Adams, 2007; Aerts y Bols, 2010ab) y tanto *in vivo*, como *in vitro* (Baker y Spears, 1999; Fortune et al., 2010).

Inicialmente, se describieron las características del ciclo estrual en la vaca (Hammond, 1927; McNutt, 1927; Cole, 1930), posteriormente, se establecieron las conexiones hormonales entre el desarrollo folicular y las hormonas ováricas en el ratón (Bullough, 1946) y a partir de los estudios de Mandl y Zuckerman (1950) en ratas y de Green y Zuckerman (1951) en el mono, se determinó, desde un enfoque histológico, que no existían variaciones cíclicas en el número de folículos en el ovario. Estudios de Rajakoski (1960) indicaron la presencia de dos ondas de crecimiento folicular durante el ciclo estrual en la vaca y en base a estos resultados, se debe la proposición de esta teoría, estudios subsecuentes aportaron información contradictoria sobre la dinámica folicular durante el ciclo estrual en la vaca (Pierson y Ginther, 1987ab; Sirois y Fortune, 1988; Savio et al., 1990), ya que los estudios de Rajakoski (1960), se realizaron de manera cualitativa y sin relación con o de los perfiles de gonadotropinas y hormonas ováricas. Evidencia de estudios iniciales (Pierson y Ginther, 1984; 1987ab; Sirois y Fortune, 1988; Savio et al., 1990) y otros estudios (Adams, 1998; 1999; Singh et al., 2003), dieron origen al concepto de que los folículos son reclutados de la reserva folicular (de folículos primarios) de manera continua durante todas las etapas fisiológicas de la hembra y que el folículo destinado a ovular es seleccionado por la coincidencia de su estado de madurez y la ocurrencia del pico preovulatorio de gonadotropinas, al final del ciclo estrual o menstrual. A partir de estos estudios y con el avance en el desarrollo de la tecnología en ultrasonido, se detonan en el entendimiento de la dinámica folicular y la concentración de hormonas en la circulación sistémica (Adams, 1999; Ireland et al., 2000; Ginther et al., 2001ab).

Estudios utilizando ultrasonido para identificar y monitorear folículos individuales o poblaciones de folículos de varios tamaños (Iniciando con folículos de 3-4 mm) han generado información que indica que el crecimiento folicular ocurre en forma de ondas foliculares en bovinos y que en la mayoría de los casos, en cada ciclo estrual se detectan de dos a tres (Cardozo et al., 1994, citado por Adams, 1999; Henao y Trujillo, 2003), de una a cuatro (Díaz et al., 1998; Díaz, 2008) o hasta seis (Cardozo et al., 1994, citado por Adams, 1999; Ruíz y Olivera, 1999; Henao y Trujillo, 2003) ondas foliculares, además, se sabe que en cada onda se detectan de 4 a 41 folículos de 3 a 4 mm (Ver revisiones de Adams, 1998; 1999; 2007), de ambos ovarios, que responden de manera sincronizada y que el folículo dominante suprime a los subordinados y la emergencia de una nueva onda vía sistémica o endocrina, más que por vía paracrina o local (Ginther et al., 1989abc; Adams, 2007).

En secciones previas se ha presentado información sobre las funciones primordiales del ovario, como la Og y la Fg (la Fg incluye la síntesis y secreción hormonal), de igual manera, la Fg inicia con el ensamblado de los FPDs y su posterior transición a FPDs en latencia, durante un periodo de tiempo variable, de acuerdo a la especie. El desarrollo y crecimiento folicular a partir de la activación de los FPDs ocurre de manera independientemente de factores extra-ováricos, como las gonadotropinas LH y FSH y probablemente, dependiente de factores intra-ováricos y de crecimiento (Edwards et al.,

1977; Wandji, 1992; Wandji et al., 1992; McGee y Hsue, 2000; Campbell, 2009; Scaramuzzi et al., 2011). A partir de esta primera etapa, y del estadío de folículo antral (Nayudu y Osborne, 1992), el desarrollo folicular ocurre de manera inversa, es decir, esta etapa es totalmente dependiente de factores hormonales sistémicos (Ginther et al., 1989abc; Everett, 1994; Lanuza, 1999; Adams, 2007; Campbell, 2009).

El desarrollo folicular en el bovino requiere de 3 a 4 meses y como se ha mencionado previamente, se divide en dos etapas, una inicial y la cual es independiente de las gonadotropinas, seguida por una segunda etapa dependiente de las gonadotropinas (Ginther et al., 1989a; McGee y Hsue, 2000; Webb et al., 2004; Adams, 2007); por otro lado, el desarrollo folicular durante la fase dependiente de las gonadotropinas ocurre en ondas (Rajakoski, 1960; Matton et al., 1981; Ireland y Roche, 1987; Savio et al., 1988; Sirois y Fortune, 1988; Ginther et al., 1989a).

En cada onda de crecimiento folicular se describen cuatro fases, reclutamiento, selección, emergencia y dominancia, de las cuales un folículo dominante continua su desarrollo y logra ovular, mientras que el resto de los folículos detienen su crecimiento y se vuelven atrésicos (Lucy et al., 1992; Ireland et al., 2000; Adams, 2007; Crowe, 2008; Aerts y Bols, 2010b; Tovio-Luna y Duica-Amaya, 2012). El reclutamiento ocurre cuando un grupo (cohorte) de 8 a 41 folículos de 3-4 mm de diámetro (Adams, 1998; 1999; Driancourt, 2001; Adams, 2007) inicia su etapa de crecimiento y su transformación en folículos dependientes de gonadotropinas, ya que este reclutamiento coincide con un aumento en la secreción de FSH (Adams et al., 1992; Sunderland et al., 1994); estudios recientes indican que es posible monitorear el reclutamiento de folículos más pequeños (de 1 a 3 mm), con el uso de ultrasonido mas avanzado (Jaiswal et al., 2004; 2009; Adams et al., 2008). La selección es el proceso resultante de la reducción en el número del grupo de folículos que fueron previamente reclutados (Goodman y Hodgen, 1983; Ireland et al., 2000), en base a la tasa ovulatoria de cada especie (Sunderland et al., 1994) y al parecer, el reclutamiento y la selección podrían iniciar simultáneamente (Hodgen, 1982); y aunque se dificulta definir el momento de inicio de la selección, esta coincide con una disminución de FSH y el fin de esta fase coincide con el inicio de etapa de la definición del folículo dominante (Fortune, 1993; Campbell et al., 1995; Erickson et al., 1995; Ginther et al., 2000). La etapa de emergencia en el desarrollo folicular inicia con la detección de folículos de 1 a 3 mm (Jaiswal et al., 2004; 2009; Adams et al., 1998), de 3 a 4 mm (Adams, 1998; 1999; 2007) o de 4 a 5 mm (Ginther et al., 1989ab), de tal forma que la emergencia detectada mediante ultrasonido, marca el inicio de una onda folicular y por lo mismo, este depende de la experiencia del usuario y la resolución del equipo (Ireland et al., 2000). El intervalo de tiempo entre la emergencia de una onda folicular y el inicio de la siguiente establece la duración de una onda folicular (Ireland et al., 2000). La dominancia es la fase durante la cual el folículo seleccionado como dominante, suprime activamente los niveles de FSH y el crecimiento del grupo de folículos en crecimiento (Sunderland et al., 1994), el folículo dominante obtiene un tamaño de 8.5 a 10 mm (Ginther, et al., 1997; 1998; 1999; Montaño y Ruíz, 2005; Aerts y Bols, 2010b) y crecen a una tasa mas rápida que los folículos subordinados y estos están destinados a disminuir su crecimiento (Desviación) y a degenerarse por atresia (Ginther et al., 1996; 2000; Aerts y Bols, 2010b).

La ovulación es el proceso de expulsión de un oocito (o varios, dependiendo de la especie y de la tasa de ovulación), después de la ruptura de la pared folicular, una vez que ha concluido el desarrollo folicular y el o los folículos han alcanzado el tamaño de folículo preovulatorio, al final de la fase folicular del ciclo estrual en rumiantes domésticos, como la cabra, la oveja y vaca. La ovulación es un proceso inflamatorio y edematoso, acompañado de hiperemia aguda, que se puede definir como una serie de eventos bioquímicos, morfológicos y fisiológicos, eventos que son iniciados por la LH y que finalizan con la ruptura de pared folicular y la expulsión de un oocito secundario de un folículo preovulatorio o de Graaf, presente en el ovario (Espey y Lipner, 1994; Rao et al, 1978; Robker y Richards, 1998).

Se cree que una vez que se expresa el destino de sobrevivencia de los FPDs y del folículo primario, la interacción del oocito y las células foliculares (Células de granulosa y de la teca), la probable presencia de señales paracrinas (Factores de crecimiento y otros químicos del ovario, Skinner, 2005; Oktem y Urman, 2010; Pepling, 2012; Dunlop y Anderson, 2014) y endocrinas (De la propia FSH y LH, Webb et al., 2004), son esenciales para que el folículo destinado a ovular, logre el desarrollo necesario para alcanzar la fase de folículo de Graaf y ovule. Durante el desarrollo folicular, la LH y la FSH actúan sobre las células de la granulosa y la theca, para sintetizar progestágenos, andrógenos y estrógenos, los cuales a su vez, permitirán la maduración final del folículo (Etapa de dependencia de gonadotropinas de la foliculogénesis), en sinergia con y bajo la influencia de la LH y FSH; y durante el pico preovulatorio de gonadotropinas (Fortune, 1994; Adams et al., 1992; Sunderland et al., 1994). El desarrollo folicular es dependiente de las gonadotropinas (De folículo antral a preovulatorio, Adams et al., 1992; Sunderland et al., 1994), y se tiene evidencia de que la LH y la FSH inducen resistencia a la apoptosis en las células de granulosa, permite aumentar los receptores de LH, aumenta el nivel de monofosfato de adenosina cíclico (AMPc), lo que activa la proteína kinasa (PKA) dependiente del AMPc, lo cual lleva a un aumento en la expresión de proteínas antiapoptóticas del ovario. También se ha considerado a la progesterona como factor de sobrevivencia en la granulosa (Richards et al., 1995; Johnson, 2003); y se han considerado otros factores de sobrevivencia como el factor de crecimiento de los queratinocitos y la interleucina-1beta, en las células de la theca (Johnson, 2003).

La ovulación ocurre en respuesta a una cascada de reacciones proteolíticas, que inician con el pico de LH, ya que la LH induce la supresión de la expresión de la aromatasa, detiene la división celular e incrementa la expresión de las proteínas de los genes de la ruptura de la pared folicular y la membrana basal (Rao et al., 1978; Robker y Richards, 1998); además, se sabe de la participación de otros compuestos y enzimas, como el activador de plasminógeno, la histamina, la colagenasa y el factor de necrosis de tumores (Tumor Necrotic Factor, TNF), interleucinas, los cuales participan en la iniciación de la cascada de reacciones proteolíticas previo a la ovulación (Beers, 1975; Beers et al., 1975; Reich et al., 1985; Hagglund et al., 1996). El folículo mismo participa en el proceso de ovulación, ya que sintetiza y secreta prostaglandinas de la series E y F, las cuales se sabe son requeridas para permitir la ruptura de la pared folicular y la ovulación (Davis et al., 1999; Tilley et al., 1999; Filion et al., 2001). Estos compuestos inducen cambios como aumentos en permeabilidad y flujo sanguíneo, vasodilatación y lisis de la pared folicular, cambios que terminarían en permitir la expulsión del oocito secundario (Ver revisión de Kienir, 2010).

Previamente a la ovulación, el folículo adquiere su máximo desarrollo, logrando el tamaño de folículo preovulatorio o de Graaf, mientras el oocito permanece en latencia (detenido en la profase de la meiosis I), probablemente debido a la secreción de inhibidores de la meiosis (Eppig, 1993). Además, de manera posterior al pico ppreovulatorio de LH, pero precediendo a la ovulación, el oocito concluye la meiosis I y se transforma en oocito secundario y nuevamente entra en latencia, lo cual precede a la conclusión de la meiosis II (Eppig et al., 1994); la cual se reiniciará solamente si el oocito es fecundado (Eppig, 1982).

Inmediatamente después de la ovulación inicia el proceso de formación del cuerpo lúteo, el cual se conoce como luteinización, el cuerpo lúteo es una glándula temporal y tiene como función principal es sintetizar y secretar progesterona (Niswender et al., 1994; Niswender y Nett, 1994) y esta es responsable de preparar el útero para recibir el embrión y propiciar la implantación (Chang, 1952; Weitlauf, 1994). La luteinización inicia con la vascularización y edematización de la cavidad folicular y la formación del cuerpo hemorrágico y la síntesis y secreción de progesterona y otras hormonas (Relaxina, oxitocina, vasopresina y estradiol, Niswender y Nett, 1994; Niswender et al., 1994). El proceso de luteinización inicia con una fibrosis localizada en la cavidad folicular, desintegración de la membrana basal del folículo y dispersión de las capas de la theca y la granulosa y un aumento en la vascularización, hipertrofia de células de theca y granulosa (Las cuales cesan su división celular) y transformación en células luteínicas (Las de granulosa darán origen a las células luteínicas grandes y las de la theca darán origen a las células luteínicas pequeñas), para integrar el cuerpo lúteo. La principal hormona secretada por el cuerpo lúteo es la progesterona y en menor proporción, también secreta estadiol en la mayoría de las especies estudiadas, aunque solo es de importancia en algunos primates, el humano y el cerdo; el cuerpo lúteo también secreta inhibina y oxitocina. Las funciones endocrinas del cuerpo lúteo están bajo regulación de la LH, y solamente en la rata y la perra, la prolactina es el factor luteotrópico principal; aunque, las células luteínicas grandes sintetizan progesterona independientemente del nivel de LH, mientras que las células luteínicas pequeñas poseen una mayor población de receptores para LH y son dependientes de la LH, para la síntesis de progesterona (Niswender y Nett, 1994; Niswender et al., 1994; Wiltbank et al., 2014).

La transformación de las células de granulosa y de la teca, de células foliculares a células luteínicas, consiste en el cambio de células epiteliales o cuboideas a células esteroidogénicas; durante los primeros días posteriores a la ovulación, en su proceso de luteinización, las células de la granulosa aumentan de tamaño y se observa la acumulación de lípidos en el citoplasma, aparece el retículo endoplásmico granular, bien desarrollado, las mitocondrias aparecen con cristas tubulares, aparece también el retículo endoplásmico tubular y el rugoso y el aparato de Golgi, así como un aumento en la formación de vasos sanguíneos, la cual es mediada por el factor de crecimiento vascular endotelial (VEGF, Dvorak et al., 1995; Ferrara, 1999). Por otro lado, la luteinización de las células de la theca en células luteínicas pequeñas, mantienen su tamaño, con vasos sanguíneos repletos de sangre y se observa la presencia de sangre en la cavidad folicular. El cuerpo lúteo alcanza su máxima capacidad secretora (De progesterona, estradiol e inhibina) durante la parte media de la fase lútea. Una vez que el cuerpo lúteo alcanza su pico en la secreción de progesterona, este inicia su regresión o luteólisis; siempre y cuando no haya un embrión en desarrollo y la implantación no ocurriría debido a la secreción de prostaglandinas del endometrio del útero

(Watanabe et al., 1985; Watanabe, 2002), la luteólisis marca el inicio de un nuevo ciclo estrual en los mamíferos domésticos (Goding et al., 1972; Inskeep, 1973).

La reproducción en la hembra se basa en el establecimiento de la reserva ovárica (De oocitos y en consecuencia de folículos primordiales, FPDs; Oktem y Urman, 2010), lo cual ocurre como resultado de varios eventos (migración, proliferación, meiosis, formación de folículos primarios, desarrollo folicular), los cuales se suceden y empalman unos a otros (Reynaud y Driancourt, 2000). Durante estos procesos, ocurre la pérdida, degeneración o muerte de células germinales, de tejidos o de órganos y como es el caso de los oocitos y los folículos; las pérdidas en el ovario de los mamíferos ocurre mediante varios mecanismos, como atresia, autofagia, necrosis, muerte celular, apoptosis o extrusión (Attrition, Reynaud y Driancourt, 2000, Edinger et al., 2003; Edinger y Thompson, 2004; Sato et al., 2016; Sun et al., 2017), dichas pérdidas inician muy temprano en la gestación y el inicio del desarrollo del embrión e inmediatamente después del inicio de la Og (Coucouvanis et al., 1993; Morita et al., 1999ab; Reynaud y Driancourt, 2000); se forman las cuerdas sexuales y dentro de estas se forman los nidos de oogonias. Posteriormente, durante la Fg, los oocitos que no alcanzan a formar parte de un FPD, se degeneran por atresia (Rolaki et al., 2005). El FPD se transforma en folículo primario y enseguida en secundario, con el aumento en las capas de granulosa, y previo a la formación de la cavidad folicular llamada antro foliular y entonces se transforma en folículo terciario o preovulatorio; es durante la etapas de folículo antral cuando el folículo es susceptible a la degeneración por atresia (Rolaki et al., 2005). Después del nacimiento, el 95.5 % de los FPDs presentes no logran ser ovulados y durante la vida pre-púber de la hembra, la activación continua de FPDs en folículos primarios lleva a la pérdida por atresia (Rolaki et al., 2005). En años recientes, la evidencia indica que la atresia ocurre debido a una muerte celular organizada y pre-programada, conocida como apoptosis o muerte celular programada (Hsueh *et al.,* 1994; Billig *et al.,* 1996; Kaipia y Hsueh, 1997; Markstrom *et al.,* 2002); así como por otros procesos, como necrosis o autofagia (Edinger et al., 2003; Sato et al., 2016; Sun et al., 2017). La pérdida de un gran número de folículos en crecimiento durante la dominancia folicular ocurre por atresia y degeneración de las células de granulosa (Hsueh et al., 1994; Reynaud y Driancourt, 2000).

La autofagia o muerte celular programada tipo II (células germinales y somáticas) o de tejidos, órganos o glándulas (folículos) es un proceso importante de sobrevivencia celular y ocurre como mecanismo (s) de desarrollo, de rediseño, que permite degradar proteínas, organelos y otros desechos celulares; y de esta manera permitir la sobrevivencia del folículo dominante (Klionsky, 2005; Escobar et al., 2008; Esclatine et al., 2009; Barth et al., 2011; Gawriluk et al., 2011). Por otro lado, también la muerte celular programada por apoptosis o por procesos no apoptósicos, representa un proceso de desarrollo fisiológico, como acurre en el proceso de adaptación de la vida fetal a la la vida del lactante (Edinger et al., 2003; Edinger y Thompson, 2004).

El proceso de muerte celular programada se clasifica en tres categorías, el tipo I implica la muerte celular por apoptosis, lo que en morfología celular significa encogimiento celular y fragmentación nuclear, el tipo II resulta en la formación de vacuolas autofágicas y el tipo III implica la muerte celular por necrosis y resulta en el rompimiento de la membrana celular (Sato et al., 2016). Por otro lado, la pérdida de la capacidad funcional de los folículos en el ovario ocurre mediante un proceso degenerativo conocido como atresia folicular, la cual provoca la ruptura folicular y evita la ovulación; desde un punto de vista morfológico, la atresia se clasifica en tres estadíos (Tsafriri y Adashi, 1994), el estadío I contiene folículos con muy pocas células de granulosa (< de 10%) con núcleo picnótico cercanas al antro folicular mientras que otras células se encuentran en mitosis, el estadío II se caracteriza por una mayor proporción de células picnóticas (10-30 %), pocas células en mitosis con residuos celulares en el antro, se desintegra la membrana celular y se observa la presencia de leucocitos en las capas de células de granulosa, el estadío III implica la reducción en las células de granulosa, ausencia de células en mitosis y el colapso del folículo, hipertrofia de las células de la theca y presencia de vacuolas de lípidos y pasan a formar parte del estroma, se observan cuerpos apoptósicos y el oocito sufre la ruptura de la vesícula germinal, también se han observado algunos cambios bioquímicos (Greenwald, 1989; Wiesen y Midgley, 1994) y la expresión de algunas proteínas de unión (Nakatani et al., 1991).

La muerte celular es un proceso fisiológico y natural, como se mencionó anteriormente, ocurre de varias formas, dependiendo del tipo de célula o tejido, y por otro lado, sirve como mecanismo de defensa, para remover células y restos de tejido no deseados y potencialmente peligrosas, o células infectadas con virus o con tumores (Wyllie, 1992) u otro tipo de células presentes en otras enfermedades (Barr y Tomei, 1994; Kerr y Winterford, 1994); la apoptosis es una forma de muerte celular programada, que permite eliminar células sin inducir una respuesta inflamatoria (Rolaki et al., 2005); y representa una forma activa y permanente de muerte celular, dependiente de la maquinaria interna de la célula y es regulada por varios mecanismos fisiológicos y factores paracrinos, endocrinos y autocrinos, incluyendo genes, que podrían inducir apoptosis o rescatar células de manera directa (Vaskivuo y Tapanainen, 2003).

De igual forma ocurre la muerte celular o pérdida en células germinales y/o que forman parte de los tejidos de los órganos reproductivos (Rolaki et al., 2005), al nacimiento ya ocurrió hasta el 80 % de pérdida por apoptósis, de oocitos y/o FPDs (Baker, 1963; Reynaud y Driancourt, 2000); en el humano, a partir de la semana 13 de la gestación inicia la apoptósis (Vaskivuo et al., 2001) y al nacimiento, casi no se observan oocitos en apoptosis (Vaskivuo y Tapanainen, 2003). Se sabe también que en el humano, la apoptosis de los oocitos ocurre al inicio (Coucouvanis et al., 1993; De Pol et al., 1997; Morita et al., 1999ab) o al final de la Og (De Pol et al., 1997; Reynaud y Driancourt, 2000) y que esta ocurre de acuerdo a un programa genético definido de antemano (Vaskivuo et al., 2001); la desaparición de oocitos durante las semanas 17-24 de la gestación, ocurre mediante extrusión, descamación o desprendimiento de los oocitos de la superficie de la corteza del ovario o por necrosis (Motta y Makabe, 1986) y también ocurre pérdida de oocitos por autofagia (Lobascio et al., 2007). Por el contrario, se sabe qué factores de crecimiento derivados de células somáticas como el Factor de Crecimiento de Células Germinales (SCGF) y el Factor Inhibidor de la Leucemia (LIF) ejercen un efecto sinérgico sobre la sobrevivencia de las células de granulosa (Mintz y Russell, 1957; Tilly, 1996) y el Factor de Crecimiento parecido a la Insulina I (Morita et al., 1990ab), asi como otros factores (Shimasaki et al., 2004).

El proceso de degeneración de los folículos ocurre en varias etapas de crecimiento, también ocurre mediante varios mecanismos (Reynaud y Driancourt, 2000), incluyendo muerte celular programada o apoptosis, atresia (McLaughlin y McIver, 2009) o necrosis, durante el ensamblado de FPDs (Skinner, 2005), primarios y secundarios (Motta y Makabe, 1986), o durante la formación de folículos pre-antrales y antrales (Pérez et al., 1999) y en particular de las células somáticas del folículo, como las células de Granulosa y cuando ocurre la selección final del folículo dominante (Hsue et al., 1994; Tilly, 1996). Finalmente, el destino final de la mayoría de los folículos en desarrollo, desde la etapa de folículos pre-antrales hasta folículos pre-ovulatorios o de Graaf, es la degeneración por atresia (McLaughlin y McIver, 2009) y la pérdida de dichos folículos ocurre por muerte celular de las células de granulosa, por apoptosis (Hsue et al., 1994; Reynaud y Driancourt, 2000; Markstrom et al., 2002).

La dinámica folicular en la oveja y la cabra

La dinámica folicular como parte del desarrollo folicular, se define como el crecimiento continuo y de regresión de folículos antrales que culmina con el desarrollo de un folículo ovulatorio y posible oculación (Lucy et al., 1992). El desarrollo de FPDs a folículo ovulatorio es un proceso que requiere hasta 180 días en la vaca (Lussier et al., 1987), 184 días en la oveja (Lundy et al., 1999), 205 días en la mujer (Gougeon, 1996) y por otro lado, de solo 20 días en el ratón (Pedersen, 1970). El desarrollo folicular en forma de ondas en la vaquilla fue propuesto inicialmente por Rajakoski (1960), en un estudio histológico y confirmado posteriormente en estudios con ultrasonografía de tiempo real (Pierson y Ginther, 1984; 1987a; Savio et al., 1988; Sirois y Fortune, 1988); estos estudios han demostrado que el mismo patrón de ondas foliculares ocurre en otros mamíferos, a partir de folículos de 4 mm (Adams, 1999) y menores de 4 mm (Jaiswal et al., 2004). Cada onda de desarrollo folicular consta de cuatro fases, reclutamiento, selección, desviación y dominancia (Ginther et al., 1996). El desarrollo folicular ocurre de dos formas, una etapa inicial, dependiente de las gonadotropinas (LH y FSH), mientras que la segunda etapa, el desarrollo del folículo antral a folículo ovulatorio es dependiente de las gonadotropinas (Webb et al., 2004; Campbell, 2009), además, el crecimiento de folículos antrales de 2 mm ocurre bajo la regulación de las gonadotropinas y en forma de ondas foliculares (Rajakoski, 1960; Matton et el., 1981; Ireland y Roche, 1987; Savio et al., 1988; Sirois y Fortune, 1988; Campbell et al., 1995; 2003).

Estudios iniciales consideraron que el desarrollo de los folículos antrales era un proceso de cambio continuo de folículos, sin un patròn definido de crecimiento, regresión y atresia (Marion et al., 1968); mientras que otros estudios demostraron que ocurren dos periodos de cambio folicular (Rajakoski, 1960; Matton et al., 1981), estos periodos de cambio, se reconocen como ondas foliculares. A partir de estudios mas recientes, la ocurrencia de las ondas foliculares conforma un proceso selectivo, inherente y constitutivo de la reproducción en la hembra, y en la mayoría de las especies de mamíferos mayores, las ondas foliculares ocurren previo a la pubertad y otros periodos de anestro (Fortune, 1994; Adams, 1999; Ireland et al., 2000; Motta et al., 2011).

Estudios mas recientes indican que en la vaca ocurren de una a cuatro ondas foliculares durante el ciclo estrual, en una mayor proporción de las vacas ocurren dos ondas a tres ondas (Pierson y Ginther, 1987ab; Savio et al., 1988; Ginther et al., 1989ab; Binelli, 2000; Roa et al., 2006; Adams, 2007), o hasta seis ondas foliculares en vacas de razas cebuinas (Ruíz y Olivera, 1999). Se han encontrado diferencias entre razas de carne y razas de leche y también se han encontrado diferencias entre razas de Bos taurus y Bos indicus

(Ver revisiones de Crowe, 2008; Dìaz, 2008; Motta et al., 2011). Diversas publicaciones indican que las ondas foliculares ocurren en la hembra bovina, en estados fisiológicos diferentes, asì como en diferentes especies (Evans et al., 1994; Adams, 2007; Aerts y Bols, 2010b; Henao, 2010); se ha demostrado la presencia de ondas foliculares en hembras prepúberes (Evans et al., 1994; Calderón et al., 2000; Reis et al., 2005) y púberes (Rhodes et al., 1995; Figueiredo et al., 1997; Calderón et al., 2000; Borges et al., 2001; Sartorelli et al., 2005), durante el ciclo estrual (Ginther et al., 1989ab; Evans et al., 1994; Zeitoun et al., 1996; Ruíz y Olivera, 1999; Roa et al., 2006; Díaz, 2008), durante la gestación (Ginther et al., 1989c; Henao y Trujillo, 2003; Motta et al., 2011), durante el postparto y lactancia en vacas adultas (Savio et al., 1990ab; Toribio et al., 1995; Motta et al., 2011) o vacas después de su primer parto (Henao y González, 2008) y durante el anestro (Bossis et al., 2000).

El crecimiento y la dinámica folicular han sido estudiadas en pequeños rumiantes, como la oveja y la cabra (Driancourt et al., 1985; Rubianes, 2005; Espinoza-Villavicencio et al., 2007; Campbell, 2009; Uribe-Velázquez et al., 2009; Aerts y Bols, 2010ab; Rosales-Torres et al., 2012); por otro lado, estudios iniciales fueron realizados con materiales de rastro o mediante cirugía (Smeaton y Robertson, 1971; Brand y de Jong, 1973; Driancourt et al., 1985; Carbajal et al., 1993), cuyos resultados permitieron inferir la presencia de dos (Brand y de Jong, 1973) o tres (Bherer et al., 1977) ondas foliculares, lo anterior debido a la presencia de folículos de hasta 4-6 mm durante varios días del ciclo estrual o de picos de estradiol en días coincidentes con los folículos de una onda folicular (Cox et al., 1971; Mattner y Braden, 1972), posteriormente, estos folículos desaparecerían (Driancourt et al., 1991). Considerando los resultados de estos estudios iniciales, se podría concluir que, es posible que el crecimiento de folículos grandes durante la fase lútea del ciclo estrual en la oveja ocurría al azar y que dichos folículos crecían hasta alcanzar de 4 a 6 mm y después desaparecían o se degeneraban por atresia (Driancourt et al., 1985); evidencia que permite inferir que el crecimiento folicular durante el ciclo estrual en la oveja ocurre en tiempos diferentes y posiblemente en forma de ondas; aunque no se tiene evidencia definitiva, o al menos similar a como ocurre en el bovino, sobre la presencia de la dominancia folicular (Rubianes et al., 1997b; Rubianes y Menchaca, 2003; Adams, 2007).

En la cabra, estudios realizados mediante laparoscopía indican cambios en la presencia de los folículos mas grandes (Camp et al., 1983), lo cual, se tomó como evidencia de que el desarrollo folicular ocurre en forma de ondas foliculares. Posteriormente, estudios con ultrasonografía transrectal, de Ginther y Kot (1994), y otros (De Castro et al., 1998; 1999; González de Bulnes et al., 1999ab), validaron la presencia de ondas de crecimiento folicular en la cabra (Ver revisión de Rubianes y Menchaca, 2003). De igual manera, el desarrollo folicular en forma de ondas foliculares ocurre también en la oveja (Ravindra et al., 1994; Ginther et al., 1995; Bartlewski et al., 1999; Evans et al., 2000), durante el ciclo estrual.

El crecimiento folicular en la oveja y la cabra también ocurre de manera continua (Lahlou-Kassi y Mariana, 1984; McNeilly et al., 1991; Uribe-Velásquez et al., 2008), independientemente, de la fase del ciclo estrual; mientras que una onda de crecimiento folicular (Lucy et al., 1992) implica la emergencia de un grupo de folículos antrales pequeños (3-4 mm), de los cuales solo uno o dos alcanzan un tamaño mayor a 5 mm (Tamaño de un folículo preovulatorio o dominante, ver revisiones de Rubianes y Menchaca, 2003; Rosales-

Torres et al., 2012) y lograrían alcanzar la ovulación o su degeneración por atresia (Cahill et al., 1979; Cahill y Mauleon, 1980; Savio et al., 1990ab; Campbell et al., 1995).

Estudios iniciales sobre la dinámica folicular en ovejas y cabras, mediante ultrasonografía no mostraron evidencia de que el crecimiento folicular ocurría en forma de ondas foliculares (Schrick et al., 1993; Ravindra et al., 1994; López-Sebastián et al., 1997); mientras que estudios posteriores proporcionaron evidencia que demostró la presencia de ondas foliculares, durante el ciclo estrual, tanto en la oveja como en la cabra. En la oveja, el número de ondas foliculares durante el ciclo estrual es muy variable y se han reportado desde dos hasta seis (Ver revisiones de Adams, 1999; Uribe-Velásquez et al., 2009); mientras que en la cabra, se ha reportado la presencia de dos a cuatro (Adams, 1999; De Castro et al., 1999; Medan et al., 2003; 2005; Simoes et al., 2006) o hasta seis (Evans, 2003; Berlinguer et al., 2009) ondas foliculares durante el ciclo estrual. De manera similar, la presencia de ondas foliculares ha sido demostrada durante varios estados fisiológicos en la oveja y la cabra (Ver revisiones de González-Bulnes et al., 2002; Rubianes y Menchaca, 2003; Adams, 2007; Espinoza-Villavicencio et al., 2007; Uribe-Velásquez et al., 2009; Rosales-Torres et al., 2012). En la vaca, las ondas de desarrollo folicular del ciclo estrual, ocurren de manera similar durante el inicio de la gestación (Ginther et al., 1989c) y también se sabe, que en la cabra, se presenta una situación muy similar a la de la vaca (Pinczak et al., 2001).

La evidencia inicial sobre la dinámica folicular en ovejas y cabras (Ver revisiones de Adams, 1999; González-Bulnes et al., 2002; Adams, 2007; Espinoza-Villavicencio et al., 2007) y reciente (Uribe-Velásquez et al., 2009; Rosales-Torres et al., 2012) indican que en realidad, el desarrollo folicular ocurre en forma de ondas foliculares durante el ciclo estrual, pero, el desarrollo folicular no ocurre de la misma forma a como ocurre en otras especies, como la vaca (Aerts y Bols et al., 2010ab; Adams, 1999; 2007; Rosales-Torres et al., 2012); es decir, uno de los eventos de la onda folicular, la dominancia, no ocurre de igual manera en la oveja y la cabra (González-Bulnes et al., 2002; Rawlings et al., 2003; Duggavathi et al., 2005; Scaramuzzi et al., 2011); aunque, Adams (2007), revisa información de varios estudios y presenta evidencia que favorece la presencia de la dominancia durante la onda folicular en ovejas y cabras (Brand y De Jong, 1973; Ginther y Kot, 1994; Ginther et al., 1995; Houghton et al., 1995; Ravindra y Rawlings, 1997; Rubianes et al., 1997ab; Adams, 1999).

En la oveja, las características observadas con mayor frecuencia en las ondas foliculares, incluyen, 1) el folículo mas grande de la onda 1 es mas grande que el folículo mas grande de la onda 2, 2) la tasa de crecimiento del folículo del día de la emergencia hasta que el folículo obtiene el tamaño máximo es de 1 mm/día, 3) el número de folículos que alcanzan el tamaño de 5 mm varía de 1.2 a 1.5 folículos, y depende de la raza, 4) el intervalo entre la onda 1 y la onda 2 es mas largo que el intervalo entre la onda 2 y la onda 3 y 4) los folículos que no alcanzan mas de 3 mm de diámetro, emergen y regresan de manera mas continua (Rubianes, 2005). Otra característica comúnmente encontrada en la oveja, es la asociación de la emergencia de cada onda folicular con un aumento sostenido de FSH (Ginther et al., 1995; Souza et al., 1998; Viñoles et al., 2000), tal y como ocurre en la vaca (Adams et al., 1992; Bergfelt et al., 1994; Bergfeld et al., 1996; Ginther et al., 1996).

Algunas de las características de las ondas foliculares en la cabra, mas comúnmente observadas son similares a las de la oveja, estas características se resumen en 1) el folículo mas grande de la onda difiere en tamaño, los folículos mas grandes de las ondas 2 a 4 son menores que el de la onda 1 y el folículo ovulatorio, 2) dos o mas folículos en cada onda alcanzan el tamaño de 5 mm, 3) el crecimiento del folículo del día de la emergencia hasta el día del máximo crecimiento es de 1 mm/día, 4) a medida que avanza la fase lútea el recambio folicular y el intervalo entre ondas son mas cortos que durante el inicio de la fase lútea, 5) los folículos que no alcanzan 4 mm no forman parte de una onda y podrían ser parte de una reserva folicular, 6) la mayoría de los folículos ovulatorios son los folículos mas grandes durante la lutéolisis, 7) la mayoría de las ovulaciones dobles, provienen de la misma onda folicular y ocurren el mismo día (Ginther y Kot, 1994; De Castro et al., 1999; González-Bulnes, 1999ab; Schwarz y Wierzchos, 2000; Pinczak et al., 2001: Menchaca et al., 2002). En la cabra, también se ha encontrado una asociación entre la emergencia de ondas foliculares y un aumento sostenido de FSH (Viñoles et al., 2002; Medan et al., 2003; 2005).

La regulación de las funciones ováricas en la cabra, la oveja y la vaca

La regulación de las funciones ováricas de la hembra de las especies de rumiantes domésticos, como la cabra, la oveja y la vaca ocurre en dos diferentes tipos, el primer tipo incluye, la regulación sobre las diferentes etapas fisiológicas de la vida de la hembra, desde la gestación temprana, etapa nacimiento-pubertad, vida reproductiva y senectud, mientras que el segundo tipo incluye diferentes niveles de regulación, como regulación endógena y/o exógena de la reproducción, regulación mediante la expresión de genes, regulación mediante promotores o inhibidores del crecimiento y regulación que se da mediante la interacción nutrición-reproducción.

La regulación del ciclo reproductivo en la hembra se ha estudiado en detalle y la información se presenta en otros documentos, en la cabra y la oveja (Bissonnette, 1941; Chemineau et al., 2008; 2010) y en la vaca (Hammond, 1927; Cole, 1930; Knobil y Neill, 1994; Rivera, 2010; Ladino, 2019); por lo que en esta sección se presenta solamente información relevante sobre la regulación de las funciones ováricas durante la Og y la Fg en la vida fetal temprana y gestación, y la Fg y desarrollo folicular del nacimiento a la pubertad y el desarrollo folicular y la ovulación durante la vida reproductiva de la hembra.

La Og inicia muy temprano en gestación, inicialmente el embrión es sexualmente no diferenciado, y la diferenciación dimórfica (en ovario o testículo) se debe a la presencia del cromosoma Y, el cual contiene el gen SRY (Swain y Lovell-Badge, 1999), además, el desarrollo del embrión en un macho requiere la síntesis de esteroides sexuales del testículo (Jost et al., 1973; MacLaughlin y Donahoe, 2004), mientras que la hembra no requiere la síntesis de esteroides del ovario para su desarrollo sexual (Ver Parker y Schimmer, 2006). De manera similar, el desarrollo ocurre de tal forma que es inicialmente la gónada es bipotencial o no diferenciada, es decir, podría dar origen a un individuo macho o a una hembra, lo cual dependerá de la expresión de genes o fallas en esta (Ver Parker y Schimmer, 2006). Durante este estado no diferenciado, y después de la determinación sexual, el testículo se desarrolla, mientras que el ovario mantiene una apariencia amorfa, ya que no se presentan señales de diferenciación hasta la semana 16 de la gestación en el humano, cuando aparece evidencia histológica de la presencia del ovario en el humano (McLaren, 1988; 2003) y hasta el día 18 de gestación o al nacimiento en el ratón (Parker y Schimmer, 2006). Sin embargo, evidencia basada en la expresión de fosfatasa alcalina (Chiquoine, 1954), indican la presencia de CGPs a partir de los 8.5 días de la gestación (Parker y Schimmer, 2006) o a partir del día 7, mediante la presencia de otro tipo de células madre (Lawson y Hage, 1994).

El desarrollo de la gonada no diferenciada depende de la expresión de varios genes, cuyas mutaciones bloquean ciertos mecanismos de diferenciación sexual, y en mucha mayor extensión en el macho que en la hembra. Los genes identificados como Tumor Relacionado de Wilms 1 (WT1), Factor Esteroidogénico 1 (SF 1), LHX1 (o Lim1), LHX9 (Lim-con homebox 9), EMX2 y el EM33 (también se conoce como Chromobox homolog-2, CBX-2). El gen WT1 regula a su vez los genes SF 1, SRY y el DAX1, a su vez el gen SF1 regula la HAM y los genes CYP11A y StAR y el gen LHX9regula el gen SF1 (Ver revisión de Parker y Schimmer, 2016). También se han determinado algunos genes y factores de transcripción, que se sabe tienen efectos sobre el desarrollo ovárico, genes como DAX1, WNT4 (Wingless-type mammary tumor virus integration site), FIG1α, BMP15 (Bone morphogenic protein 15), TGFβ (Transforming growth factor β), GDF9 y Follstatin (Ver Shimasaki et al.., 2004; Parker y Schimmer, 2006; McNatty et al., 2007 y Edson et al., 2009).

Después de la fecundación y hasta el estadío de ocho células, todas estas son totipotenciales, es decir pueden transformarse en cualquier linaje de células (tejidos u órganos), pero a partir de la mórula de 16 células, inicia un proceso de diferenciación, ya que las células se destinan al interior o exterior del embrión; y a partir de la formación del blastocisto, se definen tres linajes celulares, el trofectodermo (dará origen a la placenta), el epiblasto (dará origen al embrión) y el endodermo primitivo (dará origen al saco vitelino). Después de la implantación, continua la diferenciación del epiblasto, este da origen a células precursoras de las CGPs (Garner y Papaioannou, 1975), estas a su vez migrarán a la gónada rudimentaria, aquí se transforman en oogonias y posteriormente en oocitos primordiales y finalmente, se formarán los folículos primordiales (Ver revisión de Edson et al., 2009).

Hasta el momento de la formación de los FPDs, la regulación de los procesos que ocurren durante la vida temprana del embrión, dependen principalmente de la expresión de genes responsables del desarrollo y funciones del ovario; es decir todos los eventos relacionados con la Og y la Fg son regulados de esta forma (Ver revisiones de Parker y Schimmer, 2006; y de Edson et al., 2009). Por otro lado, el desarrollo del oocito y la formación de folículos primarios depende de además de la expresión de genes (Edson et al., 2009) y factores de transcripción, de factores de crecimiento y de otros compuestos secretados por las células somáticas (De Felici y Pesce, 1994; Yeom et al., 1996; Wylie, 1999; Lyrakou et al., 2002; Shimasaki et al., 2004; Farini et al., 2005; Parker y Schimmer, 2006).

Estudios iniciales de histología e histoquímica permitieron definir las células madre precursoras de las CPGs, a partir de los 8.5 días en el ratón y ubicarlas en la base del saco vitelino, a partir de los 7 días post-coito (Chiquoine, 1954; Ozdzenski, 1967; Spiegelman y Bennett, 1973; Clark y Eddy, 1975; Ginsburg et al., 1990); aunque estudios con ratones mutantes (ALPL) indicaron que la fosfatasa alkalina no alteraba la migración o el número de CGPs y entonces no es necesaria para su formación o función (McGregor et al., 1995). Además, otros modelos permitieron identificar a varios factores (2, 4 y 8b) del grupo de la Proteina Morfogénica del Hueso (BMP), como factores extrínsecos clave en el desarrollo de las CPGs (Lawson et al., 1999; Ying et al., 2000; Chang et al., 2002; Shimasaki et al., 2004; McNatty et al., 2007); también se ha determinado la expresión de los factores PRDM1 (Ohihata et al., 2005) y de DPPA-Stella (Payer et al., 2003; Bortvin et al., 2004), lo que confirma que estas células germinales (día 7.5) son las precursoras de las CGPs (Ver revisión de Edson, et al., 2009).

De igual forma que para las CGPs, la formación de la gónada no diferenciada también depende de la expresión de genes (Ver revisiones de Parker y Schimmer, 2006; Edson et al., 2009). Como ya se mencionó con anterioridad y tanto como para las CGPs, como para la cresta gonadal, el sexo es irrelevante, ya que las CGPs son atraídas tanto a una cresta gonadal XX o una XY. La gónada no diferenciada aparece entre el epitelio celómico y el mesonefro en el ratón el día 10.5, que son los tejidos que mayormente contribuyen a la formación y diferenciación del ovario o el testículo.

Se han identificado varios factores o genes que contribuyen a la formación de la cresta gonadal o gónada no diferenciada, probablemente, el mas determinante sea el EMX2 (Homeobox gene empty spiracles homolog 2), el cual parece ser un regulador de transcripción de los eventos que preceden la formación de la gónada y el aparato urogenital (Edson et al., 2009). El segundo gen mas importante, es el Wt1 (Wilms tumor 1 homolog), este gen es un factor de transcrpción para la formación inicial de la gónada (Kreidberg et al, 1993) y las células de Sertoli y de granulosa (Edson et al., 2009). El gen Wt1 interactúa con el gen LHX9 (LIM homeobox protein 9) para regular la participación del gen SF1 (Wilhelm y Englert, 2002) en la formación de la gónada no diferenciada (Edson et al., 2009).

En los mamíferos se cree que la formación de las gónadas depende de los cromosomas sexuales, la presencia del cromosoma Y determina la formación del testículo en el macho o un ovario en la hembra. Aunque es posible que existan otros genes que participen en el desarrollo del ovario, se deberán considerar dos principios, el primero, el desarrollo del ovario en el útero ocurre considerablemente mas tarde que el desarrollo testicular; además, en mamíferos mayores al nacer, el ovario forma folículos primarios, mientras que solo forma folículos primordiales en el ratón y el segundo principio implica que las células germinales (primero oogonias y posteriormente, los oocitos), son absolutamente indispensables para la formación de FPDs y la maduración folicular en el ovario (Matzuk et al., 2002; Parker y Schimmer, 2006). Entonces, el ovario se forma en la ausencia del gen SRY, de acuerdo a una cascada de acciones de varios genes, en un modelo Z (McElreavey et al., 1993; Goodfellow y Lovell-Badge, 1993), en el cual, el factor Z activa la cascada y el gen SRY la inhibe. La cascada inicia con la acción del gen RSPO1 (R-spondin homolog 1), con la interacción de genes como WNT4, β-Cat (β-Catenin) y FST (Follstatin, para una explicación mas detallada de los efectos de estos genes, ver revisiones de Parker y Schimmer, 2006 y de Edson et al., 2009). Entonces, y a manera de resumen, cabe hacer una pregunta, en donde convergen los factores ováricos y testiculares para determinar el sexo?; β-Cat es un factor preponderante en la determinación del sexo, interactúa con WNT4 y a su vez este interactúa con HNF1A (Hepatocyte nuclear factor 1 homeobox A, TCF1), para regular la transcripción (Edson et al., 2009); durante la diferenciación testicular el gen SRY inhibe la transcripción del gen β-Cat y el gen SOX9 interactúa con β-Cat, para su degradación mútua, mientras que durante la diferenciación del ovario, el gen β-Cat induce la degradación de SOX9 (SRY-related HMG-box gene 9) y otros (Fgf9), actuando como un factor pro-ovario y anti-testículo (Bernard et al., 2008; Maatouk et al., 2008).

Como ya se ha mencionado, las células germinales dan origen a las CGPs y después de un proceso de migración, arriban a la cresta gonadal no diferenciada e inicia la proliferación por mitosis, para formar las oogonias (Skinner, 2005; Okten y Urman, 2010). La diferenciación de las células germinales en CGPs ocurre bajo la influencia de los factores BMP2, BMP4 y BMP8b (Ying y Zhao, 2001ab; Ying et al., 2001; Shimasaki et al., 2004); mientras que la activación de las células germinales depende de una proteína de membrana, Fragilis, la cual induce la expresión de un gen exclusivo de éstas células, Stella, el cual permite la conservación de pluripotencialidad en las células germinales (Saitou et al., 2002; Lange et al., 2003; ver revisión de Oktem y Urman, 2010). Las oogonias se diferencian por meiosis, para formar los oocitos, estos, detienen su desarrollo en la fase de diploteno, de la profase I, de la meiosis, también conocido como estado dictiado (Buccione et al., 1990; Skinner, 2005; Okten y Urman, 2010); la transición de mitosis a meiosis se debe a la síntesis de ADN premeiótico y ocurre bajo la influencia de genes como el gen Stra8 (Baltus et al., 2006) y el gen Oct4 (Scholer et al., 1989; Yeom et al., 1996; Mamsen et al., 2012). Resultados de varios estudios indican que la migración de las CGPs resulta de la atracción directa de la cresta gonadal, así como con la proliferación, la diferenciación, la migración y direccionalidad y motilidad, resultan de los efectos de factores de crecimiento, secretados por células somáticas (Raff, 1992; De Felici y Pesce, 1994; Buccione et al., 1990; Wylie, 1999; Skinner, 2005; Okten y Urman, 2010).

Después de la llegada de las CGPs a la cresta gonadal inicia la Og, durante esta, inicia la mitosis, la cual es regulada por factores de crecimiento, secretados por las células somáticas (De Felici y Pesce, 1994; Skinner, 2005), factores como SCF (Stem Cell Factor o Mast Cell Growth Factor), LIF (Leukemia Inhibitory Factor) y bFGF (Basic Fibroblast Growth Factor), BMP4 (Bone Morphogenetic Protein 4), además de la ciclasa del monofosfato de adenosina (cAMP) inducen el inicio de la mitosis; mientras factores como el TNFα (Tumor Necrosis Factor α), la progesterona y TNFβ1 son responsables por la detención de la mitosis (De Felici y Pesce, 1994; Wylie, 1999; Farini et al., 2005; Skinner, 2005). Algunos factores de crecimiento reducen indirectamente la apoptosis, permitiendo el aumento en proliferación y sobrevivencia (Raff, 1992; Farini et al., 2005).

Las oogonias exhiben una actividad mitótica mayor que las CGPs y después de varias divisiones mitóticas, inicia la meiosis; la actividad mitótica de las oogonias es determinante para el establecimiento de la reserva ovárica de oocitos (Oktem y Urman, 2010) y en consecuencia del éxito de la Og (Buccione et al., 1990) y de la eficiencia reproductiva, durante la vida adulta de la hembra (Nilsson et al., 2011). La mitosis de las oogonias termina aproximadamente en la semana 28 de la gestación en el humano (Oktem y Urman, 2010) y n probablemente en la vaca también; en este momento, la pérdida de oocitos es alta, debido a atresia y otras formas de muerte celular (Motta y Makabe, 1986; Reynaud y Driancourt, 2000; Lyrakou et al., 2002; Oktem y Urman, 2010; Peralta y Velázquez, 2013). Entonces, la reserva ovárica de oocitos no solo depende de la actividad mitótica de las oogonias, sino también a la pérdida de oocitos, como factor de regulación; esta pérdida de oocitos ocurre por diversas causas y se debe a diversos factores, como expresión de genes (BAX, BOK, BAD, BAK, entre otros), a factores de crecimiento (TNF-α), caspasas o baja sensibilidad o bajo número de receptores para FSH y LH (Reynaud y Driancourt, 2000; Peralta y Velázquez, 2013).

Una vez que ha iniciado la proliferación de las oogonias, inicia la meiosis, se inicia propiamente el proceso de Fg, este proceso inicia con la formación o ensamblado de los

FPDs, a su vez, esteproceso inicia con el reclutamiento de las células de pre-granulosa, para integrarse al folículo primordial (Picton et al., 1998). El ensamblado de los FPDs inicia con la proliferación de las células de granulosa y el cambio de células escamosas o planas a cuboideas, cuando estas células granulosas cuboideas forman una capa sencilla que rodea al oocito, el FPD se transforma en folículo primario (Hirshfield, 1991ab, Braw-Tal, 2002; Skinner, 2005; Pepling, 2012). A medida que avanza el desarrollo de la cresta gonadal, las oogonias forman nidos, donde estos se rodean de células escamos o planas (células de pregranulosa), mediante mitosis se transforman en oocitos, se reorganizan y dan lugar a la formación de los primeros FPDs (Pepling y Spradling, 2001; Skinner, 2005; Tingen et al., 2009). Durante el prceso de formación de los primeros FPDs ocurre una gran pérdida de oocitos, causada por atresia o apoptosis, entre otros factores (Reynaud y Driancourt, 2000; Hussein, 2005; Bristol-Gould et al., 2006; Hartshorne et al., 2009; Tingen et al., 2009). Dichos mecanismos apoptóticos son regulados por factores de transcripción, genes o proteínas (Rodrígues et al., 2008; Oktem y Urman, 2010; Peralta y Velázquez, 2013).

Como ya se mencionó anteriormente, factores como los BMPs y el TGFβ regulan la proliferación de las oogonias y factores como FIGLA (Factor in germ line α, Soyal et al., 2000; Huntriss et al., 2002), GDF-9 (Growth differentiation factor 9) y la activina estimulan la formación de FPDs. El estradiol, la progesterona, la HAM, inhiben la formación de FPDs (Soyal et al., 2000; Richards y Pangas, 2010; Nilsson et al., 2011, ver revisión de Peralta y Velázquez, 2013).

El desarrollo folicular inicial implica la formación de los FPDs y la transición de FPDs a folículos primarios, y representa un aspecto importante de la reproducción en la hembra, depende de una gran variedad de factores estimuladores e inhibidores, (Soyal et al., 2000; Skinner, 2005; Dunlop y Anderson, 2010), además, depende de una variedad de genes, factores de transcripción, proteínas de la zona pelucida, enzimas de la meiosis y factores de crecimiento nervioso (Ver revisiones de Skinner, 2005; Parker y Schimmer, 2006; Rodrígues et al., 2008; Oktem y Urman, 2010). Después de la formación de FPDs, existe un retraso en la transición de FPDs a folículos primarios, el cual es de 50 días en ganado (Fortune et al., 2010), de 25 días en ovinos (McNatty et al., 1995) y de 40 días en el humano (Van Wenegen y Simpson, 1965), se desconoce la razón de este retraso (Fortune et al., 2010).

El desarrollo folicular en los mammíferos se puede dividir en dos etapas, durante la primera el desarrollo se centra en la presencia de hormonas y factores de crecimiento, secretados por el oocito y las células somáticas y un mecanismo de comunicación bidireccional (Pre-granulosa y pre-teca, Ver revisión de Castillo Barón, 2011) y la independencia de gonadotropinas (LH y FSH); mientras que en la segunda etapa, el desarrollo folicular depende de los niveles circulantes de LH y FSH y de la presencia de algunos (IGF1) factores de crecimiento (Buccione et al., 1990; McGee y Hsueh, 2000; Fortune, 2003; Skinner, 2005; Dunlop y Anderson, 2014). Las células somáticas inducen el ensamblado de los folículos, el cual se cree inicia debido a la presencia de factores de crecimiento, dichos factores de crecimiento activan la integración de los FPDs (Soyal et al., 2000; Nilsson et al., 2001; Skinner, 2005; Rodrígues et al., 2008; Fortune et al., 2010). La diferenciación de las células de granulosa depende de la influencia de factores como EGF (Epidermal Growth Factor), IGF, entre otros; además, la presencia de las células de teca son importantes desde el punto de vista de proveer soporte estructural al FPD, aunque a medida que avanza el desarrollo folicular, se convierten en células esteroidogénicas (Secretan andrógenos, ver Skinner, 2005). La activación de los FPDs de su latencia y transición a folículos primarios es regulada también por la expresión (Con efectos estimuladores e inhibidores) de genes y factores de transcripción (Skinner, 2005; Parker y Schimmer, 2006; Rodrígues et al., 2008; Fortune et al., 2010; Dunlop y Anderson, 2014).

La formación de FPDs es inducida por factores como FIGLA, DAZ1A, Notch, NGF; mientras factores como KL, FGF2, LIF, GDF9, BMP 4, 7, 15, NoBox, Soh1h1, Lhx8, KL/bLF, bFGF, PDGF, promueven la transición de FPDs a folículos primarios, y es inibida por factores como PTEN, Fox 3a, Fox 2, P27, HAM, PTEN, SDF1/CXL4 y Foxo3. La transición de células somáticas a células precursoras de la teca es regulada por factores como BMP4, KGF y SMF (Ver revisiones de Shimasaki et al., 2004; Themmen, 2005; Rodrígues et al., 2008; Oktem y Urman, 2010; Unger y Beraja, 2010).

Se sabe que factores como el mTORC (Mammalian target of rapamycin target), SCF (KL), BMP4 y BMP7, LIF, insulina y bFGF son estimuladores y mientras que factores como TNF, PTEN, FOXO3a (Forkhead Box 03a), HAM y progesterona son inhibidores de la activación folicular (Skinner, 2005; Themmen, 2005; Unger y Beraja, 2010; Dunlop y Anderson, 2014).

Se ha identificado un mecanismo conocido como P13K Phosphatidyl inositide 3-kinasse), como iniciador de la activación de los FPDs, cuando este mecanismo es activado por SCF aumenta la fosforilación de Akt (una proteína quinasa específica para serina y treonina), lo cual resulta en un aumento en la proliferación y sobrevivencia de las células y se reduce la apoptosis. Además, cuando se bloquea la actividad de mTORC, se induce la muerte del oocito, lo que permite deducir que este mecanismo permite la activación de los FPDs. Por otro lado, el mecanismo P13K es inhibido por el PTEN (Phosphatase and tensin homolog) y por el FOXO 3a, mediante la inhibición de Akt y por lo tanto de la proliferación de los oocitos (Dunlop y Anderson, 2014).

Posterior a la activación de los FPDs, ocurre el desarrollo de los folículos, de la etrapa de primarios a secundarios y pre-antrales. Esta etapa requiere la continuación del crecimiento del oocito y la diferenciación y proliferación de las células de granulosa (Dunlop y Anderson, 2014), también aumenta el tamaño del oocito, se forma la mambrana basal y la teca (Knight y Glister, 2003; 2006); lo anterior requiere la diferenciación también de las células de granulosa para formar el cumulus y la pared folicular y la formación de la cavidad o antro folicular (Peters y McNatty, 1980; ver también Rodrígues et al., 2008). Aunque el desarrollo de los folículos hasta la etapa de secundario a preantral pequeño, no requiere FSH, esta hormona si ejerce un efecto permisivo de la HAM sobre el desarrollo de los folículos y la diferenciación de las células de granulosa (McGee et al., 1997; Themmen, 2005; Unger y Beraja, 2010; Knight et al., 2012).

Como en las etapas previas del desarrollo folicular, en la etapa de folículo primario a preantral pequeño, los factores de crecimiento y los efectos de factores de transcripción y genes, regulan el desarrollo folicular, se sabe que los factores como TGFβ(1, 2 y 3), BMP (4, 7 y 15), GDF9, IGF1, SCF y las activinas ejercen efectos estimuladores, mientras que factores como la HAM, inhibina y folistatina ejerce efectos inhibidores (Themmen, 2005; Rodrígues et al., 2008; Oktem y Urman, 2010; Unger y Beraja, 2010; Dunlop y Anderson,

2014). Como se menciona, varios factores interactúan en el proceso de regulación del cambio de folículos primarios a secundarios, el grupo de factores TGFβ interactúa con la activina promover la proliferación de las células de granulosa y la sensibilidad de estas a la FSH (Knight et al., 2012); los factores GDF9 y BMP15 son esenciales para el desarrollo folicular, después de la etapa de folículo primario y funcionan de manera sinérgica con el factor SCF (KL), permitiendo la proliferación celular (Gilchrist et al., 2008). A medida que el folículo aumenta su tamaño, aumenta la inhibición de la HAM permite el aumento en la expresión de aromatasa y por tanto permite aumentar la secreción de estradiol (Jeppesen et al., 2013). Se considera necesario enfatizar el hecho de la abilidad del oocito y las células del folículo, para comunicarse entre ellos, esta comunicación ocurre en ambas direcciones, por medio uniones citoplásmicas (gap junctions) y proyecciones trans-zonales, que permiten el paso de moléculas entre el oocito y las células de la granulosa (Anderson y Albertini, 1976; Kezele et al., 2002; Albertini et al., 2001).

Las células de la teca también tienen funciones importantes sobre el desarrollo folicular, en la etapa de folículo preantral, la teca es la fuente principal de andrógenos del ovario, los cuales sirven de precursores de esteroides para la síntesis de estrógenos en las células de la granulosa (Oktem y Urman, 2010). Los factores BMP4 y 7 se originan en las células de la teca son responsables de promover el crecimiento de los folículos a partir de la etapa de folículos secundarios (Nilsson y Skinner, 2003; Lee et al., 2001). La comunicación entre la teca y la granulosa a través de HGF (hepatocyte growth factor) y KGF, lo que premite a la granulosa inducir la expresión de KL, KL promueve la expresión de HGF y en consecuencia se da la transición de FPDs a folículos primarios (Kezele et al., 2005). Además, los factores BMP 4 y 7, durante el crecimiento rápido de los folículos, durante la etapa de pre-antrales a antrales, promueven la aromatización de los estrógenos, al mismo tiempo que inhiben la secreción de progesterona (Oktem y Urman, 2010).

A partir de la etapa de folículos pre-antrales inicia la fase de desarrollo folicular dependiente de las gonadotropinas (Webb et al., 2004; Rodrígues et al., 2008; Edson et al., 2009; Oktem y Urman, 2010; Dunlop y Anderson, 2014); aunque este punto de diferencia es difícil de definir, se sabe que a partir del inicio de la formación del folículo terciario, se marca esta diferencia, en respuesta a la FSH (Picton et al., 2003). En resumen, el crecimiento de los folículos de folículo antral a folículo preovulatorio, que produciría un oocito fecundable, ocurre alrededor de la interacción de la FSH y los estrógenos y sus receptores y de la expresión de genes y factores de transcripción (Rodrígues et al., 2008; Edson et al., 2009; Dunlop y Anderson et al., 2014); así como de la interacción con factores como atresia y apoptosis, jugando un papel importante durante el proceso de la Fg (Motta y Makabe, 1986; Reynaud y Driancourt, 2000; Lyrakou et al., 2002; Rolaki et al., 2005; Peralta y Velázquez, 2013; Zhou et al., 2019).

La última etapa del desarrollo folicular, previa a la etapa preovulatoria, ocurre durante la vida reproductiva de la hembra, es decir la etapa post-pubertad y los ciclos reproductivos (ciclo estrual y menstrual), en la mayoría de los mamíferos estudiados, en forma de ondas foliculares (Baerwald et al., 2003; Webb et al., 2004; Adams, 2007; Campbell, 2009; Jaiswal et al., 2009; Scaramuzzi et al., 2011). Durante cada ciclo reproductivo (Estrual, menstrual o temporada de monta) ocurren varias ondas de desarrollo folicular, dependiendo de la especie, varios folículos inician su crecimiento, durante un proceso (Que incluye varias etapas, emergencia, selección, dominancia) que termina con la selección de un folículo dominante, que llegará a la ovulación y los demás se degenerarán por atresia; durante este proceso, interactúan hormonas, factores de crecimiento y genes (Webb et al., 2004; Rodrígues et al., 2006; Campbell, 2009; Oktem y Urman, 2010; Dunlop y Anderson, 2014), como ocurre en todas las etapas del desarrollo folicular.

Cada onda folicular inicia con la emergencia de una onda y un aumento de FSH (Adams et al., 1992), y a medida que los folículos crecen, se hacen mas dependiente de la FSH, la FSH promueve la proliferación y diferenciación de las células de granulosa, lo que permite crecer y formar una cavidad o antro, las células de granulosa y teca expresan receptores para FSH y LH, lo cual les permite aumentar la esteroidogénesis, las células de teca responden a la LH y secretan andrógenos, las células de granulosa, responden a FSH y aromatizan los andrógenos a estrógenos; por otro lado, las células de granulosa continúan su diferenciación en células del cumulus y de la pared folicular; las células del cumulus secretan factores de crecimiento y otros compuestos,mientras que las células de la pared folicular se transforman en esteroidogénicas, posteriormente, el folículo se transforma en preovulatorio cuando expresa los receptores para LH en las células de teca y granulosa y ocurre la ovulación, inducida por el pico preovulatorio de LH (Ver revisión de Dunlop y Anderson, 2014).

EL proceso final de maduración y selección del folículo previo a la ovulación sufre varios cambios que incluyen la modulación de la actividad esteroidogénica y su respuesta a gonadotropinas y la prevención de luteinización prematura, cambios requeridos para preparar ciertos folículos para que continúen su crecimiento y selección de un folículo dominante. Estos cambios se logran mediante interacciones autocrinas y paracrinas, bajo la influencia de factores de crecimiento como Activina, y BMP6 originados en células de granulosa, GDF9, BMP6 y BMP15 derivados del oocito y BMP2, 3b, 4 y 7, derivados de las células de teca (Ver revisiones de Shimasaki et al., 2004; Webb et al., 2004; McNatty et al., 2007a; Dunlop y Anderson, 2010; Oktem y Urman, 2014).

En resumen, la actividad ovárica en la hembra de los mamíferos, en particular, la Og y la Fg, ocurre en dos etapas, una etapa de reclutamiento inicial o basal e independiente de gonadotropinas (De FPDs a folículos preantrales grandes), seguida esta por una etapa de reclutamiento cíclico o terminal y dependiente de las gonadotropinas (De folículos antrales a folículo ovulatorio (Gougeon, 1986; Ginther et al., 1996; McGee y Hsue, 2000; Webb et al., 2004; Campbell, 2009; Desai et al., 2013), esta actividad ovárica es regulada por factores inhibidores y estimuladores de naturaleza química y origenes diversos (Rodrígues et al., 2008; Oktem y Urman, 2010; Dunlop y Anderson, 2014), así como de diversos mecanismos celulares de comunicación (Albertini et al., 2001; Themmen, 2005) y de sobrevivencia y desarrollo celular (Reynaud y Driancourt, 2000; Lyrakou et al., 2002); y como ya se ha mencionado en secciones anteriores, estos factores incluyen hormonas (Estradiol, progesterona, FSH, LH, y HAM), factores de crecimiento (BMP, IGF, LIF, SCF o KL, KGF, entre otros) y factores de transcripción y genes (BMP, SMAD, KIT, ALP, SOX, NANOS, entre otros). Se sabe que la expresión de los genes (inhibidores y estimuladores) sigue un patrón temporal, que tal vez se presenta de acuerdo a la etapa de de desarrollo del ovario, los oocitos y los folículos, se han identificado 48 genes con expresión temporal, durante las primeras cuatro etapas de desarrollo folicular (Scaramuzzi et al., 2011), de FPDs (Tipo 1), folículos primarios (Tipo 2) y folículos preantrales pequeños (Tipo 3) y grandes (Tipo 4); ver revisiones recientes (Parker y Schimmer, 2006; Rodrígues et al., 2008; Edson et al., 2009; Scaramuzzi et al., 2011; Oktem y Urman, 2014), para tener una descripción de los efectos de los genes involucrados en la formación del ovario y el desarrollo folicular.

Como se ha mencionado anteriormente, la regulación de las funciones ováricas durante la segunda etapa del crecimiento folicular (dependencia de las gonadotropinas) depende directa y principalmente de las gonadotropinas LH y FSH, aunque, también, esta regulación depende de la interacción de estas gonadotropinas y factores de origen intrafolicular (Campbell et al., 1995; Bao y Garverick, 1998; Webb et al., 1999, 2003, 2004). Resultados de varios estudios indican que el crecimiento folicular dependiente de gonadotropinas ocurre en forma de ondas foliculares (Webb et al., 2004; Adams, 2007) y en concordancia con las etapas del ciclo estrual, dichas ondas de crecimiento folicular dependen de la secreción en forma de picos de FSH (Adams et al., 1992; Webb et al., 2004; Adams, 2007; Aerts y Bols, 2010b), en consecuencia, los niveles de FSH, son inducidos por picos de GnRH (McNeilly et al., 2003) pero también los niveles de FSH dependen la capacidad de secreción y el nivel de estradiol de los folículos en crecimiento, y de la secreción intrafolicular de factores de crecimiento (Adams et al., 1992; Webb et al., 2004; Campbell, 2009), en particular del grupo de factores TGFβ, por medio de las proteínas del complejo BMP (Knight y Glister, 2003; Shimasaki et al., 2004), el sistema insulina/IGF (Webb et al., 1999) y el sistema inhibina/activina (Campbell y Baird, 2001; Campbell et al., 2003), además, también se tiene evidencia del papel de los receptores para las proteínas del grupo BMP (Souza et al., 2002), sobre la última etapa del desarrollo folicular (Ver Campbell, 2009).

Existen otros mecanismos de regulación involucrados en el crecimiento folicular final, previo a la ovulación, uno de esos mecanismos ya se discutió previamente, es el efecto de retroalimentación positiva del estradiol sobre la secreción de GnRH y FSH y LH, respectivamente, del hipotálamo y la adrenohipófisis durante el ciclo estrual (Karsch, 1987; Short et al., 1990; Karsch et al., 1979, 1983: Goodman e Inskeep, 2006; Goodman et al., 2010; Aerts y Bols, 2010b). También se sabe que el estradiol está involucrado con la dominancia folicular (Kaneko et al., 1995), durante la lísis del cuerpo lúteo, se ha observado un aumento en estradiol y una reducción de FSH (Bleach et al., 2001), y un efecto (dependiente de la dosis de estradiol) sobre la secreción de GnRH (Looper et al., 2003), por lo que se puede asumir que el estradiol reduce indirectamente el nivel de FSH, induciendo cambios en el patrón de secreción y la sensibilidad de la pituitaria anterior para aumentar la secreción de LH y reducir la secreción de FSH (Turzillo et al., 1998; Looper et al., 2003). La influencia de la FSH y el estradiol sobre el crecimiento folicular, también se ha estudiado de otra manera, el nivel de estradiol cambia a medida que el folículo crece (Kullik et al., 1999; Ginther et al., 2003) y se determina la desviación folicular (Kullik et al., 1999), lo anterior resulta en una disminuación de FSH (Ginther et al., 2001ab). El estradiol también ejerce efectos sobre las células de granulosa, aumenta la actividad de la aromatasa (Gore-Langton y Armstrong, 1994), aumenta los receptores para LH y FSH (Richards et al., 1979) y la síntesis folcular de IGF-1 (Hsu y Hammond, 1987).

La relación entren los folículos y la FSH ocurre en ambos sentidos, en un acoplamiento funcional (Ginther et al., 2000, 2001ab), durante la selección folicular, existe una conección entre los folículos (De una onda folicular, varios al mismo tiempo) y la FSH, donde los folículos inhiben la FSH vía la secreción de estradiol e inhibina, aunque todavía sean dependientes de la FSH para su crecimiento. Por otro lado, se supone un posible efecto del resultado de la interacción de las dos células (Células de teca y granulosa) y dos gonadotropinas (LH y FSH, Hsue et al., 1984; Fortune, 1994), sobre el crecimiento folicular (Aerts y Bols, 2010b), aunque también se sabe que los niveles de estradiol son bajos durante el postparto, moderados durante la fase lútea y altos durante la fase folicular del ciclo estrual (Driancourt, 2001).

El crecimiento folicular durante la etapa preovulatoria se regula también mediante un balance entre factores y mecanismos que permiten la sobrevivencia y la muerte o degeneración de los folículos en crecimiento (Hartshorne et al., 2009; Albamonte et al., 2013; Peralta y Velázquez, 2013), ya que se sabe que ocurre la muerte o pérdida celular desde la migración de CPGs (De Pol et al., 1997; Peralta y Velázquez, 2013) y la Og (De Pol et al., 1997; Hartshorne et al., 2009). Se sabe de la presencia de varios formas o mecanismos de muerte celular, como apoptosis (Hussein, 2005), atresia (Townson y Combelles, 2012; Sukhotnik y Rofe, 2014), autofagia (Zhou et al., 2019), pérdida por desaparición (Attrition) de FPDs de la periferia del ovario (Reynaud y Driancourt, 2000), necrosis, isquemia, tumorigénesis (Townson y Combelles, 2012; Sukhotnik y Rofe, 2014), o muerte folicular por algún tipo de cáncer (Edson et al., 2009); también se sabe de la presencia de factores de transcripción que permiten o promueven (Pro-apoptóticos, Hussein, 2005; Peralta y Velázquez, 2013) la apoptosis Se cree que la sobrevivencia de células totipotenciales, CGs y de FPDs está determinada por la presencia de factores de sobrevivencia derivados del oocito (Johnson, 2003; Sukhotnik y Rofe, 2014), mientras que en etapas avanzadas del crecimiento folicular, la muerte o pérdida del folículo se debe a la incapacidad de las células somáticas del ovario para responder a las señales de sobrevivencia provenientes de las células de teca y granulosa y del propio oocito (Johnson, 2003; Albamonte et al., 2013).

Por otro lado, se sabe de los efectos de promotores hormonales y de otro tipo sobre la sobrevivencia de los folículos en crecimiento (Ver revisiones de Hussein, 2005; Edson et al., 2008; Peralta y Velázquez, 2013). Se sabe de la importancia de los efectos tróficos de LH y FSH sobre la proliferación y sobrevivencia de las células somáticas del ovario y el reclutamiento cíclico de folículos antrales (McGee y Hsue, 2000), la hipofisectomía (Ausencia de LH y FSH) induce la apoptosis y atresia de folículos en desarrollo (Nahum et al., 1996), mientras que el tratamiento con FSH previene el inicio de la apóptosis en folículos antrales pequeños (Chun et al., 1996); además, el estradiol es es un potente factor anti-apoptótico en folículos antrales pequeños (Billig et al., 1993) y debido a que la síntesis de estradiol depende de la estimulación de la aromatasa por FSH en las células de la granulosa y también por la LH en las células de teca, para la síntesis de androstenediona (Hsue et al., 1984), por lo tanto, la FSH no se requiere para la activación de los folículos antrales, pero, ambas gonadotropinas, la LH y la FSH se requieren para el desarrollo de los folículos en crecimiento (McGee y Hsue, 2000). Sin embargo, la sobrevivencia de los folículos preovulatorios, depende de la FSH y algunos factores de crecimiento (Ver revisión de McGee y Hsue, 2000), se sugiere la presencia de un mecanismo intrafolicular que predispone la sobrevivencia del folículo preovulatorio, en el cual, la apoptosis juega un papel primordial (Hsue et al., 1994, 1996), además de un factor anti-apoptótico, la interleucina 1β, suprime la apoptosis (Chun et al., 1995); donde y también, la IGF1 (Chun et al., 1994) y la proteína fijadora de IGF1 (Eisenhauer et al., 1995), también ejercen un efecto anti-apoptópico y bien pudiera formar parte de ese mecanismo del mecanismo intrafolicular de sobrevivencia. El inicio de la apoptosis en el folículo, también se inhibe con FSH y LH (Chun et al., 1994), además, factores como IGF1, EGF, TGFα, FGF2 y la hormona del crecimiento, también suprimen la apoptosis en las células foliculares (Chun et al., 1994; Eisenhauer et al., 1995; Tilly et al., 1992).

Se sabe de la presencia de varios factores promotores de la apoptosis en las células foliculares del ovario (oocitos y células de granulosa y de teca), al menos 18 factores se han descrito por sus efectos pro-apoptóticos (Hussein, 2005).

Existe evidencia que sugiere que el crecimiento de folículos antrales durante el ciclo estrual también depende de factores de transcripción y algunos genes, como los que regulan la síntesis y secreción de LH y FSH y sus receptores (Gharib et al., 1990; McNeilly et al., 2003; Campbell, 2009), la LH y la FSH y sus receptores están directamente ligados con la síntesis de estrógenos en el folículo en crecimiento, y con los genes y factores que regulan la síntesis de esteroides sexuales, factores como la proteína Star y con aumentos en la expresión de los genes que regulan la aromatasa y dehidrogenasa; además de estar relacionados con las proteínas fijadoras de la IGF1 (Ver revisiones de Rosales-Torres et al., 2012 y Tovío-Luna, 2012). En cierta forma y a manera de resumen, los mecanismos de la regulación del crecimiento folicular en la etapa preovulatoria dependen de tres tipos de componentes, primero, por medio de los efectos de la LH y la FSH (que pudiera ser el mas importante), el segundo formado por el complejo de factores de expresión y genes que regulan la esteroidogénesis en las células de la granulosa y la teca y el tercer tipo está compuesto por los mecanismos de muerte celular, como la atresia y la apoptosis; y que en conjunto estos mecanismos determinan la sobrevivencia del oocito y permiten la ovulación.

Una última forma posible de regulación del crecimiento folicular, que ocurre a partir de la formación de los folículos antrales, podría ocurrir por mediación de los efectos de hormonas, factores de crecimiento y promotores del desarrollo folicular y la ovulación relacionados con la nutrición. Los efectos de la nutrición sobre la reproducción se han estudiado sobre varios componentes, uno de esos componentes es el ovario y sus funciones, en particular el desarrollo folicular en sus etapas previas a la ovulación, se han encontrado efectos definitivos de la nutrición sobre la foliculogénesis (Webb et al., 2004; Scaramuzzi et al., 2006; 2011).

En algunas especies, la población folicular es muy sensible a efectos nutricionales, tan es así que la foliculogénesis y la tasa de ovulación se puede aumentar con relativa facilidad, mediante manejo nutricional (Scaramuzzi et al., 2006). Se han encontrado efectos directos de la suplementación, la hormona del crecimiento y la glucosa en la foliculogénesis en ovejas y vacas, la infusión de glucosa (Aumenta el nivel de hormona del crecimiento) y la suplementación con grano de lúpulo no aumenta la hormona del crecimiento, pero ambos tratamientos promueven la foliculogénesis y la tasa de ovulación en ovejas (Downing et al., 1995ab). La administración de hormona del crecimiento en la vaca induce un aumento en el número de folículos medianos, pero no aumenta la tasa de ovulación (Gong et al., 1993), este efecto ocurre probablemente, debido a un aumento en la secreción de la IGF1 de origen hepático (Gong et al., 1997) y su interacción con la insulina (Webb et al., 2004).

Además de los efectos de la hormona del crecimiento, el desarrollo folicular en el ovario se regula en base a tres sistemas operativos, el sistema insulina-glucosa, el sistema leptina y el sistema IGF (Webb et al., 2004; Scaramuzzi et al., 2006; 2011). El efecto directo del sistema insulina-glucosa es suprimir la secreción de estradiol durante la fase folicular y estimular la foliculogénesis y aumentar la tasa de ovulación (Ver Scaramuzzi et al., 2006). Por otro lado, la leptina también inhibe la secreción de estradiol y estimula la foliculogénesis durante la fase folicular (Ver Scaramuzzi et al., 2006). El sistema IGF ejerce efectos estimuladores muy potentes sobre la proliferación y la esteroidogénesis folicular (Ver Scaramuzzi et al., 2006). También se sabe de efectos de ácidos grasos, lipoproteínas y de las hormonas de la tiroides (T3 y T4) sobre el desarrollo folicular en vacas lecheras (Webb et al., 2004). Una baja condición corporal y un balance energético negativo disminuyen la disponibilidad de glucosa y afectan la función hepática (Disminución de secreción de IGF1, receptores para hormona del crecimiento y proteína fijadora de IGF1), situación que afecta el metabolismo de las grasas y lo que a su vez afecta el medio ambiente y crecimiento folicular, la calidad y crecimiento del oocito, reduce la síntesis de estradiol y finalmente retrasa la ovulación en vacas lecheras de alta producción (Wathes et al., 2007).

Literatura revisada

Adams, G. P. 1998. Control of ovarian folicular wave dynamics in mature and prepubertal cattle for sinchronization and superovulation. XX Cong. Buiatrics, Sidney, Australia. 2:595-605.

Adams, G. P. 1999. Comparative patterns of follicle development and selection in ruminants. J. Reprod. Fertil. Suppl. 54:17-32.

Adams, G. P. 2007. Application of the bovine model for the study of ovarian function in other species. Arch. Latinoam. Prod. Anim. 15(Supl. 1):7-19.

Adams, G. P., R. Jaiswal, J. Singh, P. Malhi. 2008. Progress in understanding ovarian folicular dynamics in cattle. Theriogenology 69:72-80.

Adams, G. P. et al. 1992. Association between surges of FSH and emergence of folicular waves in heifers. J. Reprod. Fertil. 94:177-188.

Adashi, E. Y. 1996a. The ovarian folicular apparatus. En: Reproductive Endocrinology, Surgery and Technology V. I, Adashi et al., Eds., Lippincott-Raven, NY, pp.17-40.

Adashi, E. Y. 1996b. The ovarian follicle: Life cycle of a pelvic clock. En: Reproductive Endocrinology, Surgery and Technology Vol. I, E. Y. Adashi, et al., Eds., Lippincott-Raven, New York, pp. 211-234.

Aerts, J. M. J., P. E. J. Bols. 2010a. Ovarian follicle dynamics. A review with emphasis on the bovine species. Part I: Folliculogenesis and pre-antral follicle development. Reprod. Dom. Anim. 45:171-179.

Aerts, J. M. J., P. E. J. Bols. 2010b. Ovarian follicle dynamics. A review with emphasis on the bovine species. Part II: Antral development, exogenous influence and future prospects. Reprod. Dom. Anim. 45:180-187.

Albamonte, M. I. et al. 2013. The infant and pubertal human ovary: Balbiani's body-associated VASA expression, immunohistochemical detection of apoptosis-related BCL2 and BAX proteins, and DNA fragmentation. Human reprod. 28:698-706.

Albertini, D. F., C. M. Combelles, E. Benechi y M. J. Carabatsos. 2001. Cellular basis for paracrine regulation of ovarian follicle development. Reproduction 121:647-653.

Anderson, E. & D. F. Albertini. 1976. Gap junctions between the oocyte and companion follicle cells in the mammalian ovary. J. Cell Biol. 71:680-686.

Austin, C. R. y R. V. Short (Eds.). 1982. Reproduction in mammals, Volumes I to V, Cambridge University Press, London.

Baker, T. G. 1963. A quantitative and cytological study of germ cells in human ovaries. Proceed. Royal Soc. London 158:417-433.

Baerwald, A. R., G. P. Adams y R. A. Pierson. 2003. Characterization of ovarian folicular wave dynamics in women. Biol. Reprod. 69:1035-1043.

Baker, T. G. & P. Neal. 1973. Initiation and control of meiosis and folicular growth in ovaries of the mouse. Ann.Biol. Anim. Bioch. Biophys. 13:137-149.

Baker, T. G. & P. Neal. 1974. Oogenesis in human fetal ovaries maintained in organ culture. J. Anat. 117:591-604.

Baker, S. J. & N. Spears. 1999. The role of intra-ovarian interactions in the regulation of follicle dominance. Human Reprod. Update 5:163-165.

Baltus, A. E. et al. 2006. In germ cells of mouse embryonic ovaries, the decision to enter meiosis precedes premeiotic DNA replication. Nat. Genet. 12:1430-1434.

Banankhojasteh, S. M., R. Ranjbar, N. Alboghobeish. 2006. Sex differentiation in goat fetus. Iranian J. Vet. Res. Univ. Of Shiraz 7(2):65-69.

Banka, C. L., G. F. Erickson. 1985. Gonadotropin-releasing hormone induces classical meiotic maturation in subpopulations of atretic preantral follicles. Endocrinology 117:1500-1507.

Bao, B., H. A. Garverick. 1998. Expression of steroigenic enzyme and gonadotropin receptor genes in bovine follicles during ovarian follicular waves: A review. J. Anim. Sci. 76:1903-1921.

Bartlewski, P. M., A. P. Beard, S. J. Cook et al. Rawlings. 1999. Ovarian follicular dynamics and their relationships with endocrine variables throughout the oestrous cycle in breeds of sheep differing in prolificacy. J. Reprod. Fertil. 115:111-124.

Baruselli, P. S., E. O. S. Batista, L. M. Vieira et qal. 2015. Relationship between follicle population, AMH concentration and fertility in cattle. Anim. Reprod. 12(3):487-497.

Baruselli, P. S. et al. 2004. The use of hormonal treatments to improve reproductive performance of anestrous beef cattle in tropical climates. Anim. Reprod. Sci. 82-83:479-486.

Barr, P. J., L. D. Tomei. 1994. Apoptosis and its role in human disease. Biotechnol. 12:487-493.

Barth, J. M., J. Szabad, E. Hafen, et al. 2011. Autophagy in Drosophila ovaries is induced by starvation and is required for oogenesis. Cell Death Differ. 18:915-924.

Bartlewski, P. M. et al. 1999. Ovarian follicular dynamics and their relationships with endocrine variables throughout the oestrous cycle in breeds of sheep differing in prolificacy. J. Reprod. Fertil. 115:111-124.

Batista, E. O. S. et al. 2014. Plasma antimullerian hormone as a predictor of ovarian antral follicular population in *Bos indicus* (Nelore) and *Bos taurus* (Holstein) heifers. Reprod. Domest. Anim. 49:448-452.

Bauminger, S. et al. 1975. Steroid-independent effect of gonadotropins on prostaglandin synthesis in rat Graafian follicles in vitro. Prostaglandins 92:753-764.

Beers, W. H. 1975. Follicular plasminogen and plasminogen activator and the effect of plasmin on ovarian follicle wall. Cell 6: 379-386.

Beers, W. H., S. Strickland, E. Reich. 1975. Ovarian plasminogen activator: Relationship to ovulation and hormonal regulation. Cell 6: 387-394.

Behrman, H. R. et al. 1978. Effect of hypophysectomy, prolactin, and prostaglandin F2 alpha on gonadotropin binding in vivo and in vitro in the corpus luteum. Endocrinology 103:349-357.

Bergfeld, E. G. M. et al. 1996. Changing dose of progesterone results in sudden changes in frequency of luteinizing hormone pulses and secretion of 17β-estradiol in bovine females. Biol. Reprod. 54:546-553.

Bergfelt, D. R., K. C. Lightfoot et al. 1994. Ovarian synchronization following ultrasound-guided transvaginal follicle ablation in heifers. Theriogenology 42:895-907.

Berlinguer, F. et al. 2009. Exogenous melatonin positively influences follicular dynamics, oocyte development competence and blastocyst output in goat. J. Pineal Res. 46:383.391.

Bernard, P., H. Sim, K. Knowder, E. Vilain, V. Harley. 2008. Human SRY inhibits β-catenin-mediated transcription. Inter. J. Biochem. Cell Biol. 40:2889-2900.

Betteridge, K. J. 1977. Embryo transfer in farm animals: A review of techniques and applications, Monograph No. 16. Agriculture Canada, Ottawa, CA. 116 p.

Bherer, J. et al. 1977. Fate of the two largest follicles in the ewe after injection of gonadotropins at two stages of the estrous cycle. Proc. Soc. Exp. 154:412-414.

Biggers, J. D. & A. W. Schuetz (Eds.). 1973. Oogenesis. University Park, Baltimore, 544 p.

Billig, H., S. Y. Chun, K. Eisenhauer & A. J. W. Hsueh. 1996. Gonadal cell apoptosis: Hormone-regulated cell demise. Human Reprd. Update 2:103-117.

Billig, H., I. Furuta y A. J. W. Hsueh. 1993. Estrogens inhibit and androgens enhance ovarian granulosa cell apoptosis. Endocrinology 133:2204-2212.

Billig, H., H. Thelander y S. Rosberg. 1988. Adenosine receptor-mediated effects by non metabolizable adenosine analogs in preovulatory rat granulosa cells: A putative local regulatory role of adenosine in the ovary. Endocrinology 122:52-61.

Bjersing, L., S. Cajander. 1974. Ovulation and the mechanism of follicle ruptura: IV Ultrastructure of membrana granulosa of rabbit graafian follicles prior to induced ovulation. Cell Tissue Res. 153:1-14.

Binelli, M. 2000. Estratégias anti-luteolíticas para a melhora da sobrevivência embrionária em bovinos. En: Controle farmacológico do ciclo estral em ruminantes, E. H. Madureira y P. S. Baruselli (Eds.). São Paulo, FUNVET, pp. 99-114.

Binelli, M. & B. D. Murphy. 2010. Coordinated regulation of follicle development by germ and somatic cells. Reprod. Fertil. Develop. 22:1-12.

Bissonnette, T. H. 1941. Experimental modification of the breeding cycle in goats. Physiol. Zool. 14:379-383.

Blandau, R. 1965. Biology of germ cells in mammals. Science 150:370.

Bleach, E. C. et al. 2001. Plasma inhibin A in heifers: Relationships with follicle dynamics, gonadotrophins and steroids during the estrous cycle and after treatment with bovine follicular fluid. Biol. Reprod. 64:743-752.

Bloom, F. 1986. Tratado de Histología. Interamericana Mc Graw Hill, Buenos Aires, Capítulo 32, pp. 859-907.

Block, E. 1951. Quantitative morphological investigations of the follicular system in women: Methods of quantitative determination. Acta Anat. (Basel) 12:267-285.

Block, E. 1952. Quantitative morphological investigations of the follicular system in women: Variations at different ages. Acta Anat. (Basel) 14(1-2):108-123.

Borges, A. M., C. Torres, J. R. M. Ruas et al. 2001. Dinâmica folicular ovariana em novilhas mestiças Holandês-Zebu. Arq. Bras. Med. Vet. Zoot. 53(5):595-604.

Bortvin, A., M.Goodheart, M. Liao, D. C. Page. 2004. Dppa3/Pgc7/stella is a maternal factor and is not required for germ cell specification in mice. BMC Develop Biol. 4(2):1-6.

Bossis, I. et al. 2000. Nutritionally induced anovulation in beef heifers: Ovarian and endocrine function during realimentation and resumption of ovulation. Biol. Reprod. 62:1436-1444.

Brand, A. y W. H. R. De Jong. 1973. Qualitative and quantitative micromorphological investigations of the tertiary follicle population during the oestrous cycle in sheep. J. Reprod. Fertil. 33:431-439.

Braw-Tal, R. 2002. The initiation of follicle growth: The oocyte or the somatic cells? Mol. Cell. Endo. 187:11-18.

Braw-Tal, R., Z. Roth. 2005. Gene expression for LH receptor, 17α-hydroxylase and StAR in theca interna of preantral and early antral follicles in bovine. Reproduction 129:453-461.

Braw-Tal, R. y S. Yossefi, 1997. Studies in vivo and in vitro on the initiation of follicle growth in the bovine ovary. J. Reprod. Fertil. 109:165-171.

Brenner, J. L. 1915. The mesonephric corpuscle of the sheep, cow & deer. Anat. Rec. 10:1-6.

Britt, J. H. 2008. Oocyte development in cattle. Rev. Bras. Zoot. 37(Supl.):110-115.

Bristol-G., S. K., P. K. Kreeger, C. G. Selkirk et al. 2006. Postnatal regulation of germ cells by activin: Establishment of follicle pool. Develop. Biol. 298:132-148.

Buccione, R., A. C. Schroeder, J. J. Eppig. 1990. Interactions between somatic cells and germ cells throughout mammalian oogenesis. Biol. Reprod. 43:543-547.

Bullough, W. S. 1946. Mitotic activity in the adult female mouse. A study of relation to the oestrous cycle normal, abnormal. Philos. Trans. Royal Soc. London 231:453-516.

Burkhart, M. N. et al. 2010. Morphological development and characterization of aromatase and estrogen receptors (α, β) in ovaries of cattle from 110-250 days. Anim. Reprod. Sci. 117:43-54.

Burns, D. S. et al. 2005. Numbers of antral follicles during waves in cattle: High variation and very high repeatability in individuals, inverse association with FSH concentrations. Biol. Reprod. 73(1):53-62.

Byskov, A. G. 1975. The role of the rete ovarii in meiosis and follicle formation in the cat, mink and ferret. J. Reprod. Fertil. 45:201-209.

Byskov, A. G. 1978. Ultrastructure of the rete systems in the field mouse ovary. Biol. Reprod. 19:720-735.

Byskov, A. G. 1986. Differentiation of mammalian embryonic gonad. Physiol. Rev. 66:71-117.

Byskov, A. G. y P. E. Høyer. 1988. Embriology of the mammalian gonads and ducts. En: E. Knobil y J. Neill. Eds., Phisiology of reproduction, Raven. New York, pp. 265-302.

Byskov, A. G., P. H. Høyer. 1994. Embryology of mammalian gonads and ducts. En: E.Knobil, J. D. Neill, Eds. Physiology of reproduction, Raven, N.Y. Pp. 487-540.

Byskow, A. G. y S. M. Lintern-Moore. 1973. Follicle formation in the immature mouse ovary: The role of the rete ovarii. J.Anat. 116:207-217.

Calderón, R., A. Villa-Godoy, L. Lagunes y P. Fajersson. 2000. Desarrollo follicular en novillas Cebú y Suizo Pardo en condiciones tropicales. Tec. Pec. Mex. 38:163-175.

Camp, J. C.; D. E. Wildt, P. K. Howard et al. 1983. Ovarian activity during normal and abnormal length estrous cycles in the goat. Biol. Reprod. 28:673-681.

Campbell, B. K. 2009. The endocrine and local control of ovarian follicle development in the ewe. Anim. Reprod. 6(1):159-171.

Campbell, B. K., D. T. Baird. 2001. Inhibin A is a follicle stimulating hormone-responsive marker of granulosa cell differentiation, which has both autocrine and paracrine actions in sheep. J. Endo. 169:333-345.

Campbell, B. K. et al. 1995. Control of antral follicle development and selection in sheep and cattle. In: Reprod. in Domestic Ruminants III. J. Reprod. Fertil. 49(Suppl):335-350.

Campbell, B. K. et al. 2003. Domestics ruminants as models for the elucidation of the mechanisms controlling ovarian follicle development in humans. Reproduction in Domestic Ruminants V. Reprod. Suppl. 61:429-443.

Carbajal, B., T. De Castro y E. Rubianes. 1993. Dinámica de la población follicular durante el ciclo estral de la oveja. Simp. Inter. Reprod. Anim., Córdoba, Argentina.

Caron, M. G. et al. 1975. Protein kinase stimulation of a reconstituted cholesterol side chain cleavaje enzyme system in the bovine corpus luteum. J. Biol. Chem. 250:5137-5143.

Carvalho, J. B. P. 2008. Effect of early luteolysisin progesterone-based timed AI protocols in *B. indicus*, *B. indicus* x *B. taurus* and *B. taurus* heifers. Theriogenology 69(1):167-175.

Castillo Barón, L. V. 2011. Factores de crecimiento relacionados con la activación de folículos primordiales en bovinos. Rev. Invest. Agraria y Ambiental 2:43-49.

Cate, R. L., P. K. Donahoe, D. T. MacLaughlin. 1990. Mullerian inhibiting substance. In: Peptide growth factors and their receptors II, M. B. Sporn, A. B. Roberts (Eds.). Springer-Verlag, Berlin, 95:179-210.

Cate, R. L. et al. 1986. Isolation of the bovine and human genes for Müllerian inhibiting substance and expression of the human gene in animal cells. Cell 45:685-698.

Cavalieri, F. L. B. et al. 2018. Improvement of *in vitro* embryo production by ovarian follicular wave synchronization prior to ovum pick-up. Theriogenology 57(1):70-117.

Chang, M. C. 1952. Development of bovine blastocyst with a note on implantation. Anat. Rec. 113:143-161.

Chang, M. C., Austin, C. R., Bedford et al. 1977. Capacitation of spermatozoa and fertilization in mammals. Frontiers Reprod. Fertil. Control, pp. 434-451.

Chang, S. C., J. D. Jones, R. D. Ellefson, R. J. Ryan. 1976. The porcine ovarian follicle: 1. Chemical analysis of follicular fluid at different stages. Biol Reprod. 15:321- 328.

Chemineau, P., D. Guillaume et al. 2008. Seasonality of reproduction in mammals: Intimate regulatory mechanisms, practical implications. Reprod. Dom. Anim. 43:40-47.

Chemineau, P., L. Bodin, M. Migaud et al. 2010. Neuroendocrine and genetic control of seasonal reproduction in sheep and goats. Reprod. Dom. Anim. 45:42-49.

Chiquoine, A. D. 1954. The identification, origin and migration of the primordial germ cells in the mouse embryo. Anat. Rec. 118:135-146.

Chiquoine, H. D. 1960. The development of the zona pellucida of the mammalian ovum. Amer. J. Anat. 106: 149-153.

Chun, S. Y. et al. 1994. Gonadotropin suppression of apoptosis in cultured preovulatory follicles: Mediatory role of endogenous insulin-like growth factor binding protein. J. Endo. 135:1845-1853.

Chun, S. Y., K. M. Eisenhauer, M. Kubo et al. 1995. Interleukin-1β suppresses apoptosis in rat ovarian follicles by increasing nitric oxide production. Endo. 136:3120-3127.

Chun, S. Y., K. M. Eisenhauer, S. Minami et al. 1996. Hormonal regulation of apoptosis in early antral follicles: FSH as a major survival factor. Endocrinology 137:1447-1456.

Clark, J. M., E. M. Eddy. 1975. Fine structural observations on the origin nd associations of primordial germ cells of the mouse. Develop. Biol. 136-155.

Clarke, I. J. et al. 2012. Neuroendocrine control of reproduction. En: Fink et al., Eds. Handbook of Neuroendocrinology, 1st Ed., Elsevier, Amsterdam. Chap. 9, pp. 197-235.

Cole, H. H. 1930. A study of the mucosa of the genital tract of the cow, with special reference to the cyclic changes. Am. J. Anat. 46:261-301.

Colombo, J. A., J. Hilliard y C. H. Sawyer. 1973. Serum estradiol and progesterone concentrations in ovariectomized estrogen- and progesterone-primed and PMSG-hCG-treated rats. Proc. Soc. Exp. Biol. Med. 144:999-1001.

Coucouvanis, E. C., S. W. Sherwood et al. 1993. Evidence that the mechanism of prenatal germ cell death in the mouse is apoptosis. Exp. Cell Res. 209:238-247.

Cox, R. I., P. E. Matttner and G. D. Thorburn. 1971. Changes in ovarian secretion of estradiol-17β around estrus in the sheep. Journal of Endocrinology 49:345-346.

Crowe, M. A. 2008. Resumption of ovarian ciclicity in post-partum beef and dairy cows. Reprod. Dom. Anim. (Suppl. 5):20-28.

Daud, A. I. et al. 1988. Evidence for selective expression of angiotensin II receptors on atretic follicles in the rat ovary: an autoradiographic study. Endo. 122:2727-2734

Davis, B. J., D. E. Lennard et al. 1999. Anovulation in cycloox-ygenase-2-deficient mice is restored by prostaglandin E2 and interleukin-1 beta. Endocrinology 140:2685-2695.

De Castro, T., E. Rubianes, A. Menchacay A. Rivero. 1998. Ultrasonic study of follicular dynamics during the estrous cycle in goats. Therio. 49:399, abstract.

De Castro, T. et al. 1999. Ovarian dynamics, serum estradiol and progesterone concentrations during the interovulatory interval in goats. Therio. 52:399-411.

De Felici, M., M. Pesce. 1994. Growth factors in mouse primordial germ cell migration and proliferation. Progr. Growth Factor Res. 5:135-143.

De Jong, F. H. 1988. Inhibin. Physiol. Rev. 68(2):555-607.

De Pol, A., F. Vaccina, A. Forabosco, E. Cavazzuti, I. Marzona. 1997. Apoptosis in germ cells during human prenatal oogenesis. Human Reprod. 12:2235-2241.

Desai, N. et al. 2013. Female and male gametogenesis. En: T. Falcone, W. W. Hurd, Eds., Clinical reproductive medicine and surgery: A practical guide. Springer, NY, pp. 43-62.

Dhanasekaran, N., N. R. Moudgal. 1989. Studies on follicular atresia: role of gonadotropins and gonadal steroids in regulating cathepsin-D activity of preovulatory follicles in the rat. Mol. Cell. Endo. 63(1-2):133-142.

Díaz, T. V. 2008. Dinámica folicular ovárica durante el ciclo estral en vacas de doble propósito. En: C. González-S. et al., Eds., Desarrollo sustentable de ganadería doble propósito, Fundación Girarz, Ed. Astro-Data, Maracaibo, Ve., Cap. 44, pp. 546-554.

Díaz, T., E. J. Schmitt, L. de la Sota et al. 1998. HCG-induced alterations in ovarian follicular dynamics during the estrous cycle in heifers. J. Anim. Sci. 76:1929-1936.

Domínguez, M. M., R. M. Liptrap, P. K. Basrur. 1988. Steroidogenesis in fetal bovine gonads. Can. J. Vet. Res. 52:401-406.

Downing, J. A. et al. 1995a. Ovulation rate and the concentrations of gonadotrophins and metabolic hormones in ewes infused with glucose during the late luteal phase of the oestrous cycle. J. Endo. 146:403-410.

Downing, J. A. et al. 1995b. Ovulation rate and the concentration of gonadotrophic and metabolic hormones in ewes fed lupin grains. J. Reprod. Fertil. 103:137-145.

Driancourt, M. A. 2001. Regulation of ovarian follicular dynamics in farm animals. Implications for manipulation of reproduction. Theriogenology 55:1211-1239.

Driancourt, M. A., R. Webb y R. C. Fry. 1991. Does follicular dominance occur in ewes? J. Reprod. Fert. 93:63-70.

Driancourt, M. A., W. R. Gibson y L. P. Cahill. 1985. Follicular dynamics throughout the oestrous cycle in sheep: A review. Reprod. Nutr. Develop. 25 (1A):1-15.

Duggavathi, R., P. M. Bartlewski et al. 2005. The effect of the manipulation of FSH-peak characteristics on follicular wave dynamics in sheep: Does an ovarian-independent endogenous rhythm in FSH secretion exist? Biol. Reprod. 72:1466-1474.

Dunlop, C. E. & R. A. Anderson. 2014. The regulation and assessment of follicular growth. Scand. J. Clin. Lab. Invest. 74 (Suppl. 244):13-17.

Durlinger, A. L., M. J. Gruijters, P. Kramer et al. 2002. Anti-Mullerian hormone inhibits initiation of primordial follicle growth in the mouse ovary. Endo. 143:1076-1084.

Dvorak, H. F. et al. 1995. Vascular permeability factors/vascular endothelial growth factor, microvascular permeability and angiogenesis. Amer. J. Pathol. 1461029-1039.

Edinger, A. L. et al. 2003. Rab7 prevents growth factor-independent survival by inhibiting cell-autonomous nutrient transporter expression. Develop. Cell 5:571-582.

Edinger, A. L. y C. B. Thompson. 2004. Death by design: Apoptosis, necrosis and autophagy. Curr. Opin. Cell Biol.16:663-669.

Edson, M. A., A. K. Nagaraja y M. M. Matzuk. 2009. The mammalian ovary from genesis to revelation. Endo. Rev. 30(6):624-712.

Edwards, R. G. 1974. Follicular fluid. J. Reprod Fertil. 37:189-219.

Edwards, R. G., R. E. Fowler, R. E. Gore-Langton et al. 1977. Normal and abnormal follicular growth in mouse, rat and human ovaries. J. Reprod. Fertil. 51:237-263.

Eisenhauer, K. M. et al. 1995. Growth hormone suppression of apoptosis in preovulatory rat follicles and partial neutralization by insulin-like growth factor binding protein. Biol. Reprod. 53:13-20.

Enders, A. C. 1973. Cytology of the corpus luteum. Biol. Reprod. 8:158-182.

Eppig, J. J. 1982. The relationship between cumulus cell-oocyte coupling, oocyte meiotic maturation and cumulus expansion. Develop Biol. 89:268-272.

Eppig, J. J. 1993. Regulation of mammalian oocyte maturation. En: E. Y. Adashi y P. C. K. Leung (Eds.), The Ovary. Raven, New York. Pp. 185-208.

Eppig, J. J. 2001. Oocyte control of follicular development and function in mammals. Reproduction 122:829-838.

Eppig, J. J. & M. O'Brien. 1996. Development in vitro of mouse oocytes from primordial follicles. Biol. Reprod. 54(2):197-207.

Eppig, J. J. et al. 1994. Relationship between the developmental programs controlling nuclear and cytoplasmicmaturation of mouse oocytes. Develop. Biol. 146:1-9.

Erickson, B. H. 1966a. Development and radio response of the prenatal bovine ovary. J. Reprod. Fertil. 11:91-105.

Erickson, B. H. 1966b. Development and senescence of the bovine postnatal ovary. J. Anim. Sci. 25:800-805.

Erickson, G. F. et al. 1995. Follistatin concentrations in follicular fluid of normal and polycystic ovaries. Human Reprod. 10:2120-2124.

Esclatine, A., M. Chamourcel y P. Codogno. 2009. Macroautophagy signalling and regulation. Curr. Top. Microbiol. Immunol. 335:33-70.

Escobar, M. L. et al. 2008. Combined apoptosis and autophagy: The process that eliminates the oocytes of atretic follicles in immature rats. Apoptosis 13:1253-1266.

Espey. L. L. 1974. Ovarian proteolytic enzymes and ovulation. Biol. Reprod. 10:216-235.

Espey, L. L. 1994. Current status of the hypothesis that mammalian ovulation is comparable to an inflammatory reaction. Biol. Reprod. 50:233-238.

Espey, L. L. & H. Lipner. 1994. Ovulation., Chapter 13. En: E. Knobil y J. D. Neill, The physiology of reproduction, Raven, New York, pp. 725-780.

Espinoza-V. J. L. et al. 2007. Crecimiento follicular ovárico en animales domésticos: Una revision. Interciencia 32:93-99.

Evans, A. C. 2003. Characteristics of ovarian follicle development in domestic animals. Reprod. Dom. Anim. 38:240-246.

Evans, A. C., G. P. Adams, N. C. Rawlings. 1994. Endocrine and ovarian follicular changes up to the first ovulation in prepubertal heifers. J. Reprod. Fertil. 100:187-194.

Evans, A. C. O., P. Duffy, N. Hynes, M. P. Boland. 2000. Waves of follicle development during the estrous cycle in sheep. Theriogenology 53:699-715.

Evans, A. C., J. E. Fortune. 1997. Selection of the dominant follicle in cattle occurs in the absence of differences in the expression of messenger ribonucleic acid for gonadotropin receptors. Endocrinology 138:2963-2971.

Everett, N. B. 1942. The origin of ova in the adult opossum. Anat. Rec. 82:77-91.

Everett, N. B. 1943. Observational and experimental evidences relating to the origin and differentiation of the definite germ cells in mice. J. Exp. Biol. 92:49-91.

Everett, N. B. 1945. The present status of the germ-cell problem in vertebrates. Cambridge Phil. Soc. Biol. Rev. 20:45-55.

Faddy, M. J., R. G. Gosden. 1995. A mathematical model of follicle dynamics in the human ovary. Human Reprod. 10:770-775.

Faddy, M. J., R. G. Gosden. 1996. A model conforming the decline in follicle numbers to the age of menopause in women. Human Reprod. 11:484-486.

Faddy, M. J., R. G. Gosden. 2007. Numbers of ovarian follicles and testing germ line renewal in the postnatal ovary. Cell Cycle 6:1951-1952.

Fair, T. 2003. Follicular oocyte growth and acquisition of developmental competence. Anim. Reprod. Sci. 78:203-216.

Farini, D. et al. 2005. Growth factors sustain primordial germ cell survival, proliferation and entering into meiosis in the absence of somatic cells. Develop. Biol. 285:49-56.

Ferrara, N. 1999. Vascular endotelial growth factor and the regulation of angiogénesis. Rec. Prog. Horm. Res. 55:15-35.

Figuereido, R. A., C. M. Barros, O. L. Pinheiro, J. M.P. Sole. 1997. Ovarian follicular dynamics in Nelore breed (*Bos indicus*) cattle. Theriogenology 47:1489-1505.

Filion, F. et al. 2001. Molecular cloning and induction of bovine PG E synthase by gonadotropins in ovarian follicles prior to ovulation in vivo. J. Biol. Chem. 276:34323-34330.

Fortune, J. E. 1993. Follicular dynamics during the bovine estrous cycle: A limiting factor in improvement of fertility? Anim. Reprod. Sci.33:111-125.

Fortune, J. E. 1994. Follicular growth, development in mammals. Biol. Reprod. 50:225-232.

Fortune, J. E. 2002. Activation of primordial follicles. En: J. Eppig et al. Eds., The future of the oocyte, basic and clinical aspects. Springer, New York, pp. 11-21.

Fortune, J. E. 2003. Stages of follicular development: Activation of primordial follicles and growth of pre-antral follicles. Anim. Reprod. Sci. 78:135-163.

Fortune, J. E. y D. T. Armstrong. 1977. Androgen production by theca and granulosa isolated from proestrus rat follicles. Endocrinology 100:1341-1347.

Fortune, J. E., M. Y. Yang & W. Muruvi. 2010. The earliest stages of folicular development: Follicle formation and activation. Soc. Reprod. Fertil. Suppl. 67:203-216.

Fujimoto, T., Y. Miyayama & M. Fuyuta. 1977. The origin, migration and fine morphology of human primordial germ cells. Anat. Rec. 188(3):315-330.

Garner, R. L. y V. E. Papaioannou. 1975. Differentiatiation in the trophectoderm and the inner cell mass. En: M. Balls y A. E. Wild (Eds.), The early development of mammals, Symposium 2. Cambridge University Press, Cambridge, pp.107-132.

Garverick, H. A., J. L. Juengel, P. Smith et al. 2010. Development of the ovary and ontogeny of mRNA and protein for P450 aromatase (arom) and estrogen receptor (ER) alpha and beta during early fetal life in cattle. Anim. Reprod. Sci. 117:24-33.

Gawriluk, T. R., A. N. Hale, J. A. Flaws et al. 2011. Autophagy is a cell survival program for female germ cells in the murine ovary. Reprod. Res. 141:759-765.

George, F. D. & J. D. Wilson. 1994. Sex determination and differentiation. En: E. Knobil & J. D. Neill, Eds. Physiology of reproduction, 2nd Ed., Raven, New York, pp. 3-28.

Gharib, S. D., M. E. Wierman, M. A. Shupnik y W. W. Chin. 1990. Molecular biology of the pituitary gonadotropins. Endo. Rev. 11:177-199.

Gilchrist, R. B., M. Lane, J. G. Thompson. 2008. Oocyte-secreted factors: Regulators of cumulus cell function and oocyte quality. Human Reprod. Update 14:159-177.

Gilchrist, R., L. Ritter, D. Armstrong. 2004. Oocyte-somatic cell interactions during follicle development in mammals. Anim. Reprod. Sci. 82-83:431-446.

Ginsburg, M., M. H. L. Snow & A. McLaren. 1990. Primordial germ cells in the mouse embryo during gastrulation. Development 110:521-528.

Ginther, O. J., M. A. Beg, D. R. Bergfelt, F. X. Donadeu, K. Kot. 2001a. Follicle selection in monovular species. Biol. Reprod. 65:638-647.

Ginther, O. J., M. A. Beg, F. X. Donadeu, D. R. Bergfelt. 2001b. Mechanism of follicle deviation in monovular farm species. Anim. Reprod. Sci. 78:239-257.

Ginther, O. J., M. A. Beg, F. X. Donadeu y D. R. Bergfelt. 2003. Mechanism of follicle deviation in monovular farm species. Anim. Reprod. Sci. 78:239-257.

Ginther, O. J. et al. 1999. Selection of the dominant follicle in cattle: Establishment of follicle deviation in less tan 8 hours through depression of FSH concentrations.Theriogenology 52:1079–1093.

Ginther, O. J., D. R. Bergfelt, L. J. Kulick, K. Kot. 1998. Pulsatility of systemic FSH and LH concentration during wave development in cattle. Theriogenology 50:507-519.

Ginther, O. J., D. R. Bergfelt, L. J. Kulick & K. Kot. 2000. Selection of the dominant follicle in cattle: Role of 2-way coupling of FSH and follicles. Biol. Reprod. 62:920-927.

Ginther, O. J, y K. Kot. 1994. Follicular dynamics during the ovulatory season in goats. Theriogenology 42:987-1001.

Ginther, O. J., K. Kot, L. J. Kulick, M. C. Wiltbank. 1997. Emergence and deviation of follicles during the development of waves in cattle. Theriogenology 48:75-87.

Ginther, O. J. et al. 1995. Associations between emergence of follicular waves and fluctuations in FSH concentrations during the estrous cycle in ewes. Anim. Reprod. Sci. 43:689-703.

Ginther, O. J., M. C. Wiltbank, P. M. Fricke, J. R. Gibbons, K. Kot. 1996. Selection of the dominant follicle in cattle. Biol. Reprod. 55:1187-1194.

Ginther, O. J., J. P. Kastelic, L. Knopf. 1989a. Composition and characteristics of folicular waves during the bovine estrous cycle. Anim. Reprod. Sci. 20:187-200.

Ginther, O. J., L. Knopf, J. P. Kastelic. 1989b. Temporal associations in ovarian events in cattle during oestrous cycles with 2-3 waves. J. Reprod. Fertil. 87:223-230.

Ginther, O. J., L. Knopf y J. P. Kastelic. 1989c. Ovarian follicular dynamics in heifers during early pregnancy. Biol. Reprod. 41:247-254.

Goding, J. R., M. D. Cain, J. Cerini, M. Cerini, W.A. Chamley, J. A. Cumming. 1972. PG F2α: The luteolytic hormone in the ewe. J. Reprod. Fertil. 28:146-147.

Goldenberg, R. L., J. L. Vaitukaitis & G. T. Ross. 1972. Estrogen and follicle stimulating hormone interactions on follicle growth in rats. Endocrinology 90:1492-1498.

Gondos, B. 1969. Ultrastructure of the germinal epithelium during oogenesis in the rabbit. J. Exp. Zool. 172:465-479.

Gondos, B. 1978. Oogonia and oocytes in mammals. En: R. E. Jones (Ed.), The vertebrate ovary. Plenum, NewYork, pp. 83-120.

Gondos, B., P. Bhiraleus & C. H. Hobel. 1971. Ultrastructural observations on germ cells in human fetal ovaries. Am. J. Obstet. Gynecol. 110:664-652.

Gondos, B. et al. 1986. Initiation of oogenesis in human fetal ovary: Ultrastructural and squash preparation study. Am. J. Obstet. Gynecol. 155(1):189-195.

Gong, J. G., T. A. Bramley, R. Webb. 1993. The effect of recombinant bovine somatotrophin on ovarian follicular growth, development in heifers. J. Reprod. Fertil. 97:247-254.

Gong, J. G. et al. 1997. Enhancement of ovarian follicle development in heifers by treatment with recombinant bovine somatotrophin: A dose-response study. J. Reprod. Fértil. 110:91-97.

González-B., A. et al. 2002. Patrones y mecanismos del desarrollo folicular durante protocolos superovulatorios en pequeños rumiantes. Invest. Agr. Prod. San. Anim. 17:37-49.

González de B., A., K. Osoro, A. Lopez-Sebastian. 1999a. Ultrasonic assessment of the ovarian response in eCG-treated goats. Small Rumin. Res. 34:65-69.

González de B., A., J. Santiago M., A. Gomez-B. et al. 1999b. Follicular dynamics in oestrous cycle in dairy goats. Anim. Sci. 68:547-554.

Goodfellow, P. N. y R. Lovell-Badge. 1993. SRY and sex determination in Mammals. Ann. Rev. Genetics 27:71-92.

Goodman, D. L. & G. D. Hogden. 1983. The ovarian triad of the primate menstrual cycle. Rec. Progr. Horm. Res. 39:1-73.

Goodman, R. L. & K. E. Inskeep. 2006. Neuroendocrine control of the ovarian cycle of the sheep. En: Knobil, E. and Neill, J. D. (Eds.), Physiology of Reproduction, 3rd edition, Vol. 2. Elsevier Academic Press, Baltimore, MA, U. S. A. Pp. 2389-2446.

Goodman, R. L., E. L. Bittman, D. L. Foster et al. 1981. The endocrine basis of the synergistic suppression of LH by estradiol and progesterone. Endo. 109:1414-1417.

Goodman, R. L. et al. 1982. Alterations in the control of LH pulse frequency underlie the seasonal variation in estradiol negative feedback in the ewe. Biol. Reprod. 27:580-589.

Goodman, R. L., H. T. Jansen, H. J. Billings, L. M. Coolens & M. N. Lehman. 2010. Neural systems mediating seasonal breeding in the ewe. J. Neuroendo. 22:674-681.

Goodman, R. L. & F. J. Karsch. 1980. Pulsatile secretion of luteinizing hormone: Differential suppression by ovarian steroids. Endocrinology 107:1286-1290.

Gore-Langton, R. E. y D. T. Armstrong. 1994. Follicular steroidogenesis and its control. En: E. Knobil y J. D. Neill (Eds.). Physiology of reproduction, Raven, NY, pp. 571-627.

Gougeon, A. 1986. Dynamics of folicular growth in the human: A model from preliminary results. Human Reprod. 1:81-87.

Gougeon, A. 1994. Intragonadal regulation of human follicular genesis: Facts and hypotheses. Ann. Endo. (Paris) 55:63-73

Gougeon, A. 1996. Regulation of ovarian follicular development in primates: Facts and hypotheses. Endo. Rev. 17:121-155.

Gougeon, A. y J. Testart. 1990. Influence of human menopausal gonadotropin on the recruitment of human ovarian follicles. Fertil. Steril. 54:848-852.

Green, S. H. & S. Zuckerman. 1951. The number of oocytes in the mature Rhesus monkey (Macaca mulatta). J. Endo. 7:194:202.

Greenwald, G. S. 1989. Temporal and topographic changes in DNA synthesis after induced follicular atresia. Biol. Reprod. 41:175-181.

Greenwald, G. S. & S.K. Roy. 1994. Follicular selection and its control. En: E. Knobil & J. D. Neill, The physiology of reproduction, Vol. 1, Raven, New York, pp. 629-724.

Gropp, A. & S. Ohno. 1966. The presence of a common embryonic blastema for ovarian and testicular parenchymal (Follicular, interstitial and tubular) cells in the cattle *Bos taurus*. Z. Zellforsch. 74:505-528.

Gu, Y., C. Runyan, A. Shoemaker, A. Surani, C. Wylie. 2009. Steel factor controls primordial germcell survival and motility from time from their specification in the allantois for a continuous niche throughout migration. Development 136:1295-1303.

Hafez, E. S. E., B. Hafez, Eds. 2000b. Reproduction in farm animals. W&W, Philadelphia. 525 p.

Hagglund, A. C., A. Ny, K. Liu y T. Ny. 1996. Coordinated and cell-specific induction of both physiological plasminogen activators creates functionally redundant mechanisms for plasmin formation during ovulation. Endocrinology 137:5671-5677.

Hamilton, W. J. & H. W. Mossman. 1972. Human embryology, W & W, Baltimore, 646 p.

Hammond, J. 1927. Physiology of reproduction in the cow. Cambridge Univ. London. 226 p.

Hartshorne, G. M., S. Lyrakou, H. Hamoda et al. 2009. Oogenesis and cell death in human ovaries. What are the criteria for oocyte selection. Mol. Human Reprod. 15:805-809.

Hasler, J. F. 2010. Bovine embryo transfer: Are efficiencies improving? Proceed. Appl. Reprod. Strateg. Beef Cattle, Nashville, TN, USA. August, pp. 265-282.

Hasler, J. F. 2014. Forty years of ET in cattle: A review focusing on *Theriogenology*, the growth of the industry in NA, personal reminisces. Theriogenology 81(1):152-169.

Hayashi, K., S. M. de Sousa Lopez, M. A. Surani, 2007. Germ cell specification in the mice. Science 316:394-396.

Henao, G. y L. E. Trujillo. 2003. Dinámica folicular durante la gestación temprana: Estudio de un caso en *Bos indicus*. Rev. Fac. Nac. Agron. Medellín 56:1779-1788.

Henao R., G. 2010. Algunos factores relacionados con la dinámica folicular en *Bos indicus*. Rev. Fac. Nac. Agron. Medellín 63:5577-5586.

Henao G., V. González. 2008. Relación de la variación del peso vivo y de la condición corporal con la dinámica folicular posparto en vacas cebú primerizas. Rev. Fac. Nac. Agron. Medellín 61:4394-4399.

Henricson, B., E. Rajakoski. 1959. Studies of cattle oocytogenesis. Cornell Vet. 49:494-504.

Hernández-Medrano, J. H., B. K. Campbell y R. Webb. 2012. Nutritional influences on folliculogenesis. Reprod. Dom. Anim. 47(Suppl. 4):274-282.

Hillier, S. G., R. A. Knazek & G. T. Ross. 1977. Androgenic stimulation of progesterone production by granulosa cells from preantral ovarian follicles: Further in vitro studies using replicate cell cultures. Endocrinology 100:1539-1549.

Hillier, S.G., C. R. Harlow, H. G. Shaw et al. 1987. Granulosa cell differentiation in primate ovaries: the marmoset monkey (*Callithrix jacchus*) as a model. In Stouffer, R. L. (Ed.), The Primate Ovary. Plenum, New York, pp. 61–73.

Hirshfield, A. N. 1989a. Rescue of atretic follicles in vitro and in vivo. Biol. Reprod. 49(1):181-190.

Hirshfield, A. N. 1989b. Granulosa cell proliferation in very small follicles of cycling rats studied by long-term continuous tritiated-thymidine infusion. Biol. Reprod. 41(2):309-316.

Hirshfield, A. N. 1991a. Development of follicles in the mammalian ovary. Inter. Rev. Cytol. 124:43-101.

Hirshfield, A. N. 1991b. Theca cells present at folicular growth. Biol. Reprod. 44:1157-1162.

Hirshfield, A. N. 1994. Relationship between the supply of primordial follicles and the onset of follicular growth in rats. Biol. Reprod. 50:421–428.

Hodgen, G. D. 1982. The dominant ovarian follicle. Fertil. Steril. 38:281-300.

Houghton, J. A. S., N. Liberati, F. N. Schrick et al. 1995. Day of estrous cycle affects follicular dynamics after induced luteolysin in ewes. J. Anim. Sci. 73:2094-2101.

Hsu, C. J., J. M. Hammond. 1987. Gonadotropins and estradiol stimulate immuno-reactive insulin-like growth factor-I production by porcine granulosa cells in vitro. Endocrinology 120:198-207.

Hsueh, A. J., H. Billig & A. Tsafriri. 1994. Ovarian follicle atresia: A hormonally controlled apoptotic process. Endo. Rev. 15:707-725.

Hsueh, A. J. W., K. Eisenhauer, S. Y. Chun, S. Y. Hsu y H. Billig. 1996. Gonadal cell apoptosis. Rec. Progr. Horm. Res. 51:433-455.

Hsueh, A. J., E. A. McGee, M. Hayashi M. y S. Y. Hsu. 2000. Hormonal regulation of early follicle development in the rat ovary. Mol. Cell Endo. 163:95-100.

Huntriss, J. et al. 2002. Isolation, characterization and expression of the human Factor In the Germline alpha (FIGLA) gene in ovarian follicles and oocytes. Mol. Human Reprod. 8:1087-1097.

Hussein, M. R. 2005. Apoptosis in the ovary: Molecular mechanism. Human Reprod. Update 11:162-177.

Inskeep, E.K. 1973. Potential uses of prostaglandins in control of reproductive cycles of domestic animals. J. Anim. Sci. 36:1149-1157.

Ireland, J. J. 2000. Historical perspective of turnover of dominant follicles during the bovine estrous cycle: Key concepts, studies, advancements, terms. J. Dairy Sci. 83:1648-1658.

Ireland, J. J. & J. F. Roche. 1987. Hypothesis regarding development of dominant follicles during the bovine estrous cycle. En: J. F. Roche & D. O′Callaghan (Eds.), Follicular growth and ovulation rate in farm animals. Martinus Nijhoff, Hague. Pp. 1-18.

Ireland, J. L. H., D. Scheetz, F. Jimenez-Krassel et al. 2008. Antral follicle count realiably predicts number of morphologically healthy oocytes and follicles in ovaries in young adult cattle. Biol. Reprod. 79:1219-1225.

Ireland, J. J. et al. 2011. Does size matter in females? An overview of the impact of high variation in the ovarian reserve on ovarian function and fertility, utility of AMH as a marker for fertility and causes of variation in the ovarian reserve in cattle. Reprod. Fertil. Devel. 23(1):1-14.

Ireland, J. J., A. E. Zielak, F. Jimenez-Krassel et al. 2009. Variation in the ovarian reserve is linked to alterations in intrafollicular oestradiol production and ovarian biomarkers of follicular differentiation of oocyte quality in cattle. Biol. Reprod. 80:954-964.

Ireland, J. J., F. Ward et al. 2007. Follicle numbers are highly repeatable within individuals and inversely correlated with FSH concentrations and the proportion of good-quality embryos after ovarian stimulation in cattle. Human Reprod. 22:1687-1695.

Iritani, A., & Niwa, K. 1977. Capacitation of bull spermatozoa and fertilization in vitro of cattle follicular oocytes matured in culture. Reproduction, 50(1):119-121.

Jaiswal, R. S., J. Singh & G. P. Adams. 2004. Developmental pattern of small antral follicles in the bovine ovary. Biol. Reprod. 71:1244-1251.

Jaiswal, R. S., J. Singh et al. 2009. Repeatability of 2-wave and 3-wave of ovarian follicular development during the bovine estrous cycle. Theriogenology 72:81-90.

Jeppesen, J. V. et al. 2013. Which follicles make the most AMH in humans? Evidence for an abrupt decline in AMH production at the time of follicle selection. Mol. Human Reprod. 19:519-527.

Jimenez-Krassel, F. et al. 2009. Evidence that high variation in ovarian reserves of healthy young adults has a negative impact on the corpus luteum and endometrium during reproductive cycles of single-ovulating species. Biol. Reprod. 80:1272-1281.

Johnson, A. I. 2003. Intracellular mechanism regulating cell survival in ovarian follicles. Anim. Reprod. Sci. 78:185-201.

Jones, R. E. 1978. Ovarian cycles in non-mammalian vertebrates. En: R. E. Jones (Ed.), The vertebrate ovary, comparative biology and evolution. Plenum, N.Y., pp. 731-762.

Josso, N, 1973. *In vitro* synthesis of Mullerian inhibiting substance hormone by seminiferous tubules isolated from the calf fetal testis. Endocrinology 93:829-834.

Jost, A. 1947. Recherches sur la differentiation sexuelle de l'embryon de lapin. Arch. Anat. Microsc Morphol. Exp. 36:271-315.

Jost, A., B. Vigier, J. Prepin y J. P. Perchellet. 1973. Studies on sex differentiation in mammals. Rec. Progr. Horm. Res. 29:1-41.

Kaipia, A. y A. J .Hsueh. 1997. Regulation of follicle atresia. Ann. Rev. Physiol. 59:349-363.

Kamat, B. R. et al. 1995. Expression of vascular permeability factor/vascular endothelial growth factor by human granulosa and theca lutein cells. Role in corpus luteum development. Am. J. Pathol. 146:157-165.

Kaneko, H. et al. 1995. Immunoneutralization of inhibin and estradiol during the follicular phase of the estrous cycle in cows. Biol. Reprod. 53:931-939.

Karsch, F. J. 1987. Central actions of ovarian steroids in the feed-back regulation of pulsatile secretion of luteinizing hormone. Ann. Rev. Physiol. 49:365-382.

Karsch, F. J. et al. 1979. Control of the preovulatory endocrine events in the ewe: Interrelationship of estradiol, progesterone, and LH. Endocrinology 105:421-426.

Karsch, F. J. et al. 1983. A role for estradiol in enhancing LH pulse frequency during the follicular phase of the oestrus cycle of sheep. Endocrinology 113:1333-1339.

Karsch, F. J., E. L. Bittman, D. L. Foster et al. 1984. Neuroendocrine basis of seasonal reproduction. Rec. Prog. Horm. Res. 40:185-232.

Karsch, F. J., R. L. Goodman and S. J. Legan. 1980. Feedback basis of seasonal breeding: Test of a hypothesis. Journal of Reproduction and Fertility 58:521-535.

Kerr, J. F. R. & C. M. Winterford. 1994. Apoptosis: Its significance in cancer and cancer therapy. Cancer 73:2013-2026.

Kezele, P., E. E. Nilsson y M. K. Skinner. 2002. Cell-cell interactions in primordial follicular assembly and development. Front. Biosci. 7:d1990-d1996.

Kezele, P. et al. 2005. Keratinocyte growth factor acts as a mesenchymal factor that promotes ovarian primordial to primary follicle transition. Biol. Reprod. 73:967-973.

Kezele, P., M. K. Skinner. 2003. Regulation of primordial follicle assembly and development by estrogen and progesterone: Endocrine model of follicle assembly. Endocrinology 144:3329-3337.

Khan, M. l. et al. 1979. Studies on the mechanism of action of the inhibitory effect of PGF2 alpha on cAMP accumulation in rat corpora lutea of various ages. Biol. Reprod. 21:1175-1183.

Kidder, G. M., B. C. Vanderhyden. 2010. Communication of oocytes and follicle cells: Ensure oocyte development competence. Can. J. Physiol. Pharmacol. 88(4):399-413.

Kiener, M. 2010. Mecanismos y mediadores químicos involucrados en la ovulación en animales domésticos. Rev. FAVE C. Vet. 9(1):39-48.

Klionskky, D. J. 2005. The molecular machinery of autophagy: Unanswered questions. J. Cell Sci. 118:7-18.

Knight, P. G. y C. Glister. 2003. Local roles of TGF-beta superfamily members in the control of ovarian follicle development. Anim. Reprod. Sci. 78:165-183.

Knight, P. G. y C. Glister. 2006. TGF-beta superfamily members and ovarian follicle development. Reproduction 2:191-206.

Knight, P. G., L. Satchell y C. Glister. 2012. Intra-ovarian roles of activins and inhibins. Mol. Cell. Endo. 359:53-65.

Knobil, E. 1974. Control of gonadotropin secretion in the rhesus monkey. Rec. Prog. Horm. Res. 30:1-46.

Knobil, E. & J. D. Neill. 1994. The physiology of reproduction, Vol. 1. Raven, NY. 1878 p.

Konishi, I., S. Fujii, H. Okamura, K. Mori. 1986. Development of interstitial cells and ovigerous cords in the human ovary: An ultrastructural study. J. Anat. 148:121-135.

Kreidberg, J. A., H. Sariola, J. M. Loring, M. Maeda, J. Pelletier, D. Housmann y R. Jaenisch. 1993. WT-1 is required for early kidney development. Cell 74:679-691.

Kullick, L. J., K. Kot, M. C. Wiltbank y O. J. Ginther. 1999. Follicular and hormonal dynamics during the first follicular wave in heifers. Theriogenology 52:913-921.

Kumari G., A., R. U. I. Amin, R. K. Sadasiva. 2017. Morphometric and histological characterization of goat fetal ovaries. J. Dairy Vet. Sci. 3(1):555-605.

Ladino M., L. X. 2018. Manejo reproductive bovino y protocolos de inseminación artificial. Tesis Espec., Universidad de Córdoba, Córdoba, Argentina, 46 p.

Lahlou-Kassi, A., J. C. Mariana. 1984. Ovarian follicular growth during the oestrous cycle in two breeds of ewes of different ovulation rate, the D'Mann and the Timahdite. J. Reprod. Fertil. 72:301-310.

Lamprecht, S. A. et al. 1975. Induction by PGF2α of 20 alpha-hydroxysteroid dehydrogenase in first generation corpora lutea of the rat. Mol. Cell. Endo. 3:273-282.

Lanuza, G. 1999. Regulación del desarrollo folicular por factores peptídicos intraováricos. Tesis D. C., Universidad de Buenos Aires, Buenos Aires, Argentina. 124 p.

Lawson, K. A., N. R. Dunn, B. A. Roelen et al. 1999. BMP4 is required for the generation of primordial germ cells in the mouse embryo. Genes Devel. 13:424-436.

Lawson, K. A. y W. J. Hage.1994. Clonal analysis of the origin of primordial germ cells in the mouse. Ciba Found. Symp. 182:68-91.

Lee, M. M. & P. K. Donahoe. 1993. Mullerian inhibiting substance: A gonadal hormone with multiple functions. Endo. Revs. 14(2):152-164.

Lee, W. S., F. Otsuka, R. K. Moore, y S. Shimasaki. 2001. Effect of bone morphogenetic protein-7 on folliculogenesis and ovulation in the rat. Biol. Reprod. 65:994–999.

Legan, S. J. et al. 1977. The endocrine control of seasonal reproductive function in the ewe: A marked change in response to the negative feedback action of estradiol on LH. Endocrinology 101:818-826.

LeMaire, W. I., N. S. T. Yang, H. R Behrman et al. 1973. Preovulatory changes in the concentration of prostaglandins in rabbit Graafian follicles. Prostaglandins 3:367-376.

Li, R. y D. F. Albertini. 2013. The road to maturation: Somatic cell interaction and self-organization of the mammalian oocyte. Nature Rev. Mol. Cell Biol. 14:141-152.

Lillie, F. 1916. Theory of the freemartin. Science 43:611-613.

Lin, P. C., K. P. Bhatnagar, G. S. Nettleton y S. T. Nakajima. 2002. Female genital anomalies affecting reproduction. Fertil. Steril. 78:899-915.

Lincoln, G. A. and R. V. Short. 1980. Seasonal breeding: Nature's contraceptive. Rec. Prog. Horm. Res. 36:1-40.

Lintern-Moore, S. 1978. Initiation of follicular growth in the infant mouse ovary by exogenous gonadotrophin. Biol. Reprod. 17:635-639.

Lintern-Moore, S. y G. P. M. Moore. 1979. The initiation of follicle and oocyte growth in the mouse. Biol. Reprod. 20:773-778.

Lipner, H. 1973. Mechanism of mammalian ovulation. En: R. Greep (Ed.), Handbook of Physiology, Endocrinology, Amer. Physiol. Soc., Washington, DC, pp. 409-437.

Lipner, H. 1988. Mechanism of mammalian ovulation. En: E. Knobil y J. Neill (Eds.), The Physiology of Reproduction, Raven, New York, pp. 447-488.

Lobascio, A. M., F. G. Klinger, M. L. Scaldaferri, D. Farini y M. de Felici. 2007. Analysis of programmed cell death in kouse fetal oocytes. Reproduction 134:241-252.

Looper, M. L. et al. 2003. Influence of estradiol, progesterone and nutrition on concentrations of gonadotropins, GnRH receptors and abundance of mRNA for GnRH receptors and gonadotropin subunits in pituitary glands of beef cows. J. Anim. Sci. 81:269-278.

López-S., A. et al. 1997. Patterns of follicular development during the estrous cycle in monoovular Merino del País ewes. Anim. Reprod. Sci. 48:279-291.

Lucy, M. C., J. D. Savio, L. Badinga, R. L. De La Sota y W. W. Thatcher. 1992. Factros that affect ovarian follicular dynamics in cattle. J. Anim. Sci. 70:3615-3626.

Lundy, T., P. Smith, A. O'Connell, N. L. Hudson y K. P. McNatty. 1999. Populations of granulosa cells in small follicles of the sheep ovary. J. Reprod. Fertil. 115:251-262.

Lussier, J. G., P. Matton y J. J. Dufour. 1987. Growth rates of follicles in the cow ovary. J. Reprod. Fertil. 81(2):301-307.

Lyrakou, S., M. A. Hultén y G. M. Hartshorne. 2002. Growth factors promote meiosis in mouse fetal ovaries *in vitro*. Mol. Human Reprod. 8:906-911.

Maatouk, M. D., L. DiNapoli, A. Alvers et al. 2008. Stabilzation of β-catenin in XY gonads causes male-to-female sex-reversal. Human Mol. Genetics 17:2949-2955.

MacLaughlin, D. T., P. K. Donahoe. 2004. Sex determination and differentiation. N. Eng. J. Med. 350:367-378.

Malpaux, B. et al. 1989. Regulation of the onset of the breeding season of the ewe: Importance of long days and of an endogenous reproductive rhythm. J. Endo. 122:269-278.

Mamsen, L. S. et al. 2012. The migration and loss of human primordial germ stem cells from the hind gut epithelium towards the gonadal ridge. Inter. J. Develop. Biol. 56:771-778.

Mandl, A. M., S. Zuckerman. 1950. Numbers of normal and atretic ova in the mature rat. J. Endo. 6:426-435.

Mapletoft, R. J. 1985. Embryo transfer in the cow: General procedures. Rev. Sci. Tech. Off. Int. Epiz. 4(4):843-858.

Mapletoft, R. J. et al. 2018. Evolution of knowledge on ovarian physiology and its contribution to the widespread application of reproductive technologies in South American cattle. Anim. Reprod. 15(1):1003-1014.

March, C., U. Goebelsmann, R. Nakamura y D. Mishell. 1979. Role of estradiol and progesterone in eliciting the midcycle LH and FSH hormone surges. J. Clin. Endo. Metab. 49:507-513.

Marion, G. B., H. T. Gier, J. B. Choudary. 1968. Micromorphology of the bovine ovarian folicular system. J. Anim.Sci. 27:451-465.

Markstrõm, E., E. C. Svensson, R. Shao et al. 2002. Survival factors regulating ovarian apoptosis: dependence on follicle differentiation. Reproduction 123:23-30.

Mattner, P. E., A. W. H. Braden. 1972. Secretion of oestradiol-17β by the ovine ovary during the luteal phase of the oestrous cycle in relation to ovulation. J. Reprod. Fert. 28:136-137.

Matton, P., V. Adelakoun, Y. Coutuse, J. J. Dufour. 1981. Growth and replacement of bovine ovarian follicles during the estrous cycle. J. Anim. Sci. 52:813-820.

Matzuk, M. M., K. Burns, M. M. Viveiros y J. Eppig. 2002. Intracellular communication in the ovary: Oocytes carry the conversation. Science 296:2178-2180.

Mauleón, P. 1969. Oogenesis and folliculogenesis. En: H. H. Cole & P. T. Cupps (Eds.), 2nd Ed., Academic, New York, p. 187.

McElreavey, K., E. Vilain, C. Cotinot, E. Payen y M. Fellous. 1993. Control of sex determination in animals. Eur. J. Biochem. 218:769-783.

McGee, E. A. & A. J. Hsueh. 2000. Initial and cyclic recruitment of ovarian follicles. Endo. Rev. 21(2):200-214.

McGee, E. A., E. Perlas, P. S. LaPolt et al. 1997. Follicle-stimulating hormone enhances the development of preantral follicles in juvenile rats. Biol. Reprod. 57:990-998.

McGregor, G. R., B. P. Zambrowicz, P. Soriano. 1995. Tissue non-specific alkaline phosphatase is expressed in both embryonic and extraembryonic lineages during mouse embryogenesis but is not required for migration of primordial germ cells. Development 121:1487-1496.

McLaren, A. 1988. Somatic, germ cell sex in mammals. Phil. Trans. Royal Soc. London 322:3-9.

McLaren, A. 2003. Primordial germ cells in the mouse. Devel. Biol. 262:1-15.

McLaughlin, E. A. & S. C. McIver. 2009. Awakening the oocyte: Controlling primordial follicle development. Reproduction 137(1):1-11.

McNatty, K. P., A. E. Fidler, J. L. Juengel et al. 2000. Growth and paracrine factors regulating follicular formation and cellular function. Mol. Cell Endo. 163:11-20.

McNatty, K. P., A. Makris, C. DeGrazia, R. Osathanondh, K. J. Ryan. 1979. The production of progesterone, androgens and estrogens by granulosa cells, thecal tissue and stromal tissue from human ovaries *in vitro*. J. Clin. Endo. Metab. 49:87-99.

McNatty, K. P., A. Makris, R. Osathanondh and K. J. Ryan. 1980. Effects of luteinizing hormone on steroidogenesis by thecal tissue from human ovarian follicles. Steroids. 36 (1):53-63.

McNatty, K. P., K. Reader, D. A. Heath et al. 2007. Control of ovarian follicular development to the gonadotrophin-dependent phase: A 2006 prespective. En: Reproduction in Domestic Animals VI, J. L. Juengel et al. (Eds.), Nottingham Univ. Press, Nottingham, pp. 55-68.

McNatty, K. P., P Smith, N. L. Hudson et al. 1995. Development of sheep ovary during fetal and early neonatal life and the effect of fecundity genes. J. Reprod. Fertil. 49(Suppl.):123-135.

McNeilly, A. S., H. M. Picton, B. K. Campbell y D. T. Baird. 1991. Gonadotrophic control of follicle growth in the ewe. J. Reprod. Fertil. 43:177-186.

Medan, M. S., G. Watanabe, K. Sasaki et al. 2003. Ovarian dynamics and their associations with peripheral concentrations of gonadotropins, ovarian steroids and inhibin during the estrous cycle in goats. Biol. Reprod. 69:57-63.

Medan, M. S., G. Watanabe, K. Sasaki et al. 2005. Follicular and hormonal dynamics during the estrous cycle in goats. J. Reprod. Develop. 69:57-63.

McNutt, G. W. 1927. The corpus luteum of pregnancy in the domestic cow (*Bos taurus*) and a brief discussion of cyclical ovarian changes. Am. J. Vet. Med. Assoc. 72:286-299.

Mintz, B. & E. S. Russell. 1957. Gene-induced embryological modifications of primordial germ cells in the mouse. J. Exp. Zool.134:207-230.

Monniaux, D., F. Clément, R. Dalbiès-T. et al. 2014. Ovarian reserve of primordial follicles, the dynamic reserve of antral growing follicles: What is the link? Biol. Reprod. 90(4):1-11.

Monniaux, D., L. Drouilhet, C. Rico et al. 2012. Regulation of anti-Müllerian hormone production in domestic animals. Reprod. Fertil. Dev. 25(1):1-16.

Montaño, E. I., Z. T. Ruíz C. 2005. ¿Porque no ovulan los primeros folículos dominantes de las vacas cebú posparto en el trópico colombiano. Rev. Colom. C. Pec. 18:127-135.

Monteiro, F. M., E. O. S, Batista, L. M. Vieira et al. 2017. Beef donor cows with high number of retrieved COC produce more in vitro embryos compared with cows with low number of COC after repeated OPU sessions, Theriogenology 90(1):54-58.

Moon, Y. S., B. K.Tsang, C. A. Simpson y D. T. Armstrong. 1978. 17 beta-estradiol biosynthesis in cultured granulosa and thecal cells of human ovarian follicles: stimulation by follicle stimulating hormone. J. Clin. Endo. Metab. 47:263-267.

Moor, R. M. 1988. Regulation of the meiotic cycle in oocytes of domestic animals. In: In vitro fertilization and other assisted reproduction, H. W. Jones Jr. y C. Schrader (Eds.). Ann. New York Acad. Sci. 541(P-V):248-258.

Moor, R. M. y I. M. Crosby. 1986. Protein requirements for germinal vesicle breakdown in ovine oocytes. J. Embryol. Exp. Morphol. 94:207-220.

Morishige, W. K., I. Rothchild. 1974. Temporal aspects of the regulation of corpus luteum function by luteinizing hormone, prolactin and placental luteotrophin during the first half of pregnancy in the rat. Endocrinology 95:260-274.

Morita, Y., G. I. Pérez, D. V. Maravei, K. I. Tilly y J. L. Tilly. 1999a. Targeted expression of Bcl-2 in mouse oocytes inhibits ovarian follicle atresia and prevents spontaneous and chemortherapy-induced oocyte apoptosis in vitro. Mol. Endo. 13:841-850.

Morita, Y., T. F. Manganaro, X. J. Tao et al. 1999b. Requirement for phosphatidyl inositol 3% kinase in cytokine mediated germ cell survival during oogenesis in the mouse. Endo. 140:941-949.

Morotti, F., T. R. R. Barreiros, F. Z. Machado et al. 2015. Is the number of antral follicles an interesting selection criterium for fertility in cattle? Anim. Reprod. 12(3):479-486.

Morotti, F., R. Moretti, G. M. G. Santos et al. 2018. Ovarian follicular dynamics and conception rate in Bos indicus cows with different antral follicular counts subjected to timed artificial insemination. Anim. Reprod. Sci. 188:170-177.

Morotti, F., A. F. Zangirolamo, N. C. Da Silva et al. 2017. Antral follicle count in cattle: Advantages, challenges and controversy. Anim. Reprod. 14(3):514-520.

Mossa, F., S. W. Walsh, S. T. Butler et al. 2009. Low numbers of ovarian follicle numbers $\geq$ 3 mm in diameter are associated with low fertility in dairy cows. J. Dairy Sci. 95:2355-2361.

Motta, P. M. & S. Makabe. 1986. Elimination of germ cells during differentiation of the human ovary: An electron microscopic study. Eur. J. Obstet. Gynecol. Reprod. Biol. 22:271-286.

Motta, P. M., S. Makabe & S. A. Nottola. 1997. The ultrastructure of human reproduction. I. The natural history of the female germ cell: Origin, migration and differentiation inside the developing ovary. Human Reprod. Update 3:281-295.

Motta D., P. A., N. Ramos C., C. M. González S. y E. C. Castro R. 2011. Dinámica folicular en la vida reproductive de la hembra bovina. Vet. Zoot. 5(2):88-99.

Nahum, R., Y. Beyth, S. Y. Chun, A. J. W. Hsueh y A. Tsafriri. 1996. Early onset of deoxyribonucleic acid fragmentation during atresis of preovulatory ovarian follicles in rats. Biol. Reprod. 55:1075-1080.

Nakatani, A., S. Shimasaki S., G. F. Erickson, N. Ling. 1991. Tissue-specific expression of 4 insulin-like GF-binding proteins (1, 2, 3, 4) in the rat ovary. Endo. 129:1521-1529.

Nayudu, P. L., S.M. Osborne. 1992. Factors influencing the rate of preantral and antral growth of mouse ovarian follicles *in vitro*. J. Reprod. Fertil. 95:349-362.

Nilsson, E. E., M. K. Skinner. 2002. Growth and differentiation F-9 stimulates progression of early primary but not primordial rat ovarian follicle development. Biol. Reprod. 67:1018-1024.

Nilsson, E. E. y M. K. Skinner. 2003. Bone morphogenic protein-4 acts as ovarian follicle survival factor and promotes primordial follicle development. Biol. Reprod. 69:1265-1272.

Nilsson, E., J. A. Parrott y M. K. Skinner. 2001. Basic fibroblast growth factor induces primordial follicle development and initiates folliculogenesis. Mol. Cell. Endo. 175:123-130.

Nilsson, E. E., R. Schindler, M. I. Savenkova y M. Skinner. 2011. Inhibitory actions of anti-mullerian hormone (AMH) on ovarian primordial follicle assembly. PLoS one 6/5) e20087.

Niswender, G. D. y T. M. Nett. 1994. Corpus luteum and its control in infraprimate species, Chapter 14. En: E. Knobil, J. D. Neill, The physiology of reproduction, Raven, NY, pp.781-816.

Niswender, G. D., J. L. Juengel, W. J. McGuire, C. J. Belfiore y M. C. Wiltbank. 1994. Luteal function: The estrous cycle and early pregnancy. Biol. Reprod. 50:239-347.

Noden, D. M., A. De Lahunta. 1985. Derivatives of the intermediate mesoderm: Reproductive organs. En: D. M. Noden, A. de Lahunta, Eds., Embryology of domestic animals, Williams & Wilkins, Baltimore, pp. 322-327.

O'Hara, A., T. Mori, S. Taii et al. 1987. Functional differentiation in steroidogenesis of two types of luteal cells isolated from mature human corpora lutea of the menstrual cycle. J. Clin. Endo. Metab. 65:1192-1200.

Ohihata, Y., B. Payer, D. O'Carroll et al. 2005. Blimp 1 is a critical determinant of the germ cell lineage in mice. Nature 436:207-213.

Ohno, S. y J. B. Smith. 1964. Role of fetal folicular cells in meiosis of mammalian oocytes. Cytogenetics 13:324-333.

Oktem, O. y K. Oktay. 2008a. The ovary: Anatomy and function throughout human life. Ann. New York Acad. Sci. 1127:1-9.

Oktem, O., K. Oktay. 2008b. Stem cells: Perspective on oocytes. Ann. NY Acad. Sci. 1127:20-26.

Oktem, O., B. Urman. 2010. Understanding follicle growth *in vivo*. Human Reprod. 25:2944-2954.

Osborne, J. C., R. M. Moor. 1983. Time-dependent effects of α-amanitin on nuclear maturation and protein sunthesis in mammalilan oocytes. J. Embryol. Exp. Morphol. 73:317-338.

Ozdzenski, W. 1967. Observations on the origin of the primordial germ cells in the mouse. Zool. Polonia 17:367-379.

Paavola, L. G. 1979. The corpus luteum of the guinea pig. IV. Fine structure of macrophages during pregnancy and postpartum luteolysis and the phagocytosis of luteal cells. Am. J. Anat. 154:337-364.

Parborell, M. F. A. 2002. Regulación del crecimiento y diferenciación del folículo ovárico por un agonista de la hormona liberadora de gonadotropinas (GnRH). Tesis de DC, Universidad de Buenos Aires, Buenos Aires, Argentina. 166 p.

Parker, K. L., B. P. Schimmer. 2006. Embryology and genetics of the mammalian gonads and ducts. En: J. D. Neill (Ed.), Knobil and Neill's Physiology of Reproduction, 3rd. Ed., Elsevier, Amsterdam, pp. 313-336.

Parks, A. S. (Ed.). 1956. Marshall's physiology of reproduction. Longmans, London.

Parmer, T. G., C. T. Roberts, D. LeRoith et al. 1991. Expression, action and steroidal regulation of insulin-like growth factor-l (lGF-l) receptor in the rat corpus luteum: Their differential role in the two cell populations forming the corpus luteum. Endocrinology 129:2924-2932.

Payer, B., M. Saitou, S. C. Barton et al. 2003. Stella is a maternal effect gene required for normal early development in mice. Curr. Biol. 13:2110-2117.

Pedersen, T. 1970. Determination of follicle growth rate in the ovary of the immature mouse. J. Reprod. Fertil. 21:81-93.

Pedersen, R. A., C. A. Burdsall, 1994. 1994. Mammalian embryogenesis. En: The Physiology of Reproduction, 2nd ed. Knobil, E., J. D. Neill (Eds.). New York, Raven, pp. 319-390.

Pedersen, T., H. Peters. 1968. Proposal for a classification of oocytes and follicles in the mouse ovary. J. Reprod. Fertil. 17:555-557.

Pelosi, E., A. Forabosco, D. Schlessinger. 2015. Genetics of the ovarian reserve. Front. Genetics 6(308):1-20.

Pepling, M. E. 2012. Follicular assembly: Mechanisms of action. Reproduction 143:139-149.

Pepling, M. E., A. C. Spradling. 1998. Female mouse germ cells from synchronously dividing cysts. Development 125:3323-3328.

Pepling, M. E., A. C. Spradling. 2001. Mouse ovarian germ cells cysts undergo programmed breakdown to form primordial follicles. Develop. Biol. 234:339-351.

Pepling, M. E., M. de Cuevas y A. C. Spradling. 1999. Germline cysts: A conserved phase of germ cell development? Trends Cell Biol. 9:257-262.

Peralta D., I., P. N. Velázquez. 2013. Foliculogénesis: Camino hacia la sobrevivencia o la muerte celular. Rev. Educ. Bioquim. 32(4):128-136.

Perez, G. I., R. Robles, C. M. Knudson et al. 1999. Prolongation of ovarian lifespan into advanced chronological age by bax deficiency. Nat. Genet. 21:200-203.

Peters, H. 1969. Development of the mouse ovary at birth to maturity. Acta Endo. 62:98-116.

Peters, H. 1970. Migration of gonocytes into the mammalian gonad and their differentiation. Philos. Trans. Royal Soc. London (Biol. Sci.) 259:91-191.

Peters, H. 1976. Intrauterine gonadal development. Fertil. Steril. 27:493-500.

Peters, H. 1978. Folliculogenesis in mammals. En: R. E. Jones, Ed., The vertebrate ovary. Plenum, New York. Pp. 121-144.

Peters, H., A. G. Byskov, G. Grinsted. 1978. Follicular growth in fetal and prepubertal ovaries of humans and other primates. Clin. Endo. Metab. 7:469-485.

Peters, H. & K. P. McNatty. 1980. The ovary. Berkeley, CA, University of Cal. Press. 175 p.

Picton, H., D. Briggs y R. Gosden. 1998. The molecular basis of oocyte growth and development. Mol. Cell. Endo. 145:27-37.

Pierson, R. A. y J. O. Ginther. 1984. Ultrasonography of the bovine ovary. Theriogenology 21:495-504.

Pierson, R. A., J. O. Ginther. 1987a. Follicular populations during the estrous cycle in heifers. I. Influence of day. Anim. Reprod. Sci. 14:165-176.

Pierson, R. A., O. J. Ginther. 1987b. Ultrasonographic appearance of the bovine uterus during the estrous cycle. J. Vet. Med. Assoc. 190:995-1002.

Pinczak, A., A. Menchaca, E. Rubianes. 2001. Seguimiento ultrasonográfico ovarico y uterino durante la gestación temprana de la cabra (Ovarian and uterine scanning during the early pregnancy in goats). En: Proceed. IV Inter. Symp. Anim. Reprod., p. 298, abstract.

Plant, T. M. 2015. The hypothalamo-pituitary-gonadal axis. J. Endocrinol. 226(2):T-41-T54.

Pontes, J. H. F., I. Nonato-Junior, B. V. Sanches et al. 2009. Comparison of embryo yield and pregnancy rate between in vivo and in vitro methods in the same Nelore (*Bos indicus*) donor cows. Theriogenology 71:690-697.

Quirke, L. D., J. L. Juengel, D. J. Tisdall, S. Lun, D. A. Heath y K. P. McNatty. 2001. Ontogeny of steroidogenesis in the fetal sheep gonad. Biol. Reprod. 65:216-228.

Raff, M. C. 1992. Social control on cell survival and cell death. Nature 356:397-400.

Rajah, M. H., T. C. Cartwright, P. F. Dahm y E. A. P. Figueiredo. 1992. Performance of three tropical hair sheep breeds. J. Anim. Sci. 70(11):3351-3359.

Rajakoski, E. 1960. The ovarian follicular system in sexually mature heifers with special reference to seasonal, cyclical, and left-right variations. Acta Endo. 34:7-68.

Rao, M. C., A. R. Midgley, J. S. Richards. 1978. Hormonal regulation of ovarian cell proliferation. Cell 14:71-78.

Ravindra, J. P. y N. C. Rawlings. 1997. Ovarian follicular dynamics in ewes during the transition from anoestrus to the breeding season. J. Reprod. Fertil. 110:279-289.

Ravindra, J. P., N. C. Rawlings, A. C. Evans et al. 1994. Ultrasonography of ovarian follicular dynamics in ewes during oestrous cycle. J. Reprod. Fertil. 101: 501–509.

Rawlings, N. C., A. C. O. Evans et al. 2003. Antral follicle growth and endocrine changes in prepubertal cattle, sheep, goats. Anim. Reprod. Sci. 78:259-270.

Redmer, D. A., Y. Dai, J. Li, D. S. Chamock-J. et al. 1996. Characterization and expression of vascular endothelial growth factor (VEGF) in the ovine corpus luteum. J. Reprod. Fertil. 108:157-165.

Reich, R., R. Miskin, A. Tsafriri. 1985. Follicular plasminogen activator involvement in ovulation. Endocrinology 116: 516-521.

Reis-S., A. R., A. de los Reyes et al. 2005. Dinâmica folicular por ultra-sonografía em novilhas pré-púberes de raça Gir. Arch. Latin. Prod. Anim. 13(2):51-55.

Revelli, A., D. Pacchioni, P. Cassoni, G. Bussolati y M. Massobrio. 1996. *In situ* hybridization study of messenger RNA for estrogen receptor and immunohistochemical detection of estrogen and progesterone receptors in the human ovary. Gynecol. Endo. 10:177-186.

Rhodes, F. M., G. D'Ath y K. W. Entwistle. 1995. Animal and temporal effects on ovarian follicular dynamics in Brahman heifers. Anim. Reprod. Sci. 38(4):265-277.

Reynaud, K. & M. A. Driancourt. 2000. Oocyte attrition. Mol. Cell. Endo. 163:101-108.

Richards, J. S. 1980. Maturation of ovarian follicles: Actions and interactions of pituitary and ovarian hormones of follicular cell differentiaton. Physiol. Rev. 60:51-89.

Richards, J. S., S. L. Fitzpatrick et al. 1995. Ovarian cell differentiation: A cascade of hormones, cellular signals and regulated genes. Rec. Progr. Horm. Res. 50:223-254.

Richards, J. S. y A. S. Pangas. 2010. The ovary: Basic biology and clinical implications. J. Clin. Invest. 120:863-872.

Rico, C. S. Fabre, C. Médigue et al. 2009. Antimullerian hormone is an endocrine marker of ovarian-responsive follicles and can help to predict superovulatory responses in the cow. Biol. Reprod. 80(1):50-59.

Rienzi, L., B. Balam, T. Ebner, J. Mandelbaum. 2012. The oocyte. Human Reprod. 51:i2-i21.

Rivera, G. 2010. Regulación neuroendocrina de la función ovárica. En: Biotecnología de la reproducción. www.reprobiotec.com, sitio visitado el 15 de noviembre, 2019.

Rivier, C., J Rivier, W. Vale. 1986. Inhibin-mediated feedback control of follicle-stimulating hormone secretion in the female rat. Science 234:205-208.

Roa, N., T. Linares, T. Días, F. Chacin. 2006. Ondas foliculares ováricas en vacas Brahman y mestizas (*Bos indicus* x *Bos taurus*), ubicadas en los llanos centrales venezolanos. Zoot. Trop. 24(3):287-306.

Robker, R. L., J. S. Richards. 1998. Hormone-induced proliferation of granulosa cells: A balance of the cell cycle regulators cyclin D2 and p27Kip. Mol. Endo. 12:924-940.

Rodrígues, P., D. Limback, L. K. McGinnis, C. E. Plancha, D. F. Albertini. 2008. Oogenesis: Prospects and challenges for the future. J. Cell Physiol. 216:355-365.

Rolaki, A., P. Drakakis et al. 2005. Novel trends in folicular development, atresia and corpus luteum regression: A role for apoptosis. Reprod. Biomed. Online 11(1):93-103.

Rosales-Torres, A. M., A. Guzmán S., C. Gutiérrez A. 2012. Review: Follicular development in domestic ruminants. Trop. Subtrop. Agroecosyst. 15(Sup. 1):S147-S160.

Rothchild, I. 1981. The regulation of the mammalian corpus luteum. Rec. Prog. Horm. Res. 37:183-298.

Rothchild, I., G. J. Pepe, W. K. Morishige. 1974. Factors affecting the dependency of LH in the regulation of corpus luteum progesterone secretion in the rat. Endocrinology 95:280-288.

Rubianes, E. 2005. Avances en el conocimiento de la fisiología ovárica de los pequeños rumiantes y su aplicación para el manejo reproductivo. Sitio Argentino de Producción Animal, Reproducción, 6 p. www.produccion-animal.com.ar, sitio visitado el 10 de noviembre, 2019.

Rubianes, E., D. J. Dierschke, A. Beard et al. 1997a. Endocrine and ultrasound evaluation of the response to PGF2α and GnRH at different stages of the luteal phase in cycling ewes. Therio. 48:1093-1104.

Rubianes, E., R. Ungerfeld, C. Viñoles, A. Rivero y G. P. Adams. 1997b. Ovarian response to gonadotropin treatment initiated relative to wave emergence in ultrasonographically monitored ewes. Therio. 47:1479-1488.

Rubianes, E. y A. Menchaca. 2003. The pattern and manipulation of ovarian folicular growth in goats. Anim. Reprod. Sci. 78:271-287.

Ruíz-Cortés, Z. T. y M. Olivera-Ángel. 1999. Ovarian folicular dynamics in suckled Zebu (*Bos indicus*) cows monitored by real time ultrasonography. Anim. Reprod. Sci. 54(4):211-220.

Rüsse, I. 1983. Oogenesis in sheep and cattle. Biblio. Anat. 24:77-92.

Santos, G. M. G., K. C. Silva-Santos, T. R. R. Barreiros et al. 2016. High numbers of antral follicles are positively associated with in vitro embryo production but not conception rate for FTAI in Nelore cattle. Anim. Reprod. Sci. 165(1):17-21.

Saitou, M., S. C. Barton y M. A. Surani. 2002. A molecular programme for the specification for germ cell fate in mice. Nature 6895:293-300.

Sartorelli, E. S., L. M. Carvalho, D. R. Bergfelt et al. 2005. Morphological characterization of folicular deviation in Nelore (*Bos indicus*) heifers and cows. Therio 63(9):2382-2394.

Sato, A., T. Omi, A. Yamamoto et al. 2016. Micro-RNA.351 regulates two types of cell death, necrosis and apoptosis, induced by 5-fluoro-2′-deoxyuridine. PLoS One 11:e0153130.

Savio, J. D., M. P. Boland, N. Hynes y J. F. Roche. 1990a. Resumption of follicular activity in the early postpartum period of dairy cows. J. Reprod. Fertil. 88(2):569-579.

Savio, J. D., M. P. Boland y J. F. Roche. 1990b. Development of dominant follicles and length of ovarian cycles in postpartum dairy cows. J. Reprod. Fertil. 88:581-588.

Savio, J. D., L. Keenan, M. P. Boland y J. F. Roche. 1988. Pattern of growth of dominant follicles during the oestrous cycle of heifers. J. Reprod. Fertil. 83:663-671.

Sawyer, H. R., P. Smith, D. A. Heath et al. 2002. Formation of ovarian follicles in fetal development in sheep. Biol Reprod. 66:1134-1150.

Scaramuzzi, R. J., D. T. Baird, B. K. Campbell et al. 2011. Regulation of folliculogenesis and determination of ovulation rate in ruminants. Reprod. Fertil. Develop. 23:444-467.

Scaramuzzi, R. J., B. K. Campbell, J. A. Downing et al. 2006. A review of the effects of supplementary nutrition in the ewe on the concentrations of reproductive and metabolic hormones and the mechanisms that regulate folliculogenesis and ovulation rate. Reprod. Nutr. Devel. 46:339-354.

Scholer, H. R., A. K. Hatzopoulos, R. Balling et al. 1989. A family of octamer-specific proteins present during mouse embryogenesis: Evidence for germ-line specific expression of an Oct factor, EMBO. J. 8:2543-2550.

Schrick, E. A., R. A. Surface, J. Y. Pritchard et al. 1993. Ovarian structures during the estrous cycle and early pregnancy in ewes. Biol. Reprod. 49:1133-1140.

Schwarz, T. y E. Wierzchos. 2000. Relationship between FSH and ovarian folicular dynamics in goats during the estrous cycle. Theriogenology 53:381, Abstract.

Seidell Jr., G. E. 2011. 50 years of applying reproductive technology to breeding cattle. Range Beef Cow Symp., University of Nebraska, Lincoln, NE. Art No. 295, 9p. https://digitalcommonsunl.edu/rangebeefcowsymp/295. Sitio visitado el 15/3/2020.

Seidell Jr., G. E., S. M. Seidell. 1991. Training manual for embryo transfer in cattle. FAO, Animal Production & Health Paper No. 77. FAO, Roma, Italia. 128 p.

Senger, P. L. 1997. Embryogenesis of the pituitary gland and the male or female reproductive system. En: Pathways to Pregnancy and Parturition, Current Conception, Pullman, WA, pp. 58-76.

Senger, P. L. 2003. Pathways to pregnancy, parturition. Curr. Concept. Pullman, WA, 380 p.

Shemesh, M. 1980. Estradiol-17β biosynthesis by the early bovine fetal ovary during the active and the refractory phases. Biol. Reprod. 23:577-582.

Shikone, T., M. Yamoto, K. Kokawa et al. 1996. Apoptosis of human corpora lutea during cyclic luteal regression and early pregnancy. J. Clin. End. Metab. 81:2376-2380.

Shimasaki, S., R. K. Moore, F. Otsuka & G. F. Erickson. 2004. The bone morphogenetic protein system in mammalian reproduction. Endo. Rev. 25:72-101.

Short, R. E., R. A. Bellows, R. B. Staigmiller et al. 1990. Physiological mechanisms controlling anestrus-infertility in postpartum beef cattle. J. Anim. Sci. 68:799-816.

Silva-Santos, K. C., G. M. G. Santos, L. S. Siloto et al. 2014a. Comparison of antral and preantral ovarian follicle populations between Bos indicus-taurus cows with high or low antral follicles. Reprod. Dom. Anim. 49:48-51

Silva-Santos, K. C., G. M. Santos, C. Koetz Jr. et al. 2014b. Antral follicle populations and embryo production – *in vitro* and *in vivo* – of *Bos indicus-taurus* donors from weaning to yearling ages. Reprod. Dom. Anim. 49:228-232.

Silva-Santos, K. C., G. M. G. Dos Santos, L. S. Siloto et al. 2014c. The correlation between the number of antral follicles and ovarian reserves (preantral follicles) in purebred *Bos indicus* and *Bos taurus* cows. Anim. Reprod. Sci. 151:119-125.

Silvia, W. J., T. A. Fitz, M. H. Mayan, G. D. Niswender. 1984. Cellular and molecular mechanisms involved in luteolysis and maternal recognition of pregnancy in the ewe. Anim. Reprod. Sci. 7(1—3):57-74

Singh, J., G. P. Adams & R. A. Pierson. 2003. Promise of new imaging technologies for assessing ovarian function. Anim. Reprod. Sci. 78:371-399.

Sirois, J., J. E. Fortune. 1988. Ovarian follicular dynamics during the estrous cycle in heifers monitored by real-time ultrasonography. Biol. Reprod. 39:308–317.

Skinner, M. K. 2005. Regulation of primordial follicle assembly and development. Human Reprod. Update 11(5):461-471.

Skinner, M. K., M. Schmidt, M. I. Savenkova, I. Sadler-Rigleman & E. E. Nilsson. 2008. Regulation of granulosa and theca cell transcriptomes during ovarian antral follicle development. Mol. Reprod. Devel. 75:1457-1472.

Smitz, J. E. & R. G. Cortvrindt. 2002. The earliest stages of folliculogenesis in vitro. Reproduction 123: 185-202.

Smeaton, T. C. y H. A. Robertson. 1971. Studies on the growth and atresia of Graafian follicles in the ovary of the sheep. J. Reprod. Fertil. 25:243-252.

Souza, C. J., B. K. Campbell y D. T. Baird. 1998. Follicular waves and concentrations of steroids and inhibin A in ovarian venous blood during the luteal phase of the oestrous cycle in ewes with an autotransplant. J. Endo. 156:563-572.

Soyal, S. M., A. Amleh y J. Dean. 2000. FIG alpha, a germ cell-specific transcriptor factor required for ovarian follicle formation. Development 127:4645-4654.

Spiegelman, M., D. Bennett. 1973. A light- and electron-microscopic study of primordial germ cells in the early mouse embryo. J. Embryol. Exp. Morphol. 30:97-118.

Stallock, J., K. Molyneaux, K. Schaible et al. 2003. The pro-ptotic gene Bax is required for the death of ectopic primordial germ cells during their migration in the mouse embryo. Development 130:6589-6597.

Starup, J. y J. Visfeldt. 1974. Ovarian morphology in early and late human pregnancy. Acta Obstet. Gynecol. Scand. 53:211-218.

Sugiura, K., F. L. Pendola y J. J. Eppig. 2005. Oocyte control of metabolic cooperativity between oocytes and companion granulosa cells: energy metablism. Develop. Biol. 279(1):20-30.

Sukhotnik, I. y A. Rofe. 2014. Germ cell apoptosis: Clinical implications. Andrology 3:1-6.

Sun, Y. C., X. F. Sun, P. W. Dyce, W. Shen y H. Chen. 2017. The role of germ cell loss during primordial follicle assembly: Current advances. Int. J. Biol. Sci. 13:449-457.

Sunderland, S. J., M. A. Crowe, M. P. Boland, J. F. Roche, J. J. Ireland. 1994. Selection, dominance and atresia of follicles during oestrous cycle of heifers. J. Reprod. Fert. 101: 547–555.

Swain, A. y R. Lovell-Badge. 1999. Mammalian sex determination: A molecular drama. Genes Devel. 13:755-766.

Tanaka, Y., K. Nakada, M. Moriyoshi et al. 2001. Appearance and number of follicles and change in the concentration of serum FSH in bovine fetuses. Reproduction 121:777-782.

Telfer, E. E., M. McLaughlin. 2007. Natural history of the mammalian oocyte. Reprod. Biomed. Online 15(3):288-295.

Themmen, A. P. 2005. Anti-Mullerian hormone: Its role in follicular growth initiation and survival and as an ovarian reserve marker. J. Natl. Cancer Inst. Monogr. 35:18-21.

Tilley, S. L., L. P. Audoly, E. H. Hicks et al. 1999. Reproductive failure and reduced blood pressure in mice lacking the EP2 prostaglandin E2 receptor. J. Clin. Invest. 103:1539-1545.

Tilly, J. L. 1996. Apoptosis and ovarian function. Rev. Reprod. 1:162:172.

Tingen, C., A. Kim, T. K. Woodruff. 2009. The primordial pool of follicles and nest breakdown in mammalian ovaries. Mol. Human Reprod. 15:795-803.

Toribio, R. E., J. R. Molina, M. Forsberg et al. 1995. Effects of calf removal at parturition on postpartum ovarian activity in Zebu (Bos indicus) cows in the humid tropics. Acta Vet. Scand. 36(3):343-352.

Tovio-Luna, N. I. y A. Duica-Amaya 2012. Factores relacionados con la dinámica follicular en la hembra bovina. Rev. Spei Domus 8(17):38-47.

Townson, D. H. y C. M. H. Combelles. 2012. Ovarian follicular atresia. Basic gynecology: Some related issues, University of New Hampshire, 18 p.

Trejo M., F. J. 2020. Efecto de raza y donadora sobre la producción de embriones *in vitro*. Tesis Espec., Universidad Autónoma de Tamaulipas, Cd. Victoria, Tamps. 120 p.

Tsafriri, A., E. Y. Adashi. 1994. Local nonsteroidal regulators of ovarian function. En: E. Knobil y J. Neill, Eds., Physiology of Reproduction. Raven, NY, pp. 817-843.

Turzillo, A. M., T. E. Nolan y T. M. Nett. 1998. Regulation of gonadotropin-releasing hormone (GnRH) receptor gene expression in sheep: Interaction of GnRH and estradiol. Endocrinology 139:4890-4894.

Uilenbroek, J. T., P. J. Woutersen, P. van der Schoot. 1980. Atresia of preovulatory follicles: Gonadotropin bindíng and steroidogenic activity. Biol. Reprod. 21:275-287.

Unger, S. y H. Beraja Pizzglio. 2010. Hormona antimulleriana. Reserva ovárica y reserva testicular. Reproducción 25(3):137-153.

Uribe-Velásquez, L. F., A. Correa-Orozco, J. H. Osorio. 2009. Características del crecimiento follicular ovárico durante el ciclo estral en ovejas. Biosalud 8:117-131.

Uribe-Velásquez, L. F., E. Oba y M. I. L. Souza. 2008. Población folicular y concentraciones plasmáticas de progesterona (P_4) en ovejas sometidas a protocolos de sincronización. Arch. Med. Vet. 40:83-88.

Van Wegenen, G. & M. E. Simpson. 1965. Embryology of the ovary and testis. Homo sapiens and Macaca mulatta. New Haven, Yale University Press.

Van Wezzel, I. L., R. J. Rodgers. 1996. Morphological characterization of bovine primordial follicles and their environment *in vivo*. Biol. Reprod. 55:1003-1011.

Vaskivuo, T. E., M. Antonen, R. Herva et al. 2001. Survival of human ovarian follicles from fetal to adult life: Apoptosis, apoptosis-related and transcription factor GATA-4. J. Clin. Endo. Metab. 86:3421-3429.

Vaskivuo, T. E., J. S. Tapanainen. 2003. Apoptosis in human ovary. Reprod. Biomed. OL 6:24-35.

Veeck, L. L. 1988. Oocyte assessment and biological performance. En: *In vitro* fertilization and other assisted reproduction, H. W. Jones Jr., C. Schrader (Eds.). Ann. New York Acad. Sci. 541:259-274.

Viana, J. H. M., A. M. Ferreira, W. F. Sá et al. 2000. Follicular dynamics in zebu cattle. Pesq. Agrope. Bras. 35:2501-2509.

Viñoles, C., M. Forsberg y E. Rubianes. 2000. Ovarian follicular dynamics during the estrous cycle in the ewe. Proceed. 14th Inter. Cong. Anim. Reprod., Stockholm, Sweeden 1:26.

Vitrogen. (2018). Producción *in-vitro* de embriones bovinos. Manual de Laboratorio, VITROGEN, Brasil. 28 p.

Walsh, S. W., F. Mossa et al. 2014. Heritability and impact of environmental effects during pregnancy on antral follicle count in cattle. J. Dairy Sci. 97(7):4503-4511.

Wandji, S. A. 1992. Ontogeny and celular localization of 125I-labelled basic fibroblast growth factor and 125I-labelled epidermal growth factor binding sites in ovaries from bovines fetuses and neonatal calves. Biol. Reprod. 47:807-813.

Wandji, S. A., G. Pelletier & M. A. Sirard. 1992. Ontogeny and cellular localization of 125I-labelled basic FGF and 125I-labeled EGF binding sites in ovaries from bovine fetuses and neonatal calves. Biol. Reprod. 47:807-813.

Wang, C., A. J. Hsueh, G. F. Erickson. 1979. Induction of Prl receptors by follicle-stimulating hormone in rat granulosa cells in vivo and in vitro. J. Biol. Chem. 254:1330-1336.

Wassarman, P. M. 1994. Gamete interaction and mammalian fertilization. Therio. 41:31-44.

Wassarman, P. M. 1996. Oogenesis. En: Reproductive Endocrinology, Surgery & Technology Vol. I, E. Y. Adashi et al., Eds., Lippincott-Raven, NY, pp. 341-357.

Wassarman, P. M., D. F. Albertini. 1994. The mammalian ovum. En: E. Knobil, (Ed.), The physiology of reproduction, Raven, New York, pp. 79-122.

Watanabe, K. 2002. Prostaglandin F synthase. Prostaglandins Lipid Mediat. 68–69: 401–407.

Watanabe, K., R. Yoshida, T. Shimizu et al. 1985. Enzymatic formation of PG F2α from PG H2 and D2. Purification and properties of PG F synthetase from bovine lung. J. Biol. Chem. 260:7035-7041.

Watanabe, Y. F., Souza, A. H., Mingoti et al. 2017. Number of oocytes retrieved per donor during OPU and its relationship with *in vitro* embryo production and field fertility following embryo transfer. Anim. Reprod. 14(3):635-644.

Watanabe, Y., Watanabe, M., Dayan, A., Vila, R., Lôbo, R. 1998. Competência de oócitos, oriundos de diferentes fêmeas bovinas, na produção in vitro de blastocistos. Arq. Fac. Vet. UFRGS, 26(1), 384-385.

Wathes, D. C., R. W. Swann et al. 1983. Characterization of oxytocin, vasopressin, and neurophysin from the bovine corpus luteum. Endocrinology 113:693-698.

Webb, R. & B. K. Campbell. 2007. Development of dominant follicle: Mechanism of selection and maintenance of oocyte quality. Soc. Reprod. Fertil. Suppl. 64:141-163.

Webb, R., B. Campbell, H. Garverick et al. 1999. Molecular mechanisms regulating follicular recruitment and selection. J. Reprod. Fertil Suppl. 53:33-48.

Webb, R., P. C. Garnsworthy, J. G. Gong, D. G. Armstrong. 2004. Control of follicular growth: Local interactions and nutritional influences. J. Anim. Sci. 82:E63-E74.

Webb, R., B. Nicholas, J. G. Gong et al. 2003. Mechanisms regulating follicular development and selection of the dominant follicle. Reprod. Suppl. 64:141-164.

Weitlauf, H. M. 1994. Biology of implantacion. In: E. Knobil y J. D. Neill (Eds.), Raven, New York, pp. 391-440.

Wiltbank, M. C., A. H. Souza, P. D. Carvalho et al. 2014. Physiological and practical effects of progesterone on reproduction in dairy cattle. Animal 8:70-81.

Wiesen, J. F., A. R. Midgley. 1994. Expression of connexin 43 gap junction Messenger ribonucleic acid protein during follicular atresia. Biol. Reprod. 50:336-348.

Wilhelm, D., C. Englert. 2002. The Wims tumor suppressor WT1 regulates early gonadal development by activation by Sf1. Genes Develop. 16:1839-1851.

Witschi, W. 1948. Migration of the germ cells of human embryos from yolk sac to the primitive gonadal folds. Contrib. Embryol. 32:67-80.

Wrobel, K. H. y F. Suss. 1998. Identification and temporo-spatial distribution of bovine germ cells prior to gonadal sexual differentiation. Anat. Embryol. (Berlin) 197::451-467.

Wyllie, A. H. 1992. Apoptosis and the regulation of cell numbersin normal and neoplastic tissues: An overview. Cancer Metastasis Rev. 11:95-103.

Wylie, C. 1999. Germ cells. Cell 96:165-174.

Yang, M. Y. & J. E. Fortune. 2008. The capacity of primordial follicles in fetal bovine ovaries to initiate growth *in vitro* develops during midgestation and is associated with meiotic arrest of oocytes. Biol. Reprod. 78:1153-1161.

Yeh, J. & E. Adashi. 2001. El ciclo ovárico. In: Endocrinología de la Reproducción, Editorial Médica Panamericana, Buenos Aires. Pp. 164-202.

Yeom, Y. II, G. Fuhmann, C. E. Ovitt et al. 1996. Germline regulatory element of Oct-4 specific for the totipotent cycle of embryonal cells. Develop. 122:881-894.

Ying, Y., X. M. Liu, A. Marble, K. A. Lawson, G. Q. Zhao. 2000. Requiremrnt of BMP8b for the generation of primordial germ cell in the mouse. Mol. Endo. 14:1053-1063.

Ying, Y., X. Qi, G. Q. Zhao. 2001. Induction of primordial germ cells from murine epiblasts by synergistic action of BMP4 and BMP8B signaling pathways. Proc. Natl. Acad. Sci. 14:7858-7862-

Ying, Y., G. Q. Zhao. 2001a. Cooperation of endoderm-derived BMP2 and extraembryonic ectoderm-derived BMP4 in primordial germ cell generation in the mouse. Develop. Biol. 232:484-492.

Ying, Y., G. Q. Zhao, 2001b. Cooperation of endoderm-derived BMP2 and extraembryonic ectoderm-derived BMP4 in primordial germ cell generation in the mouse. Develop. Biol. 232:484-492.

Young, R. B. & J. R. Jaffe. 1976. Strength-duration characteristics of estrogen effects on gonadotropin response to gonadotropin-releasing hormone in women: Effects of varying concentrations of estradiol. J. Clin. Endo. Metab. 42:432-442.

Zamboni, L., J. Bézard, P. Mauleón. 1979. The role of the mesonephros in the development of the sheep fetal ovary. Ann. Biol. Anim. Bioch. Biophys. 19(4B):1153-1178.

Zangirolamo, A. F., F. Morotti, N. C. Da Silva et al. 2018. Ovarian antral follicle populations and embryo production in cattle. Anim. Reprod. 15(3):310-315.

Zeitoun, M., H. F. Rodríguez, R. D. Randel. 1996. Ovarian follicular dynamics in suckled Zebu (Bos indicus) cows monitored by real time ultrasonography. Theriogenology 45(8):1577-1581.

Zeleznik, A. J. 1981. Premature elevation of systemic estradiol reduces serum levels of follicle-stimulating hormone and lengthens the follicular phase of the menstrual cycle in rhesus monkeys. Endocrinology 109:352-355.

Zeleznik, A. J., A. R. Midgley, R. E. Reichert Jr. 1974. Granulosa cell maturation in the rat: Increased binding of human chorionic gonadotropin following treatment with follicle stimulating hormone in vivo. Endocrinology 95:818-825.

Zhang, H., K. Liu. 2015. Cellular and molecular regulation of the activation of mammalian primordial follicles: somatic cells initiate follicle activation in adulthood. Human Reprod. Update 21:779-786.

Zhou, J., X. Peng, S. Mei. 2019. Autophagy in ovarian follicular development and atresia. Inter. J. Biol. Sci. 15:726-737.

Zuckerman, S. 1951. The numbers of oocytes in the mature ovary. Rec. Progr. Horm. Res. 95(6):63-108.

Zuckerman, S. 1956. The regenerative capacity of ovarian tissue. CIBA Foundation Colloquium on Ageing 2.31-54.

Zuckerman, S., T. G. Baker. 1977. The development of the ovary and the process of oogenesis. En: S. Zuckerman, B. J. Weir, The Ovary, Academic, New York, pp. 41-67.

Zuckerman, S., B. J. Weir. 1977. The ovary. Academic, New York, 535 p.

IV.2 Ovogénesis y foliculogénesis en la hembra de los rumiantes: Dinámica folicular y la reserva ovárica

Nazario Pescador Salas 1, J. Franco de S.2, R. A. Alcaráz R.3, F. A. Lucero M.4, J. F. Vázquez A. 5, J. Hernández M.4, Y. Bautista M.6, H. Del Angel R.6, F. J. Trejo M. 6, J. Rosales H.6, y A. González R.46

1 Facultad de Medicina Veterinaria y Zootecnia, Universidad Autónoma del Estado de México, Toluca, Edo. de Mex., México,
2 BRIO EMBRIO, Araguaina, Brasil,
3 Campo Experimental Mócocha, CIRSE, INIFAP, Mócocha, Yuc., México,
4 Facultad de Ingeniería y Ciencias, Universidad Autónoma de Tamaulipas, Cd. Victoria, Tamps., México,
5 Centro Universitario Temascaltepec, Universidad Autónoma del Estado de México, Temascaltepec, Edo. de Mex., México,
6 Facultad de Medicina Veterinaria y Zootecnia, Universidad Autónoma de Tamaulipas, Cd. Victoria, Tamps., México,

Resumen

El ovario en las hembras de los rumiantes domésticos realiza dos funciones que determinan la fertilidad y la eficiencia reproductiva del hato, estas son la ovogénesis (Og) y foliculogénesis (Fg) y la esteroidogénesis (Eg). La Og es la producción de gametos femeninos, esta inicia a partir de la semana 3-4 de gestación, a partir de este momento se determina el número de ovocitos de cada ovario, lo que representará la reserva folicular de la hembra adulta. Después del inicio de la Og, inicia la Fg, lo que implica la formación de la cubierta o folículo del ovocito; cada folículo contiene un ovocito, ambos folículo y ovocito se desarrollan a la etapa de folículo preovulatorio. La Eg implica la secreción de esteroides del ovario, durante la fase folicular y lutea del ciclo estrual, lo que le infiere al folículo la capacidad de regular el ciclo reproductivo de la hembra. La Og y la Fg ocurren desde sus inicios bajo la influencia de factores paracrinos, autocrinos y endocrinos, así como de genes y factores de expresión, de origen gamético, somático y génico. El número de folículos primordiales representa la reserva ovárica y depende del balance de factores estimuladores o inhibidores en cada proceso; donde la atresia y apoptosis parece ser la causa de mayor pérdida de ovocitos y folículos.

Palabras clave: Ovogénesis, foliculogénesis, gametos, ovario, rumiantes.

Abstract

The ovary of the female of domestic ruminants performs two major functions, which are determinants of fertility and herd reproductive efficiency, these functions are the oogenesis (Oo) and folliculogenesis (Fg) and steroidogenesis (Sg). The Og is the production of female gametes, the oocyte, which starts early in gestation, by weeks 3-4; this event determines the number of primordial follicles in the ovary, which represents the ovarian reserve of the female. The process of Fg implies the making of the oocyte envelope, the follicle, each follicle and its oocyte develop together to the preovulatory follicle stage. The Sg is the process of steroid secretion by the ovary, during the follicular and luteal fases of the estrous cycle, which allows the ovary to regulate the female reproductive cycle. Both Og and

Fg occur under the influence of paracrine, autocrine and endocrine factors and some expression factors of somatic, gamete and genetic origins. The number of primordial follicles in the ovary represents the ovarian reserve and depends of a fine balance of stimulating and inhibiting factors, where atresia and apoptosis seem to be the major causes of oocyte and follicle loss.

Key words: Ovogenesis, folliculogenesis, gametes, ovary, ruminants.

Introducción

La producción animal en regiones tropicales como el noreste de México enfrenta varios retos, en la parte ambiental, el clima extremoso, con precipitación escaza e irregular, afecta no solo el comportamiento animal, sino, que lo torna propicio para una mayor incidencia de plagas y enfermedades. El clima también afecta la producción de biomasa, lo que a su vez impone restricciones alimenticias, con variaciones estacionales sobre el comportamiento animal; entonces el ambiente del animal es uno con desventajas climáticas, alimenticias y sanitarias y si se agrega la alta incidencia de anestro postparto prolongado (Mas evidente en cruzas con razas cebuinas, Baruselli *et al.*, 2004), situación que se traduce en baja eficiencia reproductiva del hato y en consecuencia, baja extracción de becerros al destete, situación que prevalece en el estado de Tamaulipas (UGRT, 2016, datos sin publicar). Ante un escenario de tal naturaleza, se prevee necesario mejorar la eficiencia reproductiva de los hatos, mediante la implementación de programas de reproducción asistida (RA) o biotecnología de la reproducción (BR), como la inseminación artificial (IA) y la producción y transferencia de embriones (TE); lo anterior requiere conocer las funciones y regulación del ovario. De capital importancia, es conocer la capacidad y periodicidad de producción de gametos (Ovocitos u óvulos) de esos ovarios.

El mejoramiento de la eficiencia reproductiva de un hato de bovinos requiere programas de manejo sanitario y alimenticio y contar con la infraestructura para el manejo del ganado. Una vez que se cuenta con hatos en condiciones de implementar un programa de RA, se podría recomendar el uso de la TE, en la actualidad, se cuenta con sistemas de producción de embriones *in vitro* (PEIVT, Vitrogen, 2018; Watanabe *et al.*, 2017), los cuales son mas eficientes en comparación a los sistemas de producción de embriones *in vivo* (PEIVV, Método convencional de superovulación {SPO} y TE). La PEIVV es un proceso que depende de la donadora, de la receptora, manejo, infraestructura y equipo, personal técnico (Hasler, 2010; 2014; Mapletoft *et al.*, 2018; Seidell Jr., 2011), además, es un proceso dependiente de la reserva ovárica de la vaca, es decir, el número de ovocitos primordiales en latencia (Monniaux *et al.*, 2014; Morotti *et al.*, 2017) y a pesar de que la reserva ovárica es muy variable en la vaca, su constancia en la misma vaca es relativamente alta, medida como población folicular antral (PBA, Burns *et al.*, 2005), ya que de ello depende la producción individual de embriones. Hoy en día se cuenta con la metodología para PEIVV (Betteridge, 1977; Mapletoft, 1985; Seidell Jr. y Seidell, 1991) o para PEIVT (Vitrogen, 2018; Watanabe *et al.*, 2017).

De los factores relacionados con la donadora (Hasler, 2010), se podrían incluir, factores biológicos como la fisiología del ovario, raza, edad, condición corporal, entre otros, además de la capacidad y capacitación del semen (Chang *et al.*, 1977, Iritani, Niwa, 1977) para FIV. Además, se incluirían otros factores, específicos para PEIVT, como por ejemplo y decirlo de alguna manera, la disponibilidad de la donadora para la aspiración folicular (AF) y la fecundación *in vitro* (FIV); ya que existen toros cuyo semen no es apto para FIV (Watanabe *et al.*, 1998; 2017), también existen vacas cuyos ovocitos no son fecundables con la metodología de FIV (UGRT, 2018, comunicación personal). Se discuten las funciones primordiales del ovario de la hembra de los rumiantes mayores (Cabra, oveja y vaca), en particular sobre la ovogénesis, la foliculogénesis y la dinámica folicular y la reserva folicular ovárica, incluyendo los procesos de regulación. Lo anterior, permitirá conocer y estimar la capacidad del ovario de producir ovocitos para FIV y liberar óvulos para superovulación y PEIVV.

Ovogénesis y las funciones del ovario

La palabra ovario se deriva del latín *ovum,* que significa huevo u óvulo. El ovario no solo es la gónada femenina que contiene las células germinales primordiales (CGPs), que dan origen a la nueva generación, es también la glándula reproductiva femenina que regula la reproducción de la hembra (Hafez y Hafez, 2000; Peters y McNatty, 1980). Después de la fecundación, es decir, la unión de un oocito y un espermatozoide, se forma el cigoto y hasta la etapa de 8 células, todas ellas son totipotenciales (Para formar cualquier linaje de células); sin embargo, a partir de la mórula temprana (16 células), inicia un proceso de diferenciación, para formar el interior y el exterior del embrión, el cual se continúa hasta la etapa de blastocito, cuando se definen tres regiones, el trofectodermo (Que dará origen a la placenta), el epiblasto (Que dará origen al embrión) y el endodermo primitivo (Que dará origen al saco vitelino). Después de la implantación continúa la diferenciación y las células del epiblasto dan origen a las CGPs; las cuales constituyen las primeras células del ovario (Edson *et al.*, 2009; Parker y Schimmer, 2006; Pedersen y Burdsal, 1994).

El éxito de la reproducción en los mamíferos domésticos depende de la gametogénesis en el macho y la hembra; en la hembra, la reproducción inicia con la fecundación y la embriogénesis, procesos como la gametogénesis femenina (Ovogénesis u oogénesis, Og y la foliculogénesis Fg; Zuckerman y Baker, 1977), la diferenciación de las gónadas (Byskov, 1986), el desarrollo folicular (Adashi, 1996ab), la ovulación, el desarrollo embrionario temprano y la implantación, se continua con la gestación y finalmente el parto (Hafez y Hafez, 2000; Senger, 2003).

Además, la reproducción en la hembra de los rumiantes domésticos ocurre como resultado de la interacción del medio ambiente (Clarke *et al.*, 2012, Goodman *et al.*, 2010; Karsch *et al.*, 1980; 1984), con el sistema nervioso central (Hipotálamo e hipófisis, Goodman *et al.*, 2010; Karsch *et al.*, 1980; 1984; Senger, 1997) y el aparato genital de la hembra (Eje HHG, Adashi, 1996ab; Goodman e Inskeep, 2006; Goodman *et al.*,1981; 1982; Goodman y Karsch, 1980; Karsch *et al.*, 1983; 1987, Plant, 2015). De esta interacción ocurren cambios anatómicos, fisiológicos, endocrinos y de comportamiento, los cuales resultan en la expresión del comportamiento reproductivo de la hembra (Goodman e Inskeep, 2006; Goodman *et al.* 1981; 1982; Goodman y Karsch, 1980; Karsch *et al.*, 1983; 1987, Plant 2015). Por otro lado, el estudio de la reproducción en la hembra, implica entender las funciones del eje HHG, incluyendo las del útero y ovarios, así como de los procesos de regulación de dichas funciones. El comportamiento reproductivo de la vaca depende de las funciones del ovario, es decir, el desarrollo folicular y la ovulación y la secreción hormonal (Hafez y Hafez, 2000, Knobil y Neill, 1994).

Las gónadas se originan en el lado medio-ventral del nefrón rudimentario o mesonefros, mediante una proliferación del epitelio celómico, con condensación del mesénquima y engrosamiento de lo que será la cresta genital o gonadal (Aerts y Bols, 2010a; Zuckerman y Baker, 1977). Las gónadas en ambos sexos tienen un origen común, mientras que los ductos que se desarrollan en los canales de secreción tienen orígenes diferentes; ambos sistemas están presentes en las primeras etapas del embrión, antes de que ocurra la diferenciación sexual. La gónada no diferenciada se deriva del epitelio celómico, el mesénquima de la parte inferior de la cresta mesonéfrica y de las células germinales primordiales (Pedersen y Burdsal, 1994; Peters, 1976; Zuckerman y Baker, 1977). Los primordios de las glándulas sexuales aparecen en el embrión humano (5 mm de largo, Hamilton y Mossman, 1972), como un engrosamiento del epitelio celómico en la parte media del mesonefro. El mesonefro se proyecta dentro de la cavidad celómica y posee un mesenterio grueso; la masa total del mesenterio, el mesenterio mismo, el mesonefro y el epitelio celómico constituyen la cresta o canal urogenital. Las CGPs se originan de fuera del canal urogenital, en el endodermo dorsal del saco vitelino y migran vía el mesenterio de la víscera hacia adentro de la gónada primordial (Everett, 1943; 1945). Previo a la diferenciación y hasta ahora, la gónada temprana o primordial consiste principalmente, del epitelio celómico en proliferación y una masa celular mesenquimatosa del canal urogenital, el cual contiene algunos componentes mesonéfricos y las CGPs, que ya han migrado a la gónada en formación (Byskov, 1986; Peters, 1976).

Una de las funciones primordiales del ovario, es la formación de los gametos femeninos (Los ovocitos u oocitos), mediante la Og y la Fg, procesos que inician en las etapas iniciales de la gestación y concluyen antes o al nacimiento en rumiantes mayores (Erickson, 1966ab; Henricson y Rajakoski, 1959; Peters, 1978; Russe, 1983; Zuckerman, 1951; 1956; Zuckerman y Baker; 1977), o después del nacimiento en la rata y el ratón y otros mamíferos menores (Baker, 1963; Block, 1951; 1952; Hirschfield, 1991ab; McGee y Hsue; 2000; Peters, 1970). De igual forma, los estudios previamente citados y otros (Moor, 1988; Moor y Crosby, 1986; Osborne y Moor, 1983); son evidencia que sugiere que los procesos de mitosis y meiosis durante la Og y durante la formación de los ovocitos y los folículos primordiales (FPDs), presentan similitudes en el ovino, el bovino, el porcino, el ratón y la rata y otras especies, por lo que en esta sección se harán ciertas generalidades, para las diferentes especies, incluyendo la humana (Adashi, 1996ab; Gougeon, 1984; 1994; Wassarman, 1994; 1996). La Og implica la formación y maduración del oocito u ovocito, ha sido estudiada en varias especies, sin embargo, se ha estudiado y se ha utilizado como modelo el ratón, aunque existen diferencias entre las especies; y como ya se mencionó anteriormente y a pesar de las diferencias en comportamiento reproductivo y desarrollo, existen similitudes con mamíferos mayores y en lo general, los principios de la Og aplican a todos los mamíferos (Wassarman, 1994; 1996; Zuckerman y Baker, 1977).

El ovario se forma muy temprano en la vida fetal, e igualmente, desde etapas tempranas inicia la Og, lo que implica la formación y maduración de ovocitos u oocitos; cada ovocito, se encapsula en un folículo, el cual representa la unidad funcional del ovario (Greenwald, Roy, 1994; Wassarman, Albertini, 1994); y realiza varias funciones primordiales, la primera, es la formación de una célula haploide con su participación en un aumento en variación genotípica y el segundo, provee una reserva amplia de macromoléculas y organelos, que proveen los requisitos nutricionales, energéticos, de síntesis y regulación del cigoto (Wassarman, 1994; Wassarman, Albertini, 1994).

La Og inicia muy temprano en la vida fetal de la hembra y termina meses o años después, en la vida adulta (Biggers, Schuetz, 1973; Jones, 1978; Zuckerman, 1956;

Zuckerman y Weir, 1977). La Og comprende varias fases, diferenciación, migración y mitosis, la primera inicia con la formación de las CGPs, seguida por la rápida proliferación, de las oogonias, estas se transforman en oocitos primarios, enseguida se forman los FPDs (McGee y Hsue, 2000; Skinner, 2005; Pepling, 2012) y finalmente, ocurre una pérdida o degeneración de CGP's (Wassarman, 1996; De Pol *et al.*, 1997); una forma de atresia de los oocitos, la cual ocurre una vez que inicia la formación de FPDs (Wassarman, 1996; De Pol *et al.*, 1997; Reynaud y Driancourt, 2000; Peralta y Veláquez, 2013).

El desarrollo sexual es parte del proceso de maduración sexual de la hembra, el cual inicia con la diferenciación sexual, y esta a su vez inicia con la fijación del sexo cromosómico, inmediatamente después de la fecundación; enseguida se fija el sexo gonadal y el sexo fenotípico y el inicio de la madurez sexual (Byskov y Höyer, 1988; 1994; George y Wilson, 1994); la diferenciación sexual ocurre aproximadamente a los 39 días en la vaca (Shemesh, 1980).

Inicialmente el embrión es sexualmente no diferenciado, contiene ductos primitivos que darán origen a los genitales internos de ambos sexos, pero sin distinción de testículos u ovarios; estas gónadas no diferenciadas o bipotenciales se desarrollan por debajo del epitelio celómico, en la región llamada cresta genital y contiene células somáticas y germinales. Las gónadas se desarrollan en una región adyacente a los riñones primitivos o mesonefros, en la región llamada cresta urogenital (Parker y Schimmer, 2006). La Og inicia con la migración de las CGP's del saco vitelino a la cresta genital o gónada primitiva, aunque existe cierta controversia en cuanto al origen de las CGP's (Gu *et al.*, 2009; Hayashi *et al.*, 2007), se cree que son de origen endodérmico (Byskov, Höyer, 1994; Peters, 1978; Senger, 1997; 2003, 1948), ectodérmico (O epiblasto germinal, McLaren, 1988; 2003; Stallock *et al.*, 2003), o del epitelio germinal (Waldeyer, 1870; citado por Everett, 1945), lo cual da origen tanto a células germinales como a células somáticas (Lawson *et al.*, 1999); por otro lado, las células somáticas que formarán el folículo, se originan al menos en parte de la rete ovarii (Byskov, 1975; Byskov y Lintern-Moore, 1973;). La migración de CGP's a la cresta gonadal inicia en el embrión de 8 días del ratón (Peters, 1970) y de 3 a 5 semanas en el humano (Gondos et al., 1986; Mamsen et al., 2012); pocos días antes de que se forme completamente la cresta gonadal en la vaca (A los 28 a 32 días, Noden y De Lahunta, 1985; Rüsse y Sinowatz, 1991, citado por Aerts y Bols, 2010a). La migración de CPG's ocurre en la vaca entre 30 y 64 días (Rüsse y Sinowatz, 1991, citado por Aerts y Bols, 2010a).

Inicialmente, la cresta genital no contiene células germinales ni CPG's, durante la migración y a la llegada de las CPG's a la cresta gonadal, las células inician la mitosis, sin que hasta este momento, estas células no presentan características de células germinales de hembra o macho; a medida que las CPG's entran en la cresta gonadal, están arrastran algunas células del epitelio germinal hacia adentro de la gónada primitiva; lo cual ha sido demostrado en el ratón (Everett, 1943) y el conejo (Gondos, 1969) y otras especies (Everett, 1942). La invasión de proliferaciones epiteliales (Cuerdas epiteliales) en el mesénquima de la cresta genital da origen a las cuerdas gonadales o medulares, posteriormente, algunas células del mesonefro formarán las cuerdas primitivas medulares y las del epitelio celómico formarán las cuerdas sexuales (Smitz y Cortvrindt, 2002) y algunas de estas células darán origen a la rete ovarii (Lin *et al.*, 2002) y el estroma vascular y médula del ovario (Lin *et al.*, 2002; Smitz y Cortvrindt, 2002) y otras a la corteza del ovario (Lin *et al.*, 2002).

Durante de la migración y a la llegada de las CPG`s del saco vitelino a la cresta gonadal, estas continúan su proliferación por mitosis, transformándose en oogonias (Okten y

Oktay, 2008ab), alcanzando el mayor número de oogonias (Gondos, 1978), de acuerdo a la especie y previo al inicio de la meiosis. El número máximo de oogonias alcanzado en el humano, es de 6 o 7 millones, al mes 5 de la gestación (Gondos, 1978), mientras que la nacer, solo permanecen 1 o 2 millones (Bristol-Gould *et al.*, 2006; Pepling y Spradling, 2001); en la vaca, el número de oogonias es de 2.1 millones y al nacimiento es de solo 130,000 (Erickson, 1966ab). La migración de CGPs del saco vitelino a la cresta gonadal inicia a partir de 8 días en el ratón (Parker y Schimmer, 2006; Peters, 1970), en la mujer a los 21 días (Fujimoto *et al.*, 1977; Gondos et al., 1971; 1986) y en la vaca a los 35 días (Erickson, 1966b; Rûsse y Sinowatz, 1991, citado por Aerts y Bols, 2010a), mientras que la proliferación por mitosis inicia durante la migración y se mantiene de 45 a 110 días en la vaca (Erickson, 1966b; Marion et al., 1968) y de 2 a 7 meses en la mujer (Desai *et al.*, 2013; Gondos *et al.*, 1986). Las primeras oogonias aparecen a los 3 meses, mientras que para los 4-5 meses, aparecen los oocitos y los FPDs (Henricson y Rajakoski, 1959); mientras que en la mujer, los primeros FPDs aparecen en la semana 16 (Baker y Neal, 1974; Konishi *et al.*, 1986).

La meiosis inicia con la llegada de las CGP´s a la cresta gonadal, de 85 a 140 días en la vaca (Byskov y Hoyer, 1994; Erickson, 1966ab; Rûsse, 1983; Tanaka *et al.*, 2001; Yang y Fortune, 2008) y a los 80-90 días en el humano (Gondos *et al.*, 1971; 1986; Motta *et al.*, 1997). El máximo pico de la proliferación ocurre durante el periodo de transición entre la mitosis propia y la meiosis (Gondos, 1978); lo cual ocurre alrededor de 5 meses en el humano (Gondos, 1978; Gondos *et al.*, 1986; Pepling y Spradling, 2001) y la vaca (Aerts y Bols, 2010a; Erickson, 1966ab).

En la oveja, la gónada rudimentaria aparece a los 24 días, como una cresta alargada, la cresta gonadal; delimitada por una capa de células mesoteliales, y contiene un estroma, células del mesénquima y pocas CGPs (Zamboni *et al.*, 1979). El mesonefro aparece muy voluminoso y con gran contenido de nefrones y glomérulos, el cual empieza su involución para el día 26 y a medida que se observa una movilización masiva y sostenida de células glomerulares y tubulares (Células germinales y somáticas), que migraron hacia afuera del mesonefro, invadieron la cresta gonadal no diferenciada y el ovario y se diferenciaron en células foliculares; para el día 29, se aprecia de manera mas evidente, la regresión del mesonefro y las células (foliculares) que se movilizaron al exterior del mesonefro, parecen alinearse junto a las oogonias, dando inicio a la formación de clusters o cuerdas sexuales (Zamboni *et al.*, 1979), lo cual concuerda con lo reportado por McNatty *et al.* (2000) en la oveja y ocurre de manera similar en el ratón (Byskov, 1978; Byskov y Linter-Moore, 1973), la vaca (Brenner, 1915; Grop y Ohnno, 1966) y en felinos y cánidos (Byskov, 1975).

A medida que las CGPs llegan a la cresta gonadal, después de la migración y también a medida que se desarrollan los ovarios y las CGPs se transforman en oogonias y posteriormente en oocitos, se forman estructuras que aglomeran varios oocitos, estas estructuras reciben varios nombres, cúmulos o nidos (Peralta y Velázquez, 2013), cuerdas ováricas, ovígeras u ovígenas (Banankhojasteh *et al.*, 2006; Sawyer *et al.*, 2002; Zamboni *et al.*, 1979), cuerdas primarias sexuales, posteriormente, se originan las cuerdas secundarias corticales y las cuerdas medulares; las cuerdas corticales darán origen a la corteza del ovario y las cuerdas medulares darán origen a la médula (Aerts y Bols, 2010a; Lin *et al.*, 2002; Smitz y Cortvrindt, 2002).

Un evento que ocurre durante la Og es la diferenciación sexual, la cual ocurre en diferentes momentos, de acuerdo a la especie, a los 31 a 40 días en la oveja (Sawyer *et al.*,

2002; Zamboni *et al.*, 1979), a los 40.5 días en la cabra (Banankhojasteh *et al.*, 2006), de 39 a 45 días en la vaca (Mauleon, 1969; Shemesh, 1980) y a las 16 semanas en el humano (McLaren, 1988; 2003). Se observan diferencias notorias entre especies, sexo y al método utilizado para determinar el momento en que ocurre la diferenciación sexual, ya sea evidencia morfológica y/o anatómica (Zamboni *et al.*, 1979) o evidencia hormonal o bioquímica (Shemesh, 1988).

La evolución del ovario en la oveja continúa con la involución del mesonefro, para el día 34, aparecen los primeros vestigios de las cuerdas sexuales o clusters de ovocitos, los cuales continúan dividiéndose por mitosis; la migración (la migración ocurre de los días 24 a los 58 días), la mitosis y la formación de las cuerdas ovígeras continúan en aumento (Zamboni *et al.*, 1979). Estudios de Sawyer *et al.* (2002) en la oveja, resaltan la presencia de células del mesotelio, endotelio, mesénquima, pre-granulosas o foliculares y germinales (oogonias); las células pre-granulosas aparecen alineadas alrededor de las oogonias y en contacto directo con estas, por medio de extensiones citoplásmicas, dando formación a las cuerdas ovígeras (lo cual continúa hasta el día 75) y los primeros indicios de la formación de los FPDs. En otro estudio, para el día 58, se observa la diferenciación (Meiosis I) de oogonias en oocitos y aparecen los primeros FPDs y las primeras señales de diferenciación de la médula y corteza del ovario y con ello, la aparición de las células precursoras de las células de la granulosa y la theca (Sawyer *et al.*, 2002; Zamboni *et al.*, 1979), en la cabra la formación de las cuerdas ovígeras y la aparición de células somáticas se da entre 60 y 90 días (Kumari *et al.*, 2017). Todavía para el día 73, se observa una mayor definición entre corteza y médula, se observan en la corteza una mayor cantidad de FPDs y se da la polarización de estos en la corteza, además de células germinales en las cuerdas, así como también de oocitos en meiosis y oogonias en mitosis y aparecen las primeras señales de atresia y apoptosis (Sawyer *et al.*, 2002; Zamboni *et al.*, 1979). De los estudios de Sawyer *et al.* (2002), se concluye que a partir del día 38, inicia el reclutamiento de células somáticas (pre-granulosas), por las oogonias, lo cual se continúa hasta el día 90. Hacía el final de la gestación (Días 100 a 145), inicia la desaparición de las cuerdas ovígeras, siendo sustituidas por folículos en desarrollo (De varios tamaños), inicia la activación de FPDs; continúa la degeneración celular por atresia y apoptosis (Zamboni *et al.*, 1979). La meiosis inicia en la cabra de 90 a 120 días, cuando se observa la presencia de FPDs y una clara diferencia entre la corteza y la médula; mientras que para los días 120 a 145, se observan folículos pre-antrales y antrales de mayor tamaño (Kumari *et al.*, 2017).

Foliculogénesis, dinámica folicular y el ciclo estrual en la vaca
Se puede inferir que la Fg inicia con la migración de las CGPs del endodermo del saco vitelino (Mamsen *et al.*, 2012) o del epiblasto proximal (Ectodermo embrónico, McLaren, 2003; Stallock *et al.*, 2003) y de las células somáticas (Precursoras de las células de granulosa y theca) del mesonefro (Sawyer *et al.*, 2002; Zamboni *et al.*, 1979); aunque, desde el punto de vista de la diferenciación celular y el desarrollo del ovario, esta inicia con la integración de los FPDs (Baker, 1963; Skinner, 2005), provenientes de las cuerdas sexuales, los cuales a su vez, están formados por un oocito (En arresto en diploteno de la profase I de la meiosis I, Baker y Neal, 1973; Telfer y McLaughlin, 2007; Peters, 1969; 1978; Nilsson y Skinner, 2002; Nilsson *et al.*, 2001; Skinner, 2005) cubierto por una capa de 4-5 células somáticas (Células escamosas planas o pre-granulosas, Rûsse, 1983; Peters, 1969; Sawyer *et al.*, 2002). Los FPDs en la vaca aparecen de los 90 a 130 días de gestación

(Fortune, 2003; Yang y Fortune, 2008), mientras que para el día 170, la mayoría de los oocitos presentes se encuentran formando FPDs (Rûsse, 1983; Wandji *et al.*, 1992). La formación de FPDs se da a partir de los 75 días en la oveja (McNatty *et al.*, 1995; Sawyer *et al.*, 2002) y de los 90 días en la cabra (Kumari *et al.*, 2017). En el humano, la formación de FPDs ocurre durante el último tercio de la gestación y después del nacimiento en el ratón (Baker, 1963; Hirshfield, 1991ab). La unidad funcional y esencial del ovario es el folículo, el cual está compuesto por células somáticas (Theca y granulosa) y un oocito en desarrollo; estas dos células son el sitio de acción y la síntesis de hormonas, las cuales son responsables de la regulación, muy compleja, del desarrollo folicular y la proliferación de estas dos células es en parte responsables del desarrollo de los folículos antrales (Peters y McNatty, 1980, Skinner, 2005).

La formación o ensamblado folicular como se ha mencionado previamente, ocurre muy temprano en el desarrollo del ovario y el desarrollo subsecuente y transición del FPDs a folículos primarios (Activación de FPDs) es determinante en la biología del ovario y de la vida reproductiva de la hembra en los mamíferos, lo cual no se ha entendido completamente (Aerts y Bols, 2010ab; Edson *et al.*, 2009; Fortune *et al.*, 2010; Skinner, 2005); aunque se tiene evidencia que indica que la activación de FPDs depende de los niveles descendientes de estradiol y progesterona fetal en el bovino (Fortune *et al.*, 2010; Yang y Fortune, 2008) y el ratón (Kezele y Skinner, 2003) y de otro tipo de factores, como factores de crecimiento (Kezele *et al.*, 2005; Sawyer *et al.*, 2002; Skinner, 2005; Rodrígues *et al.*, 2008) y expresión genética (Ver Desai et al., 2013; Edson et al., 2009; Parker y Schimmer, 2006; Skinner *et al.*, 2008). Existen factores autócrinos, parácrinos, juxtacrinos y endocrinos, que son esenciales para el proceso de Fg, además, el oocito y el reclutamiento de las células foliculares (Granulosa y teca) son directa o indirectamente necesarios para el funcionamiento, desarrollo y sobrevivencia del mismo oocito; el proceso completo de Fg incluye desde la formación (Ensamblaje) y activación de los FPDs para formar folículos primarios, secundarios y terciarios y finalmente la ovulación y formación del cuerpo lúteo (Edson *et al.*, 2009).

Previo a la formación de los FPDs, los oocitos se encuentran dentro de clusters de células germinales (cuerdas ovígeras o cuerdas sexuales o nidos) y a la ruptura de dichas cuerdas, los oocitos sobrevivientes y reclutan células escamosas (Una capa de células de pre-granulosa, Nilsson *et al.*, 2001) en su periferia, lo cual marca el inicio de la formación de FPDs y del proceso de Fg, lo cual ocurre durante el segundo tercio de la gestación en el humano o al nacer en el ratón (Baker, 1963; Hirshfield, 1991ab; Skinner, 2005). Los FPDs aparecen a partir de los 75 días en la oveja (McNatty *et al.*, 1995; Sawyer *et al.*, 2002) y de los 90 días en la cabra (Kumari *et al.*, 2017).

En la oveja (McNatty *et al.*, 1995), la secuencia de eventos en el desarrollo del ovario, la Og y conlleva a la Fg y continúa con la formación de los FPDs, inicia con la diferenciación del mesonefros (Día 20) y la cresta genital y la presencia de oogonias para el día 23 (Día 28 en el bovino, Noden y De Lahunta, 1985; Russe y Sinowatz, 1991, citados por Aerts y Bols, 2010a), se observa la diferenciación de oogonias por mitosis (para el día 21 en el humano, Desai *et al.*, 2013 y a partir del día 30 en el bovino, Russe y Sinowatz, 1991, citados por Aerts y Bols, 2010a), y para el día 38 se da el inicio de la formación de las cuerdas ovígeras (cuerdas sexuales), con la presencia de oogonias (En diferenciación) y las células pre-granulosa (células somáticas) e inicia la interacción de células germinales y células somáticas (Complejo oogonias-células pre-granulosa), con uniones celulares, que permiten el intercambio de nutrientes y otros químicos, como factores de crecimiento

(Garverick *et al.*, 2010; Sawyer *et al.*, 2002), y de dicha interacción de comunicación de doble vía, depende la vida y permanencia de los oocitos (Eppig, 2001; Gilchrist *et al.*, 2004; ; Kidder y Vanderhyden, 2010; Matzuk *et al.*, 2002; Skinner, 2005). La interacción de las oogonias con las células pre-granulosa (Escamosas o planas) permite también formar nidos de oogonias, rodeados de células escamosas fuertemente adheridas, donde aparecen una o varias oogonias (Britt, 2008; Sawyer *et al.*, 2002; Skinner, 2005); en el interior de las cuerdas ovígeras se observan además de la proliferación de oogonias, la iniciación de meiosis y la muerte celular por apoptosis (De Pol *et al.*, 1997; Sawyer *et al.*, 2002). En el bovino, la mayor pérdida de células germinales ocurre de 90 a 110 días, aunque ésta pérdida continúa hasta los 190 días de gestación (Burkhart *et al.*, 2010; Garverick *et al.*, 2010; Tanaka *et al.*, 2001). Por otro lado, las pérdidas por apoptosis ocurren solamente en las células germinales y no de células pre-granulosas; las cuales se asocian posteriormente con las células germinales, para formar FPDs (De Pol *et al.*, 1997, Sawyer *et al.*, 2002; Scaramuzzi *et al.*, 2011).

Los FPDs se forman cuando las células pre-granulosas rodean y se adhieren a las oogonias (McNatty *et al.*, 2000; Pepling y Spradling, 1998; 2001), dentro de las cuerdas ovígeras (Britt, 2008; Edson *et al.*, 2009; Sawyer *et al.*, 2002; Skinner, 2005; Zamboni *et al.*, 1979). Una vez iniciada la formación de FPDs, dentro de las cuerdas ovígeras, inicia la meiosis y la apoptosis de células germinales y se observan folículos primordiales con un solo oocito y es hasta este momento en que los FPDs podrán emerger, cuando ocurra la desintegración de las cuerdas ovígeras; ambos eventos ocurren aproximadamente a mitad de la gestación en mamíferos domésticos (Fortune *et al.*, 2010; Hernández-Medrano *et al.*, 2012; Sawyer *et al.*, 2002) y el humano (Edson *et al.*, 2009). Aunque FPDs se observan dentro de las cuerdas ovígeras a partir de los 75 días en la oveja (McNatty *et al.*, 1995; Sawyer *et al.*, 2002), a partir de los 90 días en la vaca (Henricson y Rajakoski, 1959; Russe, 1983; Wandji *et al.*, 1992; Yang y Fortune, 2008). Una vez que se formaron los FPDs, estos permanecen inactivos por un periodo de 25 a 50 días en la oveja, vaca y la mujer (Burkhart *et al.*, 2010; Fortune *et al.*, 2010; McNatty *et al.*, 1995; 2007; Tanaka *et al.*, 2001; Van Wagenen y Simpson, 1965; Yang y Fortune, 2008); período que precede la activación de los FPDs y su transformación a folículos primarios (Edson *et al.*, 2009; Fortune *et al.*, 2010). La Og y la formación de FPDs y consecuentemente, la transición de FPDs a folículos primarios, son procesos críticos que representan la reserva folicular y la reproducción en la hembra; sin embargo, se sabe poco sobre las señales que permiten iniciar la formación o ensamblado de los folículos y aquellos que iniciarán el crecimiento folicular, en los mamíferos mayores (Fortune et al., 2010). La mayoría de los FPDs persisten en un estado de latencia, con el oocito en arresto en profase I de la meiosis; en la hembra activa sexualmente los folículos emergen de su estado de latencia y se transforman en folículos primarios (Fortune, 2003; McGee y Hsue, 2000).

Para que inicie el desarrollo folicular, se requiere que el FPD este completamente formado o ensamblado (Skinner, 2005), una vez que inicia la transición a folículo primario, se presentan cambios en el folículo y en el oocito (Ver Fortune *et al.*, 2010; McLaughlin y McIver, 2009); inicialmente, se da un cambio histológico gradual en la morfología de las células (De pre-granulosa), de escamosas y planas a cuboideas, seguido por un aumento en el diámetro del oocito (Braw-Tal., 2002; Van Wezzel y Rodgers, 1996), también inicia la formación de la zona pelúcida (Chiquoine, 1960) y la integración de una capa completa de células de granulosa (Fortune, 1994; 2003; Hirshfield, 1991ab); estos cambios iniciales en el FPD, se continúan con el reclutamiento de células somáticas (Del estroma y el mesénquima), las cuales representan células precursoras de la theca y la proliferación de células de granulosa y theca (Skinner, 2005). El FPD inactivo no posee células de la theca (Braw-Tal y Roth, 2005) y este proceso de reclutamiento de las células de la theca se sabe ocurre en la rata (Hirshfield, 1991ab), y aunque, se sugiere que este reclutamiento es un proceso necesario en todos los mamíferos, incluyendo el humano (Hirshfield, 1991ab; Skinner, 2005). Los folículos primarios aparecen de los 90 a 120 días en la cabra (Kumari *et al.*, 2017) y a partir de los 100 días en la oveja (McNatty *et al.*, 1995), de los 5 a 6 meses en la vaca (Fortune *et al.*, 2010; Henricson y Rajakoski, 1959; Wandji *et al.*, 1992), en la mujer, se observan los primeros folículos primarios a partir de las 24 semanas de la gestación (Peters *et al.*, 1978); que en el ratón, se observan unos cuantos folículos primarios al nacimiento (Parker y Schimmer, 2006).

Posterior a la activación de los FPDs, lo cual implica tres eventos importantes, el cambio de células de pre-granulosa a granulosa (De células escamosas a cuboides), la proliferación de las células de granulosa y un aumento en tamaño del oocito (Hirshfield, 1991ab), estos se transforman en folículos primarios y continúan su desarrollo a folículos secundarios, folículos pre-antrales y folículos antrales pequeños; los cuales siguen procesos similares a los ocurridos en los animales en la vida adulta (Scaramuzzi *et al.*, 2011) y finalmente folículos preovulatorios o de Graaf. Una de las clasificaciones mas utilizadas (Aerts y Bols, 2010a) describe FPDs y los folículos primarios, secundarios y terciarios; los folículos primarios contienen una cubierta sencilla de células de granulosa, que ya se han transformado en cuboides, mientras que los folículos secundarios contienen una cubierta de 2 o mas capas de células de granulosa, con indicios de la formación de la zona pelúcida (Fair, 2003). Los folículos terciarios se clasifican en folículos antrales pequeños y folículos antrales grandes, y ambos tipos ya formaron una cavidad o antro y los folículos antrales maduros se denominan folículos de Graaf (Aerts y Bols, 2010a).

Una clasificación propuesta por Pedersen y Peters (1968), considera el desarrollo en tamaño del oocito, el desarrollo del folículo, basado en el número de capas de células de granulosa que forman el folículo y la conformación y morfología del folículo. El método incluye tres tamaños de folículos (Pequeños, medianos y grandes) y clasifica las estructuras foliculares en 10 tipos diferentes, el tipo 1, contiene solamente un oocito pequeño desnudo y sin células en la periferia, el tipo 2 contiene un oocito pequeño y unas cuantas células de granulosa adheridas a la membrana, sin formar una capa completa, el tipo 3a contiene un oocito pequeño o en desarrollo y una cubierta completa de células de granulosa (Las células son 20 o menos), los tipos 1, 2 y 3a se agrupan en la clase de folículos pequeños. El tipo 3b contiene un oocito en desarrollo y de 21 a 60 células de granulosa, el tipo 4 contiene un oocito en desarrollo rodeado de 61 a 100 células de granulosa, formando dos capas de granulosa y el tipo 5a contiene un oocito que todavía no alcanza 70 micras en diámetro y contiene de 101 a 200 células de granulosa formando tres capas de células de granulosa, los folículos 3b, 4 y 5a se agrupan en la clase de folículos medianos. El tipo 5b contiene un oocito que ha alcanzado su máximo crecimiento (70 micras), rodeado por varias capas de células de granulosa (De 201 a 400), el tipo 6 contiene un oocito grande y rodeado por varias capas de células de granulosa (De 401 a 600) con espacios llenos de fluido folicular esparcidos, el tipo 7 contiene mas de 600 células y forman una cavidad con el *cumulus oophorus* visible, sin que se haya formado el tallo y el tipo 8 contiene una cavidad antral y *cumulus oophorus* completamente formados y representa el folículo preovulatorio (Pedersen y Peters, 1968).

Braw-Tal y Yossefi (1997) proponen un sistema de clasificación, que utiliza el sistema propuesto por Pedersen y Peters (1968), el cual permite estudiar en mayor detalle el desarrollo histológico de los folículos pre-antrales. La clasificación incluye el tipo 1, FPDs rodeados de células escamosas, el tipo 1a contiene una mezcla de células escamosas y cuboideas, el tipo 2 contiene un oocito rodeado por una o una y media capas de células de granulosa, el tipo 3 es un folículo pre-antral pequeño rodeado por 2 o 3 capas de células de granulosa, el tipo 4 es un folículo pre-antral grande rodeado de 4 o mas capas de células de granulosa y el tipo 5 es un folículo antral pequeño con un antro pequeño. Ambos sistemas presentan ventajas, habría que analizar el objetivo del uso de cada sistema y optar por el que genere la información buscada; es posible que el método mas sencillo (Aerts y Bols, 2010a; Fair, 2003), sea mas aplicable en trabajos de campo y el segundo sistema (Braw-Tal y Yossefi, 1997; Pedersen y Peters, 1968), pudiera tener mayor aplicación desde el punto de vista de investigación.

Los folículos pre-antrales se observan a partir de 24 semanas de gestación en la mujer (Peters *et al.*, 1978), y a partir de 120 a 140 día en la vaca (Ver Hernández-Medrano *et al.*, 2012), a partir de los 100 días de la gestación en la oveja (McNatty *et al.*, 1995; Scaramuzzi *et al.*, 2011); esta etapa del inicio del crecimiento de los folículos es de primordial importancia y determina la eficiencia reproductiva de la hembra, ya que a partir del momento en que el folículo se transforma en folículo antral, este se hace dependiente de las gonadotropinas (Nayudu y Osborne, 1992).

El crecimiento folicular posterior a la activación de los FPDs y hasta la etapa de folículo antral pequeño ocurre de manera continua (Hernández-Medrano, 2012), e independiente de las gonadotropinas (Nayudu y Osborne, 1992; Telfer y McLaughlin, 2007), y es en este momento cuando inicia el crecimiento folicular como ocurriría una vez que la hembra adquirió la pubertad y la madurez sexual.

La función del folículo ovárico es la de proveer el sistema de soporte necesario para que la célula germinal femenina, el ovocito, adquiera la capacidad para unirse a una célula germinal masculina, el espermatozoide, para producir un embrión capaz de desarrollarse hasta llegar al nacimiento. Además, sintetizan las hormonas sexuales femeninas que regulan la función reproductiva. Las células somáticas del folículo participan de varias maneras para cumplir esta función esencial para la reproducción y la supervivencia de las especies. Inicialmente, proveen los requerimientos nutritivos del ovocito que crece. Luego, controlan la maduración nuclear y citoplasmática de los ovocitos en folículos seleccionados para la ovulación y contribuyen a la atresia y destrucción de los ovocitos en los folículos no seleccionados. Estos efectos directos de las células foliculares sobre el desarrollo y destino de los ovocitos que circundan son mediados por cambios que producen en el microambiente del folículo, principalmente a través de hormonas y factores de crecimiento que secretan al fluido folicular que rodea al ovocito. Además, células foliculares especializadas (Células del *cúmulus oophorus*) que forman la capa más interna que rodea al ovocito, están metabólicamente acopladas a él, a través de uniones celulares ("Gap junctions"), que permiten la entrada de nutrientes y moléculas regulatorias al ooplasma (Anderson y Albertini, 1976; Kezele *et al.*, 2005; Skinner, 2005; Pepling, 2012).

El desarrollo de los folículos comienza con la formación de los folículos primordiales en la etapa prenatal; tras el nacimiento, el proceso se interrumpe, y continúa en un período que transcurre desde la pubertad a la menopausia. La clasificación de los folículos está basada en los cambios morfológicos observados durante su desarrollo o en los cambios histológicos, como el tamaño o diámetro folicular, o en el número de capas de células de la granulosa, y varía según los autores; algunos los clasifican como folículos primordiales, primarios, secundarios y De Graaf otros, como FPDs y folículos primarios, secundarios y terciarios tempranos y tardíos (Pedersen y Peters, 1968; Rienzi et al., 2012).

Folículo primordial

El FPD está compuesto por un ovocito, en latencia en la fase de diploteno de la profase meiótica I, rodeado por una capa de células escamosas planas epiteliales llamadas células de la pre-granulosa, carece de células de la teca y tejido conectivo. Los FPDs representan un reservorio de folículos en estado de reposo que disminuyen a lo largo de la vida reproductiva. La iniciación del crecimiento folicular es un proceso continuo e independiente de la acción de gonadotropinas (Pepling, 2012; Peters *et al.*, 1973; Skinner, 2005). En ausencia de influencias hipofisiarias (Etapa no dependiente de gonadotropinas), el folículo puede alcanzar el estadío preantral temprano.

Folículo primario

La transformación de FPDs en folículos primarios, ocurre durante la vida fetal, el ovocito aumenta de tamaño y la capa de células foliculares cambia su morfología de plana a cúbica en roedores (Byskov, 1986; Eppig, 2001; Li y Albertini, 2013; Richards, 1980; Skinner, 2005; Zhang y Liu, 2015). En humanos, desde el quinto mes de vida fetal hasta la menopausia, el desarrollo folicular es continuo. Es decir, todos los estadios de desarrollo folicular, incluyendo FPDs, se pueden observar en los ovarios de niñas (Yeh y Adashi, 2001). Entre el ovocito y las células foliculares, se desarrolla un espacio en el cual penetran microvellosidades del oolema y de las células foliculares vecinas; se acumula en ese espacio un material fluido sintetizado por el ovocito y células foliculares reconocidas como zona pellucida. La zona pellucida es una capa glicoprotéica que envuelve las microvellosidades del ovocito y de las células foliculares. Los folículos primarios representan el reservorio de gametos durante la vida reproductiva de la hembra.

Folículo secundario

La transformación del folículo primario a secundario, implica la transformación de células foliculares que forman dos capas de células cuboideas alrededor del ovocito, llamándose células de granulosa. Estas células poseen uniones celulares ("gap junctions") que permiten el intercambio metabólico del epitelio, asegurando la nutrición de las capas más internas y del oocito (Anderson y Albertini, 1976; Kezele *et al.*, 2002; Pepling, 2012). Por fuera de la lámina basal que separa las células de la granulosa del estroma, se diferencia una teca incipiente. Además, en esta etapa se completa la maduración de la zona pelúcida (Chiquoine, 1960). La zona pellucida madura posee glicoproteínas, mucopolisacáridos, ácido siálico y ácido hialurónico. Las células de granulosa del folículo secundario tienen la capacidad potencial de sintetizar los tres tipos de esteroides ováricos (progestágenos, andrógenos y estrógenos) en cantidades limitadas. Sin embargo, se produce mayor cantidad de estrógenos que andrógenos o progestágenos (Hillier *et al.*, 1977). La enzima aromatasa cataliza la conversión de andrógenos a estrógenos (aromatización) y es el factor limitante de la producción ovárica de estrógenos. La enzima es inducida por la FSH (Moon *et al.*, 1978), de modo que la producción de estrógenos está limitada, en parte, por el número de receptores para esta hormona. Las células de granulosa en el folículo secundario poseen receptores específicos para FSH y, en presencia de la FSH, el folículo puede aromatizar pequeñas cantidades de andrógenos y generar su propio microambiente estrogénico (McNatty *et al*, 1979). La FSH se combina con lo estrógenos para ejercer un efecto mitogénico sobre las células de granulosa (Goldenberg *et al.*, 1972). El destino del folículo secundario (preantral) depende de un delicado balance de esteroides. Es decir, en bajas concentraciones, los andrógenos aumentan su propia aromatización y contribuyen a la producción de estrógenos. En concentraciones más altas, la capacidad limitada de aromatización es sobrepasada y el folículo se convierte en androgénico y se transforma en atrésico. La atresía, al igual que el comienzo del crecimiento folicular, es un proceso continuo. Es posible que los folículos progresen en su desarrollo sólo si emergen cuando la FSH está elevada y la LH baja.

Folículo terciario

En el folículo terciario (antral), las células de la teca se dividen en dos capas: una interior, glandular y vascularizada, llamada teca interna; y otra exterior, formada por tejido conectivo y células del músculo liso, denominada teca externa. En cambio, las células de granulosa son avasculares hasta después de la ovulación. Una membrana, compuesta por colágeno tipo IV, laminina y fibronectina, separa a esta capa de la teca interna. Bajo la influencia de los estrógenos y la FSH, se produce un aumento de la producción de fluido folicular, que empieza acumularse en los espacios intercelulares de las células de granulosa hasta que se forman los cuerpos de Call-Exner que corresponden a áreas de licuefacción o productos de secreción celular. Estos cuerpos aumentan de tamaño, confluyen entre sí y dan origen a una cavidad llamada antro. El fluido folicular provee el medio en el cual el ovocito y las células de granulosa que lo rodean pueden nutrirse en un ambiente endócrino para cada folículo.

Algunas sustancias que se encuentran en el fluido folicular son proteínas plasmáticas, enzimas intra y extracelulares, proteoglicanos, esteroides, hormonas proteicas hipofisiarias y factores no esteroideos (Chang *et al.*, 1976; Edwards, 1974; McNatty *et al.*, 1979). Las proteínas plasmáticas, las gonadotropinas y la prolactina alcanzan el filtrado antral por difusión desde los espacios vasculares externos a la membrana basal. Los proteoglicanos provienen de las células de granulosa cuya secreción depende de FSH y se cree que participan en el mantenimiento del antro mediante el aumento de su viscosidad. Ciertos esteroides son secretados por las células de la teca y por células intersticiales y penetran a través de la membrana basal hacia el antro folicular.

Los estrógenos son producidos por las células de granulosa, aunque las variaciones interfoliculares en los niveles hormonales del antro folicular sugieren que la regulación se debería a mecanismos más complejos que la difusión.

El microambiente creado por el antro folicular permite el acceso de hormonas como FSH y LH hasta sus receptores celulares, permitiendo amplificaciones de señales. Por lo tanto, en el ovario, folículos contiguos pueden estar en diferentes estadios de crecimiento, pero todas las células de un folículo determinado están inmersas en el mismo ambiente. La presencia de estrógenos y FSH en el fluido antral es esencial para la proliferación de las células de granulosa y para el crecimiento folicular continuo (McNatty *et al.*, 1979). Los folículos antrales que tienen mayor proliferación celular, poseen altas concentraciones de estrógenos y menor relación andrógenos/estrógenos, permitiendo una mayor probabilidad de mantener un ovocito viable. En caso contrario, si existe un ambiente androgénico, esto lleva a la degeneración del ovocito.

La síntesis de hormonas esteroideas parece estar restringida dentro del folículo. Si bien cada todo el folículo retiene la capacidad de producir andrógenos, estrógenos y progestágenos, la actividad de la aromatasa de las células de granulosa excede en gran medida a la observada en células de la teca (McNatty *et al.* 1979; Hillier *et al.* 1987), carentes de receptores para FSH. Entonces, las células de granulosa muestran una producción preferencial de estrógenos, mientras que la síntesis de andrógenos predomina en células de la teca (McNatty *et al.* 1979). La síntesis de estrógenos dada por ambos tipos de células dio origen a la hipótesis "dos células, dos gonadotropinas" (Fortune y Armstrong, 1977). La LH estimula la síntesis de andrógenos a partir del colesterol en las células de la teca. Los andrógenos penetran a través de la lámina basal por medio de una red de capilares y se convierten en estrógenos por medio de la enzima aromatasa, activada por FSH en las células de granulosa (Moon *et al.*, 1978). Además, la progesterona liberada por las células de granulosa en respuesta a gonadotropinas, puede penetrar hasta las células de la teca convirtiéndose en sustrato para la síntesis de andrógenos. Aunque la actividad de la aromatasa es principalmente estimulada por la FSH, resultados de estudios *in vitro* en células de granulosa provenientes de ratas inyectadas con FSH indican que la LH también estimula directamente la producción de estrógenos.

Selección del folículo dominante

Los estrógenos ejercen un efecto positivo sobre la acción de la FSH dentro de los folículos que están madurando, pero la retroalimentación negativa que producen sobre la liberación de FSH a nivel hipotálamo-hipófisis puede servir para evitar que otros folículos sigan madurando (Zeleznik, 1981). La disminución de FSH provoca un descenso de la actividad de la aromatasa dependiente de FSH y como consecuencia limitando la disponibilidad de estrógenos en los folículos menos maduros. Esto llevaría a la disminución de la proliferación de las células de granulosa y al aumento de andrógenos, provocando una atresia irreversible. El folículo dominante debe retener una sensibilidad única a la FSH y de esa manera aumentar la proliferación de células de granulosa, permitiendo una mayor cantidad de receptores para esta gonadotropina. Los folículos seleccionados tendrán un aumento de estrógenos que es mucho mayor que los folículos restantes. Además, estos folículos seleccionados tendrán una mayor cantidad de células de granulosa y una mayor vasculatura de la teca, permitiendo una entrada preferencial de FSH a estos folículos. Por lo tanto, los folículos dominantes tienen la ventaja de tener un mayor número de receptores para FSH y poseer un fácil acceso para esta hormona. Bajo el estímulo de FSH y en presencia de estrógenos, las células expresan receptores para LH y prolactina, en la rata (Wang *et al.* 1979; Zeleznik *et al.* 1974). La síntesis de estrógenos provoca la estimulación del pico de LH e induce la expresión de receptores requeridos para la respuesta. Este mecanismo permitiría la selección de los folículos dominantes hasta llegar a la ovulación.

La regulación de la secreción hormonal del ovario depende de mecanismos de retroalimentación, los cuales involucran esteroides gonadales y compuestos proteicos (Inhibina, activina, folistatina). La síntesis de estrógenos está modulada por mecanismos de retroalimentación que involucran las gonadotrofinas liberadas de la hipófisis. La secreción de FSH está regulada negativamente por los estrógenos (Knobil, 1974; Karsch *et al.*, 1979). En bajas concentraciones, la respuesta de FSH es inmediata; y en altas concentraciones, la supresión de FSH es profunda y sostenida. También, la LH está regulada por los estrógenos. A niveles bajos y moderados, los estrógenos actúan negativamente sobre la liberación de la

LH. Pero a concentraciones mayores, los estrógenos regulan positivamente a esta gonadotropina. Para que se produzca el pico preovulatorio de LH tanto en el humano como en los roedores, los estrógenos deben alcanzar un valor de 200 pg/ml aproximadamente (Young y Jaffe, 1976).

Por otro lado, la presencia de compuestos no esteroideos presentes en el fluido folicular influye en la liberación de las gonadotropinas. Por ejemplo, la inhibina es una proteína sintetizada por las células de granulosa de la rata y el humano, que inhibe la liberación de FSH de hipófisis (Rivier *et al.*, 1986). Esta proteína pertenece a la familia de péptidos relacionados estructuralmente con el TGF-B y está formada por dos subunidades, A y B (BA y BB), unidas por puentes disulfito (De Jong, 1988).

Folículo preovulatorio

En el folículo preovulatorio o folículo De Graaf, las células de granulosa se agrandan y adquieren inclusiones lipídicas, mientras que en las células de la teca aparecen vacuolas y aumenta la vascularización. El ovocito continúa con la meiosis, acercándose a completar la división reduccional. El folículo aumenta de tamaño, por aumento de la población de las células foliculares y por la acumulación de fluido folicular entre las células de granulosa, cuyas uniones intercelulares se vuelven más laxas.

Los niveles de estradiol se elevan rápidamente sobre el umbral, estimulando el pico de gonadotropinas. LH promueve la luteinización de las células de la granulosa y la teca, lo que resulta en la producción de progesterona por dichas células, en la rata, la síntesis de progesterona es inducida por la prolactina (Morishige y Rothchild, 1974; Rothchild, 1974).

La esteroidogénesis se encuentra modificada entre el momento del pico de LH y la ovulación. Las altas concentraciones de LH alcanzadas en el momento del pico preovulatorio causan una disminución de sus receptores, por intemalización transitoria, en las células de granulosa y de teca (Fortune, 1994). El incremento transitorio de la secreción de estrógenos causa la inhibición de la síntesis de andrógenos, en las células de la teca, favoreciendo la producción de progesterona. Sin embargo, luego de la ovulación, las células recuperan su capacidad de responder a la gonadotropina; en los roedores, esta recuperación de receptores es estimulada por la prolactina (Morishige y Rothchild, 1974; Rothchild, 1974).

El desarrollo folicular en el ovario de la hembra inicia a partir de la Og y la Fg, cuando se forman los FPDs y después de una etapa de latencia, los FPDs se activan y es hasta en este momento cuando inicia propiamente, el crecimiento y desarrollo folicular. De igual forma en secciones previas se presenta información sobre las características y clasificación de los folículos, de manera general, por lo que en esta sección solo se presenta la información pertinente a como ocurre la dinámica folicular y cómo interactúan los factores que intervienen en su regulación, en la cabra, la oveja y la vaca.

El estudio de las funciones ováricas y en particular, del crecimiento y desarrollo folicular, tanto desde el punto de vista de la investigación, como de su aplicación práctica, se ha llevado a cabo en varias especies (Adams, 2007; Aerts y Bols, 2010ab; Erickson, 1966ab; Gougeon, 1984; Peters, 1976; 1986; Webb et al., 2004,) y tanto *in vivo*, como *in vitro* (Baker y Spears, 1999; Fortune *et al.*, 2010).

Inicialmente, se describieron las características del ciclo estrual en la vaca (Hammond, 1927; McNutt, 1927; Cole, 1930), posteriormente, se establecieron las conexiones hormonales entre el desarrollo folicular y las hormonas ováricas en el ratón (Bullough, 1946), la rata (Mandl y Zuckerman, 1950) y el mono (Green y Zuckerman, 1951), se determinó, desde un enfoque histológico, que no existían variaciones cíclicas en el número de folículos en el ovario. Estudios de Rajakoski (1960) indicaron la presencia de dos ondas de crecimiento folicular durante el ciclo estrual en la vaca y en base a estos resultados, se debe la proposición de esta teoría, estudios subsecuentes aportaron información contradictoria sobre la dinámica folicular durante el ciclo estrual en la vaca (Fortune, 1993; Pierson y Ginther, 1987ab; Sirois y Fortune, 1988), ya que los estudios de Rajakoski (1960), se realizaron de manera cualitativa y sin relación con o de los perfiles de gonadotropinas y hormonas ováricas. Evidencia de estudios iniciales (Pierson y Ginther, 1987ab; Sirois y Fortune, 1988) y otros estudios (Adams, 1998; 1999; Singh *et al.*, 2003), dieron origen al concepto de que los folículos son reclutados de la reserva ovárica folicular (Monniaux *et al.*, 2014, Morotti *et al.*, 2017), de folículos primarios de manera continua durante todas las etapas fisiológicas de la hembra y que el folículo destinado a ovular es seleccionado por la coincidencia de su estado de madurez y la ocurrencia del pico preovulatorio de gonadotropinas, al final del ciclo estrual o menstrual. A partir de estos estudios y con el avance en el desarrollo de la tecnología en ultrasonido, se detona el entendimiento de la dinámica folicular y la concentración de hormonas en la circulación sistémica (Adams, 1999; Ireland *et al.*, 2000; Ginther *et al.*, 2001ab).

Estudios utilizando ultrasonido para identificar y monitorear folículos individuales o poblaciones de folículos de varios tamaños (Iniciando con folículos de 3-4 mm) han generado información que indica que el crecimiento folicular ocurre en forma de ondas foliculares en bovinos y que en la mayoría de los casos, en cada ciclo estrual se detectan de dos a tres (Cardozo *et al.*, 1994, citado por Adams, 1999; Henao y Trujillo, 2003), de una a cuatro (Díaz *et al.*, 1998; Díaz, 2008) o hasta seis (Cardozo *et al.*, 1994, citado por Adams, 1999; Henao y Trujillo, 2003) ondas foliculares, además, se sabe que en cada onda se detectan de 4 a 41 folículos de 3 a 4 mm (Ver Adams, 1998; 1999; 2007), de ambos ovarios, que responden de manera sincronizada y que el folículo dominante suprime a los subordinados y la emergencia de una nueva onda vía sistémica o endocrina, más que por vía paracrina o local (Ginther *et al.*, 1989abc; Adams, 2007).

Las funciones primordiales del ovario incluyen la Og y la Fg (La Fg incluye la síntesis y secreción hormonal), de igual manera, la Fg inicia con el ensamblado de los FPDs y su posterior transición a FPDs en latencia, durante un periodo de tiempo variable, de acuerdo a la especie. El desarrollo y crecimiento folicular a partir de la activación de los FPDs ocurre de manera independientemente de factores extra-ováricos, como las gonadotropinas LH y FSH y probablemente, dependiente de factores intra-ováricos y de crecimiento (Campbell, 2009; McGee y Hsue, 2000; Scaramuzzi *et al.*, 2011; Wandji, 1992; Wandji *et al.*, 1992;). A partir de esta primera etapa y del estadío de folículo antral (Nayudu y Osborne, 1992), el desarrollo folicular ocurre de manera inversa, es decir, esta etapa es totalmente dependiente de factores hormonales sistémicos (Adams, 2007; Campbell, 2009; Ginther *et al.*, 1989abc).

El desarrollo folicular en el bovino requiere de 3 a 4 meses y como se ha mencionado previamente, se divide en dos etapas, una inicial y la cual es independiente de las gonadotropinas, seguida por una segunda etapa dependiente de las gonadotropinas (Adams, 2007; Ginther *et al.*, 1989a; McGee y Hsue, 2000; Webb *et al.*, 2004); por otro lado, el desarrollo folicular durante la fase dependiente de las gonadotropinas ocurre en ondas (Ginther *et al.*, 1989a; Ireland y Roche, 1987; Matton *et al.*, 1981; Rajakoski, 1960; Sirois y Fortune, 1988).

En cada onda de crecimiento folicular se describen cuatro fases, reclutamiento, selección, emergencia y dominancia, de las cuales un folículo dominante continua su desarrollo y logra ovular, mientras que el resto de los folículos detienen su crecimiento y se vuelven atrésicos (Adams, 2007; Aerts y Bols, 2010b; Crowe, 2008; Ireland *et al*., 2000; Lucy et al., 1992;). El reclutamiento ocurre cuando un grupo (Cohorte) de 8 a 41 folículos de 3-4 mm de diámetro (Adams, 1998; 1999; 2007; Driancourt, 2001) inicia su etapa de crecimiento y su transformación en folículos dependientes de gonadotropinas, ya que este reclutamiento coincide con un aumento en la secreción de FSH (Adams *et al*., 1992; Sunderland *et al*., 1994); estudios recientes indican que es posible monitorear el reclutamiento de folículos más pequeños (de 1 a 3 mm), con el uso de ultrasonido mas avanzado (Adams *et al*., 2008; Jaiswal *et al*., 2004). La selección es el proceso resultante de la reducción en el número del grupo de folículos que fueron previamente reclutados (Goodman y Hodgen, 1983; Ireland *et al*., 2000), en base a la tasa ovulatoria de cada especie (Sunderland *et al*., 1994) y al parecer, el reclutamiento y la selección podrían iniciar simultáneamente (Hodgen, 1982); y aunque se dificulta definir el momento de inicio de la selección, esta coincide con una disminución de FSH y el fin de esta fase coincide con el inicio de etapa de la definición del folículo dominante (Campbell *et al*., 1995; Fortune, 1993; Ginther *et al*., 2000). La etapa de emergencia en el desarrollo folicular inicia con la detección de folículos de 1 a 3 mm (Jaiswal *et al*., 2004; Adams *et al*., 1998), de 3 a 4 mm (Adams, 1998; 1999; 2007) o de 4 a 5 mm (Ginther *et al*., 1989ab), de tal forma que la emergencia detectada mediante ultrasonido, marca el inicio de una onda folicular y por lo mismo, este depende de la experiencia del usuario y la resolución del equipo (Ireland *et al*., 2000). El intervalo de tiempo entre la emergencia de una onda folicular y el inicio de la siguiente establece la duración de una onda folicular (Ireland *et al*., 2000). La dominancia es la fase durante la cual el folículo seleccionado como dominante, suprime activamente los niveles de FSH y el crecimiento del grupo de folículos en crecimiento (Sunderland *et al*., 1994), el folículo dominante obtiene un tamaño de 8.5 a 10 mm (Ginther, *et al*., 1997; 1998; 1999; Aerts y Bols, 2010b) y crecen a una tasa mas rápida que los folículos subordinados y estos están destinados a disminuir su crecimiento (Desviación) y a degenerarse por atresia (Ginther *et al*., 1996; 2000; Aerts y Bols, 2010b).

La ovulación es el proceso de expulsión de un oocito (o varios, dependiendo de la especie y de la tasa de ovulación), después de la ruptura de la pared folicular, una vez que ha concluido el desarrollo folicular y el o los folículos han alcanzado el tamaño de folículo preovulatorio, al final de la fase folicular del ciclo estrual en rumiantes domésticos, como la cabra, la oveja y vaca. La ovulación es un proceso inflamatorio y edematoso, acompañado de hiperemia aguda, que se puede definir como una serie de eventos bioquímicos, morfológicos y fisiológicos, eventos que son iniciados por la LH y que finalizan con la ruptura de pared folicular y la expulsión de un oocito secundario de un folículo preovulatorio o de Graaf, presente en el ovario (Espey y Lipner, 1994; Rao *et al*, 1978; Robker y Richards, 1998).

Se cree que una vez que se expresa el destino de sobrevivencia de los FPDs y del folículo primario, la interacción del oocito y las células foliculares (Células de granulosa y de la teca), la probable presencia de señales paracrinas (Factores de crecimiento y otros químicos del ovario, Dunlop y Anderson, 2014; Oktem y Urman, 2010; Pepling, 2012; Skinner, 2005) y endocrinas (De la propia FSH y LH, Webb *et al*., 2004), son esenciales para que el folículo destinado a ovular, logre el desarrollo necesario para alcanzar la fase de folículo de Graaf y ovule. Durante el desarrollo folicular, la LH y la FSH actúan sobre las células de la granulosa y la theca, para sintetizar progestágenos, andrógenos y estrógenos, los cuales a su vez, permitirán la maduración final del folículo (Etapa de dependencia de gonadotropinas de la foliculogénesis), en sinergia con y bajo la influencia de la LH y FSH; y durante el pico preovulatorio de gonadotropinas (Adams *et al.*, 1992; Fortune, 1994; Sunderland *et al.*, 1994). El desarrollo folicular es dependiente de las gonadotropinas (De folículo antral a preovulatorio, Adams *et al.*, 1992; Sunderland *et al.*, 1994), y se tiene evidencia de que la LH y la FSH inducen resistencia a la apoptosis en las células de granulosa, permite aumentar los receptores de LH, aumenta el nivel de monofosfato de adenosina cíclico (AMPc), lo que activa la proteína kinasa (PKA) dependiente del AMPc, lo cual lleva a un aumento en la expresión de proteínas antiapoptóticas del ovario. También se ha considerado a la progesterona como factor de sobrevivencia en la granulosa (Johnson, 2003; Richards *et al.*, 1995;) y se han considerado otros factores de sobrevivencia como el factor de crecimiento de los queratinocitos y la interleucina-1beta, en las células de la theca (Johnson, 2003).

La ovulación ocurre en respuesta a una cascada de reacciones proteolíticas, que inician con el pico de LH, ya que la LH induce la supresión de la expresión de la aromatasa, detiene la división celular e incrementa la expresión de las proteínas de los genes de la ruptura de la pared folicular y la membrana basal (Rao *et al.*, 1978; Robker y Richards, 1998); además, se sabe de la participación de otros compuestos y enzimas, como el activador de plasminógeno, la histamina, la colagenasa y el factor de necrosis de tumores (Tumor Necrotic Factor, TNF), interleucinas, los cuales participan en la iniciación de la cascada de reacciones proteolíticas previo a la ovulación (Beers, 1975; Beers *et al.*, 1975; Reich *et al.*, 1985). El folículo mismo participa en el proceso de ovulación, ya que sintetiza y secreta prostaglandinas de la series E y F, las cuales se sabe son requeridas para permitir la ruptura de la pared folicular y la ovulación (Davis *et al.*, 1999; Tilley *et al.*, 1999). Estos compuestos inducen cambios como aumentos en permeabilidad y flujo sanguíneo, vasodilatación y lisis de la pared folicular, cambios que terminarían en permitir la expulsión del oocito secundario (Ver Kiener, 2010).

Previamente a la ovulación, el folículo adquiere su máximo desarrollo, logrando el tamaño de folículo preovulatorio o de Graaf, mientras el oocito permanece en latencia (detenido en la profase de la meiosis I), probablemente debido a la secreción de inhibidores de la meiosis (Eppig, 1993). Además, de manera posterior al pico preovulatorio de LH, pero precediendo a la ovulación, el oocito concluye la meiosis I y se transforma en oocito secundario y nuevamente entra en latencia, lo cual precede a la conclusión de la meiosis II (Eppig et al., 1994); la cual se reiniciará solamente si el oocito es fecundado (Eppig, 1982).

Inmediatamente después de la ovulación inicia el proceso de formación del cuerpo lúteo, el cual se conoce como luteinización, el cuerpo lúteo es una glándula temporal y tiene como función principal es sintetizar y secretar progesterona (Niswender *et al.*, 1994; Niswender y Nett, 1994) y esta es responsable de preparar el útero para recibir el embrión y propiciar la implantación (Chang, 1952; Weitlauf, 1994). La luteinización inicia con la vascularización y edematización de la cavidad folicular y la formación del cuerpo hemorrágico y la síntesis y secreción de progesterona y otras hormonas (Relaxina, oxitocina, vasopresina y estradiol, Niswender y Nett, 1994; Niswender *et al.*, 1994). El proceso de luteinización inicia con una fibrosis localizada en la cavidad folicular, desintegración de la membrana basal del folículo y dispersión de las capas de la theca y la granulosa y un aumento en la vascularización, hipertrofia de células de theca y granulosa (Las cuales cesan su división celular) y transformación en células luteínicas (Las de granulosa darán origen a las células luteínicas grandes y las de la theca darán origen a las células luteínicas pequeñas), para integrar el cuerpo lúteo. La principal hormona secretada por el cuerpo lúteo es la progesterona y en menor proporción, también secreta estradiol en la mayoría de las especies estudiadas, aunque solo es de importancia en algunos primates, el humano y el cerdo; el cuerpo lúteo también secreta inhibina y oxitocina. Las funciones endocrinas del cuerpo lúteo están bajo regulación de la LH, y solamente en la rata y la perra, la prolactina es el factor luteotrópico principal; aunque, las células luteínicas grandes sintetizan progesterona independientemente del nivel de LH, mientras que las células luteínicas pequeñas poseen una mayor población de receptores para LH y son dependientes de la LH, para la síntesis de progesterona (Niswender y Nett, 1994; Niswender *et al.*, 1994; Wiltbank *et al.*, 2014).

La transformación de las células de granulosa y de la teca, de células foliculares a células luteínicas, consiste en el cambio de células epiteliales o cuboideas a células esteroidogénicas; durante los primeros días posteriores a la ovulación, en su proceso de luteinización, las células de la granulosa aumentan de tamaño y se observa la acumulación de lípidos en el citoplasma, aparece el retículo endoplásmico granular, bien desarrollado, las mitocondrias aparecen con cristas tubulares, aparece también el retículo endoplásmico tubular y el rugoso y el aparato de Golgi, así como un aumento en la formación de vasos sanguíneos, la cual es mediada por el factor de crecimiento vascular endotelial (VEGF, Dvorak *et al.*, 1995; Ferrara, 1999). Por otro lado, la luteinización de las células de la theca en células luteínicas pequeñas, mantienen su tamaño, con vasos sanguíneos repletos de sangre y se observa la presencia de sangre en la cavidad folicular. El cuerpo lúteo alcanza su máxima capacidad secretora (De progesterona, estradiol e inhibina) durante la parte media de la fase lútea. Una vez que el cuerpo lúteo alcanza su pico en la secreción de progesterona, este inicia su regresión o luteólisis; siempre y cuando no haya un embrión en desarrollo y la implantación no ocurriría debido a la secreción de prostaglandinas del endometrio del útero (Watanabe *et al.*, 1985; Watanabe, 2002), la luteólisis marca el inicio de un nuevo ciclo estrual en los mamíferos domésticos (Goding *et al.*, 1972; Inskeep, 1973).

La reserva folicular ovárica, realidades, aplicaciones e implicaciones

La reserva ovárica folicular en la hembra implica dos componentes del ovario, el número de folículos primordiales (Reserva de folículos primordiales) y de esta deriva el número de folículos antrales pequeños (Reserva de folículos antrales o PFA), de los cuales algunos iniciarán una onda folicular al momento de la emergencia (Singh *et al.*, 2003); por otro lado, el número de folículos susceptibles de ser aspirados para FIV u ovulados para PEIVV, depende del momento de realizar la colección (Aspiración) o el tratamiento para SPO, en relación a la emergencia de la onda folicular y el número de folículos inicien su crecimiento en cada onda folicular o si la onda folicular ha sido sincronizada (Cavalieri *et al.*, 2018). La reserva ovárica, en términos de la PFA se ha utilizado para estimar la capacidad de producir embriones *in vivo* o *in vitro* (Santos *et al.*, 2016; Silva-Santos *et al.*, 2014b).

La eficiencia reproductiva y la productividad en bovinos de carne depende directamente de la PFA, también existen variaciones, por ejemplo, vacas *Bos indicus* producen un mayor número de ovocitos (Pontes *et al.*, 2009), también tienen mas ondas foliculares (Figueiredo *et al.*, 1997; Viana *et al.*, 2000), mayor número de folículos por onda (Carvalho *et al.*, 2008) y mas folículos antrales menores de 5 mm, en relación a vacas *Bos taurus*; aunque a la fecha, las causas de estas diferencias no se hayan podido determinar

(Silva-Santos *et al.*, 2014c), es posible que las diferencias se pudieran deber a diferencias en la población de folículos antrales, diferencias genéticas (Walsh *et al.*, 2014), manejo (Ireland *et al.*, 2011; Jimenez-Krassel *et al.*, 2009; Mossa *et al.*, 2012) o adaptación.

Se han mencionado diferencias entre especies y razas de los bovinos de carne, además, se han encontrado variaciones individuales importantes en el número de folículos antrales durante las ondas foliculares, la repetibilidad en la PFA permite la identificación de vacas con PFA alta o baja; además, se ha encontrado un alto grado de constancia en la PFA en vacas, independientemente de edad, época, estado fisiológico o manejo (Burns *et al.*, 2005; Ireland *et al.*, 2007; 2008; 2011; Silva-Santos *et al.*, 2014ab; Singh *et al.*, 2003), constancia que varia del 70 al 90 % (Silva-Santos *et al.*, 2014c).

Se han realizado varios estudios sobre la relación entre la eficiencia reproductiva y la PFA, de esta forma, se ha encontrado que el uso de metodologías o herramientas como la PFA para estimar la reserva ovárica donde la PFA está correlacionada con el número de ovocitos viables y la producción de blastocitos (Santos *et al.*, 2016) y la tasa de concepción lograda con IA (Mossa *et al.*, 2012). Probablemente, la variación en PFA entre vacas también predispone una variación alta en la producción de blastocitos, sin embargo, la producción de blastocitos es altamente constante en la misma vaca (Burns *et al.*, 2005; Ireland *et al.*, 2009; Morotti *et al.*, 2017); se ha reportado que la PFA y el número de ovocitos recuperados y de blastocitos producidos están correlacionados positivamente en vacas *taurus*, *indicus* o sus cruzas, además, esta correlación se mantiene en vacas con PFA alta o baja (Ireland *et al.*, 2008; Monteiro *et al.*, 2017). La estimación de la PFA también se ha asociado con ciertos parámetros de fertilidad, como tamaño del ovario, diámetro del CL, número de ovocitos viables, concentración de progesterona, tasa de gestación e intervalo entre partos (Jimenez-Krassel *et al.*, 2009).

Algunos factores hormonales han sido relacionados con la reserva ovárica y la cuenta de PFA, en particular, el factor de crecimiento parecido a la insulina I (IGF-I) y la hormona anti-mulleriana (HAM). La HAM o substancia inhibidora de los ductos de Muller es una hormona glucoproteica expresada durante la diferenciación de las gónadas en el macho, durante el desarrollo embrionario, la HAM bloquea la formación de los ductos de Muller en el macho, permitiendo el desarrollo de los ductos de Wolf, y dar origen al aparato genital masculino (Cate *et al.*, 1986; Lee y Donahoe, 1993); la HAM fue inicialmente postulada por Lillie (1916), posteriormente, Jost (1947), demostró la presencia de un factor que prevenía la formación de los ductos de Muller, durante el desarrollo embrionario en el macho, al que denominó *Substancia Inhibidora Mulleriana*. Posteriormente, la HAM se identificó como una glucoproteína inhibidora del crecimiento relacionada a la familia de factores de crecimiento de transformación beta (TGF-β, Cate *et al.*, 1990), grupo de genes y proteínas que regulan varios eventos de crecimiento y diferenciación. La HAM es liberada de las células de Sertoli en el macho (Josso, 1973) y por las células de la granulosa en los folículos antrales de la hembra (Durlinger *et al.*, 2002), además de ejercer otras funciones, como la diferenciación de las estructuras internas del aparato reproductor, control de la maduración de las células germinales y morfogénesis de las gónadas y el descenso testicular (Cate *et al.*, 1990; Lee y Donahoe, 1993).

La HAM también se relaciona con la reserva ovárica, el desarrollo folicular y la PFA en la hembra (Baruselli *et al.*, 2015; Monniaux *et al.*, 2012), relación que permite establecer el potencial y la eficiencia reproductiva de las hembras y con algunas otras medidas indirectas de la fertilidad en la vaca (Baruselli *et al.*, 2015; Morotti *et al.*, 2018; Zangirolamo *et al.*, 2018). Como se mencionó anteriormente, la HAM es secretada por las células de la granulosa de los folículos antrales (Durlinger *et al.*, 2002), se ha demostrado una correlación positiva entre la media de HAM y la media de folículos antrales, tanto en *Bos taurus* (r = 0.88, Ireland *et al.*, 2008), como en *Bos indicus* (r = 0.56 a 0.68, Batista *et al.*, 2014); además esta correlación también se ha encontrado en vacas con número alto de folículos antrales (34 a 48 folículos) o número bajo (13 a 28 folículos), e igualmente para vacas *Bos indicus* o *Bos taurus* (Batista *et al.*, 2014).

En consideración de la evidencia demostrada sobre la cuenta de la PFA y la correlación entre los niveles de HAM y la PFA, se ha propuesto a la HAM como marcador para la PFA en el ovario; tanto para la colección de ovocitos para FIV (Batista *et al.*, 2014; Ireland *et al.*, 2008; Monniaux *et al.*, 2012) o como un estimador confiable de la respuesta ovárica a la superovulación (Rico *et al.*, 2009); por lo que se reconoce que la determinación de la concentración de HAM en la sangre de vacas donadoras podría ayudar a predecir la respuesta folicular y superovulatoria de los ovarios, durante el ciclo estrual o en respuesta a tratamientos con gonadotropinas.

A pesar de la evidencia presentada en párrafos anteriores, sobre la aplicación de la cuenta de PFA y la medición de la HAM para estimar la respuesta folicular y superovulatoria de la vaca y así mejorar la eficiencia en la colección de ovocitos para FIV, para superovulación y PEIVV o para IA, es necesario realizar algunas precisiones, que en el futuro se deberán clarificar. Sin embargo, no existe una clasificación estandarizada para la cuenta de PFA, ni de la calidad y tipo de folículos y tampoco para los niveles de HAM, solo se utilizan patrones o rangos (Alta, media o baja) del número de folículos (Morotti *et al.*, 2015) o se analizan los datos utilizando cuartiles para PFA (Watanabe *et al.*, 2017).

Se han documentado varias diferencias en comportamiento reproductivo debido al genotipo, principalmente entre razas taurinas y cebuinas (*Bos indicus*) y sus cruzas, así como diferencias entre razas lecheras y razas de carne; generalmente, biotipos indicus producen mas ovocitos por aspiración (Batista *et al.*, 2014, Walsh e*t al.*, 2014; Watanabe *et al.*, 2017) y un mayor número de blastocitos, aunque eso no siempre sucede de esa manera, considerando razas sintéticas como Brangus Rojo y Beefmaster (Trejo Meza, 2020). Por otro lado, y si bien se ha mencionado que existe una alta correlación entre la media para PFA individual, esta tiende a ser mas alta en *Bos taurus* (Ireland *et al., 2008*) que en *Bos indicus* y sus cruzas (Batista *et al.*, 2014), lo que sugiere una mayor variación individual en razas *indicus;* además, esta variación se relaciona con la producción de blastocitos (Zangirolamo *et al.*, 2018), ya que Monteiro *et al.* (2017) no encontró diferencias en la tasa de blastocitos en vacas *Bos indicus* con cuenta alta de PFA (34.2 %) o baja (33.9 %).

La relación entre la cuenta de PFA y PEIVT y PEIVV se ha documentado, y aunque existe evidencia que indica una correlación positiva, la varición en la respuesta de la donadora continua siendo variable e inconsistente, aunque, si se ha observado un aumento en la producción de blastocitos a medida que aumenta la PFA; sin embargo, la tasa de producción de blastocitos se mantiene relativamente constante para donadoras Gyr o Nelore (Watanabe *et al.*, 2017), no así para donadoras Holstein o Senepol (Watanabe *et al.*, 2017), en las cuales se encontró una tendencia inversa en PFA y tasa de blastocitos, es decir, la tasa de blastocitos disminuyó a medida que la cuenta de PFA aumentó; relación que también se ha observado para donadoras Nelore (Morotti *et al.*, 2015).

La fertilidad y tasa de gestación y su relación con la PFA también se ha estudiado, así como la relación con HAM. Algunos estudios han relacionado los niveles de HAM con la tasa de gestación, donde se ha observado una mayor tasa de gestación en vacas con mayores niveles de HAM inseminadas a estro observado, sin embargo, esta relación no se demostró cuando vacas o vaquillas se inseminaron a tiempo fijo (Ver Baruselli *et al.*, 2015). Otros estudios han buscado relacionar la PFA con la tasa de gestación en protocolos de IA, sin embargo, los resultados han sido variables y contradictorios (Mossa *et al.*, 2012; Zangirolamo *et al.*, 2018); lo que conlleva a sugerir que los resultados obtenidos aunque parezcan desalentadores, es posible que sean los esperados, ya que regularmente en una onda folicular en un ciclo estrual se espera que solo un folículo obtenga el tamaño preovulatorio y logre ovular.

En resumen, los conocimientos existentes y los estudios realizados han sido sobre la aplicación de dichos conocimientos, información sobre la reserva folicular ovárica y el uso de algunas herramientas como la PBA y los niveles de HAM, se sabe indiscutiblemente que una mayor PBA permite obtener una mayor cosecha de ovocitos y embriones, por otro lado, no se puede concluir lo mismo sobre el uso de dichas herramientas en programas de IA.

Después de haber revisado algunas publicaciones sobre la aplicación de PFA en reproducción asistida, se vislumbran dos retos principales, el primero de ellos, es la falta de un método de clasificación de las categorías o clases para los números y rangos de folículos e intervalos de clase a clase, para PFA elevada, alta, media o baja; dicha clasificación tendría consecuencias sobre los resultados, es decir, el número de ovocitos cosechados por sesión de aspiración y FIV o por programa de PEIVV.

Otro aspecto importante sobre la aplicación de PFA en reproducción asistida, es el hecho de que se desconoen los mecanismos fisiológicos que relacionan la PFA y la fertilidad, además, de que el conocimiento de los mecanismos moleculares que determinan las diferencias entre animales de alta o baja PFA, contribuirían a un mejor uso de la PFA y los niveles de HAM.

La regulación de las funciones ováricas y la cosecha de ovocitos y óvulos

La regulación de la actividad ovárica y del desarrollo folicular se podría visualizar desde el inicio de la migración de las CGPs, la Og y el momento de la formación del folículo primordial hasta la ovulación y desde el punto de vista de dos estructuras ováricas, el ovocito y las células somáticas y la secreción de factores hipotalámicos y de gonadotropinas; la evidencia de la literatura indica que la influencia del ovocito es mayor en folículos primordiales y preantrales, mientras que el componente somático, en particular, y de manera significativa, la GnRH, las gonadotropinas y las células de la granulosa ejercen su mayor influencia sobre las últimas etapas del crecimiento folicular (Binelli y Murphy, 2010). En roedores y la mujer, estas dos formas de regulación se reconocen como etapa de reclutamiento inicial y de reclutamiento cíclico (Desai *et al.*, 203; McGee y Hsueh, 2000); mientras que en rumiantes y otros mamíferos mayores se reconocen como etapa independiente y etapa dependiente de gonadotropinas (Campbell, 2009; Pelosi *et al.*, 2015; Webb *et al.*, 2004). En base a lo anterior, la regulación del desarrollo folicular se podría visualizar como tres componentes de regulación, 1) El que es dirigido por el ovocito, 2) El dirigido principalmente por la FSH, y 3) El dirigido principalmente por la LH; en resumen, el ovocito actua sobre FPDs y folículos preantrales y los efectos de las células somáticas y de la FSH y la LH, a continuación se describen estos componentes y sus efectos sobre las etapas de desarrollo folicular.

La influencia del ovocito sobre el desarrollo folicular inicia durante la ovogénesis, proceso que inicia con la diferenciación o especificación (Semana tres post-fecundación, mujer, Ginsburg *et al.*, 1990, 5 semanas en la vaca, Erickson, 1966ab) de las CPGs, seguida por la migración (Semana 6-8 de gestación en la mujer, Baker, 1963; Fujimoto *et al.*, 1977; y la vaca, Erickson, 1966ab); mientras que la mitosis inicia durante la migración y se mantiene hsta casi 7 meses en la mujer (Desai *et al.*, 2013;) y hasta 4 meses en la vaca (Erickson, 1966ab), los primeros FPDs aparecen a los 4-5 meses en la mujer (Baker y Neal, 1974) y la vaca (Henricson y Rajakoski, 1959), una vez que concluye la mitosis, se determina la reserva ovárica en la hembra (Ver revisión de Pelosi *et al.*, 2015). La regulación de la ovogénesis depende de la expresión de varios genes o factores, entre ellos, el BMP se requiere para completar la mitosis, el Oct4 es necesario para el desarrollo embrionario y la formación de la masa celular interna, los genes Nanos se requieren para la especificación y la migración, Kit y Kitl se requieren para sobrevivencia, migracióin, proliferación y el establecimiento final de PGCs, mientras que Pin1 afecta la regulación del ciclo celular; además, de que genes como Bcl-x, Connexin 43, Dmc1, BRCA1/2, entre otros, son factores necesarios para la expresión de apoptosis, autofagia, reparación de ADN, entre otros (Ver Pelosi *et al.*, 2013, para una completa lista de dichos genes y sus efectos).

La formación y ensamblado de FPDs representa un evento primordial para el establecimiento de la reserva ovárica, la cual se forma por el pool de folículos latentes y aquellos que son activados, tanto el ensamblado como la activación de FPDs depende de factores de crecimiento como de genes; así, el ensamblado de FPDs depende principalmente de genes somáticos (Se han identificado 20) y algunos que se originan del ovocito (BMP15, GDF9, Follstatin, Notch y Dicer, ver Binelli y Murphy, 2010; Pelosi *et al.*, 2015). Se han identificado al menos 9 genes con expresión en el ovocito que participan en la activación de los FPDs, dentro los que destacan NOBOX, LHXB, SOHLH2, GDF9 y BMPs (Binelli y Murphy, 2010; Pelosi *et al.*, 2015), además de otros genes de expresión somática como Fox12, Kitl (Pelosi *et al.*, 2015). La activación de FPDs es un proceso irreversible, que inicia con el aumento del diámetro del ovocito, proliferación de células foliculares y el cambio en las células de granulosa de escamosas a cuboideas, además, la activación ocurre espontáneamente *in vitro*, mientras que *in vivo* se mantiene mediante inhibición de la activación mediante BMP15 y GDF9 (Ver Binelli y Murphy, 2015).

El desarrollo del folículo preantral se da por el aumento exponencial de células de granulosa, el cual ocurre independientemente de las gonadotropinas (Webb y Campbell, 2007), aunque si depende de estímulos paracrinos, autocrinos y algunos endocrinos, como GDF9, algunos miembros de la familia TGF-β, como receptores para quinasas, ALK3, 5, y 6, además de inhibina α, folistatina y HAM, así como IGF-1 y 2 y la hormona del crecimiento (Ver Binelli y Murphy, 2015). Por otro lado, el antro folicular se forma como una cavidad llena de fluido, lo cual coincide con la adquisición de la sensibilidad del folículo a la FSH, además, la formación del antro folicular inicia con la pérdida aparente de la integridad funcional de las uniones celulares entre las células de granulosa, lo cual se debe a la ausencia de Connexin 43 y el flujo de fluido intercelular hacia el interior del folículo, debido a la presencia de canales proteicos conocidos como Aquaporin (Ver Binelli y Murphy, 2010); durante la formación del antro folicular, el ovocito adquiere la capacidad de reiniciar la meiosis (Eppig y O´Brien, 1996).

Según la evidencia en la literatura está claro que la formación del antro folicular depende tanto del ovocito (Células germinales) y aunque se desconocen los mecanismos involucrados, factores como FGF8, GDF9 y BMP15 han sido conectados al proceso; como del folículo (Células somáticas), se sabe que la FSH, además de IGF-1 y 2, participan en la formación del antro folicular (Ver Binelli y Murphy, 2010).

Como se ha mencionado con anterioridad y si bien es cierto, la última fase de crecimiento folicular, de folículo antral pequeño a preovulatorio, es depediente de gonadotropinas, este crecimiento también es dependiente de factores del ovocito. El aumento en tamaño del folículo es debido a dos factores, un aumento de 3 a 10 veces, en el número de células de granulosa es en el orden de decenas de millones y un aumento en el volumen del antro folicular; este último se debe a un efecto osmótico fuerte, por la síntesis de glusoaminoglicanos, como hialuronan, versican y un inhibidor inter-α de tripsina, los cuales poseen efectos osmóticos poderosos, debido a su peso molecular (Ver Binelli y Murphy, 2010).

La maduración final del folículo preovulatorio incluye cambios hormonales, anatómicos y bioquímicos previo a que ocurra la ovulación, de llamar la atención el hecho de que durante el proceso de diferenciación del folículo preovulatorio en el bovino, se da la expresión de mas de 7,800 y 7,600 genes en las células de granulosa y de theca, respectivamente (Skinner *et al.*, 2008), de los cuales destaca las expresión de CPY19, responsable de la secreción de aromatasa, la que a su vez determina la secreción de estrógenos; en este proceso, se incluyen la síntesis y función de receptores para FSH y LH (Binelli y Murphy, 2010).

Al mismo tiempo, en el proceso se cuenta con la participación de factores del ovocito, así como de la participación de factores de células somáticas; así, es posible que factores como GDF9, TGFβ1 y activina-A actúen para inducir la síntesis de ADN y la diferenciación de células de granulosa y de cumulus, además de BMP6 y 15 y FGF8, estarían actuando, también para inducir un efecto anti-apoptótico por medio del gen BCL-2, es posible que se conozca sobre efectos de otros factores, lo cual deberá ser demostrado (Ver Binelli y Murphy, 2010).

De los factores derivados de las células somáticas destaca la FSH, la cual es necesaria para la transición de folículo antral pequeño a folículo antral, en roedores y especies domésticas; también se ha observado una sinergia entre la FSH y el EGF sobre la proliferación, los estrógenos ejercen efectos mitógenicos sobre la proliferación de células de granulosa y activación de los receptores para LH (Ver Binelli y Murphy, 2010). Otros factores de crecimiento de las células somáticas, como la IGF-1, la cual en sinergia con gonadotropinas estimula la proliferación de células de granulosa y la esteroidogénesis, igualmente, factores como BMP6 y FGF promueven la síntesis de estradiol in vitro; otros factores como GMF, TGF-β1, VEGF y SCGF pudieran estar involucrados en la maduración folicular, aunque ello deberá ser demostrado (Binelli y Murphy, 2010). Por lo anterior, se puede sugerir que las etapas finales de la maduración del folículo preovulatorio dependen tanto de factores derivados del ovocito, ocmo de factores derivados de células de granulosa y de theca.

El éxito de la reproducción en la hembra se basa en el establecimiento de la reserva ovárica (De oocitos primordiales y folículos primordiales, FPDs; Oktem y Urman, 2010), la cual depende del balance de varios eventos (migración, proliferación, meiosis, formación de folículos primarios, desarrollo folicular), los cuales se suceden y traslapan unos con otros (Reynaud y Driancourt, 2000) y la pérdida, degeneración o muerte de células germinales, de tejidos o de órganos y como es el caso de los oocitos y los folículos; las pérdidas en el ovario de los mamíferos ocurre mediante varios mecanismos, como atresia, autofagia, necrosis, muerte celular, apoptosis o extrusión (Attrition, Reynaud y Driancourt, 2000; Sato *et al.*, 2016; Sun *et al.*, 2017).

Dichas pérdidas inician muy temprano en la gestación y el inicio del desarrollo del embrión e inmediatamente después del inicio de la Og (Coucouvanis *et al.*, 1993; Morita *et al.*, 1999ab; Reynaud y Driancourt, 2000); se forman las cuerdas sexuales y dentro de estas se forman los nidos de oogonias. Posteriormente, durante la Fg, los oocitos que no alcanzan a formar parte de un FPD, se degeneran por atresia (Rolaki *et al.*, 2005). El FPD se transforma en folículo primario y enseguida en secundario, con el aumento en las capas de granulosa, y previo a la formación de la cavidad folicular llamada antro foliular y entonces se transforma en folículo terciario o preovulatorio; es durante la etapas de folículo antral cuando el folículo es susceptible a la degeneración por atresia (Rolaki *et al.*, 2005). Después del nacimiento, el 95.5 % de los FPDs presentes no logran ser ovulados y durante la vida pre-púber de la hembra, la activación continua de FPDs en folículos primarios lleva a la pérdida por atresia (Rolaki *et al.*, 2005). En años recientes, la evidencia indica que la atresia ocurre debido a una muerte celular organizada y pre-programada, conocida como apoptosis o muerte celular programada (Hsueh *et al.*, 1994; Billig *et al.*, 1996; Markstrom *et al.*, 2002); así como por otros procesos, como necrosis o autofagia (Sato *et al.*, 2016; Sun *et al.*, 2017). La pérdida de un gran número de folículos en crecimiento durante la dominancia folicular ocurre por atresia y degeneración de las células de granulosa (Hsueh *et al.*, 1994; Reynaud y Driancourt, 2000).

La autofagia o muerte celular programada tipo II (células germinales y somáticas) o de tejidos, órganos o glándulas (folículos) es un proceso importante de sobrevivencia celular y ocurre como mecanismo (s) de desarrollo, de rediseño, que permite degradar proteínas, organelos y otros desechos celulares; y de esta manera permitir la sobrevivencia del folículo dominante (Klionsky, 2005; Barth *et al.*, 2011; Gawriluk *et al.*, 2011). Por otro lado, también la muerte celular programada por apoptosis o por procesos no apoptósicos, representa un proceso de desarrollo fisiológico.

El proceso de muerte celular programada se clasifica en tres categorías, el tipo I implica la muerte celular por apoptosis, lo que en morfología celular significa encogimiento celular y fragmentación nuclear, el tipo II resulta en la formación de vacuolas autofágicas y el tipo III implica la muerte celular por necrosis y resulta en el rompimiento de la membrana celular (Sato et al., 2016). Por otro lado, la pérdida de la capacidad funcional de los folículos en el ovario ocurre mediante un proceso degenerativo conocido como atresia folicular, la cual provoca la ruptura folicular y evita la ovulación; desde un punto de vista morfológico, la atresia se clasifica en tres estadíos (Tsafriri y Adashi, 1994), el estadío I contiene folículos con muy pocas células de granulosa (< de 10%) con núcleo picnótico cercanas al antro folicular mientras que otras células se encuentran en mitosis, el estadío II se caracteriza por una mayor proporción de células picnóticas (10-30 %), pocas células en mitosis con residuos celulares en el antro, se desintegra la membrana celular y se observa la presencia de leucocitos en las capas de células de granulosa, el estadío III implica la reducción en las células de granulosa, ausencia de células en mitosis y el colapso del folículo, hipertrofia de las células de la theca y presencia de vacuolas de lípidos y pasan a formar parte del estroma, se observan cuerpos apoptósicos y el oocito sufre la ruptura de la vesícula germinal, también se han observado algunos cambios bioquímicos (Greenwald, 1989) y la expresión de algunas proteínas de unión (Nakatani *et al.*, 1991).

La muerte celular es un proceso fisiológico y natural, como se mencionó anteriormente, ocurre de varias formas, dependiendo del tipo de célula o tejido, y por otro lado, sirve como mecanismo de defensa, para remover células y restos de tejido no deseados y potencialmente peligrosas, o células infectadas con virus o con tumores (Wyllie, 1992) u otro tipo de células presentes en otras enfermedades (Barr y Tomei, 1994; Kerr y Winterford, 1994); la apoptosis es una forma de muerte celular programada, que permite eliminar células sin inducir una respuesta inflamatoria (Rolaki *et al.*, 2005); y representa una forma activa y permanente de muerte celular, dependiente de la maquinaria interna de la célula y es regulada por varios mecanismos fisiológicos y factores paracrinos, endocrinos y autocrinos, incluyendo genes, que podrían inducir apoptosis o rescatar células de manera directa (Vaskivuo y Tapanainen, 2003).

De igual forma ocurre la muerte celular o pérdida en células germinales y/o que forman parte de los tejidos de los órganos reproductivos (Rolaki *et al.*, 2005), al nacimiento ya ocurrió hasta el 80 % de pérdida por apoptósis, de oocitos y/o FPDs (Baker, 1963; Reynaud y Driancourt, 2000); en el humano, a partir de la semana 13 de la gestación inicia la apoptósis (Vaskivuo *et al.*, 2001) y al nacimiento, casi no se observan oocitos en apoptosis (Vaskivuo y Tapanainen, 2003). Se sabe también que en el humano, la apoptosis de los oocitos ocurre al inicio (Coucouvanis *et al.*, 1993; De Pol *et al.*, 1997; Morita *et al.*, 1999ab) o al final de la Og (De Pol *et al.*, 1997; Reynaud y Driancourt, 2000) y que esta ocurre de acuerdo a un programa genético definido de antemano (Vaskivuo *et al.*, 2001); la desaparición de oocitos durante las semanas 17-24 de la gestación, ocurre mediante extrusión, descamación o desprendimiento de los oocitos de la superficie de la corteza del ovario o por necrosis (Motta y Makabe, 1986) y también ocurre pérdida de oocitos por autofagia (Lobascio *et al.*, 2007). Por el contrario, se sabe qué factores de crecimiento derivados de células somáticas como el Factor de Crecimiento de Células Germinales (SCGF) y el Factor Inhibidor de la Leucemia (LIF) ejercen un efecto sinérgico sobre la sobrevivencia de las células de granulosa (Mintz y Russell, 1957; Tilly, 1996) y el Factor de Crecimiento parecido a la Insulina I (Morita *et al.*, 1999ab), asi como otros factores (Shimasaki *et al.*, 2004)

El proceso de degeneración de los folículos ocurre en varias etapas de crecimiento, también ocurre mediante varios mecanismos (Reynaud y Driancourt, 2000), incluyendo muerte celular programada o apoptosis, atresia (McLaughlin y McIver, 2009) o necrosis, durante el ensamblado de FPDs (Skinner, 2005), primarios y secundarios (Motta y Makabe, 1986), o durante la formación de folículos pre-antrales y antrales (Pérez *et al.*, 1999) y en particular de las células somáticas del folículo, como las células de Granulosa y cuando ocurre la selección final del folículo dominante (Hsue et al., 1994; Tilly, 1996). Finalmente, el destino final de la mayoría de los folículos en desarrollo, desde la etapa de folículos pre-antrales hasta folículos pre-ovulatorios o de Graaf, es la degeneración por atresia (McLaughlin y McIver, 2009) y la pérdida de dichos folículos ocurre por muerte celular de las células de granulosa, por apoptosis (Hsue *et al.*, 1994; Reynaud y Driancourt, 2000; Markstrom *et al.*, 2002).

En cierta forma, y a manera de resumen, los mecanismos de la regulación del crecimiento folicular en la etapa preovulatoria dependen de tres tipos de componentes, primero, por medio de los efecitos de factores provenientes del ovocito, el segundo se origina por factores de las células somáticas y la LH y la FSH, además, de un complejo grupo de factores de expresión y genes que regulan la esteroidogénesis en las células de la granulosa y la teca y el tercer tipo está compuesto por los mecanismos de muerte celular, como la atresia y la apoptosis; y que en conjunto estos mecanismos determinan la sobrevivencia del oocito y permiten la ovulación.

Literatura revisada

Adams, G. P. 1998. Control of ovarian folicular wave dynamics in mature and prepubertal cattle for sinchronization and superovulation. Proceed. XX Cong. Buiatrics, Sidney, Australia. 2:595-605.

Adams, G. P. 1999. Comparative patterns of follicle development and selection in ruminants. J. Reprod. Fertil. Suppl. 54:17-32.

Adams, G. P. 2007. Application of the bovine model for the study of ovarian function in other species. Arch. Latinoam. Prod. Anim. 15(Supl. 1):7-19.

Adams, G. P., R. Jaiswal, J. Singh, P. Malhi. 2008. Progress in understanding ovarian folicular dynamics in cattle. Theriogenology 69:72-80.

Adams, G. P., R. L. Matteri, J. P. Kastelic et al. 1992. Association between surges of FSH and emergence of folicular waves in heifers. J. Reprod. Fertil. 94:177-188.

Adashi, E. Y. 1996a. The ovarian folicular apparatus. En: Reproductive Endocrinology, Surgery and Technology V. I, E. Y. Adashi et al., Eds., Lippincott-Raven, NY, pp.17-40.

Adashi, E. Y. 1996b. The ovarian follicle: Life cycle of a pelvic clock. En: Reproductive Endocrinology, Surgery and Technology V. I, Adashi et al., Eds., Lippincott-Raven, New York, pp. 211-234.

Aerts, J. M. J., P. E. J. Bols. 2010a. Ovarian follicle dynamics. A review with emphasis on the bovine species. Part I: Folliculogenesis and pre-antral follicle development. Reprod. Dom. Anim. 45:171-179.

Aerts, J. M. J., P. E. J. Bols. 2010b. Ovarian follicle dynamics. A review with emphasis on the bovine species. Part II: Antral development, exogenous influence and future prospects. Reprod. Dom. Anim. 45:180-187.

Anderson, E. & D. F. Albertini. 1976. Gap junctions between the oocyte and companion follicle cells in the mammalian ovary. J. Cell Biol. 71:680-686.

Baker, T. G. 1963. A quantitative and cytological study of germ cells in human ovaries. Proceed. Royal Soc. London 158:417-433.

Baker, T. G. & P. Neal. 1973. Initiation and control of meiosis and folicular growth in ovaries of the mouse. Ann.Biol. Anim. Bioch. Biophys. 13:137-149.

Baker, T. G. & P. Neal. 1974. Oogenesis in human fetal ovaries maintained in organ culture. J. Anat. 117:591-604.

Baker, S. J. & N. Spears. 1999. The role of intra-ovarian interactions in the regulation of follicle dominance. Human Reprod. Update 5:163-165.

Banankhojasteh, S. M., R. Ranjbar, N. Alboghobeish. 2006. Sex differentiation in goat fetus. Iranian J. Vet. Res. Univ. Of Shiraz 7(2):65-69.

Baruselli, P. S., E. O. S. Batista et al. 2015. Relationship between follicle population, AMH concentration and fertility in cattle. Anim. Reprod. 12(3):487-497.

Baruselli, P. S., E. L. Reiss et al. 2004. The use of hormonal treatments to improve reproductive performance of anestrous beef cattle in tropical climates. Anim. Reprod. Sci. 82-83:479-486.

Barr, P. J., L. D. Tomei. 1994. Apoptosis, its role in human disease. Biotechnol. 12:487-493.

Barth, J. M., J. Szabad, E. Hafen, et al. 2011. Autophagy in Drosophila ovaries is induced by starvation and is required for oogenesis. Cell Death Differ. 18:915-924.

Batista, E. O. S., G. G. Macedo, R. V. Sala et al. 2014. Plasma antimullerian hormone as a predictor of ovarian antral follicular population in *Bos indicus* (Nelore) and *Bos taurus* (Holstein) heifers. Reprod. Domest. Anim. 49:448-452.

Beers, W. H. 1975. Follicular plasminogen and plasminogen activator and the effect of plasmin on ovarian follicle wall. Cell 6: 379-386.

Beers, W. H., S. Strickland y E. Reich. 1975. Ovarian plasminogen activator: Relationship to ovulation and hormonal regulation. Cell 6: 387-394.

Betteridge, K. J. 1977. Embryo transfer in farm animals: A review of techniques and applications, Monograph No. 16. Agriculture Canada, Ottawa, CA. 116 p.

Biggers, J. D. & A. W. Schuetz (Eds.). 1973. Oogenesis. University Park, Baltimore, 544 p.

Billig, H., S. Y. Chun, K. Eisenhauer & A. J. W. Hsueh. 1996. Gonadal cell apoptosis: Hormone-regulated cell demise. Human Reprd. Update 2:103-117.

Binelli, M. & B. D. Murphy. 2010. Coordinated regulation of follicle development by germ and somatic cells. Reprod. Fertil. Develop. 22:1-12.

Block, E. 1951. Quantitative morphological investigations of the follicular system in women: Methods of quantitative determination. Acta Anat. (Basel) 12:267-285.

Block, E. 1952. Quantitative morphological investigations of the follicular system in women: Variations at different ages. Acta Anat. (Basel) 14(1-2):108-123.

Braw-Tal, R. 2002. The initiation of follicle growth: The oocyte or the somatic cells? Mol. Cell. Endo. 187:11-18.

Braw-Tal, R., Z. Roth. 2005. Gene expression for LH receptor, 17α-hydroxylase and StAR in theca interna of preantral and early bovine antral follicles. Reproduction 129:453-461.

Braw-Tal, R. y S. Yossefi, 1997. Studies in vivo and in vitro on the initiation of follicle growth in the bovine ovary. J. Reprod. Fertil. 109:165-171.

Brenner, J. L. 1915. The mesonephric corpuscle of the sheep, cow & deer. Anat. Rec. 10:1-6.

Britt, J. H. 2008. Oocyte development in cattle. Rev. Bras. Zoot. 37(Supl.):110-115.

Bristol-G., S. K., P. K. Kreeger et al. 2006. Postnatal regulation of germ cells by activin: Establishment of follicle pool. Develop. Biol. 298:132-148.

Bullough, W. S. 1946. Mitotic activity in the adult female mouse. A study of its relation to the oestrous cycle normal, abnormal. Philos. Trans. Royal Soc. London 231:453-516.

Burkhart, M. N., J. L. Juengel, P. R. Smith et al. 2010. Morphological development and characterization of aromatase and estrogen receptors (α, β) in ovaries of cattle from 110-250 days. Anim. Reprod. Sci. 117:43-54.

Burns, D. S. et al. 2005. Numbers of antral follicles during waves in cattle: High variation and very high repeatability in individuals, inverse association with FSH concentrations. Biol. Reprod. 73(1):53-62.

Byskov, A. G. 1975. The role of the rete ovarii in meiosis and follicle formation in the cat, mink and ferret. J. Reprod. Fertil. 45:201-209.

Byskov, A. G. 1978. Ultrastructure of the rete systems in the field mouse ovary. Biol. Reprod. 19:720-735.

Byskov, A. G. 1986. Differentiation of mammal embryonic gonad. Physiol. Rev. 66:71-117.

Byskov, A. G. y P. E. Høyer. 1988. Embriology of the mammalian gonads and ducts. En. E. Knobil y J. Neill. Eds., Phisiology of reproduction, Raven. New York, pp. 265-302.

Byskov, A. G., P. H. Høyer. 1994. Embryology of mammalian gonads and ducts. En: E.Knobil, J. D. Neill, Eds. Physiology of reproduction, Raven, N.Y. Pp. 487-540.

Byskow, A. G. y S. M. Lintern-Moore. 1973. Follicle formation in the immature mouse ovary: The role of the rete ovarii. J.Anat. 116:207-217.

Campbell, B. K. 2009. The endocrine and local control of ovarian follicle development in the ewe. Anim. Reprod. 6(1):159-171.

Campbell, B. K. et al. 1995. Control of antral follicle development and selection in sheep and cattle. In: Reproduction in Domestic Ruminants III. J. Reprod. Fertil. 49(Suppl):335-350.

Carvalho, J. B. P., N. A. T. Carvalho et al. 2008. Effect of early luteolysisin progesterone-based timed AI protocols in *B. indicus*, *B. indicus* x *B. taurus* and *B. taurus* heifers. Theriogenology 69(1):167-175.

Cate, R. L. et al. 1990. Mullerian inhibiting substance. In: Peptide growth factors and their receptors II, Sporn, Roberts, Eds. Springer-Verlag, Berlin, 95:179-210.

Cate, R. L. et al. 1986. Isolation of the bovine and human genes for Müllerian inhibiting substance and expression of the human gene in animal cells. Cell 45:685-698.

Cavalieri, F. L. B., F. Morotti, M. M. Seneda et al. 2018. Improvement of *in vitro* embryo production by ovarian follicular wave synchronization prior to ovum pick-up. Theriogenology 57(1):70-117.

Chang, M. C. 1952. Development of bovine blastocyst with a note on implantation. Anat. Rec. 113:143-161.

Chang, M. C., Austin, C. R., Bedford et al. 1977. Capacitation of spermatozoa and fertilization in mammals. Frontiers Reprod. Fertil. Control, pp. 434-451.

Chang, S. C., J. D. Jones, R. D. Ellefson, R. J. Ryan. 1976. The porcine ovarian follicle: 1. Chemical analysis of follicular fluid at different stages. Biol Reprod. 15:321- 328.

Chiquoine, H. D. 1960. The development of the zona pellucida of the mammalian ovum. Amer. J. Anat. 106: 149-153.

Clarke, I. J., R. Campbell et al. 2012. Neuroendocrine control of reproduction. En: G. Fink et al. (Eds.), Handbook of Neuroendocrinology, I Ed., Elsevier-Academic, Amsterdam. Chap. 9, pp. 197-235.

Cole, H. H. 1930. A study of the mucosa of the genital tract of the cow, with special reference to the cyclic changes. Am. J. Anat. 46:261-301.

Coucouvanis, E. C. et al. 1993. Evidence that the mechanism of prenatal germ cell death in the mouse is apoptosis. Exp. Cell Res. 209:238-247.

Crowe, M. A. 2008. Resumption of ovarian ciclicity in post-partum beef and dairy cows. Reprod. Dom. Anim. (Suppl. 5):20-28.

Davis, B. J., D. E. Lennard et al. 1999. Anovulation in cyclooxygenase-2-deficient mice is restored by prostaglandin E2 and interleukin-1 beta. Endocrinology 140:2685-2695.

De Jong, F. H. 1988. Inhibin. Physiol. Rev. 68(2):555-607.

De Pol, A., F. Vaccina, A. Forabosco, E. Cavazzuti, I. Marzona. 1997. Apoptosis in germ cells during human prenatal oogenesis. Human Reprod. 12:2235-2241.

Desai, N. et al. 2013. Female and male gametogenesis. En: Falcone & Hurd Eds., Clinical reproductive medicine and surgery: A practical guide. Springer, New York, pp. 43-62.

Díaz, T. V. 2008. Dinámica folicular ovárica durante el ciclo estral en vacas de doble propósito. En: C. González-S, N. Madrid B. y E. Soto B. (Eds.), Desarrollo sustentable de ganadería doble propósito, Ed. Astro-Data, Maracaibo, Ve., Cap. 44, pp. 546-554.

Díaz, T. et al. 1998. Human chorionic gonadotropin-induced alterations in ovarian follicular dynamics during the estrous cycle in heifers. J. Anim. Sci. 76:1929-1936.

Driancourt, M. A. 2001. Regulation of ovarian follicular dynamics in farm animals. Implications for manipulation of reproduction. Theriogenology 55:1211-1239.

Dunlop, C. E. & R. A. Anderson. 2014. The regulation and assessment of follicular growth. Scand. J. Clin. Lab. Invest. 74 (Suppl. 244):13-17.

Durlinger, A. L., M. J. Gruijters, P. Kramer et al. 2002. Anti-Mullerian hormone inhibits initiation of primordial follicle growth in the mouse ovary. Endo. 143:1076-1084.

Dvorak, H. F. et al. 1995. Vascular permeability factors/vascular endothelial growth factor, microvascular permeability and angiogenesis. Amer. J. Pathol. 146:1029-1039.

Edson, M. A., A. K. Nagaraja y M. M. Matzuk. 2009. The mammalian ovary from genesis to revelation. Endo. Rev. 30(6):624-712.

Edwards, R. G. 1974. Follicular fluid. J. Reprod Fertil. 37:189-219.

Eppig, J. J. 1982. The relationship between cumulus cell-oocyte coupling, oocyte meiotic maturation and cumulus expansion. Develop Biol. 89:268-272.

Eppig, J. J. 1993. Regulation of mammalian oocyte maturation. En: E. Y. Adashi y P. C. K. Leung (Eds.), The Ovary. Raven, New York. Pp. 185-208.

Eppig, J. J. 2001. Oocyte control of follicular development and function in mammals. Reproduction 122:829-838.

Eppig, J. J. & M. O'Brien. 1996. Development in vitro of mouse oocytes from primordial follicles. Biol. Reprod. 54(2):197-207.

Eppig, J. J. et al. 1994. Relationship between the developmental programs controlling nuclear and cytoplasmicmaturation of mouse oocytes. Develop. Biol. 146:1-9.

Erickson, B. H. 1966a. Development and radio response of the prenatal bovine ovary. J. Reprod. Fertil. 11:91-105.

Erickson, B. H. 1966b. Development and senescence of the bovine postnatal ovary. J. Anim. Sci. 25:800-805.

Espey, L. L. & H. Lipner. 1994. Ovulation., Chapter 13. En: E. Knobil y J. D. Neill, The physiology of reproduction, Raven, New York, pp. 725-780.

Everett, N. B. 1942. The origin of ova in the adult opossum. Anat. Rec. 82:77-91.

Everett, N. B. 1943. Observational and experimental evidences relating to the origin and differentiation of the definite germ cells in mice. J. Exp. Biol. 92:49-91.

Everett, N. B. 1945. The present status of the germ-cell problem in vertebrates. Cambridge Phil. Soc. Biol. Rev. 20:45-55.

Fair, T. 2003. Follicular oocyte growth and acquisition of developmental competence. Anim. Reprod. Sci. 78:203-216.

Ferrara, N. 1999. Vascular endotelial growth factor and the regulation of angiogénesis. Rec. Prog. Horm. Res. 55:15-35.

Figuereido, R. A., C. M. Barros, O. L. Pinheiro & J. M.P. Sole. 1997. Ovarian follicular dynamics in Nelore breed (*Bos indicus*) cattle. Theriogenology 47:1489-1505.

Fortune, J. E. 1993. Follicular dynamics during the bovine estrous cycle: A limiting factor in improvement of fertility? Anim. Reprod. Sci.33:111-125.

Fortune, J. E. 1994. Follicular growth, development in mammals. Biol. Reprod. 50:225-232.

Fortune, J. E. 2003. Stages of follicular development: Activation of primordial follicles and growth of pre-antral follicles. Anim. Reprod. Sci. 78:135-163.

Fortune, J. E. y D. T. Armstrong. 1977. Androgen production by theca and granulosa isolated from proestrus rat follicles. Endocrinology 100:1341-1347.

Fortune, J. E., M. Y. Yang & W. Muruvi. 2010. The earliest stages of folicular development: Follicle formation and activation. Soc. Reprod. Fertil. Suppl. 67:203-216.

Fujimoto, T., Y. Miyayama & M. Fuyuta. 1977. The origin, migration and fine morphology of human primordial germ cells. Anat. Rec. 188(3):315-330.

Garverick, H. A., J. L. Juengel, P. Smith et al. 2010. Development of the ovary and ontogeny of mRNA and protein for P450 aromatase (arom) and estrogen receptor (ER) alpha and beta during early fetal life in cattle. Anim. Reprod. Sci. 117:24-33.

Gawriluk, T. R., A. N. Hale, J. A. Flaws et al. 2011. Autophagy is a cell survival program for female germ cells in the murine ovary. Reprod. Res. 141:759-765.

George, F. D. & J. D. Wilson. 1994. Sex determination and differentiation. En: E. Knobil & J. D. Neill, Eds. Physiology of reproduction, 2nd Ed., Raven, New York, pp. 3-28.

Gilchrist, R., L. Ritter, D. Armstrong. 2004. Oocyte-somatic cell interactions during follicle development in mammals. Anim. Reprod. Sci. 82-83:431-446.

Ginsburg, M., M. H. L. Snow & A. McLaren. 1990. Primordial germ cells in the mouse embryo during gastrulation. Development 110:521-528.

Ginther, O. J., M. A. Beg, D. R. Bergfelt, F. X. Donadeu, K. Kot. 2001a. Follicle selection in monovular species. Biol. Reprod. 65:638-647.

Ginther, O. J., M. A. Beg, F. X. Donadeu, D. R. Bergfelt. 2001b. Mechanism of follicle deviation in monovular farm species. Anim. Reprod. Sci. 78:239-257.

Ginther, O. J., K. Kot, L. J. Kulick, M. C. Wiltbank. 1997. Emergence and deviation of follicles during the development of waves in cattle. Theriogenology 48:75-87.

Ginther, O.J., D. R. Bergfelt et al. 1999. Selection of the dominant follicle in cattle: Establishment of follicle deviation in less tan 8 hours through depression of FSH concentrations.Theriogenology 52:1079–1093.

Ginther, O. J., D. R. Bergfelt, L. J. Kulick, K. Kot. 1998. Pulsatility of systemic FSH and LH concentration during wave development in cattle. Theriogenology 50:507-519.

Ginther, O. J., D. R. Bergfelt, L. J. Kulick & K. Kot. 2000. Selection of the dominant follicle in cattle: Role of 2-way coupling of FSH and follicles. Biol. Reprod. 62:920-927.

Ginther, O. J., M. C. Wiltbank, P. M. Fricke, J. R. Gibbons, K. Kot. 1996. Selection of the dominant follicle in cattle. Biol. Reprod. 55:1187-1194.

Ginther, O. J., J. P. Kastelic y L. Knopf. 1989a. Composition and characteristics of folicular waves during the bovine estrous cycle. Anim. Reprod. Sci. 20:187-200.

Ginther, O. J., L. Knopf, J. P. Kastelic. 1989b. Temporal associations in ovarian events in cattle during oestrous cycles with 2-3 waves. J. Reprod. Fertil. 87:223-230.

Ginther, O. J., L. Knopf y J. P. Kastelic. 1989c. Ovarian follicular dynamics in heifers during early pregnancy. Biol. Reprod. 41:247-254.

Goding, J. R., M. D. Cain, J. Cerini, M. Cerini, W.A. Chamley, J. A. Cumming. 1972. PG F2α: The luteolytic hormone in the ewe. J. Reprod. Fertil. 28:146-147.

Goldenberg, R. L., J. L. Vaitukaitis & G. T. Ross. 1972. Estrogen and follicle stimulating hormone interactions on follicle growth in rats. Endocrinology 90:1492-1498.

Gondos, B. 1969. Ultrastructure of the germinal epithelium during oogenesis in the rabbit. J. Exp. Zool. 172:465-479.

Gondos, B. 1978. Oogonia and oocytes in mammals. En: R. E. Jones (Ed.), The vertebrate ovary. Plenum, NewYork, pp. 83-120.

Gondos, B., P. Bhiraleus & C. H. Hobel. 1971. Ultrastructural observations on germ cells in human fetal ovaries. Am. J. Obstet. Gynecol. 110:664-652.

Gondos, B., L. Westergaard et al. 1986. Initiation of oogenesis in human fetal ovary: Ultrastructural and squash preparation study. Am. J. Obstet. Gynecol. 155(1):189-195.

Goodman, D. L. & G. D. Hogden. 1983. The ovarian triad of the primate menstrual cycle. Rec. Progr. Horm. Res. 39:1-73.

Goodman, R. L., K. E. Inskeep. 2006. Neuroendocrine control of the ovarian cycle of the sheep. En: Knobil, Neill, Eds., Physiology of Reproduction, 3rd Ed., Vol. 2. Elsevier Academic, Baltimore, MA, U. S. A. Pp. 2389-2446.

Goodman, R. L., E. L. Bittman et al. 1981. The endocrine basis of the synergistic suppression of luteinizing hormone by estradiol and progesterone. Endocrinology 109:1414-1417.

Goodman, R. L. et al. 1982. Alterations in the control of LH pulse frequency underlie the seasonal variation in estradiol negative feedback in the ewe. Biol. Reprod. 27:580-589.

Goodman, R. L., H. T. Jansen, H. J. Billings, L. M. Coolens & M. N. Lehman. 2010. Neural systems mediating seasonal breeding in the ewe. J. Neuroendo. 22:674-681.

Goodman, R. L. & F. J. Karsch. 1980. Pulsatile secretion of luteinizing hormone: Differential suppression by ovarian steroids. Endocrinology 107:1286-1290.

Gougeon, A. 1986. Dynamics of folicular growth in the human: A model from preliminary results. Human Reprod. 1:81-87.

Gougeon, A. 1994. Intragonadal regulation of human follicular genesis: Facts and hypotheses. Ann. Endo. (Paris) 55:63-73

Green, S. H. & S. Zuckerman. 1951. The number of oocytes in the mature Rhesus monkey (Macaca mulatta). J. Endo. 7:194:202.

Greenwald, G. S. 1989. Temporal and topographic changes in DNA synthesis after induced follicular atresia. Biol. Reprod. 41:175-181.

Greenwald, G. S. & S.K. Roy. 1994. Follicular selection and its control. En: E. Knobil & J. D. Neill, The physiology of reproduction, Vol. 1, Raven, New York, pp. 629-724.

Gropp, A. & S. Ohno. 1966. The presence of a common embryonic blastema for ovarian and testicular parenchymal (Follicular, interstitial and tubular) cells in the cattle *Bos taurus*. Z. Zellforsch. 74:505-528.

Gu, Y., C. Runyan, A. Shoemaker, A. Surani, C. Wylie. 2009. Steel factor controls primordial germcell survival and motility from time from their specification in the allantois for a continuous niche throughout migration. Development 136:1295-1303.

Hafez, E. S. E., B. Hafez, Eds. 2000. Reproduction in farm animals. W&W, Philadelphia. 525 p.

Hamilton, W. J. & H. W. Mossman. 1972. Human embryology, W & W, Baltimore, 646 p.

Hammond, J. 1927. Physiology of reproduction in the cow. Cambridge Univ. London. 226 p.

Hasler, J. F. 2010. Bovine embryo transfer: Are efficiencies improving? Proceed. Appl. Reprod. Strateg. Beef Cattle, Nashville, TN, USA. August, pp. 265-282.

Hasler, J. F. 2014. Forty years of ET in cattle: A review focusing on *Theriogenology*, the growth of the industry in NA, personal reminisces. Theriogenology 81(1):152-169.

Hayashi, K., S. M. de Sousa Lopez, M. A. Surani, 2007. Germ cell specification in the mice. Science 316:394-396.

Henao, G., L. E. Trujillo. 2003. Dinámica folicular durante la gestación temprana: Estudio de un caso en *Bos indicus*. Rev. Fac. Nac. Agron. Medellín 56:1779-1788.

Henricson, B., E. Rajakoski. 1959. Studies of cattle oocytogenesis. Cornell Vet. 49:494-504.

Hernández-Medrano, J. H., B. K. Campbell y R. Webb. 2012. Nutritional influences on folliculogenesis. Reprod. Dom. Anim. 47(Suppl. 4):274-282.

Hillier, S. G. et al. 1977. Androgenic stimulation of progesterone production by granulosa cells from preantral ovarian follicles: Further in vitro studies using replicate cell cultures. Endocrinology 100:1539-1549.

Hillier, S.G. et al. 1987. Granulosa cell differentiation in primate ovaries: the marmoset monkey (*Callithrix jacchus*) as a model. In Stouffer, R. L. (Ed.), The Primate Ovary. Plenum, New York, pp. 61–73.

Hirshfield, A. N. 1991a. Development of follicles in the mammalian ovary. Inter. Rev. Cytol. 124:43-101.

Hirshfield, A. N. 1991b. Theca cells present at folicular growth. Biol. Reprod. 44:1157-1162.

Hodgen, G. D. 1982. The dominant ovarian follicle. Fertil. Steril. 38:281-300.

Hsueh, A. J., H. Billig & A. Tsafriri. 1994. Ovarian follicle atresia: A hormonally controlled apoptotic process. Endo. Rev. 15:707-725.

Inskeep, E.K. 1973. Potential uses of prostaglandins in control of reproductive cycles of domestic animals. J. Anim. Sci. 36:1149-1157.

Ireland, J. J. et al. 2000. Historical perspective turnover of dominant follicles in the bovine estrous cycle: Concepts, studies, advancements, terms. J. Dairy Sci. 83:1648-1658.

Ireland, J. J. & J. F. Roche. 1987. Hypothesis regarding development of dominant follicles during the bovine estrous cycle. En: J. F. Roche & D. O´Callaghan (Eds.), Follicular growth and ovulation rate in farm animals. Martinus Nijhoff, Hague. Pp. 1-18.

Ireland, J. L. H. et al. et al. 2008. Antral follicle count realiably predicts number of morphologically healthy oocytes and follicles in ovaries in young adult cattle. Biol. Reprod. 79:1219-1225.

Ireland, J. J., G. W. Smith, D. Scheetz et al. 2011. Does size matter in females? An overview of the impact of high variation in the ovarian reserve on ovarian function and fertility, utility of anti-Mullerian hormone as a diagnostic marker for fertility and causes of variation in the ovarian reserve in cattle. Reprod. Fertil. Devel. 23(1):1-14.

Ireland, J. J., A. E. Zielak, F. Jimenez-Krassel et al. 2009. Variation in the ovarian reserve is linked to alterations in intrafollicular oestradiol production and ovarian biomarkers of follicular differentiation of oocyte quality in cattle. Biol. Reprod. 80:954-964.

Ireland, J. J., F. Ward et al. 2007. Follicle numbers are highly repeatable within individuals and inversely correlated with FSH concentrations and the proportion of good-quality embryos after ovarian stimulation in cattle. Human Reprod. 22:1687-1695.

Iritani, A., & Niwa, K. 1977. Capacitation of bull spermatozoa and fertilization in vitro of cattle follicular oocytes matured in culture. Reproduction, 50(1), 119-121.

Jaiswal, R. S., J. Singh & G. P. Adams. 2004. Developmental pattern of small antral follicles in the bovine ovary. Biol. Reprod. 71:1244-1251.

Jimenez-Krassel, F., J. Folger et al. 2009. Evidence that high variation in ovarian reserves of healthy young adults has a negative impact on the corpus luteum and endometrium during reproductive cycles of single-ovulating species. Biol. Reprod. 80:1272-1281.

Johnson, A. I. 2003. Intracellular mechanism regulating cell survival in ovarian follicles. Anim. Reprod. Sci. 78:185-201.

Jones, R. E. 1978. Ovarian cycles in non-mammalian vertebrates. En: R. E. Jones (Ed.), The vertebrate ovary, comparative biology and evolution. Plenum, N.Y., pp. 731-762.

Josso, N, 1973. *In vitro* synthesis of Mullerian inhibiting substance hormone by seminiferous tubules isolated from the calf fetal testis. Endocrinology 93:829-834.

Jost, A. 1947. Recherches sur la differentiation sexuelle de l'embryon de lapin. Arch. Anat. Microsc Morphol. Exp. 36:271-315.

Karsch, F. J. 1987. Central actions of ovarian steroids in the feed-back regulation of pulsatile secretion of luteinizing hormone. Ann. Rev. Physiol. 49:365-382.

Karsch, F. J., D. L. Foster et al. 1979. Control of the preovulatory endocrine events in the ewe: Interrelationship of estradiol, progesterone and LH. Endocrinology 105:421-426.

Karsch, F. J. et al. 1983. A role for estradiol in enhancing LH pulse frequency during the follicular phase of the oestrus cycle of sheep. Endocrinology 113:1333-1339.

Karsch, F. J., E. L. Bittman, D. L. Foster et al. 1984. Neuroendocrine basis of seasonal reproduction. Rec. Prog. Horm. Res. 40:185-232.

Karsch, F. J., R. L. Goodman and S. J. Legan. 1980. Feedback basis of seasonal breeding: Test of a hypothesis. J. Reprod. Fertil. 58:521-535.

Kerr, J. F. R. & C. M. Winterford. 1994. Apoptosis: Its significance in cancer and cancer therapy. Cancer 73:2013-2026.

Kezele, P. et al. 2005. Keratinocyte growth factor acts as a mesenchymal factor that promotes ovarian primordial to primary follicle transition. Biol. Reprod. 73:967-973.

Kezele, P. & M. K. Skinner. 2003. Regulation of primordial follicle assembly and development by estrogen and progesterone: Endocrine model of follicle assembly. Endocrinology 144:3329-3337.

Kidder, G. M., B. C. Vanderhyden. 2010. Communication of oocytes and follicle cells: Ensure oocyte development competence. Can. J. Physiol. Pharmacol. 88(4):399-413.

Kiener, M. 2010. Mecanismos y mediadores químicos involucrados en la ovulación en animales domésticos. Rev. FAVE C. Vet. 9(1):39-48.

Klionskky, D. J. 2005. The molecular machinery of autophagy: Unanswered questions. J. Cell Sci. 118:7-18.

Knobil, E. 1974. Control of gonadotropin secretion in the rhesus monkey. Rec. Prog. Horm. Res. 30:1-46.

Knobil, E. & J. D. Neill. 1994. The physiology of reproduction, Vol. 1. Raven, NY. 1878 p.

Konishi, I., S. Fujii, H. Okamura, K. Mori. 1986. Development of interstitial cells and ovigerous cords in the human ovary: An ultrastructural study. J. Anat. 148:121-135.

Kumari G., A., R. U. I. Amin, R. K. Sadasiva. 2017. Morphometric and histological characterization of goat fetal ovaries. J. Dairy Vet. Sci. 3(1):555-605.

Lawson, K. A., N. R. Dunn, B. A. Roelen et al. 1999. BMP4 is required for the generation of primordial germ cells in the mouse embryo. Genes Devel. 13:424-436.

Lee, M. M. & P. K. Donahoe. 1993. Mullerian inhibiting substance: A gonadal hormone with multiple functions. Endo. Revs. 14(2):152-164.

Li, R. y D. F. Albertini. 2013. The road to maturation: Somatic cell interaction and self-organization of the mammalian oocyte. Nature Rev. Mol. Cell Biol. 14:141-152.

Lillie, F. 1916. Theory of the freemartin. Science 43:611-613.

Lin, P. C., K. P. Bhatnagar, G. S. Nettleton y S. T. Nakajima. 2002. Female genital anomalies affecting reproduction. Fertil. Steril. 78:899-915

Lobascio, A. M., F. G. Klinger, M. L. Scaldaferri, D. Farini y M. de Felici. 2007. Analysis of programmed cell death in kouse fetal oocytes. Reproduction 134:241-252.

Lucy, M. C., J. D. Savio, L. Badinga, R. L. De La Sota y W. W. Thatcher. 1992. Factors that affect ovarian follicular dynamics in cattle. J. Anim. Sci. 70:3615-3626.

Mamsen, L. S. et al. 2012. The migration and loss of human primordial germ stem cells from the hind gut epithelium towards the gonadal ridge. Inter. J. Develop. Biol. 56:771-778.

Mandl, A. M., S. Zuckerman. 1950. Numbers of normal and atretic ova in the mature rat. J. Endo. 6:426-435.

Mapletoft, R. J. 1985. Embryo transfer in the cow: General procedures. Rev. Sci. Tech. Off. Int. Epiz. 4(4):843-858.

Mapletoft, R. J., G. A. Bo, P. S. Baruselli, A. Menchaca, R. Sartori. 2018. Evolution of knowledge on ovarian physiology and its contribution to the widespread application of reproductive technologies in South American cattle. Anim. Reprod. 15(1):1003-1014.

Marion, G. B., H. T. Gier, J. B. Choudary. 1968. Micromorphology of the bovine ovarian folicular system. J. Anim.Sci. 27:451-465.

Markström, E., E. C. Svensson et al. 2002. Survival factors regulating ovarian apoptosis: dependence on follicle differentiation. Reproduction 123:23-30.

Matton, P., V. Adelakoun, Y. Coutuse y J. J. Dufour. 1981. Growth and replacement of bovine ovarian follicles during the estrous cycle. J. Anim. Sci. 52:813-820.

Matzuk, M. M., K. Burns, M. M. Viveiros, J. Eppig. 2002. Intracellular communication in the ovary: Oocytes carry the conversation. Science 296:2178-2180.

Mauleón, P. 1969. Oogenesis and folliculogenesis. En: H. H. Cole & P. T. Cupps (Eds.), 2nd Ed., Academic, New York, p. 187.

McGee, E. A. & A. J. Hsueh. 2000. Initial and cyclic recruitment of ovarian follicles. Endo. Rev. 21(2):200-214.

McLaren, A. 1988. Somatic, germ cell sex in mammals. Phil. Trans. Royal Soc. London 322:3-9.

McLaren, A. 2003. Primordial germ cells in the mouse. Devel. Biol. 262:1-15.

McLaughlin, E. A. & S. C. McIver. 2009. Awakening the oocyte: Controlling primordial follicle development. Reproduction 137(1):1-11.

McNatty, K. P., A. E. Fidler, J. L. Juengel et al. 2000. Growth and paracrine factors regulating follicular formation and cellular function. Mol. Cell Endo. 163:11-20.

McNatty, K. P., A. Makris et al. 1979. The production of progesterone, androgens and estrogens by granulosa cells, thecal tissue and stromal tissue from human ovaries *in vitro*. J. Clin. Endo. Metab. 49:87-99.

McNatty, K. P., K. Reader et al. 2007. Control of ovarian follicular development to the gonadotrophin-dependent phase: A 2006 prespective. En: Reproduction in Domestic Animals VI, J. L. Juengel et al. (Eds.), Nottingham Univ. Press, Nottingham, pp. 55-68.

McNatty, K. P., P Smith et al. 1995. Development of sheep ovary during fetal and early neonatal life and the effect of fecundity genes. J. Reprod. Fertil. 49(Suppl.):123-135.

McNutt, G. W. 1927. The corpus luteum of pregnancy in the domestic cow (*Bos taurus*) and a brief discussion of cyclical ovarian changes. Am. J. Vet. Med. Assoc. 72:286-299.

Mintz, B. & E. S. Russell. 1957. Gene-induced embryological modifications of primordial germ cells in the mouse. J. Exp. Zool.134:207-230.

Monniaux, D., F. Clément, R. et al. 2014. Ovarian reserve of primordial follicles, the dynamic reserve of antral growing follicles: What´s the link? Biol. Reprod. 90(4):1-11.

Monniaux, D., L. Drouilhet, C. Rico et al. 2012. Regulation of anti-Müllerian hormone production in domestic animals. Reprod. Fertil. Dev. 25(1):1-16.

Monteiro, F. M., E. O. S, Batista, L. M. Vieira et al. 2017. Beef donor cows with high number of retrieved COC produce more in vitro embryos compared with cows with low number of COC after repeated OPU sessions, Theriogenology 90(1):54-58.

Moon, Y. S. et al. 1978. 17 beta-estradiol biosynthesis in cultured granulosa and thecal cells of human ovarian follicles: Stimulation by FSH. J. Clin. Endo. Metab. 47:263-267.

Moor, R. M. 1988. Regulation of the meiotic cycle in oocytes of domestic animals. In: In vitro fertilization and other assisted reproduction, H. W. Jones Jr. y C. Schrader (Eds.). Ann. New York Acad. Sci. 541(P-V):248-258.

Moor, R. M. y I. M. Crosby. 1986. Protein requirements for germinal vesicle breakdown in ovine oocytes. J. Embryol. Exp. Morphol. 94:207-220.

Morishige, W. K., I. Rothchild. 1974. Temporal aspects of the regulation of corpus luteum function by luteinizing hormone, prolactin and placental luteotrophin during the first half of pregnancy in the rat. Endocrinology 95:260-274.

Morita, Y., G. I. Pérez et al. 1999a. Targeted expression of Bcl-2 in mouse oocytes inhibits ovarian follicle atresia and prevents spontaneous and chemortherapy-induced oocyte apoptosis in vitro. Mol. Endo. 13:841-850.

Morita, Y. et al. 1999b. Requirement for phosphatidyl inositol 3% kinase in cytokine mediated germ cell survival during oogenesis in the mouse. Endo. 140:941-949.

Morotti, F., T. R. R. Barreiros, F. Z. Machado et al. 2015. Is the number of antral follicles an interesting selection criterium for fertility in cattle? Anim. Reprod. 12(3):479-486.

Morotti, F., R. Moretti, G. M. G. Santos et al. 2018. Ovarian follicular dynamics and conception rate in Bos indicus cows with different antral follicular counts subjected to timed artificial insemination. Anim. Reprod. Sci. 188:170-177.

Morotti, F., A. F. Zangirolamo, N. C. Da Silva et al. 2017. Antral follicle count in cattle: Advantages, challenges and controversy. Anim. Reprod. 14(3):514-520.

Mossa, F., S. W. Walsh et al. 2009. Low numbers of ovarian follicle numbers $\geq$ 3 mm in diameter are associated with low fertility in dairy cows. J. Dairy Sci. 95:2355-2361.

Motta, P. M., S. Makabe. 1986. Elimination of germ cells during differentiation of the human ovary: An electron microscopic study. Eur. J. Obstet. Gynecol. Reprod. Biol. 22:271-286.

Motta, P. M., S. Makabe & S. A. Nottola. 1997. The ultrastructure of human reproduction. I. The natural history of the female germ cell: Origin, migration and differentiation inside the developing ovary. Human Reprod. Update 3:281-295.

Nakatani, A., S. Shimasaki S., G. F. Erickson, N. Ling. 1991. Tissue-specific expression of 4 insulin-like GF-binding proteins (1, 2, 3, 4) in the rat ovary. Endo. 129:1521-1529.

Nayudu, P. L., S.M. Osborne. 1992. Factors influencing the rate of preantral and antral growth of mouse ovarian follicles *in vitro*. J. Reprod. Fertil. 95:349-362.

Nilsson, E. E., M. K. Skinner. 2002. Growth and differentiation F-9 stimulates progression of early primary but not primordial rat follicle development. Biol. Reprod. 67:1018-1024.

Nilsson, E., J. A. Parrott, M. K. Skinner. 2001. Basic fibroblast GF induces primordial follicle development and initiates folliculogenesis. Mol. Cell. Endo. 175:123-130.

Niswender, G. D., T. M. Nett. 1994. Corpus luteum and its control in infraprimate species, Chap. 14. En: Knobil, Neill, Physiology of reproduction, Raven, NY, pp.781-816.

Niswender, G. D., J. L. Juengel, W. J. McGuire, C. J. Belfiore, M. C. Wiltbank. 1994. Luteal function: The estrous cycle and early pregnancy. Biol. Reprod. 50:239-347.

Noden, D. M., A. De Lahunta. 1985. Derivatives of the intermediate mesoderm: Reproductive organs. En: Noden, De Lahunta, Eds., Embryology of domestic animals, Williams & Wilkins, Baltimore, pp. 322-327.

Oktem, O. y K. Oktay. 2008a. The ovary: Anatomy and function throughout human life. Ann. New York Acad. Sci. 1127:1-9.

Oktem, O., K. Oktay. 2008b. Stem cells: Perspective on oocytes. Ann. NY Acad. Sci. 1127:20-26.

Oktem, O., B. Urman. 2010. Understanding follicle growth IV. Human Reprod. 25:2944-2954.

Osborne, J. C., R. M. Moor. 1983. Time-dependent effects of α-amanitin on nuclear maturation and protein sunthesis in mammalilan oocytes. J. Embryol. Exp. Morphol. 73:317-338.

Parker, K. L., B. P. Schimmer. 2006. Embryology and genetics of the mammalian gonads and ducts. En: J. D. Neill (Ed.), Knobil and Neill´s Physiology of Reproduction, 3rd. Ed., Elsevier, Amsterdam, pp. 313-336.

Pedersen, R. A., C. A. Burdsall, 1994.   1994. Mammalian embryogenesis. En: The Physiology of Reproduction, II Ed. Knobil, Neill, Eds. New York, Raven, pp. 319-390.

Pedersen, T., H. Peters. 1968. Proposal for a classification of oocytes and follicles in the mouse ovary. J. Reprod. Fertil. 17:555-557.

Pelosi, E., A. Forabosco, D. Schlessinger. 2015. Genetics of the ovarian reserve. Front. Genetics 6(308):1-20.

Pepling, M. E. 2012. Follicular assembly: Mechanisms of action. Reproduction 143:139-149.

Pepling, M. E., A. C. Spradling. 1998. Female mouse germ cells from synchronously dividing cysts. Development 125:3323-3328.

Pepling, M. E., A. C. Spradling. 2001. Mouse ovarian germ cells cysts undergo programmed breakdown to form primordial follicles. Develop. Biol. 234:339-351.

Peralta D., I., P. N. Velázquez. 2013. Foliculogénesis: Camino hacia la sobrevivencia o la muerte celular. Rev. Educ. Bioquim. 32(4):128-136.

Perez, G. I., R. Robles, C. M. Knudson et al. 1999. Prolongation of ovarian lifespan into advanced chronological age by bax deficiency. Nat. Genet. 21:200-203.

Peters, H. 1969. Development of the mouse ovary at birth to maturity. Acta Endo. 62:98-116.

Peters, H. 1970. Migration of gonocytes into the mammalian gonad and their differentiation. Philos. Trans. Royal Soc. London (Biol. Sci.) 259:91-191.

Peters, H. 1976. Intrauterine gonadal development. Fertil. Steril. 27:493-500.

Peters, H. 1978. Folliculogenesis in mammals. En: R. E. Jones, Ed., The vertebrate ovary. Plenum, New York. Pp. 121-144.

Peters, H., A. G. Byskov, G. Grinsted. 1978. Follicular growth in fetal and prepubertal ovaries of humans and other primates. Clin. Endo. Metab. 7:469-485.

Peters, H. & K. P. McNatty. 1980. The ovary. Berkeley, CA, University of Cal. Press. 175 p.

Pierson, R. A., J. O. Ginther. 1987a. Follicular populations during the estrous cycle in heifers. I. Influence of day. Anim. Reprod. Sci. 14:165-176.

Pierson, R. A., O. J. Ginther. 1987b. Ultrasonographic appearance of the bovine uterus during the estrous cycle. J. Vet. Med. Assoc. 190:995-1002.

Plant, T. M. 2015. The hypothalamo-pituitary-gonadal axis. J. Endocrinol. 226(2):T-41-T54.

Pontes, J. H. F., I. Nonato-Junior, B. V. Sanches et al. 2009. Comparison of embryo yield and pregnancy rate between in vivo and in vitro methods in the same Nelore (*Bos indicus*) donor cows. Theriogenology 71:690-697.

Rajakoski, E. 1960. The ovarian follicular system in sexually mature heifers with special reference to seasonal, cyclical, and left-right variations. Acta Endo. 34:7-68.

Rao, M. C. et al. 1978. Hormonal regulation of ovarian cell proliferation. Cell 14:71-78.

Reich, R., R. Miskin, A. Tsafriri. 1985. Follicular plasminogen activator involvement in ovulation. Endocrinology 116: 516-521.

Reynaud, K. & M. A. Driancourt. 2000. Oocyte attrition. Mol. Cell. Endo. 163:101-108.

Richards, J. S. 1980. Maturation of ovarian follicles: Actions and interactions of pituitary and ovarian hormones of follicular cell differentiaton. Physiol. Rev. 60:51-89.

Richards, J. S., S. L. Fitzpatrick et al. 1995. Ovarian cell differentiation: A cascade of hormones, cellular signals and regulated genes. Rec. Progr. Horm. Res. 50:223-254.

Rico, C. S. et al. 2009. AMH is an endocrine marker of ovarian-responsive follicles and can help to predict superovulatory responses in the cow. Biol. Reprod. 80(1):50-59.

Rienzi, L., B. Balam, T. Ebner, J. Mandelbaum. 2012. The oocyte. Human Reprod. 51:i2-i21.

Rivier, C., J. Rivier, W. Vale. 1986. Inhibin-mediated feedback control of follicle-stimulating hormone secretion in the female rat. Science 234:205-208.

Robker, R. L., J. S. Richards. 1998. Hormone-induced proliferation of granulosa cells: A balance of the cell cycle regulators cyclin D2 and p27Kip. Mol. Endo. 12:924-940.

Rodrígues, P., D. Limback, L. K. McGinnis, C. E. Plancha, D. F. Albertini. 2008. Oogenesis: Prospects and challenges for the future. J. Cell Physiol. 216:355-365.

Rolaki, A., P. Drakakis et al. 2005. Novel trends in folicular development, atresia and corpus luteum regression: A role for apoptosis. Reprod. Biomed. Online 11(1):93-103.

Rothchild, I., G. J. Pepe et al. 1974. Factors affecting the dependency of LH in the regulation of corpus luteum progesterone secretion in the rat. Endocrinology 95:280-288.

Rüsse, I. 1983. Oogenesis in sheep and cattle. Biblio. Anat. 24:77-92.

Santos, G. M. G. et al. 2016. High numbers of antral follicles are positively associated with in vitro embryo production but not conception rate for FTAI in Nelore cattle. Anim. Reprod. Sci. 165(1):17-21.

Sato, A. et al. 2016. Micro-RNA.351 regulates two types of cell death, necrosis and apoptosis, induced by 5-fluoro-2′-deoxyuridine. PLoS One 11:e0153130.

Sawyer, H. R., P. Smith, D. A. Heath et al. 2002. Formation of ovarian follicles in fetal development in sheep. Biol Reprod. 66:1134-1150.

Scaramuzzi, R. J., D. T. Baird, B. K. Campbell et al. 2011. Regulation of folliculogenesis and determination of ovulation rate in ruminants. Reprod. Fertil. Develop. 23:444-467.

Seidell Jr., G. E. 2011. 50 years of applying reproductive technology to breeding cattle. Range Beef Cow Symp., University of Nebraska, Lincoln, NE. Art No. 295, 9p. https://digitalcommonsunl.edu/rangebeefcowsymp/295. Sitio visitado el 15/3/2020.

Seidell Jr., G. E., S. M. Seidell. 1991. Training manual for embryo transfer in cattle. FAO, Animal Production & Health Paper No. 77. FAO, Roma, Italia. 128 p.

Senger, P. L. 1997. Embryogenesis of pituitary gland and male or female reproductive system. En: Pathways to Pregnancy & Parturition, Curr. Concep., Pullman, pp. 58-76.

Senger, P. L. 2003. Pathways to pregnancy, parturition. Curr. Concept. Pullman, WA, 380 p.

Shemesh, M. 1980. Estradiol-17β biosynthesis by the early bovine fetal ovary during the active and the refractory phases. Biol. Reprod. 23:577-582.

Shimasaki, S., R. K. Moore, F. Otsuka & G. F. Erickson. 2004. The bone morphogenetic protein system in mammalian reproduction. Endo. Rev. 25:72-101.

Silva-Santos, K. C., G. M. G. Santos, L. S. Siloto et al. 2014a. Comparison of antral and preantral ovarian follicle populations between Bos indicus-taurus cows with high or low antral follicles. Reprod. Dom. Anim. 49:48-51

Silva-Santos, K. C., G. M. Santos, C. Koetz Junior et al. 2014b. Antral follicle populations and embryo production – *in vitro* and *in vivo* – of *Bos indicus-taurus* donors from weaning to yearling ages. Reprod. Dom. Anim. 49:228-232.

Silva-Santos, K. C., G. M. G. Dos Santos, L. S. Siloto et al. 2014c. The correlation between the number of antral follicles and ovarian reserves (preantral follicles) in purebred *Bos indicus* and *Bos taurus* cows. Anim. Reprod. Sci. 151:119-125.

Singh, J., G. P. Adams & R. A. Pierson. 2003. Promise of new imaging technologies for assessing ovarian function. Anim. Reprod. Sci. 78:371-399.

Sirois, J., J. E. Fortune. 1988. Ovarian follicular dynamics during the estrous cycle in heifers monitored by real-time ultrasonography. Biol. Reprod. 39:308–317.

Skinner, M. K. 2005. Regulation of primordial follicle assembly and development. Human Reprod. Update 11(5):461-471.

Skinner, M. K. et al. 2008. Regulation of granulosa and theca cell transcriptomes during ovarian antral follicle development. Mol. Reprod. Devel. 75:1457-1472.

Smitz, J. E. & R. G. Cortvrindt. 2002. The earliest stages of folliculogenesis in vitro. Reproduction 123: 185-202.

Stallock, J. et al. 2003. The pro-apoptotic gene Bax is required for the death of ectopic primordial germ cells during their migration in the mouse embryo. Development 130:6589-6597.

Sun, Y. C., X. F. Sun, P. W. Dyce, W. Shen y H. Chen. 2017. The role of germ cell loss during primordial follicle assembly: Current advances. Int. J. Biol. Sci. 13:449-457.

Sunderland, S. J., M. A. Crowe, M. P. Boland et al. 1994. Selection, dominance and atresia of follicles during oestrous cycle of heifers. J. Reprod. Fert. 101: 547–555.

Tanaka, Y., K. Nakada, M. Moriyoshi et al. 2001. Appearance and number of follicles and change in the concentration of serum FSH in bovine fetuses. Reproduction 121:777-782.

Telfer, E. E., M. McLaughlin. 2007. Natural history of the mammalian oocyte. Reprod. Biomed. Online 15(3):288-295.

Tilley, S. L., L. P. Audoly et al. 1999. Reproductive failure and reduced blood pressure in mice lacking the EP2 prostaglandin E2 receptor. J. Clin. Invest. 103:1539-1545.

Tilly, J. L. 1996. Apoptosis and ovarian function. Rev. Reprod. 1:162:172.

Trejo M., F. J. 2020. Efecto de raza y donadora sobre la producción de embriones *in vitro*. Tesis Espec., Universidad Autónoma de Tamaulipas, Cd. Victoria, Tamps. 120 p.

Tsafriri, A., E. Y. Adashi. 1994. Local nonsteroidal regulators of ovarian function. En: E. Knobil y J. Neill, Eds., Physiology of Reproduction. Raven, NY, pp. 817-843.

Van Wegenen, G. & M. E. Simpson. 1965. Embryology of the ovary and testis. Homo sapiens and Macaca mulatta. New Haven, Yale University Press.

Van Wezzel, I. L., R. J. Rodgers. 1996. Morphological characterization of bovine primordial follicles and their environment *in vivo*. Biol. Reprod. 55:1003-1011.

Vaskivuo, T. E. et al. 2001. Survival of human ovarian follicles from fetal to adult life: Apoptosis, apoptosis-related and transcription factor GATA-4. J. Clin. Endo. Metab. 86:3421-3429.

Vaskivuo, T. E., J. S. Tapanainen. 2003. Apoptosis in human ovary. Reprod. Biomed. OL 6:24-35.

Viana, J. H. M., A. M. Ferreira, W. F. Sá & L. S. A. Camargo. 2000. Follicular dynamics in zebu cattle. Pesq. Agrope. Bras. 35:2501-2509.

Vitrogen. 2018. Producción *in-vitro* de embriones bovinos. Manual de Laboratorio, VITROGEN, Brasil. 28 p.

Walsh, S. W., F. Mossa et al. 2014. Heritability and impact of environmental effects during pregnancy on antral follicle count in cattle. J. Dairy Sci. 97(7):4503-4511.

Wandji, S. A. 1992. Ontogeny and celular localization of 125I-labelled basic fibroblast growth factor and 125I-labelled epidermal growth factor binding sites in ovaries from bovines fetuses and neonatal calves. Biol. Reprod. 47:807-813.

Wandji, S. A. et al. 1992. Ontogeny and cellular localization of 125I-labelled basic FGF and 125I-labeled EGF binding sites in ovaries from bovine fetuses and neonatal calves. Biol. Reprod. 47:807-813.

Wang, C. et al. 1979. Induction of Prl receptors by follicle-stimulating hormone in rat granulosa cells in vivo and in vitro. J. Biol. Chem. 254:1330-1336.

Wassarman, P. M. 1994. Gamete interaction and mammalian fertilization. Therio. 41:31-44.

Wassarman, P. M. 1996. Oogenesis. En: Reproductive Endocrinology, Surgery & Technology Vol. I, E. Y. Adashi et al., Eds., Lippincott-Raven, NY, pp. 341-357.

Wassarman, P. M. & D. F. Albertini. 1994. The mammalian ovum. En: E. Knobil, (Ed.), The physiology of reproduction, Raven, New York, pp. 79-122.

Watanabe, K. 2002. Prostaglandin F synthase. Prostaglandins Lipid Mediat. 68–69: 401–407.

Watanabe, K. et al. 1985. Enzymatic formation of PG F2α from PG H2 and D2. Purification and properties of PG F synthetase from bovine lung. J. Biol. Chem. 260:7035-7041.

Watanabe, Y. F. et al. 2017. Number of oocytes retrieved per donor during OPU and its relationship with *in vitro* embryo production and field fertility following embryo transfer. Anim. Reprod. 14(3):635-644.

Watanabe, Y. et al. 1998. Competência de oócitos, oriundos de diferentes fêmeas bovinas, na produção in vitro de blastocistos. Arq. Fac. Vet. UFRGS 26(1):384-385.

Webb, R. & B. K. Campbell. 2007. Development of dominant follicle: Mechanism of selection and maintenance of oocyte quality. Soc. Reprod. Fertil. Suppl. 64:141-163.

Webb, R., P. C. Garnsworthy, J. G. Gong, D. G. Armstrong. 2004. Control of follicular growth: Local interactions and nutritional influences. J. Anim. Sci. 82:E63-E74.

Weitlauf, H. M. 1994. Biology of implantacion. In: E. Knobil y J. D. Neill (Eds.), Raven, New York, pp. 391-440.

Wiltbank, M. C., A. H. Souza, P. D. Carvalho et al. 2014. Physiological and practical effects of progesterone on reproduction in dairy cattle. Animal 8:70-81.

Wyllie, A. H. 1992. Apoptosis and the regulation of cell numbersin normal and neoplastic tissues: An overview. Cancer Metastasis Rev. 11:95-103.

Yang, M. Y. & J. E. Fortune. 2008. The capacity of primordial follicles in fetal bovine ovaries to initiate growth *in vitro* develops during midgestation and is associated with meiotic arrest of oocytes. Biol. Reprod. 78:1153-1161.

Yeh, J. & E. Adashi. 2001. El ciclo ovárico. In: Endocrinología de la Reproducción, Editorial Médica Panamericana, Buenos Aires. Pp. 164-202.

Young, R. B. & J. R. Jaffe. 1976. Strength-duration characteristics of estrogen effects on gonadotropin response to gonadotropin-releasing hormone in women: Effects of varying concentrations of estradiol. J. Clin. Endo. Metab. 42:432-442.

Zamboni, L., J. Bézard, P. Mauleón. 1979. The role of the mesonephros in the development of the sheep fetal ovary. Ann. Biol. Anim. Bioch. Biophys. 19(4B):1153-1178.

Zangirolamo, A. F., F. Morotti, N. C. Da Silva et al. M. M. Seneda. 2018. Ovarian antral follicle populations and embryo production in cattle. Anim. Reprod. 15(3):310-315.

Zeleznik, A. J. 1981. Premature elevation of systemic estradiol reduces serum levels of follicle-stimulating hormone and lengthens the follicular phase of the menstrual cycle in rhesus monkeys. Endocrinology 109:352-355.

Zeleznik, A. J., A. R. Midgley y R. E. Reichert Jr. 1974. Granulosa cell maturation in the rat: Increased binding of human chorionic gonadotropin following treatment with follicle stimulating hormone in vivo. Endocrinology 95:818-825.

Zhang, H., K. Liu. 2015. Cellular and molecular regulation of the activation of mammalian primordial follicles: somatic cells initiate follicle activation in adulthood. Human Reprod. Update 21:779-786.

Zuckerman, S. 1951. The numbers of oocytes in the mature ovary. Rec. Progr. Horm. Res. 95(6):63-108.

Zuckerman, S. 1956. The regenerative capacity of ovarian tissue. CIBA Foundation Colloquium on Ageing 2:31-54.

Zuckerman, S. & T. G. Baker. 1977. The development of the ovary and the process of oogenesis. En: S. Zuckerman, B. J. Weir, The Ovary, Academic, New York, pp. 41–67.

Zuckerman, S. & B. J. Weir. 1977. The ovary. Academic, New York, 535 p.

IV.3 Reproducción asistida en rumiantes y su aplicación en la ganadería mexicana: Producción de germoplasma de bovinos de razas de carne, semen y embriones mediante aspiración folicular y fecundación *in vitro*

Francisco Javier Trejo Meza1, Y. Bautista M.1, J. Franco de S.2, J. Rosales H.1, H. del Angel R.1, J. L. Flores R.1, R. A. Alcaráz R.3, F. A. Lucero M.4, J. Hernández M.4 y A. González R.14

1 Facultad de Medicina Veterinaria y Zootecnia, Universidad Autónoma de Tamaulipas, Cd. Victoria, Tamps., México,
2 BRIO-Embryo, Araguaína, Brasil,
3 Campo Experimental Mocochá, CIRSE, INIFAP, Mocochá, Yuc., México,
4 Facultad de Ingeniería y Ciencias, Universidad Autónoma de Tamaulipas, Cd. Victoria, Tamps., México

Resumen

La eficiencia reproductiva en bovinos de carne es el factor preponderante, que determina la productividad; a su vez, la eficiencia reproductiva depende de la utilización de los métodos disponibles en reproducción asistida. Los métodos disponibles incluyen desde la congelación de semen, inseminación artificial, sincronización y/o inducción de la ovulación y el estro, superovulación, transferencia y congelación de embriones, bisección de embriones, inyección intra-citoplásmica de semen y aspiración folicular y fecundación in vitro (AF/FIV). El Laboratorio de AF/FIV, de la UGRT, en el noreste de México, se estableció en febrero, 2018. De marzo a febrero, se realizaron aproximadamente 250 aspiraciones en vacas de razas de carne; se aspiró un total de 5,168 ovocitos (22.4 por vaca), con 62 % de viables (13.9 ovocitos por vaca). Se obtuvo el 41.2 % (7.85/vaca) de división inicial y 48.9 % se convirtieron en blastocitos (3.99 embriones por vaca aspirada).

Palabras clave: Reproducción asistida, bovinos, fecundación in vitro, congelación de semen, aspiración folicular.

Abstract

Reproductive efficiency in beef cattle is the most determining factor of productivity, likewise, herd productivity depends directly on the utilization of the available methods of assisted reproduction. Available methodology includes semen freezing, artificial insemination, synchronization and/or induction of estrus and ovulation, superovulation and embryo transfer and freezing, embryo dissection and ovum pick up and in vitro fertilization (OPU/FIV). The OPU/FIV Center of the UGRT, in northeast Mexico was established in febrary, 2018. From march through september, 250 OPU sessions were conducted using beef donor cows; a total of 5,168 ovocytes were aspirated (22.4 per cow), with 62 % of viable ovocytes (13.9 per cow). Cleavage rate was 41.2 % (7.85/cow) and the embryo rate was 48.9 % (3.99 embryos per cow).

Key words: Assisted reproduction, bovines, in vitro fertilization, semen freezing, ovum pickup.

Introducción

La rentabilidad de las empresas ganaderas dedicadas a la producción de bovinos de razas de carne y otros rumiantes, depende directamente, de factores biológicos, sustentabilidad, medio ambiente, entre otros; los cuales inciden directamente sobre el nivel de productividad de las mismas empresas. A su vez, la productividad depende principalmente del manejo y la eficiencia reproductiva del hato; a mayor eficiencia reproductiva, mayor será la productividad y la rentabilidad de la empresa ganadera; de manera particular, la eficiencia reproductiva del rebaño depende tanto de la habilidad reproductiva de la vaca como la del semental.

A su vez, la eficiencia reproductiva depende de varios factores, entre otros, de la biotecnología de la reproducción (BR) y la aplicabilidad de la metodología disponible; dichos métodos incluyen congelación de semen (Baker y Polge, 1976; Nagase y Niwa, 1964; Polge *et al.*, 1949), inseminación artificial (IA, Thibier, 2005), sincronización y/o inducción del estro y la ovulación (SE/O), superovulación y transferencia de embriones (SO/TE, González *et al.*, 1990; 1994; Hasler, 1992; 2000; Mapletoft y Pierson, 1993; Palma *et al.*, 1995) *in vivo*, bipartición de embriones (Brem, 1983, citado por Palma *et al.*, 1995; Lange, 1995; Palma *et al.*, 1991), sexado de embriones (Nibart *et al.*, 1997; Thibier, 1994), sexado de semen (Johnson, 2000; Johnson *et al.*, 1989), producción de animales transgénicos, producción de embriones in vitro (Iritami y Niwa, 1977; Kanagawa, 1979), embriones de hembras de sacrificio (Palma y Polge, 1992) o de aspiración folicular y fecundación *in vitro* (AF/FIV, Pieterse et al., 1988; Kriup *et al.*, 1994). De manera similar, la metodología de AF/FIV ya se aplica con éxito en México, en laboratorios establecidos (González *et al.*, 2019; Trejo *et* al., 2019). Se puede resumir, dentro de ciertos límites, que la tecnología disponible en reproducción asistida (RA), se puede aplicar en cualquier parte del mundo; la aplicación de la misma, dependerá siempre de la infraestructura, equipo y personal humano calificado disponibles.

El enfoque del presente ensayo es revisar algunas aplicaciones de BR en México y el mundo (En la sección de bibliografía se presentan documentos que revisan su aplicación en varios lugares del mundo); sin embargo, la tendencia en México y en el mundo, es aumentar el uso de AF/FIV en bovinos (González *et al.*, 2019; Trejo *et al.*, 2019) y otras especies de rumiantes (caprinos y ovinos), para la producción de embriones in vitro; por lo tanto, es indispensable considerar la metodología disponible (métodos hormonales o de manejo) para sincronizar la emergencia de la onda folicular y aumentar la cosecha de ovocitos viables por vaca aspirada, ya que ello aumentará la producción de embriones por sesión de AF. Se presenta en este ensayo, información sobre las herramientas disponibles en BR/RA y su aplicación en bovinos de carne; así como algunos resultados obtenidos con la producción de semen y embriones AF/FIV en el Centro-UGRT, bajo condiciones de trópico seco.

Biotecnología de la reproducción y su aplicación en bovinos en México y el mundo
El manejo de la reproducción en animales se inició en el siglo XIV (anfibios y peces), y como es de imaginarse, desde su inicio, han ocurrido muchos cambios, iniciando por el significado, como ciencia, el concepto y su nomenclatura y aplicación; desde el ya mencionado concepto de manejo de la reproducción, reproducción aplicada, tecnología de la reproducción y mas recientemente, biotecnología de la BR y/o como algunos lo prefieren, RA. De igual forma, que se han dado cambios en la aplicación de la BR y/o RA, la aplicación de la misma, también se ha visto modificada por la tecnología desarrollada para la fabricación de equipo e infraestructura que se utiliza en BR/RA.

Se puede decir que la BR y/o RA nació con la inseminación artificial, cuyos inicios se remontan al siglo XIV, posteriormente en el siglo XVIII, en Italia, se logró fecundar una perra; a inicios del siglo XX, se inventó la vagina artificial y a partir de 1940, se comenzó a utilizar semen congelado, para IA. A partir de 1935, se establecieron las primeras cooperativas de IA, en Europa y Estados Unidos, y se realizaron varios programas masivos de IA, en varias especies (En Inglaterra, Rusia y Australia) y aparecieron las primeras pajillas para semen (Cassou, 1967, ver Foote, 2002; Lonergan, 2018). En México, en 1945, se inició la IA con semen fresco y a partir de 1960, se utilizó semen congelado; en 1978, la SARH estableció un Centro de IA, procesando mas de 30,000 ampolletas de semen de varias razas de bovinos). A partir de la congelación de semen, se inició una revolución comercial y tecnológica de la IA a nivel mundial. Con todas las ventajas que ofrece la utilización del semen congelado, el porcentaje de bovinos que se inseminan apenas alcanza el 3 % en países en desarrollo (en México, solo llega al 4.5 %), mientras que en países desarrollados, casi llega al 20 %; en Estados Unidos, el 16.7 % de las inseminaciones realizadas corresponden a ganado de carne, mientras que el resto (66.3%) corresponde a ganado lechero (Thibier, 2001; ver Foote, 2002 y Lonergan, 2018).

En 1948, se celebra en Milán el primer Congreso Internacional de IA y Reproducción Animal, hoy ICAR (United Nations, 1948). Hoy en día, la industria mundial de la IA, acumula muchas empresas, dedicadas a la fabricación de materiales consumibles, equipos, hormonales y biológicos, semen congelado convencional, incluyendo el semen sexado; como ejemplo, durante el año 2018 en Estados Unidos se comercializan aproximadamente 26 millones de dosis de semen, 22 millones de ganado lechero y 4 millones de ganado de carne (Geiger, 2019).

Inicialmente, el desarrollo y la implementación de la IA con semen congelado convencional o sexado, y posteriormente, la SO/TE y AF/FIV, recibieron un impulso significativo cuando se descubrió que el ciclo reproductivo de los bovinos se podía regular, utilizando varios productos hormonales; de tal forma que, el ciclo reproductivo de la vaca se podría regular o programar casi en el momento en que lo deseara el productor; en ese momento, se dan los inicios de programas de SE/O, los cuales se siguen utilizando hasta la fecha, con la inclusión de los conceptos de IA a tiempo fijo y la regulación de la emergencia de la onda folicular (MacMillan y Peterson, 1993). Los inicios de la SO/TE se remontan a finales del siglo XIX, mientras que los métodos mas modernos se encuentran comercialmente disponibles a partir de fin de los 70´s y a principio de los 80`s, ya se utilizaban protocolos hormonales para SO/TE en todo el mundo, sin embargo, la producción de embriones por vaca super-estimulada, permanece baja y muy variable (De 3 a 6 embriones por vaca por periodo de cada 6-8 semanas, Mapletoft y Pierson, 1993).

Existen otros métodos en BR como bisección de embriones, la producción de embriones in vitro, mediante inyección intracitoplásmica de esperma (ICSI) y algunos otros métodos, los cuales no serán discutidos en el presente documento (García Roselló *et al.*, 2008; Salamone *et al.*, 2017).

La congelación de semen se inició a partir de 1940 y en los 50´s se congeló semen utilizando glicerol, como crioprotector, pero fue hasta después de 2005, cuando se contaba ya con semen sexado comercial, al menos para bovinos de razas lecheras y de carne; aunque desde los años 90´s, ya se contaba con semen sexado para investigación. Estudios iniciales sobre la separación de los espermatozoides portadores de los cromosomas X y Y, se iniciaron desde principios de los años 80´s. En la actualidad, se puede sexar semen de varias especies, tanto para fines de investigación, como para propósitos comerciales (Maxwell *et al.*, 2003; 2004; Rodríguez-Martínez y Peña-Vega, 2013).

La producción de embriones se logra mediante métodos *in vivo* (González *et al.*, 1990; Mapletoft y Pierson, 1993; González *et al.*, 1994 e in vitro (Pieterse *et al.*, 1988; 1991; Kruip *et al.*, 1991; 1994; Roschlau et al., 2001; Watanabe *et al.*, 2008), los métodos in vivo, incluyen principalmente, los de SO/TE convencional, lo cual no se discutirá en este documento. La metodología de la producción de embriones in vitro, mejoró significativamente, a partir de finales de los años 80´s, con la implementación de los métodos modernos de AF, los cuales son no invasivos.

La producción de embriones mediante el método de AF/FIV incluye varias etapas, la colección, selección y cultivo de ovocitos, fecundación, cultivo de cigotos a partir de la fecundación y preparación de embriones (7 días) para transferencia en fresco o congelación con el método de vitrificación. El proceso de AF/FIV y los resultados obtenidos a la fecha se ha revisado extensivamente en varias publicaciones (Boni, 2012; Moreira *et al.*, 2010; Qi *et al.*, 2016; Taylor-Robinson y Huang Do, 2016). Igualmente, las metodologías de BR/RA se han aplicado en pequeños rumiantes (Baldassarre, 2007).

A pesar de los buenos resultados obtenidos a la fecha (3-4 embriones por sesión de aspiración), el método presenta algunos retos importantes para el establecimiento de un laboratorio de AF/FIV, 1) el alto costo de inversión en equipo, infraestructura y personal calificado para el establecimiento del laboratorio de cultivo y fecundación in vitro, 2) la variabilidad en la población de folículos susceptibles de aspiración de las hembras y/o la sincronización de la emergencia de la onda folicular, 3) se requiere la utilización de personal especializado en la aspiración folicular y en el cultivo de los ovocitos y los embriones, 4) promover e implementar la interacción entre la producción de embriones mediante AF/FIV y otros métodos de producción de embriones in vitro (ICSI) y la metodología disponible de mejoramiento genético asistido por marcadores moleculares y tecnologías similares.

Producción de germoplasma de bovinos de razas de carne en el Noreste de México: Producción de semen y producción de embriones *in vitro*
Congelación de semen y Producción de embriones en el Centro-UGRT, mediante aspiración folicular y fecundación *in vitro* en bovinos de carne

El Centro de Desarrollo de Capacidad Productiva y Mejoramiento Genético de la Ganadería Dr. Jorge R. Arnáez G. fue establecido en 2013, por la Unión Ganadera Regional de Tamaulipas (Centro-UGRT), para otorgar apoyo, capacitación y servicios a los ganaderos organizados del estado, en las diversas áreas de la BR/RA, destacando capacitación, colección, evaluación y congelación de semen, superovulación, transferencia y congelación de embriones *in vivo*, mediante el método convencional. A partir de febrero de 2017, el Centro busca convertirse en el Instituto de Biotecnología Animal y a partir de febrero de 2018 estableció el sistema de producción de embriones con el método de AF/FIV. Se presentan algunos resultados generados en el Laboratorio de Producción de semen sobre el manejo y evaluación de semen y sobre la producción de embriones *in vitro* en el Centro-UGRT.

Variaciones en Motilidad del Semen Bovino Congelado: Efecto de Exposición Frecuente Durante el Almacenamiento y Manejo del Termo Criogénico
Abstract

Semen quality changes in terms of motility, were monitored when semen frozen in 0.5 cc straws from Beefmaster bulls was exposed to laboratory environment, indoor conditions. Semen was collected with an artificial vagina, from three Beefmaster bulls, evaluated and processed according to the quality standards of the Centro de Mejoramiento Genético-UGRT, located in Victoria, Tamps., México; the Centro is certified by SENASICA. Semen was evaluated and processed using Andromed as diluent, and frozen in liquid nitrogen vapor, to contain 25 million of live sperm cells after thawing. Exposure of frozen semen by extraction of the semen doses, during the process of field artificial insemination signifiicantly (P<0.05) affected sperm motility and vigor after sperm thawing, motility changed from 70 to 10 %, after periods of extraction of up to 120 minutes. It is concluded that bull frozen semen post-thaw motility and vigor change significantly after exposure of the semen doses to room temperatures.

Keywords: Semen quality changes, sperm motility, bull fertility.

Resumen

Se evaluó la motilidad y vigor post-congelación de semen congelado de toros Beefmaster, expuesto a temperatura ambiente, durante la exposición repetida del semen, bajo condiciones de laboratorio, para simular el uso y manejo del semen durante el proceso de inseminación artificial. En el estudio se utilizó semen congelado de toros Beefmaster, la congelación se realizó de acuerdo al standard de calidad de congelación de semen del Centro de Mejoramiento Genético-UGR, certificado por SENASICA. Se observaron reducciones en motilidad de 70 a 10 %, en dosis de semen, expuesto a temperaturas superiores a -196°C, durante repetidas ocasiones; también se observaron cambios en vigor del semen. Se concluye que la exposición repetida del semen a temperatura ambiental afecta significativamente la motilidad y vigor del espermatozoide.

Palabras clave: Calidad de semen, motilidad individual.

El comportamiento reproductivo y la calidad de semen del toro juegan un papel preponderante en los sistemas vaca-becerro y determinan la eficiencia reproductiva de los hatos de bovinos de carne. Por otro lado, la evaluación de la calidad del semen colectado y procesado para su congelación y utilización en programas de inseminación artificial (IA), superovulación y transferencia de embriones (SPO-TE) y aspiración folicular y fecundación *in vitro* (AF-FIV), es aun de mayor importancia. Lo anterior, y por consiguiente, reviste mayor relevancia el proceso de evaluación de la calidad del semen, cuando se utiliza semen sexado para AF-FIV, ya que el número de espermatozoides se reduce por el proceso de selección (Pepper-Yowel, 2011; Presicce *et al.*, 2011; Ruíz López *et al.*, 2013).

En sistemas extensivos y donde se utilizan toros en monta directa, la eficiencia reproductiva del hato es hasta cinco veces de mayor importancia, en relación a la tasa de crecimiento y calidad de la canal (Trenkle y Willham, 1977); lo cual reviste mayor importancia cuando se utilizan toros con baja calidad espermática; porque resulta en bajas tasas reproductivas (35 a 40 % de pariciones, Francisco J. Trejo M., 2016; comunicación personal). En sistemas intensivos o cuando se utiliza la IA en ganado de carne, la calidad del semen congelado, adquiere la importancia de la que tiene el toro en monta directa; aunque los factores que comprometerían la calidad del semen no sean los mismos.

El proceso de congelación de semen de toros de razas de carne se realiza de manera rutinaria en todo el mundo y aunque se presentan resultados variables; estos indican que la calidad del semen congelado, es suficiente para garantizar porcentajes de gestación comparables a los obtenidos con monta directa. Aunque no existe evidencia directa, se sabe que durante su almacenamiento y uso de semen congelado en las empresas ganaderas del trópico, se presentan variaciones en la motilidad del semen; debido a condensación de humedad en la pajilla de semen congelado durante su manejo. El objetivo del presente estudio fue evaluar los cambios que ocurren en motilidad en semen congelado, debido a la exposición del semen congelado durante su extracción del termo para uso en IA, bajo condiciones de trópico seco, del Noreste de México. El estudio se llevó a cabo en el Centro de Desarrollo de Capacidad Productiva y Mejoramiento Genético de la Ganadería Dr. Jorge R. Arnáez Gómez (Centro-UGRT), de la Unión Ganadera Regional de Tamaulipas, ubicado en el km 13 Carretera Victoria-Soto La Marina, latitud norte 23°35′15″ y longitud 99°45′30″, con clima tropical semi-seco Awc (INEGI, 2002).

Se utilizaron tres toros adultos de la raza Beefmaster, que se encontraban en el Centro para procesamiento de semen y su utilización en programas de IA. Se utilizó semen congelado de los tres toros, una colecta por toro, el semen se colectó, evaluó y congeló de acuerdo al standard del Centro (certificado por SENASICA). El método de congelación es como sigue, el semen se colectó con vagina artificial, inmediatamente después de la colecta, la muestra se coloca en baño maría (37 °C), se evalúa la calidad de la muestra, determinando volumen, color, olor, concentración relativa (por color), motilidad masal e individual (Si la motilidad individual es mayor a 60 %, se continua el proceso), % de vivos, anormales e inmaduros; en este momento se determina la concentración mediante el espectrofotómetro (ABS); para determinar la dilución final y número de dosis. Enseguida, la muestra se diluye 1:1, con Andromed (Biotay, S.A.) y se repite el proceso de evaluación, y si la muestra mantiene su calidad, se continua el proceso. Se realiza la dilución final, agregándole el diluyente, para contener 25 millones de espermatozoides vivos post-congelación por dosis; se evalúa nuevamente la motilidad individual y si se mantiene esta, se coloca la muestra diluida en refrigeración a 5°C, durante 3 horas. Al final del periodo de enfriamiento, se evalúa la motilidad individual y si es mayor a 60 %, se procede a la congelación en vapor de nitrógeno durante 15 minutos y posteriormente, se sumerge en nitrógeno líquido. Treinta minutos después se realiza la evaluación final de motilidad individual y si esta es de 40 a 45 %, el semen se libera para su uso.

Se utilizaron 60 dosis de semen de cada toro, almacenadas en tres bastones, colocadas en dos niveles; se utilizó una canastilla por toro; el semen de los tres toros se almacenó en un termo Taylor-Wharton 18 XT, durante dos semanas después de la congelación y previo al protocolo experimental. Se simuló el uso del semen en IA convencional en campo, mediante la extracción de las dosis del nivel superior del bastón 1, de la canastilla uno (dosis 1 a 10, toro 1), seguida por la exposición del bastón 1, nivel inferior (dosis 11 a 20, toro 1), seguidas por el bastón 2 (dosis 21 a 30 y 31 a 40) y el bastón 3 (dosis 41 a 50 y 51 a 60); se repitió la misma operación para los toros 2 y 3, cada dosis se extrajo a intervalos de 3 minutos, de tal forma que el proceso de exposición duró 180 minutos por toro. El proceso de extracción del semen se realizó bajo techo, a una temperatura ambiente de 22 a 29°C, cada dosis se extrajo del termo, se mantuvo al aire durante 10 segundos y se descongeló en baño maría durante 45 segundos y se evaluó la motilidad individual. Los valores de motilidad individual de los tres toros se evaluaron en grupo, por no presentar diferencias estadísticas, mediante chi cuadrada;

los valores de motilidad encontrados se evaluaron también por medio de chi cuadrada (Steel y Torrie, 1985).

La exposición de dosis de semen del termo criogénico, resultante de la extracción de los bastones de almacenamiento para realizar la IA, tuvo efectos significativos (P<0.05) sobre la motilidad y el vigor (Cuadros 4.3.1 y 4.3.2); efecto que también se manifestó sobre los 2 niveles de almacenamiento y los 3 bastones de cada toro. Se observó una tendencia a disminuir la motilidad y el vigor (P<0.05), en el nivel superior de los 3 bastones (Cuadro 4.3.1), la cual se observa en las filas 1, 2 y 3 (Periodos 1 3 y 5 de extracción de semen) y los diferentes colores (Cuadro 4.3.1); lo cual indica que el tiempo de exposición y el número de veces que el bastón es llevado al cuello del termo, afecta la motilidad y el vigor del semen, lo cual podría ser debido a temperatura ambiental y humedad relativa.

Los valores de motilidad y vigor del semen, encontrados en las dosis del nivel inferior de almacenamiento, se observan en el Cuadro 4.3.2, no se encontraron diferencias significativas en los 3 bastones, y los valores de motilidad no fueron diferentes, el vigor disminuyó en el bastón 3; las filas 1, 2 y 3 indican los periodos 2, 4 y 6 de extracción del semen.

Cuadro 4.3.1. Efecto de la extracción de dosis de semen del termo y exposición a temperatura ambiente durante repetidas ocasiones en el nivel superior de la canastilla, de 3 toros Beefmaster.

Número de bastón, nivel	Porcentaje de motilidad y número de pajilla expuesta a intervalos de 3 minutos										Tiempo transcurrido
	1	2	3	4	5	6	7	8	9	10	
B 1, Superior	65	65	70	70	70	50	50	50	50	50	0-30 minutos
B 2, Superior	30	35	30	30	35	20	20	25	25	10*	60-90 minutos
B 3, Superior	30	10	10	20	20	10	35	10	15	40*	0-180 minutos

* Indica valores diferentes P<0.5, entre filas. Los valores en color verde indican muy buen vigor, en azul indican buen vigor, en negro indican vigor regular y los valores en rojo indican movimiento aberrante.

Cuadro 4.3.2. Efecto de la extracción de dosis de semen del termo y exposición a temperatura ambiente, durante repetidas ocasiones, en el nivel inferior de 3 toros Beefmaster.

Número de bastón	Motilidad % y pajilla expuesta a intervalos de 3 minutos										Tiempo transcurrido
	1	2	3	4	5	6	7	8	9	10	
B1 Inferior	50	50	50	50	50	50	50	50	50	40	30-60 minutos
B2 Inferior	40	40	40	30	40	40	40	50	40	40	90-120 minutos
B3 Inferior	40	35	35	40	30	40	30	40	40	30	150-180 minutos

Los valores en verde indican muy buen vigor, en azúl indican buen vigor, en negro indican vigor regular y los valores en rojo indican movimiento aberrante.

Es posible que el proceso de congelación (colección, evaluación y congelación) afecte la motilidad post-congelación del semen, aunque se desconoce su efecto sobre la capacidad de fecundación del espermatozoide; aunque si se tiene evidencia de que el proceso de sexado del semen, utilizando citometría de flujo fluorecente afecta la capacidad de fecundación *in vitro* (Merton *et al.*, 1997; Xu *et al.*, 2009) e *in vivo* (Maxwell *et al.*, 2003; Bodmer *et al.*, 2005) del espermatozoide y también puede inducir un desarrollo embrionario anormal

(Maxwell *et al.*, 2004). Se propone que las causas de esta capacidad reducida de fecundación del espermatozoide sean concentración reducida (Bodmer *et al.*, 2005) o daño estructural al espermatozoide (Schenk y Seidel Jr., 2007); aunque se desconoce a ciencia cierta la causa de la baja motilidad y reducción en vigor, y su posible efecto sobre la capacidad de fecundación del espermatozoide. Se concluye que el proceso de extracción y exposición del semen a temperaturas superiores a -196°C, durante el tiempo de la IA afecta significativamente la motilidad y el vigor del espermatozoide de toros Beefmaster.

Producción de embriones en el Centro-UGRT, mediante aspiración folicular y fecundación *in vitro* en bovinos de carne

De febrero a septiembre del 2018, se aspiraron casi 250 vacas, en un poco mas de 50 sesiones de aspiración (3-19 vacas por sesión), la proporción de vacas, de varias razas de carne, que produjeron 2 o mas ovocitos fue de 96.5% (Rango de 83.3 a 97.7%); mientras que la proporción de vacas que no produjeron ovocitos fue de 3.5% (Rango de 0 a 16.7%). El número de ovocitos por vaca se agrupó en clases, de 1-10, 11-20, 21-30, 31-40 y <40; la proporción para cada una de las clases fue de 54, 29, 10, 4 y 3 %, respectivamente. Mientras que la calidad de los ovocitos aspirados se agrupó en grados I, II y III, las proporciones para cada grupo fue de 11.8 (Rango de 9.5-13.0%), 25.0 (Rango de 16.4-26.7%) y 63.2 (Rango de 60.5-72.8%) %, respectivamente.

Los resultados de las aspiraciones realizadas se agruparon por raza y la información se resume en el Cuadro 4.3.3. El número total de ovocitos aspirados fue de 5,168, con una media por vaca de 22.4 (Rango de 3-80), las medias por raza por vaca fueron de 20.3 para Brangus Rojo, 26.0 para Beefmaster, 24.6 para Brahman y de 20.8 para otras razas. El porcentaje total de ovocitos viables fue de 62%, este porcentaje varió de 58.5 a 72.7%, para las diferentes razas (Cuadro 4.3.4).

Cuadro 4.3.3. Ovocitos encontrados en aspiraciones realizadas en vacas de razas de carne, bajo condiciones de trópico seco, en el IBA-UGRT, durante los meses de marzo a septiembre.

	No. de vacas	No. de ovocitos	Media, ovocitos/vaca	Rango, ovocitos/vaca	Ovocitos viables, %
Aspiraciones	231	5168	22.4	3-80	62.0
Brangus Rojo	92	1869	20.3	4-50	58.6
Beefmaster	68	1766	26.0	6-71	59.6
Brahman	31	763	24.6	5-80	65.3
Razas varias*	37	770	20.8	3-80	72.7
División celular (Cleavage %)	41.2				
* Incluye las razas Simbrah, Angus, Gyrolando, Piedmontese y Santa Gertrudis.					

Se encontró cierta variabilidad en el porcentaje de ovocitos viables recuperados, aunque esta variación (60.3-65.8 %), también ha sido reportada para razas Angus y Brangus (Onganatto, 2013).

Estudios iniciales (Kruip *et al.*, 1991; Pieterse *et al.*, 1991) con el método de AF/FIV, dieron como resultado un número de ovocitos bastante reducidos (de 1.5 a 6.9 por vaca), en un estudio posterior (Kruip *et al.*, 1994), el número de ovocitos aumentó a 8.0 por vaca; mientras que los obtenidos en el IBA-UGRT variaron de 20.3 a 26.0, con una media de 22.4 ovocitos aspirados por vaca. Las diferencias se podrían atribuir a factores como raza, tipo de vaca, manejo, medio ambiente, entre otros; además, de deberse a las innovaciones que han ocurrido en equipo de aspiración (sensibilidad del ultrasonido, presión de aspiración, calibre y largo de la aguja), medios de cultivo y calidad del semen, utilizados en el proceso.

En otro estudio realizado mas recientemente, el número de ovocitos recuperados por vaca varió de 15.2 a 24.4 (Moreira et al., 2010); resultados que son similares a los reportados en este ensayo. En otro estudio con vacas Angus y Brangus (Onganatto, 2013) se encontraron valores intermedios (3.2-13.1 ovocitos por vaca).

El número total de ovocitos viables por vaca fue de 13.9, mientras que la proporción de viables sobre el total aspirados fue de 62.0 % (Cuadro 4.3.4); mientras que los mismos valores por raza fueron 12.3 y 58.5 para Brangus Rojo, 15.5 y 59.6 para Beefmaster, 14.7 y 65.3 para Brahman y 15.1 y 72.7 para varias razas. En un estudio con vacas Angus y Brangus, el número de ovocitos viables por vaca varió de 2.1 a 9.1, mientras que el porcentaje varió de 60.3 a 65.8 (Onganatto, 2013); los valores encontrados para ovocitos viables son inferiores, a los aquí reportados, mientras que los porcentajes son similares.

El número total de ovocitos que iniciaron la división celular (cleavage) fue de 7.85 (41.2 %), mientras que los mismos valores por raza fueron de 6.07 (38.7 %), 8.73 (38.4 %), 8.74 (40.2 %) y 8.9 (53.1 %), respectivamente, para las mismas razas. Valores superiores a los encontrados en este estudio son lo reportados por Catteeuw *et al.* (2017), los cuales varían de 72 a 77 %; mientras que Imai *et al.* (2006) reportaron valores de 66.7 %.

Cuadro 4.3.4. Número de ovocitos viables aspirados, tasa de división celular (Cleavage, %) y número de embriones por vaca, en aspiraciones (OPU) realizadas en vacas de razas de carne, bajo condiciones de trópico seco.

Raza	No. / vaca	Ovocitos viables		División (Cleavage)		Embriones	
		Media/ vaca	%	Media/ vaca	%	Media/ vaca	Embriones/ # cleav, %
Brangus Rojo	90	12.3	58.5	6.07	38.7	3.62	59.7
Beefmaster	70	15.5	59.6	8.73	38.4	4.69	53.7
Brahman	31	14.7	65.3	8.74	40.2	4.13	40.2
Varias*	40	15.1	72.7	8.9	53.1	3.16	28.4
Totales	231	13.9	62.0	7.85	41.2	3.99	48.9

* Incluye las razas Simbrah, Angus, Gyrolando, Piedmontese y Santa Gertrudis.

El número total de embriones producidos por vaca fue de 3.99, mientras que por raza, fueron de 3.62, 4.69, 4.13 y 3.16, respectivamente para las razas Brangus Rojo, Beefmaster, Brahman y razas varias.

Estos valores son superiores a los reportados por otros investigadores, de 1.36 a 1.97 embriones por vaca (Roschlau *et al.*, 2001) o de 1.1 a 1.8 embriones por vaca, de las razas Angus y Brangus (Onganatto, 2013).

Cuadro 4.3.5. Efecto de la presencia del cuerpo lúteo (CL) sobre la cosecha de ovocitos y la producción de embriones in vitro, en razas de carne, en el Noreste de México*.

Parámetros	Beefmaster		Brangus Rojo		Razas Varias		Todas Razas	
	CL	No CL	CL	No CL	CL	No CL	CL	No CL
Ovocitos aspirados, TOc, media (R)	27.1 (3-109)	33.1 (5-134)	27.7 (2-234)	26.4 (6-83)	14.8 (2-57)	19.8 (2-80)	23.2 (2-234)	26.4 (2-134)
Ovocitos viables/ vaca OVc media (R)	18.0 (1-87)	21.5 (1-111)	16.7 (2-176)	14.7 (2-76)	7.4 (1-26)	11.5 (1-35)	17.4 (81-176)	15.9 (2-111)
Tasa de división (TD, TOv/TOc), %	45.2 (6-100)	42.7 (5-100)	56.5 (19-100)	47.0 (5-100)	52.4 (1-35)	50.3 (12-100)	51.4 (1-100)	46.7 (5-100)
Tasa de FIV (TF, E/TD), %	64 (11-100)	63 (20 -100)	65 (20 - 100)	65 (20-100)	59 (12-100)	66 (4- 100)	63 (11-100)	64 (12 - 100)
FIV (#E/TF, %)	24.4	19.9	30.1	33.1	22.0	23.7	26.4	24.2
Embriones/vaca	5.2 (1-29)	5.1 (1-21)	6.0 (1-53)	6.4 (1-13)	3.2 (1-17)	3.6 (1-10)	4.8 (1-53)	5.0 (1-21)

*N total de vacas 504, 240 Beefmaster, 166 Brangus Rojo, 98 Razas Varias, 274 Vacas con CL, 230 Vacas sin CL.

En un segundo ensayo, se estudió el efecto de la presencia del cuerpo lúteo (CL), sobre el número de ovocitos aspirados y la producción de embriones *in vitro*, en vacas de razas de carne. Se analizó la información generada de 504 vacas en 58 sesiones de aspiración (7 vacas/aspiración, 2-18 vacas/sesión); en el periodo de septiembre, 2018 a abril, 2019; se obtuvieron 18,000 ovocitos, 44 ovocitos (25 totales, 19 viables) y 5 embriones por vaca. Los resultados del estudio se presentan en el Cuadro 4.3.5, la presencia del CL al momento de la aspiración no afectó los parámetros evaluados, cuando se realizó el análisis general, de todas las vacas; aunque se observó que solamente la eficiencia en la producción de embriones (E/TF) y el número de embriones por vaca fueron mayores en las vacas BR. Se encontraron variaciones en la producción de embriones, debido a raza.

Literatura Revisada

Baker, R. D., C. Polge. 1976. Fertilization in swine, cattle. Can. J. Anim. Sci. 56: 105-119.

Baldassarre, H. 2007. Reproducción asistida en la especie caprina: Inseminación artificial a clonación. Rev. Bras. Reprod. Anim. 31:274-282.

Blondin, P., C. Vigneault, A. L. Nivet y M. A. Sirard. 2012. Improving oocyte quality in cows and heifers: What have we learned so far? Anim. Reprod. 9:281-289.

Bodmer, M. et al. 2005. Fertility in heifers and cows after low dose insemination with sex-sorted and non-sorted sperm under field conditions. Theriogenology 64:1647-1655.

Boni, R. 2012. Origins and effects of oocyte quality in cattle. Anim. Reprod. 9:362-369.

Cassou, R. 1967. Medium-sized straws at L'Aigle A.I. Centre. Anim. Breed. Abstr. 35:428.

Catteeuw, M., E. Wydooghe, E. Mullaart et al. 2017. In vitro production of bovine embryos derived from individual donors in the Corral dish. Acta Vet. Scand. 159:1-7.

Choubal, S. A. et al. 2006. Comparison of different transvaginal ovum pick-up protocols to optimize oocyte retrieval and embryo production over a 10-week period in cows. Theriogenology 65:1631-1648.

Foote, R. H. 2002. The history of artificial insemination: Notes and notables. J. Anim. Sci.

Galli, C., C. Crotti, P. Notari et al. 2001. Embryo production by ovum pick up from live donors. Theriogenology 55:1341-1357.

Gandolfi, T. A. y F. Gandolfi. 2001. The maternal legacy to the embryo: Cytoplasmic components and their effects on early development. Theriogenology 55:1255-1276.

García-R., E., E. García-M., P. Coy, J. Alfonso & M. A. Silvestre. 2008. Intracytoplasmic Sperm Injection in Livestock Species: An Update. Reprod. Dom. Anim. 44:143-151.

Geiger, C. 2019. Beef-on-dairy semen sales skyrocketed in 2018. Hoard's Dairyman 3p. https://hoards.com/print-article-25428.permanent.html. Sitio visitado el 20/2/2020.

Gonzalez, A. et al. 1990. Superovulation of beef heifers with Folltropin: A new FSH preparation containing reduced LH activity. Theriogenology 33(2):519-529.

González R., A. et al. 2019. Aspiración folicular y fecundación *in vitro* (AF/FIV) en bovinos de carne: Efecto de la presencia del cuerpo lúteo sobre la producción de embriones. V Simp. Intern. Av. Reprod. Bovina, Guadalajara, Jal., Mex., julio. P. TI-1. (Resumen).

Gonzalez, A. et al. 1994. Superovulation in the cow with PMSG: Effects of dose and antipregnant mare serum gonadotrophin serum. Can. Vet. J. 35(3):158-162.

Hasler, J. F. 1992. Current status and potential of embryo transfer and reproductive technology in dairy cattle. J. Dairy Sci. 75:2857-2879.

Hasler, J. F. 2000. Comparison between conventional *in vivo* and *in vitro* production of embryos in bovines. Cong. Arg. Reprod. Anim. Rosario, Argentina, septiembre.

Imai, K., M. Tacawa, H. Yoshioka et al. 2006. The Efficiency of embryo production by OPU and *in vitro* fertilization in cattle. J. Reprod. Develop. 52(Suppl.):S19-S29;

INEGI. 2002. Anuario Estadístico del Estado de Tamaulipas, México. Instituto Nacional de Estadística, Geografía e Informática. 414 p.

Iritani, A. y K. Niwa. 1977. Capacitation of bull spermatozoa and fertilization *in vitro* of cattle follicular oocytes matured in culture. J. Reprod. Fertil. 50:119-121.

Johnson, L. A., J. P. Flook y H. W. Hawk. 1989. Sex preselection in rabbits: Live births from X and Y sperm separated by DNA and cell sorting. Biol. Reprod. 41:199-203.

Johnson, L. A. 2000. Sexing mammalian sperm for production of offspring: The state-of-the art. Anim. Reprod. Sci. 60-61:93-107.

Kanagawa, H. 1979. Aspects of bovine ova culture *in vitro*. Japan J. Vet. Res. 27: 49-54.

Kruip, Th. A. M., R. Boni, A. A. Wuth et al. 1994. Potential use of ovum pickup for embryo production and breeding in cattle Theriogenology 42:675-684.

Kruip, Th. A. M., M. C. Pieterse, Zh. H. van Beneden et al. 1991. A new method for bovine embryo production: A potencial alternative to superovulation Vet. Rec. 128:208-210.

Lange, H. 1995. Cryopreservation of bovine embryos and demi-embryos using ethilene glycol for direct transfer after thawing. Theriogenology 43:258 (Resumen).

Lonergan, P. 2018. Review. Historical and futuristic developments in bovine semen technology. Animal 12 (Suppl. 1): S4-S18.

Macmillan, K. L., A. J. Peterson. 1993. A new intravaginal progesterone releasing device for cattle (CIDR-B) for oestrous synchronisation, increasing pregnancy rates and the treatment of post-partum anoestrus. Anim. Reprod. Sci. 33:1–25.

Mapletoft, R. J., R. A. Pierson. 1993. Factors affecting superovulation in the cow: Practical consideretions. IETS Embryo Transfer Newsletter 11:14-24.

Maxwell, W. M. C., F. K. Hollinshead, D. Rath et al. 2003. Effect of dose of sperm processed for sex-sorting and cryopreservation on fertility in ewes. Therio. 59:511.

Maxwell, W. M. C., G. Evans, F. K. Hollinshead et al. 2004. Integration of sperm sexing technology into the ART toolbox. Anim. Reprod. Sci. 82-83:79-95.

Merton, J. S. et al. 1997. Effect of flow cytometrically sorted frozen/thawed semen on success rate of *in vitro* bovine embryo production. Theriogenology 47:295 (Resumen).

Moreira V., J. H. et al. 2010. Use of *IVF* technique in the last decade and its effect on brazilian embryo industry and animal production. Acta Scien. Vet. 38(Suppl. 2):s661-s674.

Nibart, M., B. Marquant y P. Humblot. 1997. The application of new reproductive technologies in France. Arq. Fac. Vet. UFRGS 25:21-35.

Onganatto, F. 2013. Control del desarrollo folicular para la obtención de COCs por aspiración guiada por ultrasonografía. Tesis Maestría en Reproducción Bovina. Fac. C. Agropec., Universidad Nacional de Córdoba, Córdoba, Arg., 83 p.

Pepper-Yowell, A. 2011. The use of computer assisted semen analysis to predict fertility in Holstein bulls. Tesis M.Sc., Colorado State University, Fort Collins, CO, E.U., 79 p.

Pieterse, M. C; K. A. Kappen, Th. A. M. Kruip et al. 1988. Aspiration of bovine oocytes during trans-vaginal ultrasound scanning of the ovaries. Theriogenology 30: 751-762.

Pieterse, M. C., P. L. A. M. Vos, TH. A. M. Kruip et al. 1991. Transvaginal ultrasound guided follicular aspiration of bovine oocyte. Theriogenology 35:857–862.

Polge, C., A. U. Smith, A. S. Parkes. 1949. Revival of spermatozoa after vitrification and dehydration at law temperatures. Nature 164:666–676.

Presicce, G. A. et al. 2011. Oocyte source and hormonal stimulation for *in vitro* fertilization using sexed spermatozoa in cattle. Vet. Med. Inter. Article ID 145626, 8p.

Qi, M., Y. Yao, H. Ma, J. Wang et al. 2013. Transvaginal ultrasound-guided Ovum pick-up (OPU) in cattle. J. Biomim. Biomater. Tissue Eng. 18:1-3.

Rodríguez-Martínez, H. y F. Peña-Vega. 2013. Semen technologies in domestic animal species. Animal Frontiers 3:26-33.

Roschlau, K., A. Kuwer, D. Roschlau et al. 2001, Practical use of OPU/IVP in modern cattle breeding. Arch. Tierz. Dummerstorf 44:99-101.

Ruiz López, S. et al. 2013. Use of sex-sorted and unsorted frozen/thawed sperm and *in vitro* fertilization events in bovine oocytes derived from ultrasound-guided aspiration. Rev. Bras. Zoot. 42:721-727.

Salamone, D. F., N. G. Canel & M. B. Rodríguez. 2017. Intracytoplasmic sperm injection in domestic and wild mammals. Reproduction 154:F111-F124.

Schenk, J. L., G. E. Seidel Jr. 2007. Pregnancy rates in cattle with cryopreserved sexed spermatozoa: Effects of laser intensity, staining conditions and catalase. Soc. Reprod. Fertil. 64:165-177.

Shamsuddin, M., K. Niwa, B. Larsson y H. Rodriquez-Martinez. 1996. *In vitro* maturation and fertilization of bovine oocytes (Review). Reprod. Dom. Anim. 31:613-622.

Smith, D., H. Niemann. 1999. Biotechnology in genetics and reproduction. Livest. Prod. Sci. 59:207-221.

Steel, R. G. D., J. H. Torrie. 1989. Bioestadística: Principios y procedimientos. McGraw-Hill, México, D. F., México. Pp.181-184.

Taylor-R., A. W., V. Huong Do. 2016. Recent developments in *in vitro* fertilization technologies in livestock, Chap. 1. En: Recent Advances in *IV*F, Avid Science, pp. 2-30.

Thibier, M. 2001. The animal embryo transfer industry in figures: A report from the IETS Data Retrieval Committee. IETS, december, 8 p.

Thibier, M. 2005. The zootechnical applications of biotechnology in animal reproduction: Current methods and perspectives, Review. Reprod. Nutr. Develop. 45:235-242.

Trejo M., F. J. et al. 2019. Producción de embriones *in vitro* (IV) en el Noreste de México: Aspiración folicular y fecundación IV (AF/FIV) en bovinos de carne. V Simp. Intern. Avances en Reprod. Bovina, Guadalajara, Jal., Mex., julio. P. NT-17. (Resumen).

Trenkle, A., R. L. Willham. 1977. Beef production efficiency. Science 198:1009-1015.

United Nations Educational, Scientific & Cultural Organization. 1948. 1st Inter. Cong. Physiol. & Pathol of Anim. Reprod. & Artif. Insemin. Nature 161:197.

Viana, M., J. H., L. G. B. Siqueira, M. P. Palhao, L. S. A. Camargo. 2012. Features and perspectives of the Brazilian *in vitro* embryo industry. Anim. Reprod. 9:12-18.

Watanabe, Y. F. et al. 2008. Aspecto commercial de embriões produzidos *in vitro*. En: P. B. D. Gonçalves et al., Eds. Biotécnicas Aplicadas a Reprodução Animal, São Paulo, Brasil, pp. 293-302.

Wildt, D. E. et al. 1992. Species and genetic effects on the utility of biotechnology for conservation. Symp. Zool. Soc. London 64:45–61.

Xu, J.; S. A. Chaubal, F. Du. 2009. Optimizing IVF with sexed sperm in cattle. Theriogenology 71:39-47.

IV.4 Comportamiento reproductivo y actividad ovárica en cabras sometidas a protocolos de sincronización/inducción de estro

Froylán Andrés Lucero Magaña1, R. A. Alcaraz R.2, Y. E. Felipe P.3, N. Pescador S.3, H. Del Angel R.4, J. F. Vázquez A.5, Y. Bautista M.4, F. J. Trejo M.4, J. Hernández M.1, y A. González R.14

1 Facultad de Ingeniería y Ciencias, Universidad Autónoma de Tamaulipas, Cd. Victoria, Tamps., México,
2 INIFAP, CIRSE, Mocochá, Yuc., México,
3 Facultad de Medicina Veterinaria y Zootecnia, Universidad Autónoma del Estado de México, Toluca, Edo. De Mex., México,
4 Facultad de Medicina Veterinaria y Zootecnia, Universidad Autónoma de Tamaulipas, Cd. Victoria, Tamps., México.
5 Centro Universitario Temascaltepec, Universidad Autónoma del Estado de México, Temascaltepec, Edo. De Mex., México,

Abstract

Two studies were conducted using goats, in both studies, goats were subjected to synchronization of estrus protocols, using progestagen-impregnated sponges and equine chorionic gonadotropin (eCG) to stimulate follicular growth and ovulation. In the first study, goats were used to measure reproductive performance, 32 primiparous and 40 multiparous goats were treated with fluorogestone acetate impregnated vaginal sponges during 8 days, upon sponge withdrawal, both primiparous and multiparous goats were divided into three groups and treated with 0 (n = 11), 200 (n = 11) or 400 (n = 10) IU of eCG, respectively. All goats were checked for estrous activity and inseminated via laparoscopy (Intrauterine insemination) at 48 hours post-sponge removal. Dose of eCG significantly increased estrous (45 to 90 %) and gestation (64 to 90 %) percentage in primiparous goats, whereas, eCG dose did not affect estrus (80 %) or gestation rate (80 %). In the second study, primiparous goats were used to measure follicular growth and ovulation rate, 20 primiparous goats were treated with Cronolone impregnated sponges during 8 days, upon sponge withdrawal, goats were treated with 0, 100, 200 or 400 IU (n = 5, per dose group); follicular growth and ovulation rate were assessed by ultrasonography, every 12 hours, during 72hours, after eCG treatment. The total population of follicles was not affected by eCG dose, small and medium follicles increased with time (P<0.05), the number of large follicles also increased with time post-eCG, but not significantly. Ovulation rate increased with eCG dose and ovulation time decreased (P<0.05). Follicular growth rate increased (P<0.05) with eCG dose and with time after eCG injection. In this study, Cronolone-impregnated sponges and eCG successfully induced estrus and ovulation in goats and also increased follicle growth rate and reduced the time to ovulation, in an eCG dose-dependent manner.

Keywords: Goats, reproduction, ovarian activity, estrus synchronization, follicular growth.

Resumen

Se realizaron dos ensayos, utilizando esponjas impregnadas con progestágenos y gonadotropina coriónica equina (eCG), para sincronizar el estro y la ovulación en cabras. En el primer estudio, se utilizaron 32 cabras primíparas y 40 multíparas, las cabras fueron tratadas con esponjas impregnadas con acetato de fluorogestona durante 8 días, al retiro de la esponja, las cabras fueron tratadas con 0, 200 o 400 UI de eCG; las cabras fueron inseminadas vía intra-uterina, para determinar el comportamiento reproductivo. La dosis de eCG aumentó (P<0.05) el porcentaje de estro (45 a 90 %) y de gestación (64 a 90 %), en las primalas, pero no en las cabras multíparas (80 y 80 %). En el segundo estudio, 20 cabras púberes de raza Alpina, se trataron con esponjas impregnadas con Cronolona, durante 8 días, al retiro de la esponja, las cabras fueron tratadas con 0, 100, 200 o 400 UI de eCG (n = 5), para determinar la actividad ovárica. A intervalos de 12 horas, del retiro de la esponja y durante 72 horas, se tomaron lecturas de ultrasonido, para determinar el desarrollo folicular y la ovulación. La población total de folículos no fue afectada por la dosis de eCG, pero el número de folículos pequeños y medianos aumentaron (P<0.05), con el tiempo post-retiro de la esponja. La tasa de ovulación aumentó y el tiempo a la ovulación disminuyó (P<0.05), con la dosis de eCG. El crecimiento folicular aumentó (P<0.05) con la dosis y el tiempo post-tratamiento con eCG. Se determinó que el tratamiento con Cronolona y eCG induce el estro y la ovulación en cabras púberes y aumenta la tasa de crecimiento folicular y reduce el tiempo a la ovulación, en relación directa a la dosis de eCG.

Palabras clave: Cabras, reproducción, actividad ovárica, estro, dinámica folicular.

Introducción

Los caprinos poseen una gran capacidad de adaptación a diferentes zonas climáticas, y han logrado desarrollarse en zonas tropicales, subtropicales, templadas y ocasionalmente en árticas (Delgadillo *et al.*, 2012); sin embargo, su producción se ve reducida por razones externas a su evolución y mecanismos de sobrevivencia, ya que suprimen su actividad reproductiva durante los días con mayor cantidad de horas luz durante la primavera y el verano (fotoperiodo de días largos), y presentan una reproducción poliestrual estacional, con su ciclo reproductivo anual, que inicia al principio del otoño (fotoperiodo de días cortos, Jainudeen y Hafez, 1993; Delgadillo *et al.*, 2008). Esta característica permite que la producción ya sea de carne o leche o ambas, sea insuficiente e insostenible; afectando significativamente a productores, comercializadores, y consumidores (Mellado, 2008).

En el Norte de México, la estacionalidad reproductiva en los caprinos afecta la producción directamente, ya que no permite al productor cumplir con la demanda nacional de productos caprinos. Los sistemas de producción caprina se caracterizan por ser extensivos, con alimentación bajo pastoreo y la disponibilidad de forraje varía durante el año, por eso se requiere un manejo integral, y en especial, el manejo de la reproducción, (Mellado, 2008; Delgadillo *et al.*, 2012), utilizando estrategias que contribuyan a prevenir los efectos de la estacionalidad sobre el comportamiento reproductivo de la cabra.

La estación restringe el comportamiento reproductivo de la cabra a un parto por año, por lo que el manejo de la época de empadre, permitiría tener un parto cada ocho meses; lo que, a su vez, facilitaría el manejo de la majada y programar la comercialización (Chemineau *et al.*, 1993; López-Sebastián *et al.*, 2007; Guerra *et* al., 2011).

La utilización de otras metodologías de biotecnología reproductiva permite acelerar la diseminación de germoplasa y el mejoramiento genético, disminuir los intervalos entre partos y entre ciclos productivos; se incluye la inseminación artificial (IA) y sincronización e inducción de estro (SE), la superovulación y transferencia de embriones (SPO-TE,

Armstrong *et al.*, 1983) y la aspiración folicular y fecundación *in vitro* (OPU-FIV), también permite planear el manejo reproductivo, y la producción (Gibbons, 2002). Sin embargo, es importante combinar éstas técnicas con recursos, como el fotoperiodo, efecto macho, efecto hembra o la aplicación de hormonas exógenas (Chemineau *et al.*, 1993; Rabasa *et al.*, 2001; Baldassarre, 2007).

La regulación artificial de la reproducción caprina se logra mediante de la aplicación de una o más hormonas exógenas, como la prostaglandina ($PgF_2\alpha$), la progesterona (P_4), la gonadotropina coriónica equina (eCG o Suero de Yegua Preñada, PMSG; Chemineau *et al.*, 1993). La $PgF_2\alpha$ causa la destrucción del cuerpo lúteo (CL) e induce el estro, la P_4 induce una fase lútea artificial o un ciclo estrual artificial y la eCG permite aumentar el desarrollo folicular y la tasa de ovulación (González de Bulnes *et al.*, 2005; Maffili *et al.*, 2005).

Otra hormona que se utiliza en protocolos de SE, es la gonadotropina liberadora de gonadotropinas (GnRH), la cual se podría utilizar sola, en combinación con $PgF_2\alpha$ o con dispositivos intravaginales (Rabasa *et al.*, 2001; Gibbons, 2002; Baldassarre, 2007). La GnRH induce la ovulación de un folículo en crecimiento e induce la emergencia de una nueva onda folicular después del tratamiento (Thatcher *et al.*, 2000; Pursley *et al.*, 1995; Martínez *et al.*, 2004), en vacas de carne. El tratamiento con $PgF_2\alpha$ 6 o 7 días (Pursley *et al.*, 1995) después de la GnRH resulta en la ovulación (Thatcher *et al.*, 2000; Wiltbank, 1997).

La $PgF_2\alpha$ provoca la regresión morfológica y funcional del cuerpo lúteo (CL) a partir del día 17 del estro, mediante la lisis del CL, a lo cual le sigue un estro (Mellado, 2012). El uso de dispositivos intravaginales de liberación prolongada con P_4 u otros progestágenos, simulan la presencia de un CL o una fase lútea funcional, provocando la aparición del estro al retiro del dispositivo. De esta manera, se provoca la inducción del estro durante el anestro estacional y permite aumentar la eficiencia reproductiva de las cabras (González de Bulnes *et al.*, 1999; Wildeus, 2000; Mellado, 2012). El periodo o tiempo de uso del dispositivo en las cabras puede variar según el protocolo seleccionado, ya sean periodos cortos de 5 a 7 días (Rubianes *et. al.*, 1998) o periodos largos de 10 a 14 días (Greyling y Van der Nest, 2000).

El comportamiento característico del estro en la cabra dura entre 24 y 36 horas, el cual puede verse afectado por la raza, edad, y presencia del macho o hembras en estro, condición corporal (Jainudeen y Hafez, 1993). González de Bulnes *et al.* (2005) reportaron efectos negativos de los tratamientos con progestágenos en comparación con los de $PgF_2\alpha$, ya que los folículos de cabras tratadas con progestágenos mostraron deficiencias en la fase pre-ovulatoria; sin embargo, este efecto puede revertirse con la aplicación de eCG, según Baril *et al.* (1996).

Varios protocolos para sincronización de estro que combinan el uso de progestágenos y eCG, son cada vez más utilizados, la eCG favorece la concentración de estros, así como la ovulación, contribuyendo, con el aumento de la maduración folicular, tasa ovulatoria y la prolificidad, incrementando así la eficiencia de los protocolos para la inducción de estro y la superovulación (Wildeus, 2000, Quintero-Elisea *et al.*, 2011). Aunque el uso de estos protocolos para SE son efectivos, en ocasiones, los resultados no se dan como se espera, ya que la respuesta ovárica no es consistente, sobretodo en el desarrollo folicular y consecuentemente, en la ovulación; entonces, se tienen hembras que muestran fallas en el desarrollo folicular, el estro o la ovulación y formación del CL. En base a lo anterior, se ha buscado, sincronizar el inicio de las ondas foliculares con estrógenos, con el fin del tratamiento con los dispositivos vaginales, para garantizar mejores resultados (Pursley *et al.*, 1995; Thatcher *et al.*, 2000; Martínez *et al.*, 2004; Uribe-Velázquez *et al.*, 2010ab).

Se realizaron dos ensayos, en el primero, se evaluó el comportamiento reproductivo en cabras sometidas a un tratamiento para la inducción de estro, basado en la aplicación de PgF$_2\alpha$, P$_4$ y eCG, durante el anestro. En el segundo ensayo, se estudió el desarrollo folicular y tasa de ovulación en cabras púberes tratadas esponjas impregnadas con Cronolona y eCG, para SE.

Metodología
Comportamiento reproductivo en cabras tratadas para sincronización de estro

El primer ensayo se llevó a cabo en las instalaciones de la Posta Zootécnica "Ing. Herminio García González", perteneciente a la Facultad de Ingeniería y Ciencias de la Universidad Autónoma de Tamaulipas, ubicada en el municipio de Güémez, Tamaulipas, México, la cual se localiza en las coordenadas latitud norte 23° 56′26.5″ y 99° 05′59.9″ longitud oeste a una altitud de 193 msnm en el km 23 de la carretera Victoria-Monterrey, durante los meses de septiembre-marzo. Las condiciones climáticas que imperan en el sitio de estudio son de trópico seco con una precipitación media anual de 780 mm y con rangos medios de temperatura de 25-45 °C durante primavera-verano y de 0 a 20 °C durante el otoño-invierno (INEGI, 2012).

Se utilizaron 72 cabras, 32 primalas (P) y 40 multíparas (M), se realizó un examen previo de ultrasonografía a cada cabra para determinar que no estuvieran gestantes, todas las cabras se encontraban en anestro estacional, ya que no mostraron estro durante 3-4 semanas previas al inicio del experimento y no se registró actividad ovárica. Se consideró la condición corporal que presentaban, seleccionando las que estaban en 3 en una escala del 1 al 5, donde 1= emaciada y 5= obesa. Las cabras se desparasitaron (Ivermectina, Dectiver, LAPISA), vitaminaron (Vitaminas ADE, Compol ADE, LAPISA) y recibieron fósforo y selenio (Fosel, LAPISA) al inicio del ensayo, se estabularon y se alimentaron durante todo el experimento con una dieta de mantenimiento basada en pulpa fresca de cítricos a libre acceso y un suplemento comercial con 12% de proteína cruda (1 kg/ cabra/día).

Se utilizó el protocolo para la inducción de estro que incluyó la aplicación dos dosis de PgF$_2\alpha$, de 125 mg cada una (Cloprostenol; Boviprost, LAPISA, México), vía intramuscular profunda con un intervalo de 7 días entre inyecciones, posterior a la segunda dosis de PgF$_2\alpha$ se colocó un dispositivo intravaginal de liberación sostenida con 4 hélices de silicona, cada una contenía 40 mg de P$_4$ (Conipres CO; Biogénesis-Bagó, Argentina, México), después de doce días se retiró el dispositivo y se aplicó eCG (INTERVET, Folligon, Intervet, México) vía intramuscular profunda a los tres grupos y su dosis correspondiente, 0 UI, 200 UI y 400 UI de eCG.

La detección de estros se realizó a partir del retiro del dispositivo intravaginal y la aplicación de eCG, y se continuó durante 48 hrs después, con la ayuda de un macho marcador con chaleco, considerándose en estro aquellas cabras que permitieran ser montadas permaneciendo inmóviles. Todas las cabras se inseminaron artificialmente a tiempo fijo 48 horas después de haber retirado el dispositivo intravaginal, independientemente si habían mostrado estro o no. La inseminación artificial se realizó vía cervical con una dosis de semen fresco, el cual fue analizado previamente para verificar su calidad, el semen se extrajo con la ayuda de un electro-eyaculador; se analizó y procesó para que cada dosis aportara aproximadamente 200,000 espermatozoides vivos. Dos semanas después de la inseminación artificial las cabras se dejaron en compañía de macho durante un periodo de 45 días, en un programa de monta natural.

El diagnóstico de gestación se realizó con la ayuda de un equipo de ultrasonografía con transductor multifuncional lineal de 8 MHz, 60 días posteriores a la inseminación artificial, con la finalidad de determinar la presencia de estructuras fetales y/o placentarias en el útero de las cabras, y confirmar la gestación o que estuvieran vacías o no gestantes.

Se evaluó la eficiencia reproductiva de cabras tratadas para la inducción de estro durante el anestro estacional, considerándose el porcentaje de estro y el porcentaje de gestación. Se utilizó un diseño completamente al azar para la distribución de los tratamientos. Los datos obtenidos se analizaron mediante Chi cuadrada incluyendo el tratamiento y el tipo de cabra (primala o multípara). Las diferencias estadísticas se establecieron mediante una prueba de Tukey con $\alpha = 0.05$.

Desarrollo folicular y tasa de ovulación en cabras púberes tratadas para sincronización de estro

El ensayo dos se realizó en el Área de Estudios Metabólicos del Centro Universitario UAEM Temascaltepec, Universidad Autónoma del Estado de México, Temascaltepec, Edo. De Mex., localizada a 19° 2' 42" N y 100° 2' 47" O, a una altitud de 1300 msnm (INEGI, 2012). Se utilizaron 20 cabras púberes de raza Alpino Francés, con edad y peso de 6.5 meses y 20.5 kg, respectivamente. Las cabras fueron alojadas de manera aleatoria en jaulas individuales de 0.82 m y 1.24 m. Al inicio del experimento, se administró por vía subcutánea 12,000 UI de vitamina A kg^{-1} de PV, 1,700 UI de vitamina D_3 kg^{-1} de PV y 1.20 UI de vitamina E kg^{-1} de PV (Adeplus, Laboratorios Veterinarios LAVET, Jalisco, México). Además, se aplicaron vía subcutánea 10 mg de ivermectina kg^{-1} de PV y 100 mg de clorsulón kg^{-1} de PV (Ivomás F, Laboratorios Veterinarios LAVET, Jalisco, México).

Las cabras se mantuvieron en estabulación, y recibieron una dieta integral con 40:60 de forraje: grano, la cual fue balanceada para cubrir los requerimientos nutricionales en base a la recomendación del NRC (2007). La dieta integral fue ofrecida tres veces por día, a las 07:00, 13:00 y 19:00 horas, a razón de 750 g cada ocasión. El alimento ofrecido y el rechazado se registraron diariamente antes de la alimentación matinal, lo que permitió ajustar el consumo de alimento semanalmente. Agua fresca y limpia se ofreció diariamente *ad libitum* durante el experimento.

Las cabras fueron tratadas con un progestágeno durante 12 días, con una esponja vía intravaginal impregnada con 20 mg de Cronolona (Chronogest® CR, Intervet, México). Al retiro de la esponja se aplicaron por vía intramuscular 0 UI de eCG (Folligon, Intervet, México), n = 5; 100 UI eCG, n = 5; 200 UI de eCG, n = 5 y 400 UI de eCG, n = 5. La actividad ovárica y población folicular fue registrada mediante ultrasonografía de tiempo real, con un equipo de ultrasonido en modo B usando una sonda lineal de 7,5 MHz (Aloka 500, Tokio, Japón), acoplada con un dispositivo de plástico rígido, para facilitar la exploración. Para determinar el tamaño del folículo dominante y la población folicular, a cada cabra se le realizo una ultrasonografía cada 8 h durante 4 d, iniciando a las 0 h posteriores al retiro de la esponja. Se realizó el registro en un mapa ovárico, donde se capturó el número de folículos, el tamaño de los folículos se registró como el diámetro y ubicación de los folículos en cada ovario. Para determinar el número de folículos preovulatorios, se registró el número de folículos. Asimismo, el diámetro folicular máximo del folículo pequeño (≥ 1 mm a < 3 mm), medianos (≥ 3 mm a ≤ 4 mm) mayores a (> 4 mm) dentro de cada medición.

Se registró el diámetro y número de folículos, en tres clases, pequeños (≥ 1 mm a < 3 mm), medianos (≥ 3 mm a ≤ 4 mm) y grandes a (> 4 mm), en cada una de las lecturas de ultrasonografía transrectal. Se utilizó un equipo de ultrasonido en modo B, usando una sonda lineal de 7,5 MHz (Aloka 500, Tokio, Japón), acoplada a un dispositivo de plástico rígido, para facilitar la exploración.

La tasa de ovulación se determinó de 24 a 48 horas posteriores del retiro de las esponjas intravaginales, mediante el conteo de cuerpos hemorrágicos en la superficie de los ovarios, mediante ultrasonografía transrectal. Se utilizó un equipo de ultrasonido en modo B usando una sonda lineal de 7,5 MHz (Aloka 500, Tokio, Japón) acoplada a un dispositivo de plástico rígido para facilitar la exploración.

El análisis de los datos se realizó utilizando el paquete estadístico SAS (2009). Los datos obtenidos de tamaño/diámetro y población folicular fueron evaluados utilizando el análisis de medidas repetidas mediante el procedimiento MIXED (SAS, 2009), donde cada cabra se consideró como la variable aleatoria. Las diferencias entre medias se determinaron mediante la prueba de Tukey al nivel de significancia $\alpha = 0.05$ (Steel y Torrie, 1989).

El modelo estadístico utilizado es $Y_{ijk} = \mu + T_i + Cabra_j + E_{ijk}$, donde: Y_{ij} representa la respuesta de la ijk-ésima observación de tamaño y población folicular; μ representa la media general; T_i representa el efecto del i-ésimo tratamiento de dosis de eCG, $Cabra_j$ representa el j-ésimo efecto aleatorio de la hembra caprina pre-púber y E_{ijk} representa el error aleatorio.

Resultados y Discusión
Comportamiento reproductivo en cabras tratadas para sincronización de estro

El porcentaje total de estro fue de 70%, siendo numéricamente mayor en cabras multíparas (73.7 %, Cuadro 2) que en cabras primalas (66.4 %, Cuadro 4.4.1); la mayor concentración de estros se registró a las 24 horas posteriores al retiro del dispositivo. La dosis de eCG afectó el porcentaje de estro (p < 0.01), solamente en las cabras primalas (Cuadro 1.6.1); el porcentaje de estro fue mayor en las cabras tratadas con 200 (63.6 %) o 400 (90.0 %) UI de eCG, en relación a las primalas, que no recibieron eCG (45.5 %).

Cuadro 4.4.1. Porcentaje de estro en cabras primalas tratadas con PgF$_2\alpha$, P$_4$ y eCG durante el anestro estacional

Dosis de eCG UI	N	Porcentaje de estro	Diferencia Estadística
0	11	45.5	A
200	11	63.6	B
400	10	90.0	B

Valores con diferente literal, indican diferencia estadística (P< 0.01).

La dosis de eCG no afectó el porcentaje de estro en cabras multíparas, este varió de 62.5 a 80 % entre los tratamientos (Cuadro 4.4.2); aunque el porcentaje fue mayor en las cabras tratadas con 400 UI de eCG (78.6 %), en relación a las cabras tratadas con 200 UI (62.5 %), esta diferencia no fue diferente estadísticamente. El porcentaje de estro en las cabras multíparas que no recibieron eCG fue de 80.0 %.

Cuadro 4.4.2. Porcentaje de estro en cabras multíparas tratadas con $PgF_2\alpha$, P_4 y eCG durante el anestro estacional

Dosis de eCG UI	N	Porcentaje de estro	Diferencia Estadística
0	10	80.0	a
200	16	62.5	a
400	14	78.6	b

Valores con diferente literal, indican diferencia estadística ($P < 0.01$).

Para el porcentaje de estro, el grupo testigo de primalas y el grupo testigo de multíparas, se manifestaron estadísticamente diferentes ($P < 0.01$); en cambio, los grupos de cabras primalas y multíparas tratadas con 200 de eCG, no mostraron diferencias estadísticas, de igual modo ocurrió con los grupos tratados con 400 UI de eCG.

Cuadro 4.4.3. Porcentaje de gestación en cabras primalas y multíparas, tratadas con $PGF_2\alpha$, P_4 y eCG durante el anestro e inseminadas artificialmente

UI eCG	n	Primalas		N	Multíparas	
0	11	63.6	A	10	80.0	a
200	11	90.9	A	16	78.8	a
400	10	90.0	A	14	78.6	a

Valores con diferente literal, indican diferencia estadística ($P < 0.05$).

El porcentaje total de gestación fue de 78.7%. No se observaron diferencias estadísticas ($P < 0.05$) entre grupos (Cuadro 4.4.3), sin embargo, los valores expresaron un rango de 63.6 a 90 %, siendo el grupo testigo de primalas el que presentó el porcentaje de gestación más bajo y el grupo de primalas tratadas con 200 UI, de eCG el más alto.

Los resultados registrados de estro con los tratamientos propuestos en el ensayo uno, indican que se puede interrumpir el anestro estacional con los tratamientos utilizados en este estudio, ya que número de hembras que mostraron estro fue alto (70 %), considerando que se inseminaron todas las cabras y luego se colocaron con los machos. Porcentajes de estro reportados por otros autores son similares a los encontrados aquí, Armstrong *et al.* (1983) reportaron 75 % de estro con un protocolo basado en $PGF_2\alpha$, P_4 y eCG, sin embargo la dosis de eCG utilizada fue de 1000 UI; por otro lado, Freitas *et al.* (1996a) utilizaron dosis de 400 a 500 UI de eCG y reportaron porcentajes de estro que van desde 92.3 a 95 %, ambos autores utilizaron dosis altas de eCG comparadas con las utilizadas en el presente estudio. Lo anterior indica que el uso de dosis elevadas no aumentan el porcentaje de estro; Bukar *et al* (2012) reportaron que 300 UI de eCG son suficientes para inducir el estro, sin embargo, en el presente estudio, la dosis de 200 UI de eCG es suficiente para inducir el estro, esto se puede atribuir a la vida media de la eCG (6 días), tiempo requerido para la estimulación del folículo ovárico. Ruiz *et al.* (2002) reportaron el 66.7 % con un tratamiento basado en dos aplicaciones de $PGF_2\alpha$ de 325 mg / cabra, espaciadas 12 días una de otra, y 65.4 % con esponjas intravaginales impregnadas de progestágenos durante 12 días; Ortega-Pacheco *et al.*

(2002) observaron el 94 %, utilizando dosis de eCG de 400 UI. El tiempo a la presentación de estro alcanzó su concentración más alta a las 24 horas posteriores al retiro de la esponja, independientemente de la dosis de eCG aplicada, estos resultados difieren a los reportados por Nava-Trujillo *et al.* (2010).

Para evaluar la efectividad de este tipo de protocolos se debe tomar en cuenta que existen factores ambientales que pueden afectar una respuesta favorable para la inducción del estro, como son nutrición, estrés, efecto macho y efecto hembra, tipo de tratamiento hormonal, incluso si las cabras ya han sido sometidas a tratamientos con eCG, ya que ésta produce anticuerpos, y por lo tanto su respuesta será menos favorable (Córdova *et al.*, 2008), así mismo, las cabras con buena o media condición corporal tienden a mostrar mayor respuesta a los tratamientos para la inducción de estros, ya que una nutrición deficiente reduce la secreción de hormonas gonadotrópicas y ováricas (González, 1983). El efecto hembra ocurre cuando hembras en estro conviven con hembras en anestro estacional, inducen la actividad estrual, y debido a este efecto, se logra la inducción del estro y ovulación; las características de la actividad ovárica inducida por el efecto hembra, serán semejantes a las de un ciclo estrual natural, con esto se explican los resultados obtenidos para porcentaje de estro en el grupo testigo de cabras multíparas, ya que no mostraron diferencias estadísticas (P= 0.01). Lo contrario, ocurrió en el grupo testigo de primalas, el cual presentó un porcentaje de estro menor a los registrados por los grupos tratados con 200 y 400 UI de eCG; sin embargo, se debe tomar en cuenta el orden jerárquico y social en el rebaño, así como la relación afiliativa de cada cabra; la respuesta ovulatoria y estrual de las cabras primalas es menor que el de las multíparas al ser estimuladas por el efecto macho y/o efecto hembra (Oldham *et al.*, 1985; Mellado *et al.*, 2000).

Los porcentajes de gestación reportados por otros autores varían dependiendo el protocolo para la inducción de estro y el método de inseminación artificial utilizados (Córdova *et al.*, 2008). Ruiz *et al.* (2002) mencionan que la manifestación del estro afecta directamente el porcentaje de gestación y el de pariciones, el cual puede variar desde un 50 hasta un 72 %; mientras que Leboeuf *et al.* (2003) reportaron 70 % y Freitas *et al.* (1996a) de 59 a 88 %. Por otro lado, Ortega-Pacheco *et al.* (2002) observaron 43.3 % de gestación a los 45 días. El porcentaje de gestación obtenido en el presente estudio fue de 78.7 %, lo cual está dentro de rangos observados en la literatura, y sugiere que el protocolo se puede calificar como aceptable para tasa de gestación en cabras. Los resultados del porcentaje de gestación se observaron ligeramente mas elevados en relación a los porcentajes de estro, esto se podría deber a que las cabras que no respondieron al tratamiento, presentaron estro natural, posterior al estro sincronizado.

Desarrollo folicular y tasa de ovulación en cabras púberes tratadas para sincronización de estro

Se estudió la estimulación ovárica en cabras púberes de raza Alpina, en respuesta a tratamiento con esponjas impregnadas con Cronolona y eCG; la estimulación ovárica se midió como el desarrollo folicular y la tasa de ovulación. En el Cuadro 4.4.4, se muestran los cuadrados medios para los folículos pequeños, medianos y grandes (Diámetro en milímetros), así como el número total de folículos observados en las cabras primalas; con respecto al efecto de la dosis de eCG, únicamente se encontró diferencia estadística (P<0.05) para los folículos de tamaño pequeño en comparación a los folículos medianos y grandes. En el Cuadro 4.4.4, también se presenta la población de folículos en relación al tiempo post-tratamiento, donde se encontraron efectos significativos (P<0.05) del tiempo post-tratamiento.

El Cuadro 4.4.5 muestra la población folicular de las tres clases en cabras tratadas con Cronolona y diferentes dosis de eCG, solo se encontró efecto de la dosis sobre el número de folículos pequeños; se encontró una relación inversa entre dosis y el número de folículos pequeños. Lo anterior, sugiere que al aumentar la dosis de eCG y disminuir el número de folículos pequeños, estos folículos aumentarían su tamaño, debido a la dosis de eCG.

Cuadro 4.4.4. Cuadrados medios del análisis de varianza para los efectos estudiados sobre el tamaño de la población folicular en cabras tratadas con Cronolona y eCG.

Fuente de Variacion	G.L	Tamaño de Folículos (mm)			Población Total de Folículos
		Pequeños De ≥ 1 a < 3	Medianos De ≥ 3 a ≤ 4	Grandes >4	
Dosis de eCG	3	48.85*	2.55 ns	0.49 ns	33.86 ns
Tiempo (Hrs)	6	475.19*	14.25*	2.16*	440.17*
Interacción	18	12.46	2.88	1.21	7.99
Error		15.82	4.42	1.01	13.11
R cuadrada		0.60	0.20	0.21	0.62
GL Error		133.00	133.00	133.00	133.00
C.V.		72.53	40.96	93.75	30.98

* (P < 0.05), ns (P>0.05).

No se encontraron efectos de dosis sobre la población de folículos medianos, grandes y tampoco sobre el número total de folículos. Por otro lado, Uribe-Velázquez *et al*. (2010b), encontraron un efecto de dosis de eCG sobre el folículo dominante; quienes, además, encontraron también un efecto de dosis de eCG, sobre la población de folículos de los mismos tamaños, estos autores utilizaron un protocolo similar al utilizado en este ensayo, e incluso ellos utilizaron la misma raza de cabras. En este estudio (Figura 4.4.1), el tamaño del folículo dominante fue similar al reportado por Uribe-Velázquez *et al*. (2010b), independiente de la dosis de eCG; en ambos estudios, se utilizaron protocolos de sincronización similares y las mismas dosis de eCG.

Por otro lado, no se han encontrado diferencias en la tasa de crecimiento folicular en ovejas, durante el ciclo estrual natural o inducido con prostaglandinas, ni durante una, dos o tres ondas foliculares (Uribe-Velázquez *et al*., 2010a), estos autores no encontraron diferencias en el tamaño del folículo de mayor diámetro, ni en la tasa de crecimiento de los folículos durante las tres ondas foliculares, concluyendo que el desarrollo folicular ocurre de manera similar durante el ciclo estrual natural o inducido con prostaglandinas.

El Cuadro 4.4.6 muestra la población folicular en los ovarios de cabras Alpinas, encontrados hasta 72 horas subsecuentes a la aplicación de eCG; se encontró una disminución en el número de folículos pequeños y totales, a medida que transcurrió el tiempo post-retiro de la esponja, mientras que los folículos medianos se mantuvieron sin variación y los folículos grandes mostraron una tendencia a aumentar. Lo anterior sugiere que los folículos grandes aumentan en número, es porque responden con mayor rapidez al tratamiento con eCG.

Cuadro 4.4.5. Efecto de la dosis de eCG sobre la población folicular en cabras púberes tratadas con Cronolona.

Dosis de eCG	Tamaño de Folículos (mm)			Población Total de Folículos
	Pequeños De ≥ 1 a < 3	Medianos De ≥ 3 a ≤ 4	Grandes >4	
0 UI	6.6 ± 0.61^a	4.8 ± 0.32^a	1.0 ± 0.16^a	13.0 ± 0.56^a
100 UI	6.1 ± 0.61^{ab}	5.1 ± 0.32^a	1.1 ± 0.16^a	12.3 ± 0.56^a
200 UI	5.0 ± 0.61^{ab}	5.2 ± 0.32^a	1.0 ± 0.16^a	11.0 ± 0.56^a
400 UI	4.2 ± 0.67^b	5.5 ± 0.36^a	1.2 ± 0.17^a	10.7 ± 0.61^a

A las 72 h se observa una menor cantidad de folículos totales presentes en los ovarios (Cuadro 4.4.6, Figura 4.4.2), lo cual es un indicativo de la ovulación, ocasionando la desaparición de los folículos; lo cual sugiere que algunos de estos folículos responden mejor a la eCG. La dinámica folicular no se ve modificada por los tratamientos toda vez que existe una conversión de folículos pequeños a medianos y de medianos a grandes, lo cual no permite detectar diferencias en las poblaciones de estos folículos, no obstante, si se observan diferencias en las cantidades totales de población folicular.

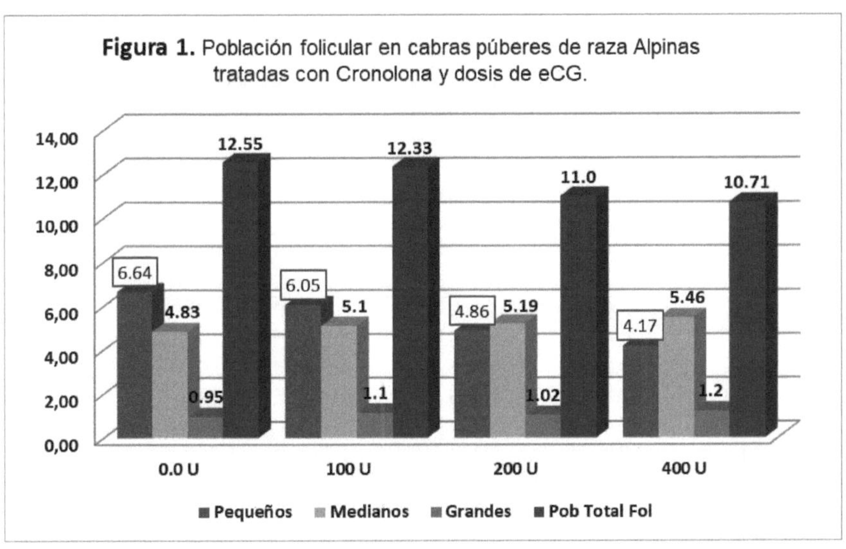

El Cuadro 4.4.7 muestra la respuesta ovárica en cabras púberes de raza Alpina, tratadas con Cronolona y dosis de eCG, en este estudio se midió el diámetro del folículo preovulatorio y la tasa y tiempo de ovulación; se encontraron efectos significativos de la dosis de eCG sobre la tasa y tiempo de ovulación (P<0.05), la dosis de eCG aumentó significativamente la tasa de ovulación y redujo el tiempo a la ovulación. El diámetro del folículo preovulatorio mostró una tendencia a aumentar con la dosis de eCG, aunque las diferencias no fueron significativas. La tasa de crecimiento folicular en respuesta a tratamiento con eCG, aumenta con la dosis (Uribe-Velázquez *et al.*, 2010b), aunque los resultados de este estudio no coinciden con los de estos autores; estos mismos autores también encontraron un efecto significativo de la dosis de eCG, sobre el tamaño del folículo preovulatorio; en este estudio se encontró una tendencia similar, aunque no significativa.

Existe un umbral de respuesta a la eCG, con cantidades iguales o menores de 200 UI siendo insuficientes para provocar un aumento en la tasa ovulatoria. Una respuesta más elevada en tasa ovulatoria, se observó en las cabras tratadas con 400 UI de eCG; Freitas *et al.* (1996b), reportó tasas de ovulación inferiores (1.8) a la encontrada en este estudio con 400 UI de eCG (2.87).

El diámetro del folículo y el tratamiento con eCG afectan el momento de la ovulación acortando el intervalo retiro de la esponja-ovulación. La dosis de eCG puede estar actuando como un estímulo para la onda preovulatoria de LH. No se puede descartar un efecto de la eCG sobre la síntesis y secreción de estrógenos en el folículo preovulatorio, lo cual estaría contribuyendo al menor tiempo de ovulación por retroalimentación positiva de los estrógenos sobre el eje hipotálamo-hipófisis y la onda preovulatoria de LH. Lo anterior, también ha sido sugerido por Martínez-Alvarez *et al.* (2007); y coincide con lo reportado por Uribe-Velázquez *et al.* (2010b).

El Cuadro 4.4.8 muestra el patrón de crecimiento del folículo dominante, en relación a la dosis de eCG y el tiempo post-retiro de la esponja con Cronolona, se encontraron efectos significativos de la dosis de eCG (P<0.05); también se muestran efectos significativos del tiempo post-aplicación de eCG y una interacción positiva entre dosis y tiempo (Datos no reportados, Figura 4.4.3).

Cuadro 4.4.6. Tamaño y población folicular en ovarios de cabras púberes de raza Alpina, posterior al tratamiento de eCG.

| Horas post aplicación | Tamaño de Folículos (mm) | | | Población Total de Folículos |
	Pequeños De ≥1 a < 3	Medianos De ≥ 3 a ≤ 4	Grandes >4	
Cero	11.6 ± 0.8^a	4.2 ± 0.4^b	0.6 ± 0.2^a	16.4 ± 0.8^{ab}
8 hrs	11.9 ± 0.8^a	5.5 ± 0.4^{ab}	0.8 ± 0.2^a	18.2 ± 0.8^a
24 hrs	5.3 ± 0.8^b	6.6 ± 0.4^a	1.3 ± 0.2^a	13.2 ± 0.8^b
32 hrs	3.2 ± 0.8^{bc}	4.8 ± 0.4^{ab}	1.4 ± 0.2^a	9.3 ± 0.8^c
48 hrs	2.5 ± 0.8^{bc}	5.2 ± 0.4^{ab}	1.0 ± 0.2^a	8.7 ± 0.8^c
54 hrs	2.7 ± 0.8^{bc}	5.2 ± 0.4^{ab}	1.2 ± 0.2^a	9.1 ± 0.8^c
72 hrs	0.8 ± 0.8^c	4.5 ± 0.4^b	1.3 ± 0.2^a	6.6 ± 0.8^c

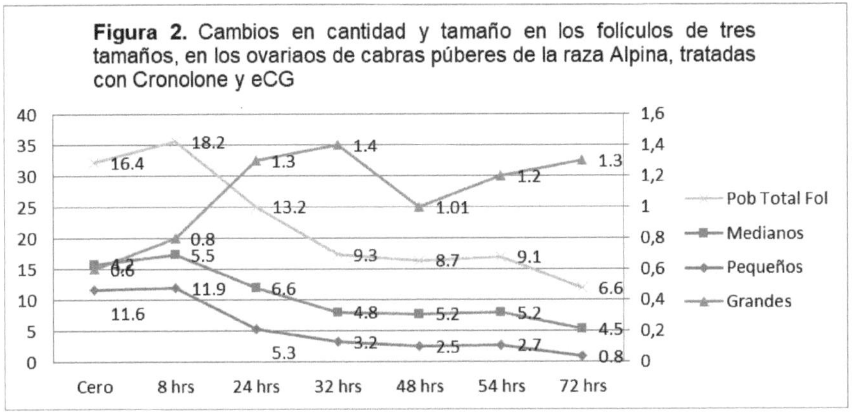

Figura 2. Cambios en cantidad y tamaño en los folículos de tres tamaños, en los ovariaos de cabras púberes de la raza Alpina, tratadas con Cronolone y eCG

Cuadro 4.4.7. Crecimiento y desarrollo del folículo dominante en cabras de la raza alpina, tratadas con Cronolona y diferentes dosis de eCG.

Tratamiento	Diámetro folículo preovulatorio (mm)	Tasa ovulatoria	Ovulación post-retiro esponja (Horas)
Testigo	4.98±0.20a	1.89±0.183a	50.66±2.17a
100 UI	5.18±0.18a	1.90±0.166a	46.90±1.96ab
200 UI	5.11±0.20a	1.89±0.183a	41.33±2.17bc
400 UI	5.44±0.15a	2.87±0.137b	39.70±1.63c

Media ±E.E.M.; Letras diferentes en la misma fila indican diferencias significativas al (P<0.05)

La aplicación de 400 UI de eCG induce un crecimiento folicular más rápido, el cual es evidente a partir de las 12 h post-tratamiento y alcanza su mayor tasa de crecimiento entre las 12 y 24 h post-tratamiento. Lo anterior no puede ser observado con los tratamientos con cantidades menores a 400 UI de eCG, lo cual concuerda con los hallazgos de una mayor tasa ovulatoria y menor tiempo a la ovulación en cabras tratadas con 400 UI de eCG. Estos resultados coinciden con los reportados por Uribe-Velázquez *et al.* (2010b).

Los tratamientos con eCG para inducir un desarrollo folicular y una mayor tasa ovulatoria requieren de cantidades superiores a las 200 UI, de acuerdo a lo observado en el presente estudio. Adicionalmente, la aplicación de 400 UI de eCG a las cabras, disminuye el intervalo retiro de esponjas-ovulación (Figura 4.4.4), lo cual debe ser tomado en cuenta si se implementan esquemas de monta controlada o de inseminación artificial a tiempo fijo. Esto es principalmente útil para obtener los mejores porcentajes de concepción y gestación en las cabras; lo cual coincide con los resultados del ensayo uno, donde se encontraron porcentajes altos de gestación en cabras expuestas a sincronización de estro, utilizar inseminación intrauterina y combinar con monta con machos, después del estro inducido.

Cuadro 4.4.8. Diámetro del folículo dominante en ovarios de cabras Alpinas tratadas con Cronolona y dosis de eCG, con respecto al retiro de esponjas.

Tiempo post retiro de esponjas	Tratamientos			
	0 UI	100 UI	200 UI	400 UI
0 Horas	2.76±0.21a	2.88±0.19a	3.37±0.21a	3.03±0.16a
12 Horas	3.23±0.2a	3.40±0.19a	4.24±0.21b	4.01±0.16b
24 Horas	3.91±0.24a	4.28±0.22ab	4.78±0.24bc	5.26±0.18c
36 Horas	4.87±0.23a	4.98±0.25a	4.68±0.35a	5.11±0.35a
48 Horas	4.10±0.07a	4.7±0.07b	***	***

Media ±E.E.M.; Letras diferentes en la misma fila indican diferencias significativas al (P<0.05); *** Todas las cabras ya habían ovulado.

Figura 3. Diámetro del folículo dominante en ovarios de cabras alpinas tratadas con diferentes dosis de eCG con respecto al retiro de esponjas intravaginales.

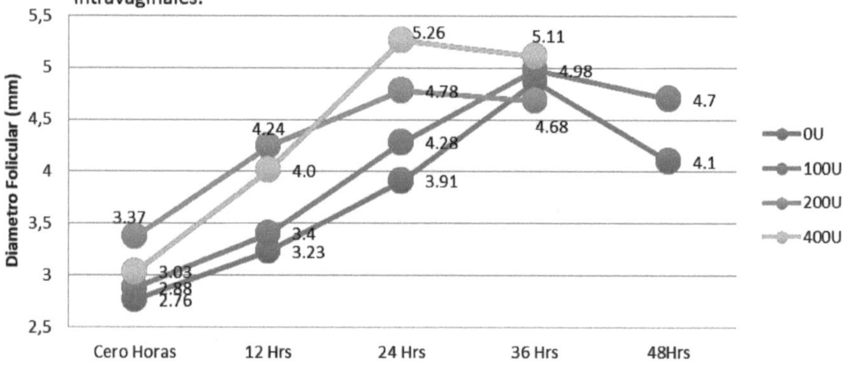

La tasa ovulatoria observada a las 24 horas posteriores al retiro de las esponjas intravaginales, es mayor que la observada a las 36 o 48 horas (Cuadro 4.4.10), lo anterior puede explicarse por una mayor actividad estrogénica de los folículos presentes en el ovario, tanto en cantidad como en diámetro, lo cual puede afectar las concentraciones circulantes de estrógenos y consecuentemente favorecer la presentación de la onda pre-ovulatoria de LH, resultados que coinciden con los reportados con (López-Sebastian, *et al.*, 2007; Martínez Álvarez *et al.*, 2007).

Por otro lado, el proceso de sincronización/inducción del estro y la ovulación resulten en una gestación, se requiere la coincidencia de los eventos, descenso de progesterona, desarrollo folicular, aumento sostenido de estrógenos, pico preovulatorio de gonadotropinas, estro y ovulación, durante la fase folicular del ciclo estrual natural o inducido (Jainudeen y Hafez, 1993).

Cuadro 4.4.9. Crecimiento del folículo ovárico dominante (mm) a intervalos de 12 horas posteriores al retiro de esponja, en cabras Alpinas tratadas con Cronolona y dosis de eCG.

	Crecimiento de diámetro en mm.			
	Tratamientos			
Intervalo	0 UI	100 UI	200 UI	400 UI
0-12 Hrs	0.48±0.19a	0.52±0.17a	0.87±0.19[a]	0.98±0.14b
12-24 Hrs	0.68±0.16a	0.87±0.15a	0.54±0.16[a]	1.25±0.12b
24-36 Hrs	0.96±0.18a	1.03±1.18a	0.74±0.27[a]	0.74±0.27a
36-48Hrs	0.80±0.22a	0.50±0.22a	***	***

Media ±E.E.M.; Letras diferentes en la misma fila indican diferencias significativas al (P<0.05), *** Todas las cabras ya habían ovulado.

Figura 4. Tasa de crecimiento del folículo preovulatorio en ovarios de cabras Alpinas tratadas con Cronolona y dosis de eCG.

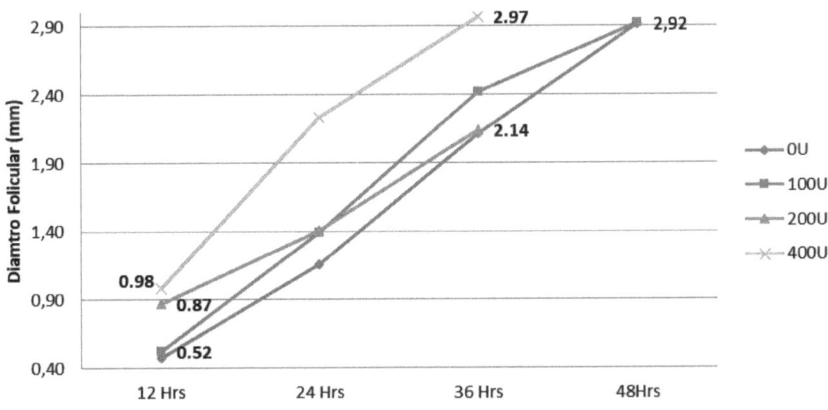

Cuadro 4.4.10. Tasa ovulatoria y tamaño máximo del folículo dominante en ovarios de cabras Alpinas posterior al retiro de esponjas intravaginales.

Hora de Ovulación	Tasa Ovulatoria	Tamaño Máximo Folículo Dominante
24 Hrs	2.6±0.15a	5.5±0.12[a]
36Hrs	2.0±0.14b	5.1±0.12b
48Hrs	2.0±0.33b	4.4±0.27c

Media ±E.E.M.; Letras diferentes en la misma columna denota diferencias significativas al (P<0.05)

Las cabras que tuvieron una ovulación, mostraron un diámetro folicular menor (4.9 mm, (P<0.05), que las cabras que mostraron de 2 a 4 ovulaciones (5.1 a 5.8 mm; (P<0.05), este es un efecto, probablemente debido a la dosis de eCG (Cuadro 4.4.11). Se observó una relación inversa entre dosis de eCG y la proporción de cabras que ovularon durante el tiempo de observación (48 horas, post-retiro de la esponja). La proporción de ovejas que ovularon aumentó a medida que la dosis de eCG aumentó (P<0.05, Figura 5), el 78 % de las cabras que no recibieron eCG, ovularon dentro de las siguientes 36 horas, posteriores al retiro de la esponja; mientras que, el 69 % de las cabras que recibieron 400 UI de eCG, ovularon dentro de las siguientes 24 horas, posteriores a la aplicación de eCG.

Cuadro 4.4.11. Tamaño máximo del folículo dominante alcanzado sobre diferentes niveles de tasa de ovulación.

Tasa ovulatoria	Folículo dominante
1	4.9±0.33[a]
2	5.1±0.10ab
3	5.6±0.23ab
4	5.8±0.29b

Media ±E.E.M.; Letras diferentes en la misma fila denota diferencias significativas al (P<0.05).

Figura 5. Proporción de cabras que mostraron ovulaciones durante el tiempo de observacion en diferentes tratamientos de eCG.

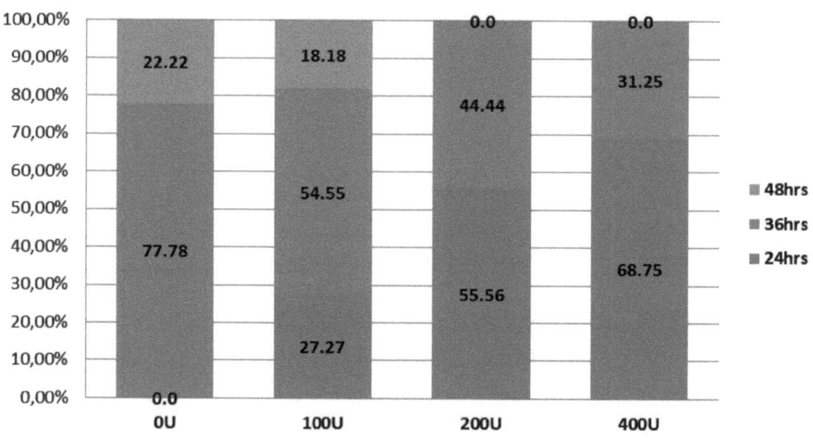

Los resultados encontrados en los estudios realizados que aquí se reportan, permiten concluir que se puede lograr el desarrollo folicular, la ovulación, la sincronización/inducción del estro y la gestación en la cabra, mediante el uso de tratamientos con progestágenos y eCG; sin embargo, para lograr una eficiencia reproductiva máxima, se requiere ajustar la dosis de eCG, para que los eventos de la fase folicular del ciclo estrual, ocurran en secuencia, eventos como el descenso de progesterona al final de la fase lútea (Jainudeen y Hafez, 1993), inicio de una onda folicular (Uribe-Velázquez *et al.*, 2010ab), aumento sostenido de estrógenos y el pico preovulatorio de gonadotropinas (López-Sebastian *et al.*, 2007; Martínez-Alvarez *et al.*, 2007), el estro y la ovulación (Chemineau *et al.*, 1993; Jainudeen y Hafez, 1993), para lograr una gestación y en consecuencia la ocurrencia del parto. Además de lo anterior, existen otras metodologías reproductivas que requieren el uso de protocolos para sincronización/inducción del estro y la ovulación, como la superovulación y transferencia de embriones, aspiración folicular y fecundación in vitro (Chemineau *et al.*, 1993; Holtz, 2005; Baldasarre, 2007), además también, de considerar con el manejo (Ridler *et al.*, 2012) y la evaluación de la capacidad reproductiva del macho y el proceso de colección y congelación de semen (Cseh *et al.*, 2012); las que todas en su conjunto requieren revisión y ajustar al menos en ciertas situaciones, sobretodo, cuando, se busca la regulación hormonal de la reproducción y su aplicación en pequeños rumiantes (Chemineau *et al.*, 1993; Abecia *et al.*, 2012).

Conclusiones

En el ensayo uno, el uso de dosis reducidas de eCG (200 UI) es suficiente para lograr porcentajes altos de estro en cabras primalas, mientras que en cabras adultas no se aumenta este porcentaje; sin embargo, estos tratamientos reducen el anestro reproductivo, disminuyen el intervalo entre partos, y potencializan el uso y combinación con otras tecnologías como la inseminación artificial, lo que contribuye a la propagación rápida de la genética. El porcentaje de gestación no refleja diferencia estadística, independientemente de la dosis utilizada de eCG o el número de parto de la cabra.

En el ensayo dos, el tratamiento para sincronización/inducción del estro y la ovulación modifican significativamente la actividad ovárica, en términos de desarrollo folicular, tasa de crecimiento de los folículos y tasa y tiempo de ovulación; estos cambios modifican, en consecuencia, en comportamiento reproductivo, lo cual se observa en el ensayo uno.

Literatura citada

Abecia, J. A., F. Forcada and A. González-Bulnes. 2012. Hormonal control of reproduction in small ruminants. Animal Reproduction Science 130:173-179.

Armstrong, D.T., A. P. Pfitzner et al. 1983. Endocrine responses of goats after induction of superovulation with PMSG and FSH. J. Reprod. Fertil. 67:395-401.

Baldassarre, H. 2007. Assisted reproduction in goats: Artificial insemination to cloning. Revista Brasileña de Reproducción Animal 31:274-282.

Baril, G., B. Remy, B. Leboeuf et al. 1996. Synchronization of estrus in goats: The relationship between eCG binding in plasma, time of occurrence of estrus and fertility following artificial insemination. Theriogenology 45:1553-1559.

Bukar, M. M., R. Yusoff, A. W. Haron et al. 2012. Estrus response and follicular development in Boer does synchronized with fluorogestone acetate and Pg2Fα or their combination with eCG or FSH. Trop. Anim. Health Prod. 44:1505–1511.

Chemineau, P., G. Baril y J. A. Delgadillo. 1993. Control hormonal de la reproducción en el caprino. Revista Científica FCV-LUZ 3:197-210.

Córdova-I., A., M. S. Córdova-J., C. A. Córdova-J. y J. E. Guerra-L. 2008. Procedimientos para aumentar el potencial reproductivo en ovejas y cabras. Rev. Vet. 19:67-69.

Cseh, S., V. Faigl and G. S. Amiridis. 2012. Semen processing and artificial insemination in health management of small ruminants. Animal Reproduction Science 130:187-192.

Delgadillo, J.A. et al. 2008. La calidad del estímulo emitido por el macho determina la respuesta de las cabras con efecto macho. Trop. Subtrop. Agroecosyst. 9:39-45.

Delgadillo, J. A., G. Duarte, J. A. Flores et al. 2012. Control of the sexual activity of goats without exogenous hormones: Use of photoperiod, male effect and nutrition. Trop. Subtrop. Agroecosyst. 15:S15-S17.

Freitas, V.J.F. et al. 1996a. Induction and synchronization of estrus in goats: The relative efficiency of one versus two FGA vaginal sponges. Theriogenology 46:1251-1256.

Freitas, V.J.F. et al. 1996b. The influence of ovarian status on response to estrus synchronization treatment in dairy goats during the breeding season. Theriogenology 45:1561-1567.

Gibbons, A. 2002. Inseminación artificial con semen congelado en cabras de raza Angora. Revista Taurus 16:24-32.

González de B., A., K. Osorio, A. López-S. 1999. Factors conditioning response of goats to oestrus synchronization with progestagen and PMSG. Arch. Zoot. 48:231-234.

González de B., A. et al. 2005. Effects of progestagens and prostaglandin analogues on ovarian function and embryo viability in sheep. Theriogenology 63: 2523-2534.

González Reyna, A. 1983. The postpartum period in the Pelibuey ewe. Tesis de Ph. D., University of Saskatchewan, Saskatoon, Sask., Canada. 335 p.

Greyling, J. P. C. and M. van der Nest. 2000. Synchronization of oestrus in goats: Dose effect of progestogen. Small Rumin. Res. 36:201-207.

Guerra, M. M. P., S. V. Silva, A. M. Batista et al. 2011. Goat reproductive biotechnology in Brazil. Small Rumin. Res. 98:157-16.

Holtz, W. 2005. Recent developments in assisted reproduction in goats. Small Rum. Res. 60:95-110.

INEGI. 2012. Información por entidad http://cuentame.inegi.gob.mx/monografias/informacion/tam/territorio/clima.aspx?tema=me&e=28. Consultado 12/2/2018.

Jainudeen, M.R. and E.S.E. Hafez. 1993. Sheep and Goats: En: Hafez, E.S.E. (Ed.), Reproduction in Farm Animals, Lea and Febinger, Philadelphia, USA. Pp. 330-342.

Leboeuf, B., Y. Forgerit, D. Bernelas et al. 2003. Efficacy of two types of vaginal sponges to control onset of oestrus, time of preovulatory LH peak and kidding rate in goats inseminated with variable numbers of spermatozoa. Theriogenology 60:1371-1378

López-S., A., A. González-B., J. A. Carrizosa et al. 2007. New estrus synchronization and artificial insemination protocol for goats based on male exposure, progesterone and cloprostenol during the non-breeding season. Theriogenology 68:1081-1087.

Maffili, V. V., C. A. A. Torres et al. 2005. Sincronização de estro em cabras da raça Saanem com esponja intravaginal e CIDR-G. Arq. Bras. Med. Vet. Zoot. 57:591-598.

Martínez-Á., L. E., J. Hernández-C. et al. 2007. Serum LH peak and ovulation following synchronized estrus in goats. Small Rumin. Res. 69:124-128.

Martinez, M. F, J. P. Kastelic, R. J. Mapletoft. 2004. The use of estradiol and/or GnRH in a two-dose PGF protocol for breeding beef heifers. Therio. 62:363-372.

Mellado, M., R. Olivas and F. Ruiz. 2000. Effect of buck stimulus on mature and pre-pubertal norgestomet-treated goats. Small Ruminant Research 36:269–274.

Mellado, M. 2008. Goat reproductive management under rangeland conditions. Tropical and Subtropical Agroecosystem 9:47-63.

Mellado-B., M. 2012. Sincronización del estro en cabras. En: Sánchez-D., F., Ledezma-T., R.A., González-G., A., Eds. Semin. Nac. Caprinoc. Regiones Semiáridas, pp. 12-39.

Nava-Trujillo, H., J. Chango-V., P. Torres-R. et al. 2010. Efecto de la eCG sobre la inducción del celo en cabras mestizas tratadas con medroxiprogesterona. Rev. Cient. FVC-LUZ 20:181-183.

Oldham, C. M., D. T. Pearce, S. J. Gray. 1985. Progesterone priming and age of ewe affect the life-span of corpora lutea induced in the seasonally anovulatory Merino ewe by the ram effect. J. Reprod. Fertil. 75:29-33.

Ortega-P., A., J. F. J. Torres-A., A. J. Aguilar-C., J. P. Ramón-U. 2002. Fertilidad y fallas reproductivas en un rebaño de cabras criollas en el trópico subhúmedo, sincronizadas con esponjas vaginales. Rev. Bi,oméd. 13:179-184.

Pursley J. R, M. O. Mee and M. C. Wiltbank. 1995. Synchronization of ovulation in dairy cows using PGF2a and GnRH. Theriogenology 44: 915-923.

Quintero-E., J. A., U. Macías-C., F. D. Álvarez-V., F.D., A. Correa-C., A. González-R., F. A. Lucero-M., S. A. Soto-N. and L. Avendaño-R. 2011. The effects of time and dose of Pregnant Mare Serum Gonadotropin (PMSG) on reproductive efficiency in hair sheep ewes. Trop. Anim. Health Prod. 43:1567-1573.

Rabasa, A.E. et al. 2001. Reproductive parameters of a goat flock under traditional management in Rio Hondo Department. Zoot. Trop. 19:81-87.

Ridler, A. L., S. L. Smith and D. M. West. 2012. Ram and buck management. Animal Reproduction Science 130:180-183.

Rubianes, E., T. de Castro and S. Kmaid. 1998. Estrus response after a short progesterone priming in seasonally anestrous goats. Theriogenology 49, p 356.

Ruiz, R. et al. 2002. Evaluación de diferentes tratamientos hormonales para la sincronización del estro en cabras criollas serranas durante el verano. Zoot. Trop. 20:473-482.

SAS. 2012. SAS Procedures Guide, V. 12, 3rd Ed. SAS Institute Inc., Cary, NC, USA. 705 p.

Steel, R. G. D. y J. H. Torrie. 1989. Bioestadística: Principios y procedimientos. McGraw-Hill. México. Pp.181-184.

Thatcher, W.W. et al. 2000. Strategies to improve reproductive management of dairy cows. Advances in Dairy Technology 12: 177-193.

Uribe-V. , L. F., E. Oba, M. I. Lenz S. et al. 2010a. Desarrollo folicular en ovejas durante el ciclo estrual natural e inducido con prostaglandinas. Rev. Cient. FCV-LUZ 20(14):417-421.

Uribe-Velázquez, L. F., M. I. Lenz Souza e J. H. Osorio. 2010b. Resposta ovarianna de cabras submetidas na implantes de progesterona seguidos de aplicações de gonadotrofina coriônica equina. Rev. Bras. Zoot. 39(6):1214-1222.

Wildeus, S. 2000. Current concepts in synchronization of estrus: Sheep and goats. J. Anim. Sci. 77:1-14.

Wiltbank, M.C. 1997. How information of hormonal regulation of the ovary has improved understanding of timed breeding programs. Proceedings of the Annual Meeting of the Society for Theriogenology, pp. 83-97.

IV.5 Manejo intensivo de la reproducción en ovinos de Pelo bajo condiciones de trópico seco en el Noreste de México*

Arnoldo González Reyna12, R. A. Alcaraz R.3, J. F. Vázquez A.4, H. Del Angel R.2, Y. Bautista M.2, F. A. Lucero M.1, F. J. Trejo M.2, J. Rosales H.2, y N. Pescador S.4

*Cuerpo Académico: Mejoramiento, Biotecnología y Sistemas de Alimentación, 1Facultad de Ingeniería y Ciencias, Universidad Autónoma de Tamaulipas, Cd. Victoria, Tamps., México, 2Facultad de Medicina Veterinaria y Zootecnia, Universidad Autónoma de Tamaulipas, Cd. Victoria, Tamps., México, 3INIFAP-CIRSE, Campo Experimental Mocochá, Mocochá, Yuc., México, 4Facultad de Medicina Veterinaria y Zootecnia, Universidad Autónoma del Edo. De Mex., Toluca, Edo. De Mex., México.

Introducción

Los ovinos de Pelo representan un grupo de rumiantes menores de características productivas, de adaptación y reproductivas que le permiten ser utilizadas en una variedad de climas y de sistemas de producción; por ser un recurso genético adaptado, son rumiantes que se pueden utilizar en todos los continentes del globo (Fitzhugh y Bradford, 1983). Los efectos de factores ambientales sobre la reproducción en ovinos de Lana, como la estación y el fotoperiodo (Legan y Karsch, 1979; Goodman, 1983), solo inciden parcialmente, en el comportamiento reproductivo de los ovinos de Pelo (Valencia *et al.*, 1981; González *et al.*, 1990; 1991; 1992). Lo anterior, permite que estos ovinos, sean utilizados en varias épocas del año, sin comprometer la productividad; por otro lado, se sabe que la reproducción, es un componente determinante de la productividad y la eficiencia terminal en sistemas de producción con ovinos de Pelo, al igual, es importante la interacción y efectos de otros componentes de manejo (Nugent III y Jenkins, 1991).

La reproducción en la oveja de Pelo, de manera natural, presenta un anestro parcial, de febrero a mayo, logrando el pico de la estación reproductiva, durante los meses de agosto a diciembre (Valencia *et al.*, 1981; González *et al.*, 1990; 1991; 1992). La habilidad de reproducirse durante la mayor parte del año, le permiten ser utilizada como unidad experimental, para definir con mayor especificidad los efectos de estación y fotoperiodo, sobre la reproducción en ovinos de Pelo.

Los ovinos de Pelo se han estudiado y explotado en el país, desde hace ya algunos años, se han publicado varios reportes sobre el tema. En éste ensayo, se presenta un breve análisis sobre la reproducción en la oveja de Pelo, que incluye, el ciclo reproductivo anual, el ciclo estrual y algunas aplicaciones sobre manejo intensivo de la reproducción.

La reproducción en la oveja

La reproducción en la oveja ocurre mediante una serie compleja de actividades que ocurren en forma alternante o cíclica. A excepción de la pubertad, la temporada de monta, el ciclo estrual, la gestación y la lactancia, son todos ellos fenómenos de naturaleza cíclica que se presentan en forma sincronizada y armónica en cada ciclo reproductivo de la oveja; de lo contrario, se presentarán fallas en la reproducción o en la eficiencia reproductiva de la oveja en este caso. Ciertas características de los procesos reproductivos para ovejas y cabras se presentan en los Cuadros 4.5.1 y 4.5.2.

Existen tres etapas del ciclo reproductivo de las ovejas, cuando estas deberán estar en óptima condición corporal, para ello, las ovejas deberán ser suplementadas durante el período previo a la temporada de monta, para aumentar la prolificidad (crías nacidas por parto) y la tasa de concepción (porcentaje de gestación); la oveja aumenta su tasa de ovulación a medida que aumenta la condición corporal. Otra etapa crítica de la reproducción en la oveja es el último tercio de la gestación, durante esta etapa, la oveja deberá estar ganando peso a una velocidad muy superior en relación a los primeros dos tercios de la gestación. La última etapa de la gestación es el periodo de mayor crecimiento del feto y por lo tanto ello representa también la etapa de mayores demandas nutricionales de la oveja. La oveja deberá de parir en una condición corporal que le permita soportar el trabajo del parto, producir cantidades suficientes de leche para la cría o crías y estar en condición corporal óptima para reiniciar la actividad ovárica cíclica postparto.

La P varió de 1.2 (julio-agosto) a 1.9 (marzo- abril) corderos por oveja, y de 1.1 a 1.9 y de 1.3 a 1.4 corderos, para ovejas Pelibuey y Blackbelly, respectivamente. Los valores de P más bajos y más altos para ovejas Pelibuey y Blackbelly ocurrieron durante julio-agosto y marzo-abril y mayo-junio, septiembre-octubre y julio-agosto, respectivamente. Regularmente, la P es mas alta en ovejas Blackbelly que en Pelibuey, en éste estudio y en el de Galina *et al.* (1996), las ovejas Pelibuey mostraron valores mas altos (Valencia y Liceága, 1995) que las ovejas Blackbelly. Rastogi *et al.* (1983) encontraron valores de P para ovejas Blacckbelly de 1.35; mientras que González (1977) reportó valores de 1.2, para ovejas Pelibuey; resultados que coinciden con los mencionados aquí.

Cuadro 4.5.1. Parámetros reproductivos en ovejas y cabras.

Parámetros	Ovejas de Lana	Ovejas de Pelo	Cabras
Epoca de empadre	Otoño	Anual*	Otoño
Edad a la pubertad	6-9 m	6-8	5-7
Ciclo estrual	17 d	17 d	21 d
Duración del estro	24-36 h	26-28 h	24-48 h
Tipo de ovulación	Espontánea	Espontánea	Espontánea
Tiempo Estro-ovulación	24-37 h	-----	24-36 h
Tasa de ovulación	1-3	1.2-2.2	2-3
Prolificidad	1-3 crías	1-3 crías	1-3 crías
Vida del cuerpo lúteo	14 d	-----	16 d
Vida del óvulo	10-25 h	-----	-----
Involución uterina	27 d	30 d	-----
Primera ovulación PP	20 d**	26 d	-----
Parto-primer estro	**	41 d	**
Parto-concepción	**	48 d	**
Intervalo entre partos	**	200-300 d	**

** Dependiendo de la estación de empadre y partos.

La DG varió de 148.8 (julio-agosto) a 151.0 (septiembre-octubre) días, durante las cuatro épocas. Existieron pequeñas variaciones numéricas en la DG en las dos razas de ovejas, la gestación en las ovejas Pelibuey varió de 148.7 (julio-agosto) a 151.7 (septiembre-octubre) días, mientras que en las ovejas Blackbelly la gestación varió de 149.5 (septiembre-octubre) a 149.9 (julio-agosto).

Cuadro 4.5.2. Duración de la gestación y tamaño de la camada en ovejas y cabras.

Raza	Gestación (d)	Prolificidad (No. de crías)
Rambouillet	148	1.3
Corriedale	150	1.5
Merino	144	1.0
Dorset	147	1.4
Suffolk	145	1.4
Hampshire	144	1.4
Finnsheep	145	2.7
Romanov	**147**	2.3
Pelibuey	**150**	**1.1-1.32**
Blackbelly	152	**1.1-1.7**
Alpina	148	1.8
Anglo-Nubia	150	2.1
Angora	154	1.2
Saanen	152	1.8
Toggenburg	150	1.8

Estos resultados son similares a los encontrados previamente para ovejas Pelibuey (González, 1977) o de Africa (Berger, 1983) y son diferentes a los reportados por Ademosum *et al.* (1983). En otro estudio con ovinos de razas de Pelo (González *et al.*, 2003, Cuadro 1.7.3) se determinaron las variaciones en eficiencia reproductiva de tres explotaciones de ovinos de Pelo, ubicadas en el norte (El Tesoro), centro (Mirasol) y el sur (Cimarrón) de Tamaulipas, se determinaron los efectos de época de parto (EA) y número de parto (NP) sobre la P. La EA se dividió en cuatro épocas: 1) Ene-Mar, 2) Abr-Jun, 3) Jul-Sep, 4) Oct-Dic., y se estudiaron los tres primeros partos en cada explotación; el TP fue parto sencillo o doble. En el análisis productivo se encontró que la EA (P=.018) y el NP (P=.036) afectaron el NC (Cuadro 4.5.3), solamente en Mirasol y El Tesoro. Las medias para NC clasificadas por NP variaron de 1.29 a 1.58, de 1.38 a 1.55 y de 1.49 a 1.64; cuando se clasificaron por EA, las medias variaron de 1.15 a 1.5, de 1.35 a 1.67 y de 1.32 a 1.78, respectivamente para Mirasol, Cimarrón y El Tesoro. El NC fue mayor (P=.018) para la EA 3. El rango total fue de 1.13 a 2.0, para todas las EA, NP y en las tres explotaciones.

La pubertad y la época de empadre

La pubertad en la oveja representa el inicio de las actividades cíclicas reproductivas de la hembra. Se puede definir de varias formas, el momento de la primera ovulación, el momento de la aparición del primer estro o celo, o el momento en que la oveja joven acepta la monta por el macho. Desde el punto de vista de la producción animal y práctico, se podría definir a la pubertad como el momento en el que la oveja ha adquirido la madurez anatómica y fisiológica (aproximadamente el 60% del peso adulto) para mostrar sus ciclos reproductivos en forma periódica (ciclo estrual), es capaz de aceptar la monta por el macho, capaz también de darle acogida y permitir el desarrollo del producto (gestación), para posteriormente permitir el nacimiento de la o las crías, para finalmente nutrirla (lactancia) hasta que pueda hacerlo por si sola.

Cuadro 4.5.3. Efecto de epoca del año y número de parto sobre el número de crías (n) en ovejas de Pelo, en varios sistemas de producción, en el estado de Tamaulipas.

Rancho Mirasol				
Época	1er. Parto	2do. Parto	3er. Parto	Medias Totales
1	1.30 (53)	1.46 (13)	1.60 (5)	1.35 (71)
2	1.13 (15)	1.20 (5)	*	1.15 (20)
3	1.43 (23)	1.50 (16)	2.00 (3)	1.50 (42)
4	1.25 (51)	1.45 (49)	1.45 (11)	1.36 (111)
Medias Totales	1.29 (142) [b]	1.45 (83) [a]	1.58 (19) [a]	

ab Denota diferencias (P=.036) en la misma fila
* No se encontraron observaciones

Rancho Cimarrón				
Época	1er. Parto	2do. Parto	3er. Parto	Medias Totales
1	1.31 (13)	1.67 (6)	1.25 (4)	1.39 (23)
2	1.70 (10)	1.40 (5)	1.75 (12)	1.67 (27)
3	1.80 (5)	1.33 (3)	1.25 (4)	1.50 (12)
4	1.50 (4)	1.29 (17)	1.50 (2)	1.35 (23)
Medias Totales	1.53 (32)	1.39 (31)	1.55 (22)	

Rancho El Tesoro				
Época	1er. Parto	2do. Parto	3er. Parto	Medias para época
1	1.56 (93)	1.64 (14)	*	1.57 (107) [a]
2	1.32 (44)	*	*	1.32 (44) [b]
3	1.78 (9)	*	*	1.78 (9) [a]
4	1.47 (45)	1.63 (8)	*	1.49 (53) [ab]
Medias Totales	1.49 (191)	1.64 (22)		

ab Denota diferencias (P =0.018) en la misma columna,
* No se encontraron observaciones

En otras palabras, hasta que la hembra sea capaz de mostrar el comportamiento reproductivo respectivo y procrear una o varias crías en cada ciclo reproductivo. El principal determinante de la pubertad, es el peso vivo, dictado este en forma de ganancia diaria o por velocidad de aumento, más que por la edad. La pubertad se ve también afectada por factores anatómicos y fisiológicos como crecimiento y desarrollo de las características sexuales secundarias, la sincronización del ciclo ovárico y uterino y la maduración del sistema neurohormonal; y asi como por factores genéticos (raza), ambientales (clima), de manejo (nutrición y reproducción) y sociales.

La gestación y el parto

La gestación representa la etapa de desarrollo y crecimiento de la futura cría o crías, el proceso completo de la gestación en los mamíferos ocurre en el canal reproductivo de la hembra, específicamente en el útero, y tiene una duración aproximada de 5 meses, en la oveja. Se puede decir que la gestación se inicia con el encuentro de el óvulo y el espermatozoide (fecundación), para formar el embrión; el embrión permanece en estado libre en el útero, por un tiempo corto, para después adherirse (implantación) a la pared interna del útero. Una vez fijo al útero, el producto comienza una etapa de crecimiento rápido y se nutre directamente de la circulación materna. Al termino de la gestación, el feto está preparado para salir al exterior (parto y nacimiento de la cría) y comenzar así su vida extrauterina y como organismo independiente. En el Cuadro 4.5.2 se presenta la duración de la gestación para varios tipos de ovejas y cabras. Para que se presente el parto, es necesario que ocurran ciertos cambios hormonales de orígen materno y fetal. El parto es un proceso relativamente rápido en relación a la gestación, durante el cual el feto es expulsado al exterior, lo mismo sucede con las membranas que cubren al feto, la placenta, casi inmediatamente después de que se completó la expulsión del feto. El aparato genital de la hembra requiere de un período de tiempo de recuperación (involución uterina o puerperio), para que este recupere su estado previo a la gestación y parto; una vez que se completa la involución uterina (aproximadamente 30 d), la oveja recupera su capacidad de reproducirse nuevamente.

El período postparto

El puerperio o período postparto es la etapa inmediata a el parto o nacimiento de la cría o crías y se caracteriza por la presencia de un período de anestro o ausencia de actividad reproductiva, durante la cual se presentan varias situaciones, que determinan el momento de recuperación de la actividad reproductiva de la oveja. Primero, se presenta una etapa de ausencia de secreción hormonal (de los ovarios y la pituitaria anterior), que mientras no se reanude esta secreción hormonal, la oveja no recuperará su actividad reproductiva; la secreción hormonal ovárica deberá estar sincronizada con la terminación de la involución uterina y estas dos actividades a su vez deberán de actuar en sincronía con la secreción hormonal de la pituitaria anterior (la pituitaria anterior secreta las hormonas que van a estimular los ovarios para producir óvulos). Además de lo anterior, la oveja deberá estar en un balance energético positivo (buena condición corporal), para que se recupere la actividad reproductiva posterior al parto. El periodo postparto está compuesto por tres etapas, un anestro corto (8 a 10 días), caracterizada por niveles hormonales bajos y ausencia de ovulación y de estro, le sigue una etapa de actividad cíclica ovárica, con una o varias ovulaciones, con cuerpos lúteos de corta duración, sin estro y finalmente, una etapa de actividad ovárica, estrual y hormonal completa, cuando la oveja presenta estro (González, 1983; González *et al.,* 1987)

El ciclo reproductivo anual en la oveja de Pelo
La temporada de baja actividad sexual

Las ovejas durante esta temporada presentan una reducción en su actividad reproductiva. Los efectos de estación o de época del año sobre la reproducción se han estudiado principalmente en ovejas de razas de Lana, existen algunos estudios en ovejas de razas de Pelo que servirán para ilustrar algunos ejemplos. En ovejas de razas de Lana, el efecto principal se ejerce sobre el establecimiento de la época de empadre, es decir, el fotoperíodo marca el principio y el fin de la época reproductiva.

En la oveja de razas de Pelo, se ha encontrado que existen ciertas diferencias sobre el comportamiento reproductivo a través del año, lo que significa, que éstas están sujetas a ciertos efectos estacionales. Sin embargo, evidencia indirecta, también indica que no es el fotoperíodo, el factor causante de esa estacionalidad; es muy posible que factores como la nutrición y manejo, sean los responsables de esa estacionalidad. Estudios sobre el comportamiento reproductivo y niveles hormonales en la oveja indican que estos parámetros se reducen de enero a mayo, de manera similar en el carnero, los niveles hormonales también se reducen durante la misma época del año.

Los resultados obtenidos en estudios recientes mostraron efectos significativos de la época de empadre (EE) sobre el comportamiento reproductivo de ovejas Pelibuey y Blackbelly (González, 1999). Se determinaron los efectos de época del año, raza y edad de la oveja y tipo de parto sobre los días a estro (DE), la duración de la gestación (DG) y la prolificidad (P); la época y la edad de la oveja afectaron (P<0.01) los días a presentación de primer estro, mientras que la época del año (P<0.01) y el tipo de parto (P<0.009) afectaron la DG. La EE también afectó (P<0.0001) la P. Estos resultados y resultados previos (Acosta, 1982; González et al., 1992b; Valencia et al., 1981) indican que tanto ovejas Pelibuey como Blackbelly si presentan estacionalidad en sus hábitos reproductivos y no se comportan como varios autores lo aseguraban anteriormente (González, 1977; Perón, 1988); dichos autores aseguraban que las ovejas de Pelo se reproducían uniformemente durante todo el año.

La época reproductiva en la oveja de Pelo

Los porcentajes de estro variaron de 42 a 93%, en las épocas estudiadas, se encontraron valores de 71 a 83.6 y de 61.4 a 92.6%. Los porcentajes de estro fueron mas bajos durante la época de mayo-junio para ovejas Pelibuey (71%), mientras que la misma época fue la mas alta para Blackbelly (92.6%). Los DE variaron de 7.5 (oct-nov) a 16.9 (marzo-abril), para las épocas de monta y las razas de ovejas; mientras que el mismo parámetro varió de 10.2 a 18.1 y de 7.1 a 14.4 días respectivamente, para las ovejas de todas las razas. Las ovejas Pelibuey (10.2 días) y Blackbelly (7.1 días) tardaron menos días para mostrar estro durante septiembre-octubre y por el contrario, las ovejas tardaron mas días en mostrar estro durante julio-agosto, en las ovejas Pelibuey (18.1 días) y durante mayo-junio para las ovejas Blackbelly (14.4 días). No se han encontrado estudios que indiquen el tiempo que tardan las ovejas de Pelo en mostrar estro, después de que ha sido introducido el morueco. Estudios en la oveja de Lana (Ver Flores, 1999), indican que la introducción del morueco induce dos ovulaciones, cuya fase lútea es de corta duración y no es hasta 15 días después de la introducción del morueco, cuando el 60% de las ovejas ovulan y muestran ciclos estruales de la duración esperada.

Anaya et al. (1996) encontraron baja actividad sexual de enero a abril (17%) y alta durante el resto del año (De 95 a 100%). Estos resultados coinciden con los publicados con Valencia y González (1983); en conjunto, éstos resultados indican que las ovejas de Pelo muestran actividad estrual a lo largo del año, con tendencias a disminuir dicha actividad de enero a abril. Por otro lado, Perón (1988) menciona que la actividad reproductiva en las ovejas Pelibuey de Cuba es constante durante el año.

El ciclo estrual en la oveja de Pelo

El ciclo estrual representa una etapa crucial entre el éxito o el fracaso de la reproducción en la oveja, de no presentarse este, simplemente la oveja no puede quedar gestante, de presentarse, la oveja tiene la probabilidad de hacerlo. El ciclo estrual representa la combinación de acontecimientos anatómicos y fisiológicos que comienzan con un ciclo estrual y terminan con el siguiente. El ciclo estrual a su vez está integrado por diversas etapas durante las cuales ocurren eventos anatómicos y fisiológicos importantes como los siguientes:

Proestro, es la etapa de preparación para la monta y la ovulación, durante ella ocurren el crecimiento de folículos, la secreción de hormonas ováricas y de la pituitaria, al tiempo que se prepara para la siguiente fase, el proestro dura de 24 a 36 h.

Estro, es el momento en que la hembra acepta la monta por el macho, durante el estro continúa la secreción de hormonas, y al final de este ocurre la ovulación, el estro dura de 24 a 36 h en la oveja.

Diestro, representa el periodo de formación (metestro) y de vida del cuerpo lúteo, el cuerpo lúteo representa la glándula que se forma después de la ovulación y la que permite el desarrollo y la implantación del embrión. El diestro dura alrededor de 14 días en la oveja.

El conocimiento de las características hormonales del ciclo estrual permite la simulación y regulación de estos procesos mediante el uso de hormonas artificiales en la oveja, y de esta manera poder inducir la actividad reproductiva fuera de la época de empadre natural. Se pueden emplear productos hormonales de diversos tipos para inducir o sincronizar el ciclo estrual en la oveja y además, también ello permitiría la utilización de la inseminación artificial.

Manejo intensivo de la reproduccion en ovejas de Pelo

Se han realizado varios estudios con el objetivo de definir estrategias y programas de sincronización de estro.

Porcentaje de estro sincronizado y horas a estro

El uso de PMSG no afectó (P>0.05) la incidencia de estro (Cuadro 7.4), en las ovejas de Pelo, no obstante, el uso de PMSG incrementó el PE en las ovejas tratadas (82%), con respecto a las que no fueron tratadas con PMSG (76%). El PE obtenido en este estudio es superior al encontrado por Lubbadeh (1986), quien reporto un valor de 68.9% en ovejas tratadas con progesterona y PMSG; valores similares a los de este estudio han sido reportados por Lemond (citado por Rangel, 1991) y Maxwell (1986), en el rango de 36 a 48 horas después de retirada la esponja. Por otro lado y de manera similar a lo ocurrido en éste estudio, Vázquez (2004), encontró que la dosis de PMSG no afecta el PE, aunque se reporta una tendencia a aumentar el valor de PE, a medida que aumenta la dosis de PMSG, aunque ésta tendencia no fue significativa.

El tratamiento con progestágenos y PMSG incrementa el PE, lo cual también ha sido reportado por otros autores, Rangel (1991), obtuvo valores de 97% para PE, dentro de las primeras 48 horas post-retiro de la esponja; los cuales coinciden con los de Cordova *et al.* (1999) y otros (Martínez *et al.*, 2006; Vázquez, 2004), quienes han reportado valores que varían de 92 al 100%. La explicación se basa en que cuando los progestágenos se administran a ovejas en anestro durante 12 a 14 días, al suspender el tratamiento, el estro aparece a los 2 a 3 días después, debido al aumento en la liberación de gonadotropinas hipofisiarias, lo cual, aunado al efecto de la PMSG, estimula el crecimiento folicular y la ovulación, lo que da como resultado un mayor número de ovejas en estro.

El uso de PMSG redujo (P<0.01) el intervalo para HE, siendo menores los valores (P<0.05), en ovejas tratadas con PMSG (25.80 ± 1.95 horas), en relación a las que no fueron tratadas con PMSG (37.67 ± 9.79 horas, Cuadro 1.7.4). Al respecto, Eppleston *et al.* (1991), reportaron que al aplicar PMSG al momento del retiro y 24 horas antes de retirar la esponja, se afecta el inicio del estro; por otro lado, Vázquez (2004), reporta que el intervalo HE se acorta a medida que se adelanta el momento de la aplicación y la dosis de PMSG, en relación al retiro de la esponja, además, la tendencia es dependiente del tiempo de retiro y la dosis de PMSG; lo que no ocurre cuando la PMSG se aplica al momento de retirar el dispositivo vaginal (CIDR, Martínez *et al.*, 2006).

Cuadro 4.5.4. Incidencia (%) e intervalo (horas, media ± error estándar) a estro en ovejas de Pelo tratadas con FGA y PMSG.

Tratamiento	N	Incidencia de estros		Intervalo a estro
		N	(%)	Media ± Error estándar
PMSG (200 UI)	39	32	(82)	25.80 ± 1.95 [a]
Testigo	21	16	(76)	37.67 ± 9.79 [b]

a b : Medias con distinta literal son diferentes (P<0.05), FGA: Acetato de Fluorogestona, PMSG: Pregnant Mare Serum Gonadotropin, N = número de ovejas tratadas, N = número de ovejas que mostraron estro.

Por lo que, la mayor proporción de ovejas en estro se registra cuando la administración de PMSG se lleva a cabo 24 horas antes del retiro de la esponja. Lo que sugiere, que el inicio del estro ocurre significativamente más rápido, cuando la PMSG se aplica 24 horas antes de la remoción de la esponja, como ocurrió en éste estudio y en el de Eppleston *et al.* (1991), o a las 48 horas (2004); no siendo así, cuando la PMSG se aplica al momento del retiro del dispositivo vaginal (Martínez *et al.*, 2006; Vázquez, 2004). Estos resultados, coinciden con la hipótesis de que el inicio del estro parece estar determinado por el efecto de la combinación de producción endógena de estradiol y por la sensibilidad estacional de los centros hipotalámicos responsables del comportamiento de estro (Webb *et al.*, 1985; citado por Barbas *et al.* 2002). Debido a que la duración del intervalo HE parece estar influenciado por el uso de PMSG, el cual, al aumentar la liberación de estradiol por el folículo pre-ovulatorio induce una mayor producción de estradiol, una mayor sensibilidad del hipotálamo, debido a los efectos del fotoperiodo y en consecuencia provoca un acortamiento en la duración del intervalo HE. Aunque, otros resultados indican que el tipo de dispositivo y del progestágeno utilizado también podrían estar afectando el intervalo HE, como se ha reportado por Martínez *et al.* (2006).

Tasa de gestación
El uso de PMSG y el tipo de servicio no afectaron (P>0.05) la TG (Cuadro 4.5.5). La TG obtenida con el uso de PMSG fue de 80%, y de 83% para el grupo testigo.

Cuadro 4.5.5. Tasa de gestación (%) en ovejas de Pelo tratadas con FGA y PMSG.

Tratamiento	N	N (%)
PMSG (200 UI)	25	20 (80)
Testigo	18	15 (83)
Tipo de servicio		
Inseminación Artificial	25	20 (80)
Monta Natural	18	14 (78)

FGA: Acetato de Fluorogestona, PMSG: Pregnant Mare Serum Gonadotropin, N = número de ovejas tratadas y servidas, N = número de ovejas gestantes.

Con el uso de IAI, se obtuvo una TG de 80% y con MN se obtuvo una TG de 78%, esta diferencia no fue significativa. El uso de IAI no tuvo un efecto significativo sobre la TG, resultados similares a los reportados por varios investigadores (Ghalsasi y Nimbkar, 1996; Gordon, 1989; Gutiérrez, 1998), utilizando un programa de estro natural con inseminación cervical, IAI y MN, mencionan que utilizando la técnica de sincronización estrual en ovinos, con progestágenos y PMSG e IAI, se pueden lograr porcentajes de gestación de 75%, al primer servicio, incrementándose hasta un 90%, cuando se da un segundo servicio post-tratamiento.

Smith *et al.* (1977, citados por Gordon, 1989), indujeron el estro en ovejas, con FGA y PMSG, apareando las ovejas de dos maneras, artificial y natural, logrando obtener 70 y 75% de fertilidad en ambos métodos de apareamiento, respectivamente, lo que concuerda con los resultados del presente experimento, en el cual se obtuvieron resultados similares entre IAI y MN, lo cual indica que no existen grandes variaciones entre ambas técnicas. Del mismo modo, también se han obtenido valores para TG menores, como las encontradas por Núñez (1999), las cuales fueron de 63%, con IAI. Estos resultados bajos, se podrían deber a factores de tensión al momento de la IA y/o durante la gestación temprana, afectando negativamente la TG. Según Stellflug *et al.* (2001), la inducción a estros con progestágenos seguido por una fuente de gonadotropinas (PMSG) puede mejorar el porcentaje de gestación, esto al presentarse más ovejas en estro y mayores tasas de ovulación.

Porcentaje de partos

El uso de PMSG y el tipo de servicio no afectaron el PP (P>0.05, Cuadro 1.7.6). El PP obtenido fue de 81% con PMSG y de 77% para el tratamiento testigo, las diferencias encontradas no fueron significativas (P > 0.05). De igual manera, los resultados del presente estudio para PP son ligeramente inferiores a los reportados por Fiser *et al.* (1987), quienes reportaron porcentajes de 90%, utilizando semen fresco y un protocolo de sincronización de estros similar al utilizado en éste estudio.

El PP obtenido en este estudio es inferior a los reportados por Gutiérrez (1998), quien obtuvo un 90%, en condiciones de manejo similares. No obstante, Fieni *et al.* (1991), encontraron resultados similares para PP en ovejas servidas mediante IAI por laparoscopía (60%) y MN (67%), lo que demuestra que las diferencias existentes entre IAI y MN son relativamente pequeñas; además, ambas técnicas arrojan resultados satisfactorios. Por otro lado, los índices de fertilidad del presente estudio son superiores a los reportados por Córdova *et al.* (1989), quienes encontraron niveles de fertilidad entre 70.1 y 76.1% al utilizar IAI con semen fresco y MN, respectivamente.

Prolificidad

Los resultados de P se muestran en el Cuadro 4.5.7. El valor obtenido para PR fue similar entre ambos tratamientos. La aplicación de PMSG aumentó ligeramente la PR (1.33 ± 0.50), en relación al tratamiento testigo, para el que se obtuvo una PR de 1.10 ± 0.33; sin embargo, las diferencias no fueron significativas. La PR obtenida mediante IAI fue de 1.25 ± 0.45, mientras que con MN, fue de 1.25 ± 0.50. Mientras que, en los grupos de IAI y PMSG, se obtuvieron valores de 1.33 y 1.10 para PR, respectivamente, porcentajes que son inferiores a los reportados por Espinoza y Esquivel (1995), lo cual posiblemente se debió a que dichos investigadores aplicaron una dosis mayor de PMSG. Al respecto, Romano *et al.* (1996), reportan que se presenta un marcado efecto de la aplicación de PMSG. Los mayores porcentajes para PR se obtuvieron al aplicar PMSG (1.18), en comparación con ovejas que no recibieron PMSG (1.12), lo cual concuerda con los resultados de este estudio. Por lo que, con la aplicación de PMSG, se esperaría una mayor tasa de ovulación y por consiguiente una mayor PR.

Cuadro 4.5.6. Porcentaje de partos (%) en ovejas de Pelo tratadas con FGA y PMSG.

Tratamiento	N	N (%)
PMSG (200 UI)	11	9 (81)
Testigo	9	7 (77)
Tipo de servicio		
Inseminación Artificial	20	16 (80)
Monta Natural	14	11 (78)

FGA: Acetato de Fluorogestona, PMSG: Pregnant Mare Serum Gonadotropin, N = número de ovejas gestantes, N = número de ovejas paridas.

En el presente estudio, se observó un aumento del 23% en la PR entre las ovejas que recibieron PMSG y las que no lo recibieron, lo cual se traduciría en un aumento en el número de corderos nacidos, por lo que, se puede dar una idea de la importancia que tendría la inclusión de PMSG en un programa de sincronización de estros, utilizando IAI o MN en ovinos de Pelo.

Cuadro 4.5.7. Prolificidad (corderos nacidos por oveja por parto) en ovejas de Pelo tratadas con FGA y PMSG.

Tratamiento	N	Media* ± Desviación estándar
PMSG (200 UI)	9	1.33 ± 0.50 [a]
Testigo	7	1.10 ± 0.33 [a]
Tipo de servicio		
Inseminación Artificial	16	1.25 ± 0.45 [a]
Monta Natural	9	1.25 ± 0.50 [a]

a b: Medias con distinta literal son diferentes (P<0.05), FGA: Acetato de Fluorogestona, PMSG: Pregnant Mare Serum Gonadotropin, N = número de ovejas paridas, * = número de crías por parto.

Factores que afectan la manifestación de estro en ovejas de Pelo tratadas con acetato de fluorogestona y PMSG. Efecto de Rancho

El efecto de los Ra sobre la incidencia de estros no fue estadísticamente significativa (P > 0.05), lo cual probablemente fue debido a que el manejo de las ovejas fue muy similar en todos los Ra (alimenticio, sanitario y estabulado), antes y después del experimento. Los resultados de PE para los Ra 1, 2, 3 y 4 fueron 61.01, 69.23, 61.90 y 64.07%. Vázquez (2004), y Ávila *et al.* (1997), encontraron valores de estro superiores para ovejas de Pelo a los de este trabajo 100 y 86%, respectivamente, utilizando el mismo método de sincronización.

Para las HE, se encontró que está directamente afectado por las dosis de PMSG en Ra (P<0.01), como se observa en el Cuadro 4.5.8, siendo en el Ra 3, donde se obtuvo el menor intervalo a estro con las dosis de PMSG que se aplicaron, con respecto a las mismas dosis de PMSG en los otros tres Ra. Se observa que no existe diferencia significativa entre las mismas dosis de 0, 200 y 300 UI de los Ra 4 y 1 para HE, situación similar sucede comparando las dosis de 300 y 400 UI de los Ra 4 y 2.

Cuadro 4.5.8. Efecto de la dosis de PMSG sobre el intervalo a estro en horas, en ovejas de Pelo tratadas con FGA y PMSG.

Ranchos	Dosis de PMSG			
	0	200	300	400
Ra 3	-----	26.47 a	24.91 a	24.29 a
Ra 1	34.15 a	30.10 b	27.96 b	-----
Ra 4	34.61 a	31.14 b	28.62 b	28.02 b
Ra 2	-----	-----	29.69 b	28.39 b

Valores con la misma letra dentro de cada columna y fila son iguales de acuerdo a la prueba de mínimos cuadrados con P<0.01.

Las medias de HE resultante de todos los experimentos con la aplicación de 0, 200, 300 y 400 UI son 34.38, 29.23, 27.79 y 27.1 h, respectivamente. Estos resultados son debido a que la PMSG no solo incrementa la incidencia de estro, sino que también adelanta su inicio, lo cual también ha sido reportado en otros estudios (Rangel *et al.*, 2001).

Efecto de la Dosis de PMSG.
Se observaron efectos significativos de la dosis de PMSG sobre la incidencia de estro (P<0.0001). Se encontró una relación inversa entre dosis de PMSG y PE, utilizando 400 UI se obtiene el mayor PE y a medida que se disminuye la dosis el PE se reduce hasta llegar a ser mínima, cuando no se aplica la PMSG (Cuadro 4.5.9). Lo anterior es debido a que, a medida que aumenta la dosis de PMSG, se incrementa el número de folículos activos y liberan mayores niveles de estradiol y en consecuencia aumenta la incidencia de estro y se reduce el tiempo a estro (Hafez, 2004). Quintero *et al.* (2004), encontraron resultados diferentes a los obtenidos en este estudio, ya que éstos autores no encontraron diferencias utilizando dosis de 0 y 200 UI de PMSG, obteniendo 76 y 82%, respectivamente.

Efecto de Raza.
Se encontraron efectos significativos (P<0.0001) de Rz sobre PE (Cuadro 4.5.10), los valores mas altos para PE, se encontraron con la Rz PB (76.7%), mientras que los valores mas bajos, se encontraron con la Rz PC (57.6%); no se encontraron diferencias para las razas BB y Dr. Estos resultados probablemente se deba a lo que indica Fish (1986), que el estrés calórico es mayor en animales con pelaje oscuro, lo cual no es benéfico para la actividad reproductiva.

Cuadro 4.5.9. Efecto de la dosis de PMSG sobre la manifestación de estro en ovejas de Pelo tratadas con FGA.

PMSG (UI)	N	Incidencia de estro N (%)
400	121	100 (82.64) a
300	122	91 (74.60) ab
200	82	50 (60.97) b
0	68	15 (22.05) c

Valores con la misma letra dentro de cada columna son iguales de acuerdo a la prueba de Tukey con P<0.0001.

Sin embargo, existen genotipos que se distinguen por tener índices altos para la actividad reproductiva, así como de adaptación, tal es el caso de la Rz BB, que se caracteriza por tener un mayor comportamiento reproductivo que las otras (PB, Dr y PC), siendo la segunda con más PE (69.13%). No se encontraron diferencias significativas para HE, entre las razas (P>0.05).

Cuadro 4.5.10. Efecto de la raza sobre la manifestación e intervalo a estro, en ovejas de Pelo, tratadas con FGA.

Raza	N	Incidencia de estro N (%)	Intervalo a estro (h) Medias ± Error estándar
PB	86	66 (76.74) a	28.60 ± 5.92 a
BB	81	60 (69.13) ab	28.42 ± 5.58 a
Dr	56	36 (64.28) ab	29.77 ± 8.60 a
PC	170	98 (57.64) b	28.33 ± 6.75 a

Valores con la misma letra dentro de cada columna son iguales de acuerdo a la prueba de Tukey con P<0.0001.

Efecto de Estación del año

En el Cuadro 4.5.11, se observa que existen efectos significativos de la EA, sobre el PE (P<0.0001). En invierno es cuando se presenta el mayor PE, en cambio, en otoño y primavera es menor y estadísticamente iguales (P>0.05). Macedo y Alvarado (2005), encontraron niveles de actividad reproductiva inferiores para la temporada Primavera-Verano en comparación de Otoño-Invierno en la raza Pelibuey, lo cual difiere un poco a lo obtenido que fue otoño y primavera.

Cuadro 4.5.11. Efecto de la estación del año sobre la manifestación de estro en ovejas de Pelo, tratadas con FGA y PMSG.

Estación del año	N	Incidencia de estro N (%)
Invierno	130	90 (69.23) b
Primavera	211	134(63.50) a
Otoño	52	32 (61.54) a

Valores con la misma letra dentro de cada columna son iguales de acuerdo a la prueba de Tukey con P<0.0001.

Efecto de la Condición corporal

La CC que presentaban las ovejas al momento de someterlas al programa de sincronización no tuvo efecto significativo sobre las variables PE y HE (P>0.05). La incidencia de estro para CC alta fue relativamente mayor que la baja (67.94 vs 63.96%), situación similar sucedió para HE con 28.97 ± 6.57 y 28.19 ± 6.60 h, respectivamente. Los resultados encontrados son debido a que el efecto del uso de progestágenos + PMSG sobre la incidencia e intervalo de estro es superior al que pueda ocasionar la CC en que se encuentren las hembras al inicio del tratamiento.

Las ovejas que al momento del empadre muestren CC de 2 a 3 tienen altas posibilidades de presentar buena actividad reproductiva, claro que no superior a las que tengan CC mas altas, y quedar preñadas, pero es necesario que durante la gestación se este constantemente suplementando hasta alcanzar una condición entre 3.5 y 4 (Robinson, 1965).

Efecto del Tipo de oveja

Se observa en el Cuadro 4.5.12, que existieron diferencias estadísticas de los diferentes TO sobre el PE (P<0.03) y las HE (P<0.0001). Las ovejas adultas son las que presentaron la mejor respuesta al tratamiento de sincronización + PMSG, más incidencia y menor intervalo a estro, debido a que hay una mayor concentración de estradiol al momento de retirar el FGA ocasionado por la presencia de folículos de mayor tamaño que favorecen una retroalimentación positiva entre estradiol y GnRH, en consecuencia un pico preovulatorio de LH mayor para provocar la ovulación más rápido e igualmente la presencia de estro (Caraty, 2001).

Según Bonilla (1990) las ovejas adultas presentan una mayor fertilidad que las primalas, así como una mejor prolificidad, PE y HE, observándose la mayor actividad reproductiva entre 4 y 6 años de edad.

Cuadro 4.5.12. Efecto del tipo de oveja sobre la manifestación e intervalo a estro, en ovejas de pelo, tratadas con FGA y PMSG.

Tipo de oveja	N	Incidencia estro N (%)	Intervalo a estro (h) Medias ± Error estándar
Adultas	42	35 (83.33) a	26.01 ± 1.81 a
Primalas	23	14 (60.86) b	29.61 ± 7.42 b

Valores con la misma letra dentro de cada columna son iguales de acuerdo a la prueba de Tukey con P<0.0313 para incidencia a estro y P<0.0001 para intervalo a estro.

Efecto del Estado fisiológico de la Oveja.

Se observó que existe un efecto significativo de la interacción EF y dosis de PMSG (P<0.05) sobre el PE; de igual manera para HE (P<0.02). La incidencia de estros aplicando 0 (testigo), 200, 300, y 400 UI de PMSG tanto para OL como OS fue de 17.64 vs 16.12, 76.19 vs 40, 75.0 vs 64.28 y 83.33 vs 81.00%, respectivamente. Para HE, las OS mantuvieron mejor respuesta al programa de sincronización que las OL en cada una de las dosis de gonadotropina 0 (testigo), 200, 300, 400 UI (26.24 vs 40.31, 25.96 vs 37.2, 25.42 vs 31.09 y 24.28 vs 29.94 h, respectivamente). Lees (1964) y Molina *et al.* (1964) citados por Rangel (2001) indican baja fertilidad de ovejas de Lana lactando, lo cual obliga a considerar opciones alternativa, por ejemplo la utilización de hormonas sintésticas como se realizó este trabajo, donde la aplicación PMSG aumento los PE significativamente.

Agradecimientos

Los resultados presentados en éste documento han sido producto de proyectos financiados, los autores agradecen a FOMIX CONACYT-Tamaulipas (Proyecto Clave Tamps-2003-C02-05) y a la Fundación PRODUCE Tamaulipas por el apoyo brindado a través de proyectos otorgados a A. González. De igual manera, se agradece el apoyo brindado por el Ing. Elio Delgado y el personal del Rancho Hostal de Guadalupe, otros ranchos cooperantes y a la Asociación Ganadera Local de Ovinocultores de la Zona Centro de Tamaulipas, por las facilidades prestadas para la realización de los estudios.

Literatura citada

Acosta C., A. 1982. Comportamiento reproductivo del borrego Pelibuey. Tesis de Lic., Universidad Autónoma Chapingo, Chapingo, Edo. De Mex., México. 56 p.
Ademosum, A. A. et al. 1983. Review of hair sheep studies in Southwestern Nigeria. En: Hair Sheep of Western Africa and the Americas: A Genetic Resource for the Tropics, H. A. Fitzhugh and G. E. Bradford (Eds.), Westview Press, Boulder, Co., E. U. Pp. 219-226.

Aguilar, A. 1997. Tratado para administrar los agronegocios. UTEHA, México. 973 p.

Anaya G., J. L., R. Soto G. y A. A. Trejo G. 1996. Aspectos reproductivos de los ovinos de Pelo (2). Ganadero 21(4):65-74.

Berger, Y. M. 1983. Djallonké hair sheep in Ivory Coast. In: Hair Sheep of Western Africa and the Americas: A genetic resource for the tropics, H. A. Fitzhugh and G. E. Bradford (Eds.), Westview Press, Boulder, Co., E. U. Pp. 227-240.

Cruz L., C. 1999. Planeación de la producción y desarrollo del rebaño. Mem., Producción Sustentable de Ovinos Tropicales, Veracrúz, Ver., octubre. Pp. 19-28.

Fitzgerald, J.A. and A. Perkins. 1994. Ram management to improve reproductive efficiency. EN: Curso de Actualización de Ovinos, INIFAP-SARH, Fac. de Estudios Superiores, Cuautitlán, Universidad Nacional Autónoma de México, México, D.F. Pp. 78-82.

Fitzhugh, H.A. and G.E. Bradford. 1983. Hair sheep of Western Africa and the Americas: A genetic resource for the tropics. Westview Press, Boulder, Co., E.U.A. 319 p.

Flores C., J. A. 1999. El efecto macho y su aplicación en ovinos y caprinos. Etología aplicada a las conductas reproductiva y maternal en rumiantes domésticos. Universidad Autónoma de Querétaro, Querétaro, México. Pp. 51-60.

Galina, M. A. et al. 1996. Reproductive performance of Pelibuey and Blackbelly sheep under tropical management systems in Mexico. Small Ruminant Research 22:31-37.

González Reyna, A. 1977. Reproduction in Peliguey sheep in the mexican tropic. Tesis de Maestría, Utah State University, Logan, Ut., E.U. 93 p.

González Reyna, A. 1983. The postpartum period in the Pelibuey ewe. Tesis de Doctorado, University of Saskatchewan, Saskatoon, Sask., Canadá. 266 p.

González Reyna, A. 1997. Reproducción en ovinos de Pelo en el trópico mexicano. Mem., IX Cong. Nac. Producción Ovina. Querétaro, Qro., México, Junio. Pp. 294-319.

González Reyna, A. 1998. Los sistemas de producción ovina en México: Estado actual y perspectivas. Mem. III Foro Análisis de los Recursos Genéticos: Ganadería Ovina, Caprina, Porcina, Avícola, Apícola, Equina y de Lidia. México, D. F. Pp. 205-218.

González R., G. A. 1999. Efecto de la época de empadre y la introducción del macho sobre el comportamiento estrual, duración de la gestación y prolificidad en ovejas de Pelo. Tesis M. C., Univ. Aut. de Tamaulipas, Cd. Victoria, Tamps., México. 85 p.

González-Reyna, A., B. D. Murphy and E. Ortega-Rivas. 1990. Factors determining the reproductive potential of Pelibuey sheep: Effects of season and parturition on reproductive performance. En: Livestock Reproduction in Latin America. International Atomic Energy Agency, Viena, Austria. Pp. 335-350.

González, A., B. D. Murphy, W. C. Foote and E. Ortega. 1992a. Circannual variations in estrous cyclicity and ovulation rate in Pelibuey ewes. Small Rum. Res. 8:225-232.

González, A., W. C. Foote, B.D. Murphy, E. Ortega. 1992b. Seasonal variations in circulating testosterone and LH in Pelibuey lambs. Small Rum. Res. 8:233-242.

González R., A. et al. 2003. Eficiencia productiva y punto de equilibrio para el costo del kg de cordero al destete en ovinos de Pelo en el Noreste de México. Livest. Res. Rural Develop. 15(12): 11p.

González R., A., J. Valencia M., W. C. Foote and B. D. Murphy. 1991. Hair sheep in Mexico: Reproduction in the Pelibuey sheep. Animal Breeding Abstract 59:509-524.

Goodman, R. L. 1983. Evidence for the role of inibitory neurons in photoperiod induced anestrus in the ewe. Canada West Society for Reproductive Biology 5:1-16.

Legan, S. J. and F.J. Karsh. 1979. Neuroendocrine regulation of the estrous cycle and seasonal breeding in the ewe. Biology of Reproduction 20:74-86.

Hernández A., H. 2000. La administración de empresas en sistemas de producción de ovinos de Pelo. Mem. I J. Téc. Ovinos, AGLOZCT, Cd. Victoria, Tamps., febrero. Pp. 19-35.

Lincoln, G.A. and R.V. Short. 1980. Seasonal breeding: Nature's contraceptive. Recent Progress in Hormone Research 36:1-25.

Mason, I. L. 1980. Prolific tropical sheep. FAO, Animal Production and Health Paper #17. Roma, Italia. Pp. 35-47.

Perón, N., T. Lima y J. L. Fuentes. 1988. Algunas características del ganado ovino Pelibuey de Cuba. Mejoramiento Animal 4, C. I. D. A., La Habana, Cuba. 28 p.

Rastogi, R. K. et al. 1983. Sheep production in Tobago with special reference to Blenheim Station. In: Hair Sheep of Western Africa and the Americas: A Genetic Resource for the Tropics, Fitzhugh, Bradford, Eds. Westview, Boulder, Co., E. U. Pp.141-150.

Rojas Rodríguez, O. 1997. Diferentes tipos de empadre y manejo del semental en ovinos. I Simposio de Ovinos de Pelo en Tamaulipas. INIFAP Pub. Especial No. 5. Pp. 25-33.

Segura C., J., L. Sarmiento and O. Rojas. 1996. Productivity of Pelibuey and Blackbelly ewes in Mexico under extensive management. Small Ruminant Research 21:57-62.

Sorensen Jr., A. M. 1979. Reproducción animal: Principios y prácticas. McGraw-Hill, México. 539 p.

Valencia Z., M. y D. Liceága R. 1995. Características productivas en el parto y período postparto de Blackbelly y Pelibuey en clima tropical. Veterinaria México 26(2):352.

Valencia Z., M. and E. González P. 1983. Pelibuey sheep in Mexico. In: Hair sheep of Western Africa and the Americas: A Genetic Resource for the Tropics, H. A. Fitzhugh y G. E. Bradford (Eds.), Westview Press, Boulder, Co., E. U. Pp. 55-73.

Valencia M., M. Heredia y E. González. 1981. Estacionalidad reproductiva en ovejas Pelibuey. Mem. Asociación Latinoamericana de Producción Animal 16:137.

Wildeus, S. 1991. Proceed., Hair Sheep Research Symposium. University of the Virgin Islands, St. Croix, U. S. V. I., junio. 362 p.

IV.6 El manejo de la reproducción en el morueco, la reproducción en la oveja y los sistemas de producción animal

Arnoldo González Reyna12 Y. Bautista M.1, F. J. Trejo M.1, H. Del Angel R.1, F. A. Lucero M.3, J. Hernández M.2, R. A. Alcaráz R.3, J. F. Vázquez A.4, Nazario Pescador Salas5

1 Facultad de Medicina Veterinaria y Zootecnia, Universidad Autónoma de Tamaulipas, Cd. Victoria, Tamps., México,
2 Facultad de Ingeniería y Ciencias, Universidad Autónoma de Tamaulipas, Cd. Victoria, Tamps., México,
3 CIRSE Mococha, INIFAP, Mócocha, Yuc., México,
4 Centro Universitario Temascaltepec, Universidad Autónoma del Estado de México, Temascaltepec, Edo. De Mex., México,
5 Facultad de Medicina Veterinaria y Zootecnia, Universidad Autónoma del Estado De México, Toluca, Edo. de Mex., México,

Importancia del macho sobre la eficiencia terminal en los sistemas de producción animal

La producción animal en zonas climáticas difíciles, como algunas del estado de Tamaulipas, deberían de enfocarse con estrategias de sistemas integrales, de todos los componentes del propio sistema, así como también incluir estrategias de conservación y manejo de los recursos naturales. Es obvio que las disciplinas dentro del subsistema animal juegan papeles preponderantes, como el mejoramiento genético, reproducción, nutrición, sanidad, administración y economía, etc. Dichas disciplinas inciden directa e individualmente sobre la eficiencia terminal de los sistemas de producción animal, independientemente del producto final, y algunas de ellas, como el manejo de la reproducción y la nutrición, influyen y afectan directamente la productividad.

El manejo de la reproducción, y en especial, el manejo de la reproducción en el carnero merece especial cuidado y se le debe de prestar la atención necesaria para que los carneros de un rebaño estén siempre en óptima condición corporal y bajo inspección constante; ya que, la producción de corderos y la aportación de material genético al rebaño, dependerá en un 50% de la capacidad reproductiva de los carneros sementales. Si existe un solo macho en el rebaño, y si ese macho tuviera problemas para montar o para caminar, la producción de un ciclo completo se perdería. Por otro lado, un programa de manejo del carnero deberá contar como componente esencial, el examen periódico de la capacidad reproductiva del semental, ya que de ello dependerán los beneficios, observables a corto y a largo plazo. El principal beneficio a corto plazo, es el mencionado anteriormente, es decir, el carnero afecta directamente la producción de corderos y permite concentrar las épocas de empadre y de pariciones. El principal beneficio a largo plazo radica en el posible mejoramiento genético que ocurre en el rebaño al utilizar carneros que hayan sido probados de alguna forma o para el carácter que se busca mejorar.

Los sistemas de producción ovina de tipo extensivo, regularmente, carecen de programas de manejo para los carneros; ya que, los machos permanecen con las ovejas durante todo el año. Lo anterior representa una limitante importante, desde el punto de vista biológico y productivo, ya que afecta tanto el comportamiento reproductivo del macho, como el de la oveja; y representa desventajas para la planeación de la producción. Además, también prevendría la implementación de programas de empadre cortos, en los cuales, las ovejas presentan actividad reproductiva a los pocos días de introducido el macho al rebaño (efecto macho), mientras que cuando ovejas y carneros permanecen juntos, la respuesta de las ovejas al efecto macho es de menor impacto. Del mismo modo, que el manejo de los sementales es importante, el manejo de todo el rebaño también es importante para lograr buenas tasas de pariciones y destetes; un componente de manejo del rebaño en este sentido es el de contar con empadres programados, de acuerdo a los objetivos de la explotación y condiciones climáticas y de mercadeo. En los sistemas de producción animal destinados a la producción de carne, el contar con programas de empadre es esencial, para que el productor sepa con seguridad como, cuanto y cuando va a producir que productos, para poder preparar el mercado para esos productos. Ya que de no contar con épocas de empadre definidas, la producción de corderos ocurriría en forma natural, de acuerdo a la distribución anual de las lluvias y consecuentemente la producción de forraje; es decir, la distribución de los nacimientos durante el año dependería de las épocas de mayor abundancia de forrajes.

El objetivo de la presente comunicación es presentar una discusión sobre el manejo reproductivo del carnero, cuales son algunos de los factores que lo afectan y como se aplica a los sistemas de producción ovina del estado de Tamaulipas.

Selección de carneros para sementales

La selección de un semental deberá realizarse con todo el cuidado posible, ya que como se mencionó en líneas anteriores, de éste dependerá en buena proporción el comportamiento productivo del rebaño. Con experiencia, se podrán seleccionar sementales a simple vista, sin embargo, éste deberá estar apto para la reproducción en apariencia. La apariencia general del semental deberá ser masculina, fuerte y de huesos y extremidades gruesos, pero simétrico, ancho y de forma rectangular y con buenas masas musculares y observándose una forma rectangular, desde cualquier ángulo que se observe. Los aplomos representan el soporte del individuo, por lo tanto éstos deberán de ser fuertes y estar bien implantados en el cuerpo; de no ser así, el semental no podrá montar un buen número de hembras, ni podrá caminar grandes distancias en busca de hembras en estro. El lomo deberá de ser largo, ancho y fuerte y musculoso y recto; sin deformaciones como jorobas o depresiones en forma de hamaca. Los testículos deberán de tener un buen desarrollo para la edad del semental, los testículos no deberán presentar golpes ni laceraciones, ni tampoco presentar diferencias de tamaño y posición; éstos deberán estar bien ubicados y colgantes, no tanto que pasen por debajo de los corvejones, ya que ello provocaría lesiones por arrastre. La piel del escroto deberá de ser gruesa y suelta, para permitir a los testículos retraerse y relajarse; la piel gruesa y suelta presenta una ventaja para el semental, ya que ello le permitiría una mejor producción de espermatozoides. La cabeza deberá ser de tamaño moderado con perfil convexo y grueso, muy masculina y con una buena inserción de cuello y hombros; el cuello deberá de ser grueso y musculoso, con o sin crin por debajo y por encima del cuello (para razas ovinas de Pelo).

En resumen, el carnero semental deberá ser un animal armonioso de formas, pero con hueso grueso y masas musculares bien desarrolladas, cabeza masculina y cuello grueso y musculoso y bien insertado en los hombros; deberá tener buenos aplomos y menudillos y lomo grueso, ancho y largo. Los testículos deberán de ser colgantes, estar bien implantados y con buena piel gruesa y suelta. El carnero semental no solo se deberá de seleccionar por su fenotipo y buena conformación y figura, sino que deberá de seleccionar, siempre y cuando las condiciones lo permitan, por su habilidad para transmitir su fenotipo y conformación a su descendencia; sobretodo, cuando se trata de su habilidad para transmitir sus características productivas. Es decir, se deberán de seleccionar sementales probados por su capacidad genética para producir carne o leche o ambas características. Es necesario reconocer, que no se cuenta en México con un centro de pruebas y ni con un programa nacional de mejoramiento de ovinos, que con un centro de pruebas y ni con un programa nacional de mejoramiento de ovinos, que permita al productor seleccionar sementales en la forma mencionada anteriormente o que oferte sementales seleccionados por su capacidad productiva y no solamente por su fenotipo. Es muy importante reconocer también, que el productor deberá tener bien definidos los objetivos de su programa de mejoramiento y en base a ellos realizar la selección de su semental. Es decir, primeramente el productor deberá decidir en conjunto con el técnico, las prioridades y opciones de mejoramiento de su rebaño y en base a ellas optar por el mejor camino. Por ejemplo, se pueden seleccionar sementales por su color, tamaño, conformación, tipo de cabeza, etc., pero también se pueden seleccionar sementales por su capacidad de producir carne y/o leche y por su habilidad para transmitir esa capacidad a su descendencia.

La edad y peso a la pubertad

La pubertad en el morueco ocurre cuando éste es capaz de entregar un eyaculado con suficientes espermatozoides vivos para garantizar una fecundación, o cuando pueda entregar un eyaculado para garantizar una gestación y que además sea capaz de realizar la monta y depositar el eyaculado en la vagina de la oveja. Otra manera de considerar la pubertad es cuando se considera el momento de la presencia de espermatozoides vivos en los túbulos seminíferos y el epidídimo del testículo. El cordero de las razas de Pelo (Pelibuey, Blackbelly, etc.) alcanza la pubertad al momento o antes de que lo haga la hembra, se han encontrado espermatogonias y espermatocitos secundarios a los 150 días de edad en el macho, mientras que para los 160 días y un peso de 18 kg, ya se liberaron las adherencias del prepucio; a los 180 días de edad ya se han encontrado espermatozoides mótiles en lúmen de los túbulos seminíferos. Para los 273 días de edad y 23 kg de peso, ya se han encontrado eyaculados de 2-3 billones de espermatozoides por ml (Cuadro 1.8.1). La época de nacimiento parece ser el factor determinante de la pubertad, además de la época de nacimiento, el peso vivo, parece ser todavía de mas importancia que la edad. Los corderos nacidos en marzo y mayo alcanzan la pubertad mas temprana (137 y 122 días) en relación a los nacidos en septiembre (215 días).

El ciclo reproductivo anual en el morueco

De manera similar a la estacionalidad de la reproducción en la oveja, la estacionalidad en el carnero de razas de Pelo, representa un factor determinante en programas de manejo reproductivo en dichos sistemas de producción. La estacionalidad de la reproducción se ha estudiado solo parcialmente en las razas de Pelo, y a la fecha no se han encontrado evidencias directas que indiquen efectos de estación sobre la capacidad del macho para lograr la gestación en la oveja. Todavía existe menos información de efectos estacionales sobre la capacidad de empadre en un grupo de ovejas y buscar relacionar la biología de la reproducción con la capacidad reproductiva del morueco (González, 1999). Sin embargo, si se tiene evidencia de efectos de estación sobre la endocrinología de la reproducción en el carnero.

Los niveles de testosterona se encuentran elevados de febrero a agosto y permanecen bajos de septiembre a enero; los patrones de secreción episódica de hormona luteinizante (LH) son similares a los de la testosterona, los niveles de LH se encuentran elevados durante marzo y septiembre (Figuras 4.6.1 y 4.6.2; González *et al.*, 1992b). La manifestación de estro en ovejas Pelibuey y Blackbelly varía con la época del año (González *et al.*, 1991; 1992a); el comportamiento reproductivo en la oveja también serviría para realizar evaluaciones sobre el comportamiento reproductivo del morueco, ya que la manifestación de estro de la oveja, tiene un componente ligado al semental, aunque muy difícil de analizar y separar del componente de la oveja misma.

Las Figuras 4.6.1 y 4.6.2 presentan las variaciones estacionales de testosterona y LH en moruecos Pelibuey (González *et al.*, 1992b).

Cuadro 4.6.1. Características seminales (Medias, DTM) en moruecos Pelibuey mantenidos en clima tropical (Rojas, 1997).

Método de Colección	Vagina artificial	Electro-eyaculación
Características seminales		
Volúmen (ml)	0.88 (0.3)	0.68 (0.3)
Concentración (ml)	6.75 (2.87) Billones	2.93 (2.78) Billones
Motilidad (%)	83 (10)	74 (20)
Anormalidades (%)	7.3 (3.6)	6.2 (4.3)
Espermatozoides vivos (%)	88 (6)	84 (20)
Espermatozoides mótiles	5.08 (3.2) Billones	1.80 (2.33) Billones

Características seminales en moruecos

La producción de semen y la espermatogénesis son aspectos de la reproducción en el morueco que no han sido estudiados completamente en ovinos de razas de Pelo.

Se ha encontrado que la época del año no afecta el volumen del eyaculado ni el líbido y se han encontrado concentraciones bajas de espermatozoides durante la primavera y el verano.

La motilidad se ve reducida durante épocas de temperatura y humedad relativa alta. En el Cuadro 4.6.1, se resumen las características seminales de carneros Pelibuey mantenidos en climas tropicales; mientras que el Cuadro 4.6.2, presenta algunas características seminales de moruecos Pelibuey durante los primeros dos años de vida.

Cuadro 4.6.2. Características seminales y testiculares en moruecos Pelibuey durante los primeros años de vida reproductiva (Rojas, 1997).

Características	Primer Año	Segundo Año	> Dos Años
Volúmen (ml)	0.61	0.55	0.67
Concentración (ml)	1.6 billones	1.6 billones	2.8 billones
Motilidad (%)	59.0	59.0	71.0
Circunf. Escrotal (cm)	19.1	23.2	25.9
Diám. Testicular (cm)	7.3	8.5	9.4
Peso Testicular (g)	119.7	210.1	313.7

El cuidado del semental previo al empadre y durante el año

El carnero es un animal que es relativamente más fácil de manejar que la oveja, debido a la forma en que éste lleva a cabo sus funciones reproductivas. La oveja posee una actividad reproductiva de tipo cíclica, es decir, presenta ciclos estruales periódicos, si no es expuesta al carnero y queda gestante; mientras que el carnero presenta una actividad constante, la oveja produce óvulos en cada ciclo estrual y el macho produce espermatozoides en forma continua. Es decir, la espermatogénesis, la producción de espermatozoides es un proceso que ocurre continuamente una vez que ya ocurrió la pubertad y no se detiene o interrumpe hasta que el carnero cesa su reproducción debido a la edad. La espermatogénesis solamente se puede detener temporal o temporalmente, debido a accidentes o enfermedades. En otras palabras, lo anterior significa, que la oveja para quedar gestante, tiene que mostrar estro y ser cubierta por un carnero fértil, mientras que un carnero puede cubrir y fecundar a una oveja en cualquier momento de su vida reproductiva.

Lo anterior no quiere decir que los carneros no requieran de cuidados y manejo, sino por el contrario, los carneros son los animales del rebaño que más atención deben de recibir. La razón de lo anterior, radica en que el carnero es responsable de la tasa de gestación y de una proporción de la producción de corderos, es decir, si falla una oveja en un lote de 50, la producción de corderos se reducirá en un 2%, mientras que si falla un carnero de dos en un rebaño de 50 ovejas, la producción de corderos se verá reducida en un 50%.

Preparación y manejo del carnero en la programación de los empadres

El empadre o monta es una de las actividades de mayor importancia en una explotación pecuaria, ya que de esta actividad dependerá el total de la producción; y consiste en juntar o aparear las ovejas con uno o varios carneros y lograr que éstos logren que las ovejas queden gestantes. La época o épocas de monta o empadre en una explotación ovina deberá (n) de planearse de acuerdo a las características reproductivas de la raza o razas bajo explotación, los objetivos e infraestructura de la explotación, y regularmente épocas de empadre de 35-45 días, a intervalos de ocho meses son adecuados para lograr buenas cosechas de corderos al nacimiento y destete. Desde luego, es importante considerar las características y demandas del mercado al planear las épocas de empadre, de tal manera, que la empresa oferte producto (corderos, pie de cría) cuando más lo demande el mercado. Es importante recordar que lo que regularmente determina la mejor época de empadre, será el método de alimentación de madres y crías, cuando la alimentación dependerá del pastoreo, lo mejor será planear las épocas de empadre de tal manera que los corderos nazcan durante la temporada de mayor crecimiento de los pastos, para garantizar una buena tasa de sobrevivencia; claro está, sin olvidar los requerimientos del mercado (Cuadro 4.6.3).

Independientemente, del tipo de empadre (corto o largo, empadre continuo), el ovinocultor deberá de considerar al carnero semental (o sementales) como huésped honorario del rancho y el más importante; por lo tanto, éste o éstos deberán de estar bajo observación continua en la explotación. Los carneros sementales son animales que deberán de estar siempre en óptimas condiciones físicas y sanitarias y aptas para la reproducción. El carnero expuesto a programas de empadre cortos, es un animal que deberá obtener tasas de gestación de 85-95% en periodos de 30-35 días y con lotes de hasta 50 ovejas y por lo tanto requerirá estar en óptimas condiciones corporales y de conformación. Es mucho más barato mantener un carnero en óptimas condiciones durante todo el año, que exponerlo a altas y bajas en alimentación, etc., y de esa manera ahorrar en alimentación, pero arriesgarlo a accidentes o enfermedades durante los periodos de monta.

Cuadro 4.6.3. Manejo de reproductores previo a la época de empadre: Evaluación de la capacidad reproductiva de los carneros y de las ovejas.

Características	Descripción
Evaluación del Carnero	
Carneros de Lana	Deben de estar trasquilados,
Condición corporal	Se requiere una CC de 3.5 o mejor,
Medicina preventiva	Tratar carneros con parasiticidas, vitaminas ADE y Ca, P, Mo y Se, previo al empadre,
Examen físico general	Pezuñas y aplomos y lomo rectos,
Examen reproductivo	Genitales externos (escroto, testículos simétricos y pene y prepucio bien implantados, sin hernias y sin inflamaciones), Características seminales (volumen de 1 a 2 ml, concentración de 2 a 4 billones por ml, motilidad de 70 a 90 %) , Circunferencia escrotal (de 30 cm para añojos y mayor para adultos),
Evaluación de la oveja	
Pezuñas y aplomos	Pezuñas recortadas y aplomos y lomo rectos,
Dentadura	Deberán de tener dentadura completa,
Condición corporal	CC de 3 a 4,
Examen físico	Ubres y tetas bien implantadas y en buen estado.

Adaptado de Youngs, 1997.

Los carneros sementales deberán de evaluarse periódicamente, no sólo para su condición corporal, sino también para su habilidad reproductiva, considerando su capacidad de montar y copular, apetito sexual o libido, evaluación de semen y estar libre de enfermedades venéreas.

Importancia y efectos de estación sobre el comportamiento reproductivo del morueco y la reproducción en la oveja

Los efectos de estación o de época del año sobre la producción se han estudiado principalmente en ovejas de razas de lana, existen algunos estudios en ovejas de razas de Pelo que servirán para ilustrar algunos ejemplos. En ovejas de razas de Lana, el efecto principal se ejerce sobre el establecimiento de la época de empadre, es decir, el fotoperiodo marca el principio y el fin de la época reproductiva.

En la oveja de razas de pelo, se ha encontrado que existen ciertas diferencias sobre el comportamiento reproductivo a través del año, lo que significa, que éstas están sujetas a ciertos efectos estacionales. Sin embargo, evidencia indirecta, también indica que no es el fotoperiodo el factor causante de esa estacionalidad; es muy posible que factores como la nutrición y manejo, sean los responsables de esa estacionalidad. Estudios sobre el comportamiento reproductivo y niveles hormonales en la oveja indican que estos parámetros se reducen de enero a mayo, de manera similar en el carnero, los niveles hormonales también se reducen durante la misma época del año. Por qué le interesa todo esto al productor? La razón es sencilla, como se mencionó anteriormente, no conviene tener empadres abiertos todo el año, por diversas razones, la mejor opción, será siempre utilizar empadres cortos y distribuidos a través del año; la información anterior sobre el comportamiento reproductivo y niveles hormonales permitirá al productor determinar la mejor época de empadre, desde el punto de vista de la reproducción de las ovejas y el carnero. En forma indirecta se puede asumir que la mejor época del año para empadre para la oveja, ésta también lo será para el carnero. En seguida se presentan varios cuadros que ilustran lo anterior. En el Cuadro 1.8.3, se presenta información sobre el comportamiento reproductivo de ovejas de (resultados combinados de las razas Pelibuey Blanco, Pelibuey Rojo y Blackbelly), días a estro, porcentajes de ovejas en estro y porcentajes de gestación. Como se puede observar, el porcentaje de ovejas en estro, los días a estro y el porcentaje de gestación varían de acuerdo a la época del año, los valores más altos se encontraron hacia el final del año. Es necesario complementar los resultados anteriores con información sobre la productividad de éstas ovejas.

Cuadro 4.6.4. Efecto de la época del año sobre el comportamiento reproductivo en ovejas de razas de Pelo mantenidas en clima tropical seco.

Epoca del Año	Días en Empadre	Número De Ovejas	% Estro (N)	Días a Estro (DT)	% Gestación*
Mar-Abr	40	62	42 (66)	14.6 (1.9)	65
May-Jun	40	86	70 (60)	11.5 (1.3)	
Jul-Ago	58	89	88 (79)	9.9 (0.8)	77
Oct-Nov	40	46	43 (93.5)	7.5 (1.7)	89.6

Cuadro 4.6.5. Presentación de estros en ovejas de razas de Pelo en diferente época del año y expuestas a carneros en empadres de 35 días (Adaptado de Rojas, 1997).

	Agosto-Septiembre		Diciembre-Enero	
	Pelibuey	Blackbelly	Pelibuey	Blackbelly
0 – 17 Días (%)	72.4	64	85.9	90.0
17 – 35 Días (%)	27.6	36.0	14.1	10.0

La ventaja principal de la información del Cuadro 1.8.3, radica en que independientemente de la época del año, el número de días que la oveja tarda en mostrar estro es muy corto, la oveja de pelo muestra una sincronización natural a la presencia del morueco; para ello, las ovejas deberán de permanecer aisladas de carneros, cuando menos

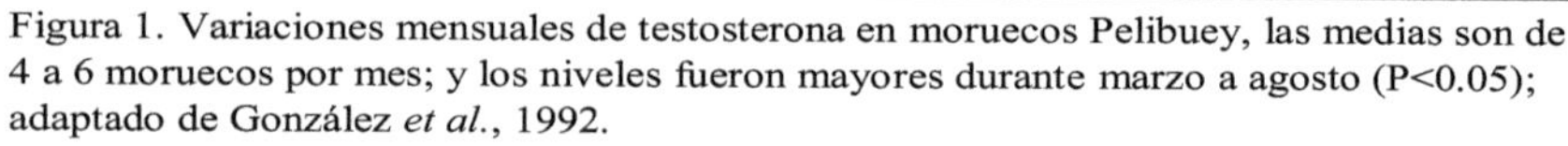

Figura 1. Variaciones mensuales de testosterona en moruecos Pelibuey, las medias son de 4 a 6 moruecos por mes; y los niveles fueron mayores durante marzo a agosto (P<0.05); adaptado de González *et al.*, 1992.

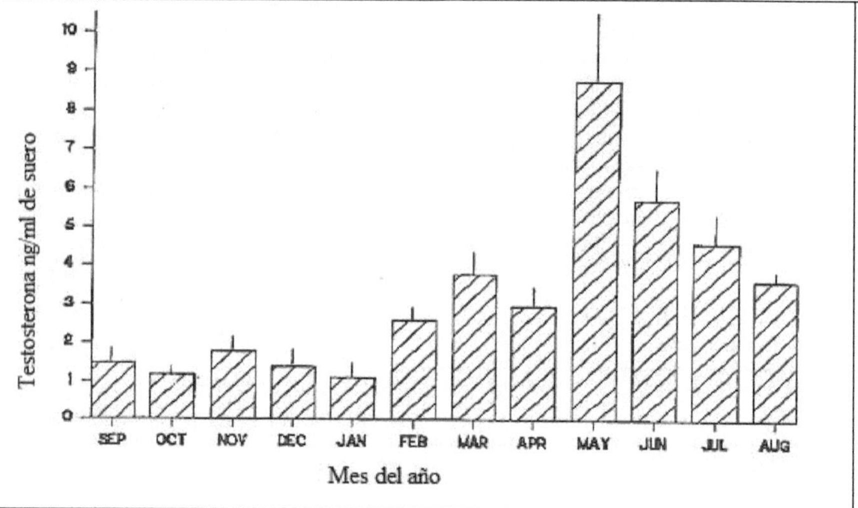

dos meses previos al empadre (Efecto Macho). Esta sincronización natural no se presenta cuando las ovejas y los carneros permanecen juntos todo el año. Información adicional sobre el tema se presenta en los Cuadros 4.6.4, 4.6.5 y 4.6.6 en donde se observan resultados similares en trabajos realizados en el estado de Yucatán (Rojas, 1997).

Cuadro 4.6.6. Comportamiento productivo y reproductivo en ovejas de razas de Pelo empadradas durante Diciembre-Enero (Adaptado de Rojas, 1997).

	Pelibuey	**Blackbelly**
Ovejas servidas (%)	97.7	92.7
Ovejas paridas (%)	85.4	86.7
Prolificidad (Crías/oveja)	1.34	1.82
Peso al nacer (Kg)	2.9	2.4
Peso al destete (Kg)	9.6	9.8

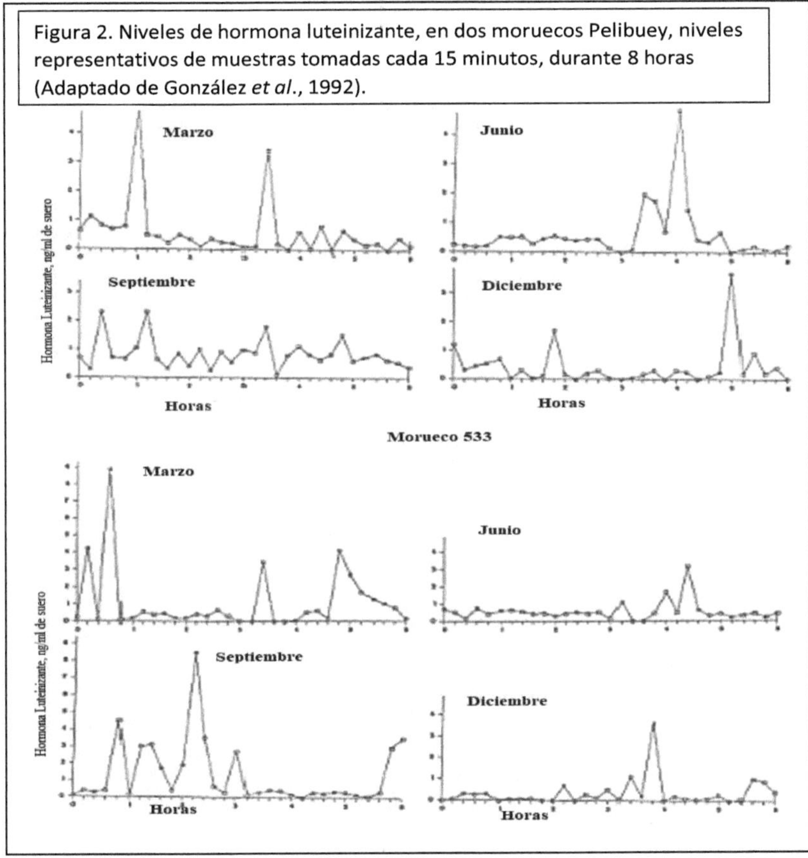

Figura 2. Niveles de hormona luteinizante, en dos moruecos Pelibuey, niveles representativos de muestras tomadas cada 15 minutos, durante 8 horas (Adaptado de González *et al.*, 1992).

Bibliografía

Arroyo L., J., J. Gallegos-S., A. Villa G. y J. Valencia M. 2006. Sistemas neurales de retroalimentación durante el ciclo reproductivo anual de la oveja: Una revisión. Interciencia 31:8-14.

Bearden, H. J. y J. Fuquay. 1982. Procesos Naturales de Sincronización. Reproducción Animal Aplicada. El Manual Moderno. México. Pp. 36-62.

Castillo R., II., M. Valencia Z , y J. M. Berruecos. 1972. Comportamiento reproductivo del borrego Tabasco mantenido en clima tropical y subtropical. I. Indices de fertilidad. Técnica Pecuaria México 20:52.

Chamley, W. A., J. M. Buckmaster, M. E. Cerini et al. 1973. Changes in the level of progesterone, corticosteroids, estrone, estradiol-17B, LH and prolactin in the peripheral plasma of the ewe during late pregnancy and at parturition. Biol. Reprod. 9:30.

Clarke, I. J. 1984. Neuroendocrine control of the ovine oestrous cycle. En: Reproduction in sheep. D.R. Lindsay and D.T. Pearse (Eds.), School of Agriculture. Pp 1-15.

Cruz, J. C., J. Escobar y S. Fernández-Baca. 1981. Edad al primer parto e intervalo entre partos en ovejas. Mem. Asoc. Latinoamer. Prod. Anim. 16:135.

Cunningham, N. F., A. M. Symons y N. Saba. 1975. Levels of progesterone, LH and FSH in the plasma of sheep during the oestrous cycle. J. Reprod. Fertil. 45:177.

Currie, W. E., A. C. O. Evans et al. 1993. Progesterone blockade of the positive feedback effect of 17β estradiol in the ewe. Anim. Reprod. Sci. 30:281-287.

Duran del Campo, A. 1980. Anatomía y fisiología de la reproducción e inseminación artificial en ovinos. Ed. Agropecuaria Hemisferio Sur, S. R. L. Uruguay. 264 p.

Ebling, F. J. P., M. A. Hastings. 1992. The neural regulation of seasonal reproduction. Annals Zootechnie 41:239-346.

Edgerton, L. A. 1980. Effect of lactation upon the postpartum interval. J. Anim. Sci. (Suppl. 2):40-51.

Fitzgerald, J.A. and A. Perkins. 1994. Ram management to improve reproductive efficiency. En: Curso de Actualización de Ovinos. INIFAP-SARH, FES Cuautitlán, UNAM, México, D. F. Pp. 78-82.

Fitzhugh, H.A. and G.E. Bradford. 1983. Hair sheep of Western Africa and the Americas: A genetic resource for the tropics. Westview Press, Boulder, Co., E.U. 319 p.

Foote, W. C. 1991. Reproduction in hair sheep under different climatic conditions. En: Proc. Hair Sheep Research Symposium, S. Wildeus, Ed., Univ. Virgin I., E.U. Pp. 273-290.

Foote, W. C., N. Sefidbakht and M. A. Madsen. 1970. Puberal estrus and ovulation and subsequent estrous cycles in the ewe. Journal of Animal Science 30:86.

Foster, D. L. 1979. Is the mechanism for resumption of ovulation in the sheep similar to that for onset of puberty or onset of the breeding season? Biol. Reprod. (Suppl. 1):25a.

Franson, R. D. 1988. Anatomía y Fisiología de los Animales Domésticos. Nueva Editorial Interamericana, División de McGraw-Hill, México, D. F. Pp. 395-405.

Galina, M. A., R. Morales, E. Silva, B. López. 1996. Reproductive performance of Pelibuey and Blackbelly sheep under tropical management systems in Mexico. Small Rumin. Res. 22:31-37.

González, A., B. D. Murphy, J. de Alba and J. G. Manns. 1987. Endocrinology of the postpartum period in the Pelibuey ewe. Journal of Animal Science 64:1717-1764.

González, A., B. D. Murphy, W. C. Foote, E. Ortega. 1992a. Circannual variations in estrous cyclicity and ovulation rate in Pelibuey ewes. Small Ruminant Research 8:225-232.

González, A., W.C. Foote, B.D. Murphy, E. Ortega. 1992b. Seasonal variations in circulating testosterone and LH in Pelibuey lambs. Small Rumin. Res. 8:233-242.

González R., A., J. Valencia M., W. C. Foote and B. D. Murphy. 1991. Hair sheep in Mexico: Reproduction in the Pelibuey sheep. Anim. Breed. Abst. 59:509-524.

González R., A. 1977. Reproduction in Peliguey sheep in the mexican tropic. Tesis de M. Sc., Utah State University, Logan, Utah, E.U.A. 93 p.

González R., A. 1983. The postpartum period in the Peliguey ewe. Tesis de Ph. D., University of Saskatchewan, Saskatoon, Sask., Canada. 316 p.

González Reyna, A. 1997. Reproducción en ovinos de Pelo en el trópico mexicano. Mem. IX Cong. Nacional de Producción Ovina. Querétaro, Qro. Junio. pp. 294-319.

González-R., A., B. D. Murphy, E. Ortega-R. 1990. Factors determining the reproductive potential of Pelibuey sheep: Effects of season and parturition on reproductive performance. En: Livestock Reproduction in Latin America. International Atomic Energy Agency, Viena, Austria. Pp. 335-350.

Gonzalez R., A., B. D. Murphy. 1988. Effects of GnRH on LH release and onset of cyclic ovarian activity postpartum in Pelibuey ewes. Can. J. Anim. Sci. 68(6):359-366.

González R., A., W. C. Foote, J. De Alba. 1984. Niveles de progesterona y HL durante el ciclo estrual y la gestación en ovejas Pelibuey. Rev. Mex. Prod. Anim. 16:47-51.

González R., G. A. 1999. Efecto de la época de empadre y la introducción del macho sobre el comportamiento estrual, duración de la gestación y prolificidad en ovejas. Tesis M. C., Universidad Autónoma de Tamaulipas, Cd. Victoria, Tamps., México. 85 p.

González-R., A., B. D. Murphy, E. Ortega-R. 1990. Factors determining the reproductive potential of Pelibuey sheep: Effects of season and parturition on reproductive performance, En: Livestock Reproduction in Latin America. International Atomic Energy Agency, Viena, Austria. Pp. 335-350.

González-Reyna, A., J. De Alba. 1983. Reproduction in Peliguey sheep. En: Hair sheep of Western Africa and the Americas: A genetic resource for the tropics, H. A. Fitzhugh y G. E. Bradford (Eds.), Westview, Boulder, Co., E.U. Pp. 75-79.

Goodman, R. L. 1994. Neuroendocrine control of the ovine estrous cycle. En: E. Knobil, J. D. Neil, Eds. Physiology of reproduction, Raven, New York, U. S. A. Pp. 659-709.

Goodman, R. L., E. L. Bittman, D. L. Foster, F. J. Karsch. 1981. The endocrine basis of the synergistic suppression of LH by estradiol, progesterone. Endocrinology 109:1414.

González S., C., F. Perozo. 1983. Efecto del estado productivo y crías lactantes sobre la eficiencia reproductiva y la productividad numérica en ovejas tropicales. Mem. Asoc. Latinoamer. Prod. Anim. 18:136-137.

Hafez, E. S. E. 1952. Studies on the breeding and reproduction of the ewe. J. Agric. Sci. Cambridge 42:189-265.

Hafez, E. S. E. 1989. Reproducción e inseminación en animales. Interamericana, McGraw Hill, México. 694 p.

Hafez, E. S. E. 2004. Reproducción e inseminación artificial en animales. McGraw-Hill Interamericana, México, D. F. Pp. 84-160.

Haresing, W. 1979. Manejo y enfermedades de las ovejas. Commonwealth Agricultural Bureaux. Ed. Acribia, España. Pp. 73-83.

Hunter, G. L., A. W. Lishman. 1967. Postpartum ovulation and estrus in spring lambing ewes. J. Reprod. Fertil. 14:473.

Hunter, R. H. F. and R. King. 1982. Sperm transport, storage and release in the sheep oviduct in relation to the time of ovulation. British Veterinary Journal 138:225-232.

Jainudeen M., R., E. S. E Hafez. 1996. Ovejas y cabras. En: Reproducción e IA en animales. E. S. E. Hafez (Ed.), McGraw-Hill Interamericana, México, D. F. Pp. 311-322.

Kann, G., J. Martinet, J. Chirar. 1978. Hypothalamic-pituitary control during lactation in sheep. En: Control of ovulation (D. B. Crighton et al., Eds.). Londres, Butterworth.

Karsch, F. J., E. L. Bittman, D. L. Foster, R. L. Goodman, J. S. Legan, J. E Robinson. 1984. Neuroendocrine basis of seasonal reproduction. Rec. Prog. Horm. Res. 40:185-231.

Legan, J. S., F. J. Karsch. 1980. Photoperiodic control of seasonal breeding in ewes: Modulation of the negative feedback action of estradiol. Biol. Reprod. 23:1061-1068.

Levausseur, M. C., C. Thibault. 1980. Reproductive life cycles. En: Reproduction in Farm Animals, E. S. E. Hafez (Ed.), Philadelphia, Pa., E. U., Lea & Febiger.

Lincoln, G. A., R. V. Short. 1980. Seasonal breeding: Nature's contraceptive. Rec. Prog. Horm. Res. 36:1-25.

Martínez, A. et al. 1980. Estudio de la actividad ovárica post-parto mediante determinación de progesterona en ovejas Dorset, Suffolk y Tabasco. Vet. Méx. 11:127-131.

McNatty, K. P., K. J. A. Revfeim, A. Young. 1973. Peripheral plasma progesterone concentrations in sheep during the oestrous cycle. J. Endo. 58:219.

Miller III, W. W., E. L. Wiggins. 1964. Ovarian activity, fertility in lactating ewes. J. Anim. Sci. 23:981.

Murphy, B. D., A. González R. 1983. Anestro postparto y efectos de nutrición y lactancia sobre la actividad cíclica reproductiva en la hembra. Prod. Anim. (BA) 10:81.

Noel, B., J. L. Bister, and R. Paquay. 1993. Ovarian follicular dynamics in Suffolk ewes at different periods of the year. Journal of Reproduction and Fertility 99:695-700.

Perón, N., T. Lima y J. L. Fuentes. 1988. Algunas características del ganado ovino Pelibuey de Cuba. Mejoramiento Animal, Boletín de Reseña, CIDA. La Habana, Cuba. 19 p.

Pijoan A., P. J. 1983. Aspectos endócrinos en diversas fases reproductivas de las ovejas. 1. Ciclo estrual. Revista Veterinaria México 14:229-234.

Rahe, C. H. et al. 1988. Adenohypophyseal receptors for LHRH, pituitary content of gonadotropins and concentrations of LH in beef cows. Dom. Anim. Endo. 5:291-298.

Restall, B. J. 1971. The effect of lamb removal on reproductive activity in Dorset Horn x Merino ewes after lambing. J. Reprod. Fertil. 24:145-146.

Restall, B. J., R. D. Kearins, J. Herdegen, P. Carberry. 1978. The induction of reproductive activity in lactating ewes. J. Agric. Res. 29:181.

Rojas R., O. 1997. Diferentes tipos de empadre y manejo del semental en ovinos. I Simp. Ovinos de Pelo en Tamaulipas, INIFAP, Cd. Victoria, Tamps., México. 5:25-33.

Stabenfeldt, G. H., J. A. Holt, L. L. Ewing. 1969. Peripheral plasma progesterone during the ovine estrous cycle. Endocrinology 85:11.

Tempest, W., M., M. Minter C. 1994. Sincronización de celos y partos. En: Nuevas Técnicas de Producción Ovina. Ed. Acribia, Zaragoza, España. Pp. 241-245.

Valencia J. et al. 1993. Hair sheep in Mexico and Venezuela: Reproduction in Pelibuey sheep in Latin America. En: Livestock Reproduction in Latinamerica, International Atomic Energy Agency, Vienna, Austria. Pp. 299 - 320.

Valencia M., M. Heredia, E. González. 1981. Estacionalidad reproductiva en ovejas Pelibuey. Mem. Asoc. Latinoamer. Prod. Anim. 16:137.

Vallet, J. L., G. E. Lamming, M. Batten. 1990. Control of endometrial oxytocin R´s and uterine response to oxytocin by prog and E in the ewe. J. Reprod. Fertil. 90:625-634.

Wettemann, R. P. 1980. Postpartum endocrine function of cattle, sheep, swine. J. Anim. Sci. 51(Suppl. 2):2.

Wright, P. J., T. Stelmasiak and G. A. Anderson. 1983. Suppressed release of LH in ovariectomized postpartum ewes. Journal of Reproduction and Fertility 67:197.

Yeates, N. T. M. 1949. The breeding season of the sheep with particular reference to its modification by artificial means using light. J. Agric. Sci. Cambridge 39:1-43.

Youngs, C. R. 1997. The reproduction of sheep. Iowa State University, Ames, Io., E. U. 49p.

IV.7 El manejo de la reproducción en la oveja, el ciclo reproductivo anual y la eficiencia terminal de los sistemas de producción en ovinos de Pelo

Arnoldo González Reyna12, Y. Bautista M.2, J. Hernández M.1, F. A. Lucero M.1, H. Del Angel R.2, J. F. Vázquez A.3, F. J. Trejo M.2 y N. Pescador S.4

1 Facultad de Ingeniería y Ciencias, Universidad Autónoma de Tamaulipas,
Cd. Victoria, Tamps., México,
2 Facultad de Medicina Veterinaria y Zootecnia, Universidad Autónoma de Tamaulipas, Cd.
Victoria, Tamps., México,
3 Centro Universitario Temascaltepec, Universidad Autónoma del Estado de México,
4 Facultad de Medicina Veterinaria y Zootecnia, Universidad Autónoma del Estado De
México, Toluca, Edo. de Mex., México,

Introducción

La mayor parte de la producción ovina y caprina del país ocurre en agostaderos de zonas áridas o semiáridas o en terrenos agrícolas, que con los residuos de cosechas, son según muchos productores fuentes inagotables y perdurables de forrajes. Sin embargo, por la falta de conocimiento y aplicación de los principios básicos de sostenibilidad, estas áreas representan regiones ecológicas muy frágiles, desde el punto de vista de conservación de los recursos naturales. En muy contadas ocasiones, los productores realizan inversiones para promover la producción de forrajes y conservar dicha producción de forraje de dichas áreas o del suelo. Dichas prácticas traen como consecuencia sobrepastoreo, invasión de plantas indeseables, erosión y pérdida de los recursos naturales, entre otros efectos negativos. Por otro lado, uno de los factores limitantes de mayor importancia en la producción ovina y caprina es el manejo de los sistemas de producción, incluyendo el manejo del rebaño, dentro de estos, la sostenibilidad representa un factor también crítico y por lo tanto importante y que en muy pocas ocasiones se cumple. Además, de lo anterior, el manejo de los sistemas presenta deficiencias en manejo nutricional o manejo reproductivo de los rebaños, los cuales representan serias limitantes para alcanzar niveles altos de productividad y eficiencia terminal (González, 1998).

La producción animal en zonas climáticas difíciles, como algunas del estado de Tamaulipas y de otras regiones del país, debería de enfocarse con estrategias de manejo para sistemas integrales, así como incluir estrategias de conservación y manejo de los recursos naturales y el medio ambiente. Es obvio que las disciplinas dentro del subsistema animal son importantes para la producción biológica, como el mejoramiento genético, reproducción, nutrición, sanidad, administración, mejoramiento, etc. Dichas disciplinas inciden directa e individualmente sobre la eficiencia terminal de los sistemas de producción animal, independientemente del producto final, y algunas de ellas, como el manejo de la reproducción y la nutrición afectan directamente la productividad y la eficiencia terminal (Hernández, 2000).

Los sistemas de producción ovina de tipo extensivo, regularmente, carecen de programas de manejo, para los diferentes tipos de animales, en especial para los moruecos y las ovejas reproductoras, los moruecos permanecen con las ovejas durante todo el año, bajo empadre continuo. Lo anterior, representa una limitante importante, desde el punto de vista biológico y productivo, ya que afecta el comportamiento reproductivo del morueco y la oveja; y representa desventajas para la planeación de la producción (Cruz, 1999; González, 1997; 1998). Además, también prevendría la implementación de programas cortos de empadre, o producción intensiva o anual de corderos, en los cuales, las ovejas presentan actividad reproductiva a los pocos días de introducido el morueco al rebaño (efecto macho; Flores, 1999), mientras que cuando ovejas y moruecos permanecen juntos, la respuesta de las ovejas al efecto macho es de menor impacto. Del mismo modo, que el manejo de los sementales es importante, el manejo de todo el rebaño también es importante para lograr buenas tasas de parición y de destete; un componente de manejo del rebaño importante en éste sentido, es el de contar con empadres programados, de acuerdo a los objetivos de la explotación y condiciones climáticas y de mercadeo. En los sistemas de producción animal destinados a la producción de carne, el contar con programas de empadre es esencial, para que el productor conozca con seguridad como, cuanto y cuando va a producir que productos, para poder preparar el mercado para esos productos. De no contar con épocas de empadre definidas, la producción de corderos ocurriría en forma natural, de acuerdo a la distribución anual de las lluvias y consecuentemente de la producción de forraje; es decir, la distribución de los nacimientos durante el año dependería de la épocas de mayor abundancia de forrajes.

El manejo de la reproducción del morueco y la oveja merece especial cuidado y se le debe de prestar la atención necesaria para que tanto moruecos como ovejas estén siempre en óptima condición corporal y por tanto deberán de permanecer bajo inspección constante (González, 1997).

Algunos de los conceptos expresados en los párrafos anteriores resaltan la importancia de la evaluación, no solo del comportamiento reproductivo del morueco y de la oveja, sino de todo el componente animal y realizar evaluaciones de productividad o eficiencia terminal, en términos no solo de biología de la producción, sino también en términos de la relación costo-beneficio, de rentabilidad, o de retorno a la inversión; entre otras formas de evaluación de la producción y la rentabilidad de la empresa (Hernández, 2000).

El objetivo de la presente comunicación es presentar una discusión sobre el manejo del rebaño para razas de ovinos de Pelo, como la Pelibuey, Blackbelly, Saint Croix, etc., en base a disciplinas y áreas estratégicas para el manejo integral del rebaño y para la producción de ovinos de Pelo.

El medio ambiente y la reproducción en ovinos de Pelo
Efectos de estación y fotoperíodo

El anestro en la hembra, significa ausencia temporal o permanente de las funciones ováricas cíclicas y la continuidad de ciclos estruales regulares, y por tanto de la reproducción. El anestro estacional es un período de relativa más que de absoluta inactividad reproductive (ovárica, de comportamiento sexual y hormonal), durante el cual la liberación de hormonas, los cambios en los ovarios y los órganos reproductivos no se acompañan con el estro. La duración y la sincronía (inicio y fin) del anestro estacional varían con la especie (bóvidos, caprinos, ovinos, cérvidos, roedores, caninos, entre otras), raza y factores ambientales (fotoperiodo, estación del año, precipitación, latitud, longitude); entre otros factores.

Anestro estacional

La estacionalidad de la reproducción y la naturaleza y duración de ésta estación dependen directamente del grado de domesticación de la especie, y el mayor efecto de la

domesticación es el de alargar la estación sexual a casi todo el año. Uno de los factores de mayor influencia sobre la estación sexual es el fotoperíodo, y los mamíferos se clasifican en tres grandes grupos de acuerdo a este factor:
- Especies de días largos: yegua
- Especies que ciclan todo el año: vaca, cerda, coneja, etc.
- Especies de días cortos: oveja, cabra, venada, etc.

Las ovejas poseen un anestro estacional más marcado que la vaca y la cerda y poseen un ritmo anual intrínseco de reproducción, y que alcanza su máximo de actividad durante el otoño y el invierno. La oveja de lana posee un ciclo reproductivo anual, compuesto de una época de actividad sexual y una época de anestro. La actividad sexual comienza a fines de verano y termina al final del invierno. La época de anestro comienza hacía el final del invierno y se caracteriza por la ausencia de ciclos ováricos regulares.

Durante la época de anestro la mayoría de los componentes esenciales del eje hipotálamo-pituitaria-ovario, estan presentes y activos, mas no funcionan en forma integrada, ocurre el desarrollo folicular, secreción de esteroides, ovulación, secreción de gonadotropinas y mecanismos de retroalimentación negativos y positivos; el único evento que falta es la ocurrencia de picos preovulatorios de hormona luteinizante, lo mismo que las manifestaciones de estro.

Estudios en la oveja han demostrado que el anestro estacional resulta de la ausencia del aumento sostenido en la secreción tónica de hormona luteinizante, debido a un mecanismo retroalimentador negativo del estradiol 17β o un circuito cerrado entre la hormona luteinizante y el propio estradiol 17β. Esta información sugiere que se puede proponer al estradiol 17β, como un organizador del ciclo reproductivo estacional en la oveja de lana. En la mayoría de las especies, la función reproductiva se confina a un tiempo específico del año, para asegurar al nacimiento, la sobrevivencia de la cría. En ovinos de Lana, el proceso de reversibilidad de la fecundidad se realiza limitando la ocurrencia de la ovulación; de tal manera que el desarrollo folicular ocurra atravéz del año, pero la ovulación solo durante el otoño y el invierno. También se ha establecido, que el factor ambiental que regula éstos cambios estacionales es el fotoperíodo.

Anestro por lactancia

El Anestro lactacional se puede definir como un período de ausencia de actividad reproductiva en la hembra, debido a los efectos de la lactancia, ordeño o amamantamiento. Los efectos de la lactancia han sido descritos como inhibidores sobre la actividad reproductiva postparto en la oveja, la cerda y la vaca. Los efectos de la influencia inhibidora de la glándula mamaria durante la lactancia incluyen cambios en el hipotálamo, pituitaria y los ovarios. Estos efectos, cuando se conjuntan, pueden suprimir la ovulación en algunas especies. Los efectos específicos se presentan como efectos de la actividad ovárica y comportamiento estrual, además de los efectos sobre la secreción de gonadotropinas. Es necesario considerar éstos efectos en forma conjunta, con los efectos del amamantamiento.

Los efectos inhibitorios de la lactancia sobre la reproducción se podrían explicar en los cuatro aspectos fundamentales siguientes.
1- Desvío de sangre a la glándula mamaria durante la lactancia, podría limitar el flujo de ésta al canal reproductivo.
2- El metabolismo de las gónadas y las adrenales puede verse afectado durante la lactancia, e interferir con los mecanismos endócrinos esenciales para la reproducción.

3- La liberación de la oxitocina y prolactina inducida por el amamantamiento o por el ordeño puede inhibir las funciones ováricas y de la pituitaria; y

4- Los efectos de la interacción social entre la vaca y el becerro, resultantes de la lactancia y el amamantamiento pueden retardar la aparición de los ciclos estruales durante el postparto y la lactancia.

En ovejas, la lactancia y/o el amamantamiento retardan la aparición de la primera ovulación y el primer estro. El primer estro ocurre primero en ovejas Rambouillet cuando no amamantan a sus corderos (56 d), en relación a aquellas que amamantan uno (80 d) o dos corderos (87 d). El mismo fenómeno se presenta en ovejas de la raza Ile de France. La oveja de Lana presenta ovulaciones sin estro durante el período postparto, el 70% de ellas mostraron una ovulación a los 10 días de paridas; mostrando celo a los 17 y 34 días postparto. Estudios con ovejas lactantes han demostrado que es el amamantamiento, mas que la lactancia, el factor que suprime la iniciación de la actividad cíclica postparto en la oveja de Lana. Se ha encontrado evidencia que indica, que la prolactina inhibe la liberación de hormona luteinizante durante la lactancia. También se ha encontrado que la hormona luteinizante aumenta a medida que transcurren los días postparto. El efecto inhibidor de la prolactina se cree ocurre debido a la interferencia de ésta sobre la respuesta del hipotálamo y la pituitaria anterior, a los efectos del estradiol 17β.

Anestro postparto

El anestro postparto es un período de tiempo durante el cual se manifiesta una ausencia total de actividad reproductiva, ovárica, hormonal o de comportamiento reproductivo, que obviamente ocurre después del parto. Este período de tiempo coincide con la involución uterina, o puerperio. El anestro postparto también se le reconoce como el intervalo del tiempo del parto al primer estro, aunque de hecho se reconozca que exista actividad reproductiva hormonal y ovárica previa al primer estro. Sería más apropiado definir al anestro postparto a aquel período de tiempo después del parto en el cual no se presenta actividad cíclica en los ovarios (ovulación o desarrollo folicular), ni de comportamiento sexual; aunque probablemente ocurra cierta secreción hormonal y desarrollo folicular. Una serie muy compleja de eventos endócrinos toma lugar durante éste tiempo en el eje hipotálamo-hipófisis-ovarios, que no está completamente clara.

En ovinos, el anestro postparto, o el retorno a la actividad ovárica cíclica está influenciado por factores como, anestro postparto, anestro estacional, lactancia, involución uterina, nutrición, amamantamiento, etc. En razas ovinas de lana y de pelo, la primera ovulación ocurre después de los 10 días postparto, y en ocasiones se extiende hasta 30 días; dependiendo ésto de varios factores (nutrición y estación, principalmente), pudiendo ocurrir de una a tres ovulaciones antes del primer estro. La secreción de gonadotropinas se ve reducida solamente durante los primeros 6-8 días postparto, restituyéndose enseguida. La secreción de gonadotropinas va aumentando paulatinamente hacia el momento del estro, y se ha restituido completamente pocos días antes del estro.

Anestro nutricional

Se ha demostrado en forma convincente, que una nutrición deficiente afecta negativamente la reproducción en las diferentes especies domésticas. La magnitud del efecto, varía con el estado nutricional, edad, estado fisiológico, etc. Cuando existen deficiencias nutricionales durante el período postparto, el efecto de un posible anestro nutricional se manifiesta en una forma mucho mas dramática; ya que se confunden varios efectos simultáneamente (lactancia, amamantamiento, postparto) para afectar mucho mas profundamente la reproducción, específicamente retardando la aparición del primer estro postparto.

En ovejas de Lana, el efecto de la suplementación durante la primavera induce a las ovejas a ciclar mas temprano en el otoño. Similarmente, la suplementación durante la última etapa de la gestación y etapa inicial después del parto, resulta en un mayor número de ovejas que comienzan sus ciclos reproductivos mas pronto. Ciertas restricciones nutritivas resultan en niveles de hormona luteinizante reducidos y períodos postparto mas prolongados. Se han demostrado efectos de niveles de proteína y energía sobre los niveles de progesterona y hormona luteinizante, así como sobre la actividad ovárica. Dichos efectos han sido en su mayoría muy variables, regularmente, el nivel de energía resulta en un efecto mas marcado sobre la tasa de ovulación, que los niveles de proteína. De los resultados mas consistentes, destaca el hecho de que la ciclicidad ovárica postparto se inicia una vez que el balance energético, de negativo durante el postparto, se transforma a uno positivo, al momento del inicio de la actividad cíclica reproductiva.

Características reproductivas en especies con época de empadre restringida

De manera natural, éstas especies sincronizan su actividad reproductiva, de tal manera que los partos ocurran durante el tiempo de mayor disponibilidad de comida para sus crías. El empadre estacional representa el anticonceptivo de la naturaleza. Estas especies atraviesan por altibajos en su actividad reproductiva, cambiando diametralmente su actividad de acuerdo a la estación.

Las diferentes especies de mamíferos estudiadas se clasifican de acuerdo a su tipo de ovulación y época de empadre, de la siguiente manera.

Especies de ovulación espontánea.

  A. Especies de empadre estacional:

    Poliestruales, presentan mas de un ciclo por estación,

      Yegua, presenta ciclos en primavera,

      Oveja de lana, presenta sus ciclos en el otoño,

      Cabra, presenta sus ciclos en el otoño,

      Burra, presenta sus ciclos en la primavera,

    Monoestruales, presentan un ciclo por estación,

      Perra, presenta ciclos dos veces por año,

  B. Especies con empadre contínuo:

    Especies que muestran ciclos periódicamente si no ocurre la gestación,

      Vaca, cerda, monos, cobaya, mujer, ovejas del Mediterráneo, etc.

Especies de ovulación inducida (refleja).

A. Especies con empadre estacional, especies que presentan ciclos reproductivos en una estación, Visón, urón, gata, zorrillo, ardilla, coneja salvaje, etc.

  B. Especies que presentan empadre contínuo.

      Conejo de laboratorio y doméstico.

Efectos de fotoperíodo, temperatura, humedad relativa y nutrición

Los efectos de fotoperíodo se han discutido previamente y generalmente en ovinos se puede manifestar el ciclo reproductivo anual manipulando o imponiendo ciclos de luz diferentes a los naturales para inducir la ciclicidad reproductiva, o para adelantar, retrasar o terminar la época de monta.

Empadre estacional y los efectos del fotoperíodo
Se debe considerar al empadre estacional como un fenómeno del todo o nada?

No se debe de asumir que la falta de respuesta a cambios en el fotoperíodo significa ausencia de estacionalidad reproductiva, el empadre estacional representa un efecto mucho mas marcado en animales salvajes, que en especies domésticas. Los factores involucrados en la captación del fotoperíodo incluyen un componente animal y un componente ambiental. Los factores del componente animal incluyen, un sistema de captación de la señal ambiental (fotoperíodo), representado por fotoreceptores del ojo y el sistema nervioso central, el sistema neuroendócrino de la glándula pineal/melatonina; y el eje hipotálamo-adenohipófisis-gónadas y sus hormonas. Por otro lado, los factores del componente ambiental lo conforman factores climáticos, factores socio-psicológicos, factores geográficos y factores estacionales.

Los factores anteriores se conjuntan para sincronizar las estaciones de empadre y de anestro de una especie en particular, de tal manera que las crías nazcan en la época que mejor garantize su sobrevivencia; de ésta manera, permitir que el empadre estacional juegue su papel de anticonceptivo de la naturaleza. La información ambiental, el fotoperíodo, se percibe y se transcribe mediante una serie de procesos, como sigue, 1- Percepción del fotoperíodo, el ojo es el principal fotoreceptor, aunque existan fotoreceptores que operan a travéz de la cavidad cranial, 2- Trasmisión e interpretación del mensaje a travéz de los fotoreceptores, la médula espinal y la glándula pineal y la melatonina a el eje hipotálamo-adenohipófisis-gónadas; y 3- Modificación de la actividad del eje hipotálamo-adenohipófisis-gónadas, para inducir el efecto deseado modificando la actividad de las gónadas.

Los efectos de la temperatura, son menos marcados que los efectos de la luz. La disminución de temperatura en animales, ha dado resultados confusos y la protección contra altas temperaturas del verano provoca la inducción de una época de empadre mas temprana. Algunas especies no estacionales como la vaca, presentan ciclos sin celo durante períodos prolongados de calor. En el macho, altas temperaturas por periodos prolongados provocan aumentos en la temperatura testicular y ello afecta, la espermatogénesis, producción de andrógenos y el líbido. Temperaturas extremadamente frías pueden interrumpir el empadre contínuo y puede acortar la época de empadre. En general, temperaturas extremas actúan como moduladores de los patrones reproductivos naturales para la especie. Los efectos de la nutrición son regularmente los de promover ó aumentar la reproducción. Esta respuesta se aprecia en ovíparos y herbívoros cuando se acerca la época de actividad reproductiva de la primavera. Especies monotócas como la vaca y la yegua, muestran cierta respuesta ovárica y las politócas, como la cerda responden con mayor número de ovulaciones. El procedimiento de aumentar la calidad y cantidad de la comida antes del empadre se denomina Flushing o suplementación, en la oveja el flushing aumenta la tasa de cuateo y algunos partos triples. La mala nutrición en animales domésticos retarda pero no elimina la pubertad, y el comienzo de la época de empadre, disminuye el desarrollo folicular y la fecundidad.

Evaluaciones de productividad y eficiencia terminal: El comportamiento productivo y reproductivo en ovinos de Pelo

La evaluación de la productividad y la eficiencia terminal de una especie animal o sistema de producción animal, incluye la determinación de parámetros biológicos y parámetros administrativos y económicos; por tanto, el comportamiento reproductivo de una especie de interés económico para el hombre se basa en la determinación de los parámetros productivos de la misma y dependen directamente del comportamiento y producción de la oveja y el macho y del rebaño, los cuales en conjunto con los parámetros administrativos y económicos permitirán determinar la productividad y rentabilidad del sistema o de la especie bajo estudio (Hernández, 2000). Además de lo anterior, las evaluaciones de comportamiento reproductivo en la hembra y el macho, deberán de incluir evaluaciones de comportamiento y aptitud reproductiva (Sorensen, 1979; Youngs, 1997).

La determinación de comportamiento reproductivo implica la evaluación de los componentes de la reproducción de las ovejas en edad reproductiva, que incluyen la manifestación de estro y la capacidad de quedar gestante durante la temporada de monta, la fecundidad, la tasa de ovulación y concepción, la prolificidad; una vez determinados los parámetros reproductivos, éstos se utilizan para determinar el comportamiento productivo, es decir, la tasa de corderos (u otros, según la especie) destetados, los pesos al nacer y al destete y al final del período de la engorda, intervalos entre partos, número y kilogramos de cordero destetado por oveja. Para la determinación final del comportamiento productivo, será necesario ajustar todos los parámetros productivos por los porcentajes de mortalidad al nacer, destete y durante todo el ciclo productivo de la especie o ciclo productivo anual; este comportamiento productivo también deberá considerar la duración de cada uno de los componentes de ese ciclo productivo. Finalmente, será necesario considerar los costos de producción en la evaluación final del sistema de producción (Aguilar, 1997; Hernández, 2000). La evaluación del comportamiento reproductivo en la oveja requiere del uso y determinación de cuando menos algunos de los parámetros que se definen a continuación.

Porcentaje de estro, es una medida del comportamiento reproductivo de la hembra, que expresa la proporción de ovejas que muestran estro sobre el total de ovejas expuestas a morueco, en un período de tiempo determinado o época de empadre definida; éste se mide cuando se tienen épocas de empadre definidas y aunque muy laborioso, también se podría medir en períodos de tiempo cortos, en los casos de empadres abiertos o durante todo el año.

Tasa de ovulación, representa el número de óvulos liberados por cada ovario en cada ciclo estrual de la oveja.

Tasa de fecundación, representa la proporción de óvulos liberados de los dos ovarios dividido por el número de óvulos que fueron fecundados, cuando ocurrió la monta.

Tasa de concepción, representa el porcentaje de óvulos liberados y que fueron fecundados y que lograron implantarse en el útero.

Porcentaje de gestación, representa la proporción de ovejas que resultaron gestantes del total de ovejas que fueron expuestas a morueco y mostraron estro, durante la época de empadre; el porcentaje de gestación considera el número de servicios que cada oveja requiere para lograr quedar gestante, así como las tasas de ovulación, fecundación y concepción.

Porcentaje de pariciones, es la proporción de ovejas que parieron del total que lograron quedar gestantes.

Porcentaje de fertilidad, representa la proporción del número de ovejas que parieron sobre el número de ovejas expuestas a morueco durante la época de empadre.

Prolificidad, representa el número de corderos nacidos vivos o muertos por oveja parida, además de éste término, se podría calcular el porcentaje de partos múltiples, triples, dobles, sencillos, los cuales serían similares al concepto de prolificidad.

Fecundidad, representa el número de corderos nacidos vivos o muertos por oveja expuesta y como tal, representa el producto de la fertilidad y la prolificidad.

Edad a la pubertad, representa la edad a la que la cordera presenta su primer ciclo estrual y está apta para iniciar sus ciclos reproductivos y mostrar su comportamiento productivo.

Edad al primer parto, representa la edad a la que la oveja tuvo su primera cría o crías.

La evaluación deberá considerar el comportamiento individual de la oveja, por parto, ciclo productivo o por año, así como el comportamiento del grupo de ovejas contemporáneas y que fueron expuestas al morueco al mismo tiempo. A continuación se definen algunos conceptos que permitirán realizar algunos cálculos sobre la evaluación del comportamiento productivo en la oveja. De cierta forma, los últimos dos conceptos mencionados anteriormente (Edad a la pubertad y al primer parto), podrían utilizarse también como medidas para la evaluación del comportamiento productivo.

Número de corderos destetados por oveja, es el número de corderos destetados vivos por oveja por parto, por ciclo productivo o por año.

Porcentaje de corderos destetados, representa la proporción de corderos destetados sobre el total de los nacidos, de todas las ovejas del grupo contemporáneo, por parto, por ciclo productivo o por año y se podría expresar en términos del número de ovejas expuestas.

Kilogramos de cordero destetado por oveja, representa los kilogramos de cordero destetado por oveja parida, éste concepto podría modificarse para expresar los kilogramos de cordero destetado por oveja expuesta, por parto, por ciclo productivo o por año.

Kilogramos de cordero destetado por kilogramo de oveja expuesta, éste valor incluye como factor de ajuste, el peso vivo de la oveja al parto o al destete y deberá de ser considerado por parto, ciclo de producción o por año.

Intervalo entre partos, éste valor representa la frecuencia con que las ovejas presentan sus partos y es una medida de la productividad individual de la hembra y en cierta forma es un concepto similar al concepto de un ciclo productivo.

Porcentajes de mortalidad, los valores anteriormente mencionados y a utilizar en evaluaciones de comportamiento productivo deberán de ser ajustados por el porcentaje de mortalidad real, de la explotación o de la región y deberán de considerarse por parto, por ciclo productivo o por año; en la ausencia de dichos valores propios de la explotación, se podrían utilizar valores medios reportados en la literatura y ajustarse en cuanto se cuente con los propios.

La productividad se define como la relación que existe entre los productos y los insumos de una empresa en un período de tiempo o ciclo de producción implica no solo producir a bajo costo, sino también producir en cantidad suficiente para que la empresa sea rentable y con calidad y requiere la utilización de parámetros administrativos y la determinación de valores de costos de producción, rentabilidad, punto de equilibrio, relación costo-beneficio, tasa de retorno a la inversión, entre otras determinaciones económicas y de rentabilidad (Aguilar, 1997; Hernández, 2000),

Reproducción en la oveja

En la reproducción intervienen dos individuos de sexo opuesto de la misma especie (macho y hembra), fisiológicamente y particularmente en la hembra, intervienen en esta el sistema nervioso central, y el sistema genitourinarios y muy especialmente de la regulación hormonal. (De Alba, 1985).

Los factores más importantes en la producción animal son el crecimiento, la reproducción y la lactancia, estos son regulados por las glándulas como el Hipotálamo, la Hipófisis y las Gónadas (ovarios), estas ejercen influencia reguladora sobre algunas secreciones internas. (De Alba, 1985). En producción animal, la reproducción es la perpetuación de la especie, ésta deberá ser rápida y numerosa, sus descendientes deberán ser o tener características genéticas y/o productivas que sean sobresalientes a los progenitores.

Los ciclos reproductivos en la oveja

La oveja posee un patrón de reproducción cíclico lo anterior se traduce a un ciclo productivo anual, durante el año, la oveja presenta una temporada o ciclo de actividad productiva o temporada de brama (como en los venados), que se alterna con una temporada de anestro o inactividad reproductiva, durante esta, se altera la producción, con mayor o menor intensidad.

Dentro de la temporada reproductiva la oveja presenta una o varios ciclos estruales, y continua mostrando ciclos hasta que no quede preñada o gestante, la gestación interrumpe la actividad productiva; un ciclo estrual presenta altas y bajas en la actividad. El periodo posparto y la lactancia, también representa una etapa de cambios en la actividad productiva y hormonal. El primer ciclo en la vida de la oveja, se presenta por la aparición de la pubertad o el inicio de la actividad sexual, después del nacimiento. Una vez que la oveja adquiere la pubertad, esta presenta una vida productiva, interrumpida solo por la temporada de la gestación. El ciclo reproductivo anual de la oveja esta principalmente regulado por el medio ambiente y el genotípo del animal. El medioambiente comprende factores climáticos y de época del año y el manejo, estos interactúan para determinar cuando conviene a la oveja que se reproduzca, de tal manera que las crías nacerán en la temporada de mayor abundancia de forraje.

Regulación de la reproducción en la oveja

La mayoría de las funciones del organizo animal son de naturaleza temporal, algunas de estas funciones temporales y cíclicas es la reproducción de la hembra; la reproducción en la oveja es cíclica también, este principio aplica para las funciones de regulación de la reproducción, como para los eventos de reproducción. La oveja presenta una temporada de actividad seguida por una de inactividad; de igual manera, la actividad hormonal y la regulación también es cíclica.

Se pueden reconocer, para fines de estudio cada individuo, dos ejes esenciales que regulan la actividad de un organismo, el eje del sistema nervioso y el eje del sistema endocrino. Estos dos sistemas constituyen el complejo denominado sistema neuroendocrino o también eje hipotálamico-hipófisiario-gonadal, el concepto inicia relativo a la participación del sistema nervioso central en la regulación de la adeno-hipófisis, se sirva de las observaciones de efectos ambientales, como luz, capacidad copulatoria para estimular la ovulación y también el efecto del amamantamiento de las crías y la regulación del ciclo estrual. El hipotálamo regula la hipófisis, algunos centros o áreas del mismo se encuentran específicamente implicados en la liberación de la hormona luteinizante (LH) y hormona folículo estimulante (FSH), mediante la regulación de las hormonas liberadoras de gonadotropinas (GnRH) (McDonald, 1980). La mayoría de los sistemas fisiológicos del organismo animal se regulan por medio de hormonas, existe algunas que se denominan neurohormonas; las hormonas son compuestos producidos por glándulas específicas, las hormonas viajan por la sangre para actuar sobre los tejidos blancos. La acción y efecto de cada hormona son específicos para cada función, por ejemplo la progesterona es la hormona que apoya a la gestación, no tiene efectos sobre la ovulación, a continuación se describen las glándulas y las hormonas del organismo que regulan la reproducción en la oveja.

Pubertad y madurez sexual

La pubertad ocurre cuando la oveja adquiere cierto grado de madurez anatómica y fisiológica, esto es alrededor del 8 al 10 mes, cuando la oveja pesa aproximadamente el 60% de su peso adulto, lo que quiere decir que si una oveja pesa en su madurez 60 Kg. estará en la pubertad cuando pese 36 Kg. Además de la obtención del peso deseable para que muestre ciclos estruales periódicos, la oveja necesita madurara su sistema neurohormonal, es decir, la oveja requiere de que el hipotálamo, la hipófisis, los ovarios y el útero adquieran la capacidad de funcionar en forma cíclica, además de que la oveja también adquiera la capacidad de mostrar el comportamiento sexual esperado en la hembra (McDonald, 1980)

El ciclo reproductivo anual en ovinos: Estación de reproducción y estación de anestro

La reproducción en la oveja presenta una temporada de actividad reproductiva alta, la cual comprende desde mayo hasta enero, seguida esta por una temporada de baja actividad reproductiva, la cual comprende de febrero a mayo; estos periodos pueden variar dependiendo del año, precipitación, raza, alimentación y condición corporal en la oveja. Estos cambios en la actividad productiva ocurren en actividad estrual, tasa de ovulación, tasa de concepción y tasa de gestación y finalmente en prolificidad, o el número de crías al parto. Lo interesante de conocer esta información radica en que se puede utilizar para determinar la mejor época de empadre, además de lo anterior habría que considerar la necesidad del mercado, para establecer la época de empadre mas conveniente.

El ciclo estrual en la oveja

Comprende el periodo entre el inicio del ciclo reproductivo y el siguiente. Este presenta una serie de cambios anatómicos, fisiológicos y hormonales en el canal reproductivo y el comportamiento psicológico particular de la oveja, debido a las secreciones hormonales que acompañan estas etapas. La duración del ciclo estrual de la oveja es de 17 días, se divide en proestro, estro, metaestro y diestro. El proestro y el estro comprenden la fase folicular y el metaestro y diestro comprenden la fase lútea.

El proestro, es el periodo de la culminación de los preparativos para el estro o celo, se caracteriza por la atracción del macho por la hembra, no permite la monta. Durante esta etapa, desaparece la influencia progesteronal (del ciclo anterior), se presenta el pico preovulatorio de gonadotropinas, la LH y FSH y se inicia el ascenso sostenido de E_2. Por lo que existe un crecimiento rápido de folículos debido a la estimulación de la FSH, y por la producción misma de E_2 (McDonald, 1980).

El estro, es el periodo de aceptación del macho por la hembra, también es el periodo de máximo nivel de hormonas estrogénicas y gonadotrópicas en forma conjunta. El estro psíquico depende de la acción del estradiol sobre el sistema nervioso central y produce manifestaciones características en la oveja (McDonald, 1980), cuyo resultado final es la monta de la oveja por el marrueco.

El metaestro, ocurre después de la ovulación, es el periodo de la reorganización de la pared folículo de Graaf, posterior a la ovulación para formar el CL (Hafez, 1987). Se reconoce un asenso estrogénico después de la ovulación en la oveja, el periodo de metaestro dura dos días (McDonald, 1980).

El diestro, es el intervalo entre la última manifestación de celo o estro y la primera observable antes del próximo celo, comprende la fase lútea del ciclo estrual. También corresponde al periodo del CL, que en ovinos se torna funcional tanto si se logra la gestación o no, también se secretan grandes cantidades de P_4 que afectan a el crecimiento del endometrio y promueven el desarrollo del embrión (Hafez, 1987; 1989). El endometrio se desarrolla bajo la influencia de la P_4, mientras las glándulas uterinas secretan un material viscoso y espeso, la leche uterina que sirve como medio de nutrición para el cigoto o embrión (Mcdonald, 1980).

Durante el ciclo estrual ocurren cambios en las concentraciones de hormonas y crecimiento folicular en los animales de granja. La mayor liberación de LH y FSH ocurre durante el estro. La onda de liberación de gonadotropinas es inducida por una retroalimentación negativa, efecto del estradiol del folículo preovulatorio, la secreción de gonadotropinas ocurre bajo la influencia de una retroalimentación negativa del E_2 y la P_4.

Para el propósito de escribir los cambios interactivos en la secreción de hormonas y crecimiento folicular, es conveniente dividir el ciclo estrual en tres etapas, la primera etapa, corresponde al periodo anterior a la onda de gonadotropinas. Los niveles de estrógenos se incrementan en la sangre periférica durante el periodo preovulatorio y hasta el estro. También se observa en cada pulso de LH es seguido por un incremento en la concentración de E_2 en la vena ovárica de las ovejas (McNeilly *et al.*, 1980).

Las hormonas LH y FSH son producidas hasta el principio del estro en la oveja (Pant *et al.*, 1977). El incremento de los niveles de E_2 ocurre durante el periodo preovulatorio, observándose como indicador de la onda de la gonadotropina y asociado a la administración en el nivel de la P_4, lo cual se requiere para que el E_2 induzca la liberación de una onda de gonadotropina en el proestro (Legan y Karsch, 1979).

El mecanismo mediante por el cual los E_2 inducen la onda de gonadotropinas es el siguiente; se incrementa la capacidad de la pituitaria para liberar LH y FSH en respuesta a la GnRH, el E_2 causa un incremento, para autorregular su secreción, este proceso por el cual la GnRH, incrementa de la capacidad pituitaria para responder a una siguiente onda de GnRH; y por último el E_2 sincroniza el hipotálamo para que ocurra una liberación pulsátil de GnRH e inducir la onda de las gonadotropinas.

La capacidad de la pituitaria para liberar LH y FSH en respuesta a la GnRH es máxima durante el proestro y mínima durante la fase lútea del ciclo estrual de la oveja. Este efecto de preparación es el responsable en parte, del marcado incremento de la sensibilidad de la pituitaria, esto ocurre durante el periodo del proestro.
La segunda etapa ocurre posterior a la onda de gonadotropinas, y hasta la reanudación de la función lútea. Durante este periodo, existe una marcada disminución en la concentración de estradiol en la sangre (Baird *et al.*, 1976). El contenido de estradiol en el fluido folicular y la LH disminuye cuando el contenido de P_4 se incrementa en la oveja (England *et al.*, 1981).

Aproximadamente 24 horas después de la onda preovulatoria de gonadotropinas y antes de la ovulación, la concentración de FSH se incrementa (Dobson y Ward, 1977). Este incremento de FSH puede jugar un papel importante en el restablecimiento de los folículos antrales, encontrandose una correlación alta entre la magnitud del pico de la FSH y el numero de folículos antrales presentes después del día 17 del ciclo estrual. La fuente de LH de la pituitaria se agota durante el periodo postovulatorio y como consecuencia, de la concentración de LH permanece baja, aunque también las principales hormonas de retroalimentación, E_2 y P_4 se encuentra en bajas concentraciones (Cahill *et al.*, 1981).

La tercera etapa, esta representada por la fase lútea (la vida del CL), durante esta, el crecimiento del CL se incrementa durante la primera semana después del estro y se alarga la vida de este a medida que la oveja quede gestante (Deane *et al.*, 1966). El contenido de P_4 del CL de la oveja y en la sangre periférica se incrementa hasta el pico de la fase lútea, a los diez días aproximadamente. Durante el periodo postovulatorio temprano, se incrementa solo el E2 (Cox *et al.*, 1971).

La gran actividad estrogénica folicular que aparece en el ovario en este tiempo es la fuente principal de E_2. El efecto inhibidor del E_2, sobre la secreción de FSH es mediado en parte por la sensibilidad de la pituitaria al E_2, haciendo que este disminuya la secreción de FSH (Miller *et al.*, 1977). Los eventos fisiológicos, anatómicos y hormonales en celo o estro y la ovulación y la monta, son eventos que tienen que ocurrir en sincronía perfecta, de acuerdo a la naturaleza de la oveja; de no ocurrir esto, la reproducción en la oveja fallaría. Por otro lado, la importancia de todo el conocimiento de las hormonas y la etapa del ciclo estrual, se utilizan para preparar los dispositivos utilizados en la sincronización de estros, en la preparación de la oveja para la inseminación artificial.

Manejo del rebaño de cría

El manejo de la reproducción, y en especial, en el morueco, merece especial cuidado y se le deberá de prestar la atención necesaria, para que los moruecos del rebaño estén siempre en óptima condición corporal y bajo inspección constante; ya que, la producción de corderos y la aportación de material genético del morueco al rebaño, dependerá en un 50 % de la capacidad reproductiva de los carneros sementales (González, 1998; Umberger, 1996; 1997). Por otro lado, un programa de manejo de moruecos deberá contar como componente esencial, el examen periódico de la capacidad reproductiva del semental, ya que de ello dependerán los beneficios, a corto y a largo plazo. A corto plazo, es el mencionado anteriormente, es decir, como el morueco afecta directamente la producción de corderos y segundo permite concentrar las pariciones en épocas de tiempo corto, en relación a la época de empadre (González, 1997; 1998). El beneficio principal a largo plazo consiste en el posible mejoramiento genético que ocurre en el rebaño al utilizar moruecos que hayan sido probados de alguna forma o para el caracter que se busca mejorar. El interés final será siempre buscar la eficiencia reproductiva y productiva del rebaño y esto solo se logrará con una administración eficiente de la producción (González, 1998).

En el manejo reproductivo eficiente de la oveja interactúan una serie de factores, el principal es la condición corporal al empadre. Al suplementar antes del empadre (*flushing*), se producirán de 10 a 20 corderos mas, por cada 100 ovejas bajo empadre. El *flushing*, mejora rápidamente la condición de la oveja, éste puede ser iniciado de 10 días a tres semanas antes de exponer del empadre. Se deberá de tener cuidado con la suplementación, ya que esta sólo se aplicará a ovejas en condición corporal pobre, porque, de otra forma se corre el riesgo de cebar a las ovejas en buena condición y esto afectaría negativamente el porcentaje de ovejas en estro y las gestantes y no sería costeable. Tampoco sería recomendable aumentar el número de corderos, si las ovejas parieran en condición corporal pobre, de tal manera, que produjeran poca leche o carecieran de habilidad materna para garantizar los cuidados y la vida de los corderos. El tamaño de la oveja, la paridad y le edad afectan la producción de leche, esto significa que las ovejas suplementadas y con excelente condición corporal estarán capacitadas para producir gemelos y éstos deberán ser corderos fuertes y vigorosos. Por tanto, será preferible tener corderos fuertes y sanos, aunque solo sea uno, en lugar de dos corderos débiles y con pesos bajos al nacer y al destete (Brown *et al.,* 1999; Greiner, 1999; Umberger, 1996; 1997).

Manejo de las corderas del destete al empadre

Una vez que las corderas destetadas son seleccionadas, se establece un programa de manejo, que incluya aspectos de sanidad, nutrición, reproducción, entre otras disciplinas, para seleccionar cuales de éstas van a formar parte del rebaño reproductor. A partir del destete, las corderas seleccionadas deberán de ser manejadas, de tal manera que a partir del destete, cuenten con una disponibilidad constante de alimento y continúen siempre en constante aumento de peso, hasta que alcancen la pubertad y el primer estro. En observaciones de campo y en la literatura, se considera como factor determinante, el peso a la pubertad, éste deberá oscilar entre 25 y 35 kg, para corderas de razas de Pelo, y que éstas alcancen la pubertad y logren quedar gestantes. Después de alcanzado el peso a la pubertad, la edad es un factor limitante, es conveniente separar del rebaño, en sistemas extensivos de producción, a las corderas con el peso antes mencionado que sean muy jóvenes para quedar gestantes y permitirles madurar mas. Después de que las corderas tienen la edad y peso para el empadre, es recomendable eliminar a las corderas que no quedaron gestantes en su primer empadre. Los corderos machos se manejan de manera similar a las hembras, al menos en lo que a alimentación se refiere; los machos que serán utilizados como sementales deberán estar bajo alimentación constante hasta su venta o su uso en el lugar de origen.

Manejo de los corderos del nacimiento al destete

Es importante saber de antemano la época de parto de la oveja, para dedicarle mayor atención, tanto nutricional como de sanidad y con ello disminuir el porcentaje de mortalidad de los corderos, debido a deficiencias nutricionales maternas. De la misma forma, suplementar a los corderos a partir de los 15 días de nacidos (creep feeding), reduce la mortalidad de corderos del nacimiento al destete y se aumenta así el porcentaje de corderos al destete, así como los kilogramos de cordero destetado (Brown *et al.*, 1999; Greiner, 1999).

El papel de la administración en las empresas ovinas

La administración se define como el proceso de planificación, dirección y control del comportamiento de todos los componentes de la empresa y de utilizar los recursos disponibles de la misma de forma óptima, para alcanzar las metas de producción establecidas (Hernández y Mireles, 1998; Stoner *et al.*, 1998). Por lo anterior, se entiende la importancia de la administración, en un mundo de grandes demandas y con recursos limitados (Hernández y Mireles, 1998). Para lograrlo, se requiere de un sistema de administración integral de los recursos, que resuelva los problemas y necesidades de un sistema de producción agropecuaria (McGraan, 1998). La evaluación y supervisión deberá de aplicarse en todas las áreas de la empresa, en los recursos, las alternativas de uso de recursos, estos principios son aplicables a todo tipo de empresa (McGraan, 1998; Hernández y Mireles, 1998). Sin embargo, en las empresas agropecuarias y particularmente, en las pecuarias, es todavía mas notoria y significativa la implementación de sistemas administrativos modernos y eficaces y los resultados esperados de dicha implementación (Hernández, 2000).

Importancia de la administración en la empresa ovina y criterios de evaluación

La administración integral incluye planificar la producción, organizar recursos, dirigir las operaciones y personal y vigilar la ejecución de la acciones correspondientes; en la Figura 3, se presenta un modelo de administración aplicable a una empresa agropecuaria, se ilustra como se dividen las acciones de la administración y se pueden incluir otras, de acuerdo a las necesidades de cada empresa. La administración de operaciones es importante, por dos razones, se puede mejorar la productividad y con esto, el estado financiero de la organización y se pueden satisfacer las prioridades competitivas de los clientes. La productividad representa la relación entre insumos y productos, es una medida de la eficiencia administrativa; en cuanto mejor sea el aprovechamiento de los recursos destinados a la producción, mayor será el producto y mayor será la eficiencia productiva y productividad (Koontz y O`Donnell, 1975; Stoner *et al.*, 1998).

Relación costo-beneficio de un producto

La noción de costos de producción y el beneficio de la empresa en la producción (rentabilidad de la empresa), está en el origen de la gestión por aplicar, los métodos analíticos de la administración como la relación costo-beneficio de un producto representa la utilidad o ganancia por cada peso invertido, a valor presente y se obtiene de dividir el ingreso neto sobre los costos totales. La relación costo-beneficio se ve afectada por factores, como, interdependencia de la producción, sensibilidad de los costos de producción a las condiciones del año, la relación de la producción con los variaciones de los ciclos de producción (Arciniega, 1984).

Punto de equilibrio de un producto

El punto de equilibrio es el punto de actividad que existe cuando los gastos (costos) son iguales a los ingresos, en ese momento, no existen pérdidas ni ganancias. El beneficio principal de realizar un análisis de punto de equilibrio, es aumentar el conocimiento sobre las interrelaciones de los factores que afectan las ganancias, especialmente el comportamiento de los costos sobre las unidades producidas; además, permite conocer el mínimo de ventas, capacidad y producción, necesarias para que la empresa pueda operar sin pérdidas, de acuerdo al nivel de productividad y eficiencia terminal de la empresa (Arciniega, 1984; Koontz y O'Donnell, 1975).

Retorno a la inversión
　　　Existe una relación muy estrecha entre la utilidad neta y el capital invertido para una utilidad determinada y ésta relación constituye uno de los dos métodos más utilizados para medir la rentabilidad de la empresa. En este sentido, la relación entre la tasa de rendimiento y la inversión proporciona información que permitirá realizar comparaciones, tanto de las diferentes alternativas de inversión de capital, como de los rendimientos obtenidos por otras empresas similares y que tienen un grado de riesgo similar al de la empresa bajo análisis. Esta medida será, además, utilizada como indicador de la eficiencia de la administración y constituye el punto de partida para proyectar las utilidades (Ochoa, 1992).

Bibliografía
Acosta C., A. 1982. Comportamiento reproductivo del borrego Pelibuey. Tesis de Licenciatura, Universidad Autónoma Chapingo, México. 56 p.
Ademosum, A. A. et al. 1983. Review of hair sheep studies in Southwestern Nigeria. In: Hair Sheep of Western Africa and the Americas: A Genetic Resource for the Tropics, Fitzhugh, Bradford, Eds. Westview, Boulder, Co., E.U. Pp. 219-226.
Aguilar, A. 1997. Tratado para administrar los agronegocios. UTEHA, México. 973 p.
Anaya G., J. L. et al. 1996. Aspectos reproductivos de ovinos de Pelo. Ganadero 21(4):65-74.
Arciniega N., C. C. 1984. La contabilidad en la empresa agropecuaria de bovinos. Trillas, México. 143 p.
Baird, D.T., I. Swanson et al. 1976. Pulsatile LH release and secretion of ovarian steroids in sheep during the luteal phase of the estrous cycle. Endocrinology 98:1490-1498.
Berger, Y. M. 1983. Djallonké hair sheep in Ivory Coast. In: Hair Sheep of Western Africa and the Americas: A genetic resource for the tropics, Fitzhugh, Bradford, Eds., Westview Press, Boulder, Co., E.U. Pp. 227-240.
Brown, D. T., C. F. Calvin and M. A. McCaan. 1999. Sheep Production in Georgia. http:/www.ces.uga.edu/pubcd/b879-w.htm. 33 p. Sitio visitado marzo 24, 2018.
Cahill, C. P., J. Saumande, J. P. Ravault et al. 1981. Hormonal and follicular relationships in ewes of high and low ovulation rate. J. Reprod. Fertil. 62:141-152.
Cox, R. I. et al. 1971. Changes in ovarian secretion of oestradiol-17β around oestrus in the sheep. J. Endo. 49-345-357.
Cruz L., C. 1999. Planeación de la producción y desarrollo del rebaño. Memoria Producción Sustentable de Ovinos Tropicales, Veracruz, Ver., octubre. Pp. 19-28.
De Alba, J. 1993. Reproducción animal. La Prensa Médica Mexicana, México. 388 p.
Deane, A. W., M. F. Hay et al. 1966. The corpus luteum in the sheep: Relationships between morphology and function during the oestrous cycle. Acta Endo. (Kbh.) 51:245-266.
Dobson, H., W. R. Ward. 1977. Alterarions in plasma gonadotrophins caused by sodium pentobarbitone in ewes after infusion of oestradiol. J. Endo. 75:109-118.

England, B. G., R. Webb and K. K. Dahmer. 1981. Follicular steroidogenesis and gonadotropin binding to ovine follicles during the estrous cycle. Endo. 109:881-892.

Fitzgerald, J. A., A. Perkins. 1994. Ram management to improve reproductive efficiency. En: Curso de Actual. Ovinos, INIFAP, FES Cuautitlán, UNAM, México, D.F. Pp. 78-82.

Fitzhugh, H.A. and G. E. Bradford. 1983. Hair sheep of Western Africa and the Americas: A genetic resource for the tropics. Westview Press, Boulder, Co, E.U. 319 p.

Flores C., J. A. 1999. El efecto macho y su aplicación en ovinos y caprinos. Etología aplicada a las conductas reproductiva y maternal en rumiantes domésticos. Univ. Aut. Qro, Querétaro, México. Pp. 51-60.

Galina, M. A. et al. 1996. Reproductive performance of Pelibuey and Blackbelly sheep under tropical management systems in Mexico. Small Rumin. Res. 22:31-37.

González Reyna, A. 1977. Reproduction in Peliguey sheep in the mexican tropic. Tesis M. Sc., Utah State University, E.U.A. 93 p.

González Reyna, A. 1997. Reproducción en ovinos de Pelo en el trópico mexicano. Mem. IX Cong. Nacional de Producción Ovina. Querétaro, Qro. Junio. Pp. 294-319.

González R., A. 1998. Los sistemas de producción ovina en México: Estado actual y perspectivas. III Foro Análisis Rec. Gen.: Ovina, Caprina, Porcina, Avícola, Apícola, Equina y de Lidia. SAGAR, México, D.F. Pp. 205-218.

González R., G. A. 1999. Efecto dela época de empadre y la introducción del macho sobre el comportamiento estrual, duración de la gestación y prolificidad en ovejas de Pelo. Tesis M. C., Univ. Aut. de Tamaulipas. Cd. Victoria, Tamps., México. 85 p.

González-Reyna, A. et al. 1990. Factors determining the reproductive potential of Pelibuey sheep: Effects of season and parturition on reproductive performance, En: Livest. Reprod. Latin America. International Atomic Energy Agency, Viena, Austria. Pp. 335-350.

González, A., B. D. Murphy, W. C. Foote and E. Ortega. 1992a. Circannual variations in estrous cyclicity and ovulation rate in Pelibuey ewes. Small Rum. Res. 8:225-232.

González, A. et al. 1992b. Seasonal variations in circulating testosterone and LH in Pelibuey lambs. Small Rum. Res. 8:233-242.

González R., A. et al. 1991. Hair sheep in Mexico: Reproduction in the Pelibuey sheep. Animal Breeding Abstracts 59:509-524.

Greiner, S. 1999. Sheep Update. http//www.ext.ext.vt.edu/news/periodicals/ livestock/aps-99_/01/aps-0011.html. Sitio visitado el 24 de marzo, 2018.

Hafez, E. S. E. Ed. 1987. Reproduction in farm animals. Lea-Febiger, Philadelphia, 388 p.

Hafez, E. S. E. Ed. 1989. Reproducción e inseminación en animales. Interamericana, McGraw Hill, México. Pp. 694-712.

Hernández A., H. 2000. La administración de empresas en sistemas de producción de ovinos de Pelo. Mem. I Jornada Téc. Ovinocult., Cd. Victoria, Tamps., febrero. Pp. 19-35.

Hernández, H., M. Mireles. 1998. El proceso administrativo en ranchos ganaderos. Mem. T. Ganad. Bovinos Carne, Norte de México y Sur de Texas. SAGAR, Univ. Aut. Tam., Cd. Victoria, Tamps., México, feb. Pp. 91-97.

Koontz, H., C. O'Donnell. 1975. Elementos de Administración Moderna. McGraw Hill, México. 455 p.

Karsch, F. J. et al. 1984. Neuroendocrine basis of seasonal reproduction. Rec. Prog. Hor. Res. 40:185-231.

Legan, S. L. and F. J. Karsch. 1979. Neuroendocrine regulation of the estrous cycle and seasonal breeding in the ewe. Biology of Reproduction 20:74-85.

Legan, J. S. and F. J. Karsch. 1980. Photoperiodic control of seasonal breeding in ewes: Modulation of negative feedback action of estradiol. Biol. Reprod. 23:1061-1068.

Levausseur, M. C., C. Thibault. 1980. Reproductive life cycles. En: Reproduction in Farm Animals, E. S. E. Hafez (Ed.), Philadelphia, Pa., E. U., Lea & Febiger.

Lincoln, G. A., R. V. Short. 1980. Seasonal breeding: Nature's contraceptive. Rec. Prog. Horm. Res. 36:1-25.

Martínez, A. et al. 1980. Estudio de la actividad ovárica pos-parto mediante la determinación de progesterona en ovejas Dorset, Suffolk y Tabasco. Veterinaria México 11:127-131.

Mason, I. L. 1980. Prolific tropical sheep. FAO, APH Paper #17. Roma, Italia. pp. 35-47.

McDonald, L.E. 1980. Veterinaria, Reproducción y endocrinología. Interamericana, México. Pp. 335-338.

McNatty, K. P. et al. 1973. Peripheral plasma progesterone concentrations in sheep during the oestrous cycle. J. Endo. 58:219.

McGraan, J. 1998. Administración de ranchos como negocio y su economía en el Sur de Texas. T. Bovinos Carne N. México y S. Texas. SAGAR, UAT. Cd. Victoria, Tamps, México, febrero. Pp. 83-90.

McNeilly, A. S. et al. 1980. Plasma Prl concentrations during ovarian cycle and lactation, their relationships to fertility postpartum in marmoset J. Reprod. Fertil. 62:353-360.

Miller III, W. W., E. L. Wiggins. 1964. Ovarian activity and fertility in lactating ewes. J. Anim. Sci. 23:981.

Miller, W. L., M. M. Knight, H. J. Grimek, J. Gorski. 1977. Estrogen regulation of FSH in cell culture of sheep pituitaries. Endocrinology 100:1306-1316.

Ochoa S., G. A. 1992. Administración Financiera. I. Universidad. México. Ed. Alhambra Mexicana. Pp. 273.

Pant, H. C. et al. 1977. Concentration of oestradiol, progesterone, LH and FSH in the jugular venous plasma of ewes during the oestrous cycle. Endocrinology 73:247-255.

Perón, N., T. Lima, J. L. Fuentes. 1988. Características del ovino Pelibuey de Cuba. Mejor. Animal 4, C. I. D. A., La Habana, Cuba. 28 p.

Rastogi, R. K. et al. 1983. Sheep production in Tobago with special reference to Blenheim Station. In: Hair Sheep of Western Africa and the Americas: A Genetic Resource for the Tropics, Fitzhugh, Bradford, Eds. Westview Press, Boulder, Co., E. U. Pp. 141-150.

Rojas R., O. 1997. Diferentes tipos de empadre y manejo del semental en ovinos. I Simp. Ovinos de Pelo en Tamaulipas. INIFAP Pub. Especial No. 5, México. Pp. 25-33.

Segura C., J., L. Sarmiento y O. Rojas. 1996. Productivity of Pelibuey and Blackbelly ewes in Mexico under extensive management. Small Ruminant Research 21:57-62.

Sorensen Jr., A. M. 1979. Reproducción animal: Principios y prácticas. McGraw-Hill, México. 539 p.

Stoner, J. A. F. et al. 1998. Administración. Prentice Hall, México. 688 p.

Theriez, M. 1991. Nutrition of the ewe. En: D. C. Church (Editor), Livestock Feeds and Feeding. Prentice-Hall, Englewood Cliff, N. J., E. U. A.

Umberger, H. S. 1996. Sheep Grazing Management. http:/www.ext.vt.edu/ pubs/sheep/410-366/410-366.html. Sitio visitado el 25/3/2018.

Umberger, H. S. 1997. Management Strategies for Improved fall-lambing. http://www.ext.vt.edu/pubs/sheep/410-365/4-365.html. Sitio visitado 25/3/2018.

Valencia Z., M., E. González P. 1983. Pelibuey sheep in Mexico. In: Hair sheep of Western Africa and the Americas: A Genetic Resource for the Tropics, Fitzhugh, Bradford, Eds. Westview Press, Boulder, Co., E. U. Pp. 55-74.

Valencia Z., M., D. Liceaga R. 1995. Características productivas en el parto y período postparto de las razas Blackbelly y Pelibuey en clima tropical. Vet. Méx. 26(2):352.

Valencia, M., M. Heredia y E. González. 1981. Estacionalidad reproductiva en ovejas Pelibuey. Mem. Asoc. Latinoamer. Prod. Anim. 16:137.

Wettemann, R. P. 1980. Postpartum endocrine function of cattle, sheep and swine. J. Anim. Sci. 51(Suppl. 2):2-23.

Wildeus, S. 1991. Proc., Hair Sheep Research Symposium. The University of the U. S. Virgin Islands, St. Croix, U. S. V. I. 362 p.

Wildeus, S. 1997. Hair sheep genetic resources and their contribution to diversified small ruminant production in the United States. Journal of Animal Science 75:630-640.

Wright, P. J. et al. 1983. Suppressed release of LH in ovariectomized postpartum ewes. J. Reprod. Fertil. 67:197.

Yeates, N. T. M. 1949. The breeding season of the sheep with particular reference to its modification by artificial means using light. J. Agric. Sci. Cambridge 39:1-43.

Youngs, C. R. 1997. The reproduction of sheep. Iowa State University, Ames, Io., E. U. 49p.

IV.8 Comportamiento reproductivo y endocrinología en ovinos de Pelo

Arnoldo González R.12, N. Pescador S.3, F. A. Lucero M.1, F. J. Trejo M.2, H. Del Angel R.2, J. F. Vázquez A.4, Y. Bautista M.2 y J. Hernández M.1

1 Facultad de Ingeniería y Ciencias, Universidad Autónoma de Tamaulipas, Cd. Victoria, Tamps., México,
2 Facultad de Medicina Veterinaria y Zootecnia, Universidad Autónoma de Tamaulipas, Cd. Victoria, Tamps., México,
3 Facultad de Medicina Veterinaria y Zootecnia, Universidad Autónoma del Estado de México, Toluca, Edo. De Mex., México,
4 Centro Universitario UAEM Temascaltepec, Universidad Autónoma del Edo. de México, Temascaltepec, Edo. De Mex., México.

Resumen

Los ovinos de Pelo han destacado no solo en las regiones tropicales de México y de América y constituyen una fuente confiable de proteína animal de buena calidad. Los ovinos de Pelo desde su llegada a México han contribuido a la producción de carne y se ubican en todo el país. Se describen las principales características endocrinas de los procesos reproductivos en los ovinos de Pelo. El comportamiento productivo y reproductivo depende parcialmente de factores ambientales, como el fotoperiodo, de manera similar como lo hacen los ovinos de Lana; aunque los ovinos de Pelo no tienen un anestro absoluto y solo se han reportado disminuciones en el comportamiento reproductivo durante la primavera, lo que les permite ser utilizados en programas de producción de cordero, durante casi todo el año. Similarmente, las ovejas poseen un anestro postparto corto y son capaces de concebir, relativamente, pronto después del parto, ya que presentan ovulaciones a los 8 días postparto, por lo que podrían presentar intervalos entre partos de 7-8 meses. El comportamiento reproductivo y la endocrinología de los procesos reproductivos de los ovinos de Pelo, son similares a los de los ovinos de Lana, encontrándose diferencias solo en el anestro postparto y en la estacionalidad del comportamiento reproductivo, así como en la presentación de la temporada de monta y de partos. En consecuencia, son susceptibles de ser utilizados en empadres continuos o durante todo el año, en programas de producción intensiva de corderos.

Palabras clave: Ovinos tropicales, comportamiento reproductivo, hormonas de la reproducción.

Introducción

Debido a su evolución, los ovinos representan una especie con una capacidad natural para mostrar tasas productivas y reproductivas relativamente altas, a pesar de contar con una variedad muy grande de razas y biotipos, adaptados y adaptables a muy diversos ecosistemas; por lo que resulta de interés muy particular estudiar los componentes fisiológicos y anatómicos de la reproducción en esta especie; así como los efectos de factores, como los factores ambientales, que como se sabe (Hafez, 1952; Legan y Karsch, 1984; Lincoln y Short, 1980; Yeates, 1949), son determinantes del ciclo reproductivo anual en las especies de reproducción estacional. Por otro lado, las características de adaptación, productividad y resistencia, le permiten a diversas razas de la especie, sobretodo, aquellas razas autóctonas, nativas y criollas, servir de modelo animal para realizar estudios e investigaciones, en diversas áreas del conocimiento, incluyendo algunas áreas de la salud. Los ovinos de Pelo constituyen un grupo de razas y biotipos adaptados a ecosistemas tropicales (Fitzhugh y Bradford, 1983), que destacan no solo por su adaptación, productividad y resistencia, sino que también destacan por su capacidad de servir de fuentes de proteína animal de buena calidad, bajo condiciones adversas; especialmente, para poblaciones de escasos recursos. En América Latina y en México, los ovinos de Pelo han destacado, además de por su resistencia y adaptación, sino también por su comportamiento reproductivo (Castillo *et al.*, 1972; González, 1977; 1983; González *et al.*, 1991) y su capacidad para producir carne (González, 1977; González *et al.*, 2003; Perón *et al.*, 1988).

El ovino de Pelo en México ha servido como modelo de investigación en diversas áreas, donde destacan nutrición y reproducción; dentro de la última, se han estudiado diversas áreas, tanto en la oveja, como en el morueco. De las disciplinas que se han estudiado, destacan la estacionalidad reproductiva (Arroyo *et al.*, 2006; González *et al.*, 1990; 1992ab), el anestro postparto (Arroyo *et al.*, 2009; González, 1983; González *et al.*, 1987) y la eficiencia reproductiva (Galina *et al.*, 1996); en apoyo a las investigaciones mencionadas, se ha estudiado igualmente, la endocrinología de los procesos reproductivos en los estudios mencionados. El conocimiento de la endocrinología de la reproducción en las ovejas de Pelo es importante, para diseñar programas de investigación y de manejo intensivo de la reproducción, por lo que el objetivo del presente documento es revisar la información disponible sobre la endocrinología de los procesos reproductivos en ovinos de Pelo.

La reproducción en la oveja y el morueco

El ciclo de vida reproductiva de la oveja se divide en tres etapas, las cuales ocurren de acuerdo al desarrollo anatómico y reproductivo de la oveja (Foote *et al.*, 1970), dichas etapas ocurren de manera consecutiva y como sigue, primero se presenta una etapa preparatoria y de desarrollo, la cual ocurre durante la vida fetal y neonatal, que es cuando las gónadas y las funciones gonadotrópicas se diferencian, seguida esta por una etapa de ajuste, que ocurre previo a la pubertad, donde se presentan cambios en los mecanismos regulatorios de las funciones gonadotrópicas y de las gónadas, que llevan a la oveja a alcanzar la madurez sexual, para que finalmente, se presente un periodo de actividad cíclica estacional ovárica y reproductiva, durante la cual se presentan ciclos reproductivos consecutivos, acompañados por un ciclo de variación en la actividad sexual; que obedecen patrones estacionales (Arroyo *et al.*, 2006; 2009; González *et al.*, 1991; 1992ab; Hafez, 1952; Karsch *et al.*, 1984; Lincoln y Short, 1980), fisiológicos (González, 1977; 1983; González *et al.*, 1987) y productivos (Murphy y González, 1980; González, 1977; 1999; 1983; González *et al.*, 2003) . De manera similar, la oveja Pelibuey presenta un periodo de ciclos estruales, acompañado por un periodo de actividad sexual reducida (González, 1983; González *et al.*, 1992a).

De igual forma a como ocurre la reproducción estacional en la oveja, la reproducción también ocurre de manera estacional en el morueco (Revisar Capítulo 8, de este libro sobre la reproducción en el macho). Se han encontrado variaciones mensuales importantes en los niveles de testosterona en corderos Pelibuey (Figura 4.8.1, González *et al.*, 1992b); se encontraron niveles mas altos de febrero a agosto, en relación a los niveles encontrados de septiembre a enero. También se han encontrado diferencias significativas debido a estación, en los patrones de secreción episódica de hormona luteinizante (Figura 4.8.2, González *et al.*, 1992b); se cree que estas diferencias, tanto en testosterona como en hormona luteinizante, se deban a cambios en comportamiento sexual.

La pubertad

La pubertad se define como el momento de la primera ovulación, ya que la primera ovulación ocurre antes del estro (Foote, 1991; Foote *et al.*, 1970), de manera directa, la pubertad se define como el momento en que la oveja es capaz de ovular y manifestar el comportamiento sexual completo y propio de la especie (Foote *et al.*, 1970; Levasseur y Thibault, 1980). En términos prácticos, se definiría como el momento cuando la cordera es capaz de reproducirse, es decir, cuando la cordera muestra estro y ovula (Foote, 1991). En la oveja de Lana, la pubertad ocurre entre 4 y 10 meses de edad y cuando ha alcanzado 40 a 60 % del peso adulto (Hafez, 1952). La pubertad ocurre entre los 6 y 12 meses de edad y entre 18 y 25 kg, en la oveja Pelibuey (González y De Alba, 1983). Para otras razas de Pelo, la pubertad se ha reportado varía de 5 a 14 meses y de 15 a 30 kg (Foote, 1991); la principal fuente de variación reportada fue la alimentación, con los rangos opuestos siendo el pastoreo y la alimentación en corral. Se cree que la edad a la pubertad es afectada por varios factores, entre ellos, la época de nacimiento, y como ya se mencionó, la ganancia diaria y el peso vivo (Foote *et al.*, 1970).

El ciclo reproductivo anual en la oveja: Estacionalidad en los ovinos de Pelo

El ciclo reproductivo anual en los mamíferos domésticos y silvestres comprende una época de anestro o de ausencia de actividad reproductiva, seguida por una época de actividad reproductiva cíclica (época de empadre); el ciclo reproductivo anual está definido principalmente, por el fotoperiodo y la época del año y algunos otros factores del medio ambiente, como latitud y longitud, manejo, alimentación, temperatura y humedad relativa, entre otros (Hafez, 1952; Yeates, 1949), posteriormente, se demostró que el fotoperiodo también afecta la endocrinología de los procesos reproductivos en los ovinos de Lana (Karsch *et al.*, 1984; Lincoln y Short, 1980). Estudios iniciales sobre el comportamiento reproductivo en ovinos de Pelo (Castillo *et al.*, 1972; González, 1977) indican que la estacionalidad reproductiva en los ovinos de Pelo ocurre de manera diferente a la de los ovinos de Lana; mientras estudios posteriores indican que la actividad estrual se ve reducida durante la primavera (González *et al.*, 1990; 1991; 1992ab; Valencia *et al.*, 1981).

La temporada de empadre o monta

Las ovejas de Lana se caracterizan por ser poliestruales estacionales, es decir, presentan varios ciclos durante la época reproductiva, la cual coincide con la disminución en la duración de horas luz, y ocurre en otoño e invierno (Haresign, 1979); por otro lado, las ovejas de Pelo, también son poliestruales y ciclan durante casi todo el año y muestran una disminución en su actividad reproductiva durante los meses de febrero a mayo (González *et al.*, 1991; 1992a; Valencia *et al.* 1981; 1993).

El ciclo estrual en la oveja

El ciclo estrual, se define como el tiempo que transcurre entre dos períodos de estro (Bearden y Fuquay, 1982), durante este, ocurren cambios anatómicos, fisiológicos y hormonales en la oveja. Las ovejas tienen un ciclo estrual de 16 a 18 días de duración, y ovulan de 24 a 36 horas después del inicio del estro (Hunter y King, 1982).

La regulación hormonal ocurre por el sistema nervioso central, mediante la integración de funciones de áreas específicas del hipotálamo, la glándula pituitaria, la glándula pineal, el útero y los ovarios (Ebling y Hasting, 1992). La reproducción inicia con la secreción de la hormona liberadora de gonadotropinas (GnRH), la que por medio de la sangre llega a la hipófisis e induce la liberación de gonadotropinas, como la LH y la FSH, los ovarios secretan estrógenos (estradiol) y progestágenos (Progesterona, Tempest y Mister, 1994). El ciclo estrual se divide en fase folicular y fase lútea, la fase folicular, se subdivide en proestro y estro, mientras que la fase lútea en metaestro y diestro.

Fase folicular

Esta formada por una etapa de proestro, es una fase corta del ciclo estrual, con una duración de 3 o 4 días, durante la cual ocurre el desarrollo folicular, al final, ocurre el estro y la ovulación.

Proestro, tiene una duración de 2 días y se presenta el crecimiento folicular previo al estro, el proestro inicia con la regresión del cuerpo lúteo del ciclo anterior y termina al inicio del estro (Jainudeen y Hafez, 1996). Los niveles de progesterona disminuyen y, el efecto de retroalimentación negativa de la progesterona sobre el hipotálamo desaparece. Este último empieza a liberar GnRH, lo cual a su vez, estimula a la hipófisis anterior para iniciar la liberación de LH y FSH (Currie *et al.*, 1993). La FSH es responsable del crecimiento y desarrollo de los folículos, mientras que la LH facilita la ovulación. Durante el desarrollo folicular, se secreta el estradiol, el cual induce el estro, estimula el canal reproductivo e induce el pico preovulatorio de LH y FSH, mediante un efecto de retroalimentación positiva sobre el hipotálamo (Clarke, 1984).

Estro, tiene una duración de 24 a 36 horas, es un periodo de actividad física intensa, la oveja acepta al macho y permite la monta y la cópula, ocurre la maduración de los folículos y la ovulación, aquí ocurre la máxima concentración de estradiol, LH y FSH (Durán del Campo, 1980).

Fase lútea

En esta fase, el útero se prepara para la implantación del embrión, si ocurrió la fecundación, continua su función, de lo contrario, dura de 13 a 14 días y termina el ciclo estrual, para permitir el inicio de un nuevo ciclo (Bearden y Fuquay, 1980).

La ovulación marca el término de la fase folicular e inicio de la fase lútea, después de la ovulación, se forma el cuerpo lúteo (CL), debido a una atrofia de la pared del folículo de Graaf (Hafez, 2004). Una vez establecido el CL, éste empieza a secretar progesterona, hasta alcanzar su máxima concentración el día 11 del ciclo estrual, después termina su etapa funcional, ocurre la regresión o lisis del CL, debido al efecto de la prostaglandina $F_{2\alpha}$ (Pijoan,

1983; Vallet *et al.*, 1990); se reduce el efecto de retroalimentación negativa de la progesterona sobre el eje hipotálamo-hipófisis y se reinicia la secreción de FSH y LH (Cunningham, 1975; Foster, 1979; Legan y Karsch, 1980).

Metaestro, es un período que dura aproximadamente dos días en la oveja, durante este tiempo se inicia la formación y funcionamiento del CL, comenzando la secreción de P_4 (Franson, 1988).

Diestro, se caracteriza por una plena funcionalidad del CL, el cual secreta máximos niveles de progesterona, si la gestación llega a término, el CL se mantiene hasta el final; de otra forma, el CL termina y se inicia el nuevo ciclo (Hafez, 2004).

Las características hormonales del ciclo estrual en la oveja Pelibuey (González, 1977; 1983; González *et al.*, 1991) son similares a las de la oveja de Lana (Stabenfeldt *et al.*, 1969; 1972), las Figuras 10.3 y 10.4 presentan los niveles de hormona luteinizante y de progesterona durante el estro y el ciclo estrual en la oveja Pelibuey, respectivamente (González, 1977; González *et al.*, 1991). La Figura 4.8.3 muestra el pico preovulatorio de hormona luteinizante, el cual fue observado desde el inicio del estro. Por otro lado, en la Figura 4.8.4 se muestran los niveles de progesterona observados durante la fase lútea del ciclo estrual, en ovejas que no quedaron gestantes. En ambos casos, los niveles encontrados para ambas hormonas, son de características similares a las ovejas de Lana (Stabenfeldt *et al.*, 1969; 1972). La Figura 4.8.5 muestra los niveles de hormona luteinizante durante el pico preovulatorio en ovejas Pelibuey, tratadas con esponjas impregnadas con progesterona (o esponjas en blanco), para inducir el estro; se observa que estos niveles son similares a los que ocurren durante el estro natural (Figura 4.8.5).

La temporada de anestro

El período de anestro se caracteriza por la ausencia de ciclos estruales, el crecimiento folicular disminuye, aún que los folículos alcanzaran el tamaño preovulatorio, no llegan a ovular (Noel *et al.*, 1993); el anestro es causado principalmente por el fotoperiodo y la estación del año (Goodman, 1994; Legan y Karsch, 1980); en los ovinos de zonas templadas. Además, el anestro puede ser inducido por la involución uterina, lactancia y/o amamantamiento y la nutrición (González *et al.*, 1987; 1991; Murphy y González, 1983; Wettemann, 1980). El anestro en los ovinos de Pelo es probablemente modificado por factores diferentes a los ovinos de Lana, en la oveja Pelibuey se presenta un anestro postparto (González *et al.*, 1987; Murphy y González, 1983), el cual es modificado por los mismos factores que afectan el periodo postparto en las ovejas de Lana (Wettemann, 1980); además, se presenta un anestro estacional mas corto que en la oveja de Lana y no de manera absoluta, ya que la actividad estrual solo se ve reducida de febrero a mayo (Figura 10.6; González *et al.*, 1990; 1992a). De igual manera, los niveles de LH varían en la oveja Pelibuey, con la época del año, sin que se logre definir con claridad una temporada de anestro y de niveles bajos de LH (González *et al.*, 1990; 1992a).

La gestación en la oveja

La gestación en la oveja de Lana se caracteriza por presentar niveles altos de esteroides ováricos y placentarios (Stabenfeldt *et al.*, 1969; 1972), de los cuales, la progesterona se encuentra en cantidades abundantes durante la fase lútea del ciclo estrual y durante la gestación (Chamley *et al.*, 1973; McNatty *et al.*, 1973). La oveja Pelibuey presenta niveles similares de progesterona, a las ovejas de Lana, durante el ciclo estrual y las primeras semanas de la gestación (Figura 4.8.7, González *et al.*, 1984), el nivel de progesterona permanece elevado durante la gestación, comenzando a disminuir una semana previo al parto, presentándose los niveles mas bajos el día del parto (Figura 4.8.8, González *et al.*, 1984). Los niveles de LH permanecen bajos durante la fase lútea y durante la gestación, tanto en ovejas de Lana (Chamley *et al.*, 1973; Stabenfeldt *et al.*, 1969; 1972), como en ovejas de Pelo (González *et al.*, 1984).

El anestro postparto en la oveja

El periodo postparto es el intervalo de tiempo entre el parto y el reinicio y la actividad cíclica ovárica y la presencia de ciclos estruales regulares (González *et al.*, 1987; 1991); su duración parece depender de varios factores, como la involución uterina (Kiracofe, 1980), el balance endocrino (Wettemann, 1980), nutrición (Dunn y Kaltenbach, 1980), lactancia (Edgerton, 1980; Kann *et al.*, 1978) y el ambiente (Christenson, 1980). El reinicio de la actividad reproductiva postparto depende de factores estacionales (Legan y Karsch, 1984; Foster, 1979), hormonales (Goodman, 1994; Goodman *et al.*, 1981), fisiológicos y anatómicos (González, 1983; González et al., 1987; Hunter y Lishman, 1967; Miller y Wiggins, 1964; Murphy y González, 1981); de tal forma, que el sistema nervioso central (Hipotálamo e hipófisis) y el aparato genital deberán de sincronizar sus actividades anatómicas, fisiológicas y hormonales, para que la oveja reinicie su actividad reproductiva. El anestro postparto (AP) en la oveja Pelibuey está caracterizado por la ausencia de actividad cíclica ovárica, durante el periodo inmediato al parto (Figuras 10.8, 10.9 y 10.10, González, 1983; González *et al.*, 1987), lo cual es resultante de una actividad baja o reducida del sistema hipotálamo-hipófisis, baja sensibilidad del hipotálamo a la hormona liberadora de gonadotropinas (GnRH, Figura 12.13, González y Murphy, 1988; Wright *et al.*, 1983) o baja secreción de hormona luteinizante (LH, Restall *et al.*, 1978); además, el AP es afectado por la involución uterina o puerperio (Kiracofe, 1980), el anestro por lactancia y/o por amamantamiento, el anestro nutricional y finalmente ocurre una etapa de actividad ovárica, durante la cual puede ocurrir la ovulación, previo a que la oveja muestre un ciclo estrual completo (González *et al.*, 1987; Murphy y González, 1983). La involución uterina (UI) se completa a los 30 días en la oveja Pelibuey (González, 1977; 1983), mientras que la reducción al tamaño preparto ocurre entre 20 y 30 días postparto (González, 1977; 1983); por otro lado, la IU en la oveja de Lana, ocurre aproximadamente al mismo tiempo (Wyck *et al.*, 1972). Además, la primera ovulación postparto ocurre en mas ovejas (80 %), cuando la IU se completa a los 20 días, en relación con las ovejas que completan la IU a los 30 días (50 %, González, 1983; González *et al.*, 1987, Figuras 4.8.9, 4.8.10). Además, de lo anterior, se desconoce si la IU afecta directamente la actividad ovárica postparto. Se ha determinado que el periodo postparto en la oveja Pelibuey se compone de dos fases, una fase inicial de anestro, seguido por un periodo de actividad ovárica, con una o varias fases lúteas u ovulaciones, previo a que la oveja muestre un ciclo estrual completo (Figuras 4.8.9, 4.8.10, González, 1983; González *et al.*, 1987). La primera ovulación postparto ocurre relativamente pronto en la oveja de Pelo (González, 1977; 1983; González *et al.*, 1987), de 42 a 66 % de las ovejas Pelibuey ovularon a los 20 días postparto (Figuras 10.9, 10.10, mientras que solo 20 % de ovejas Suffolk o Dorset x Pelibuey ovularon a los 40 días postparto (Martínez *et al.*,

1980). Otros reportes en ovejas de Lana indican que la primera ovulación postparto ocurre después que en la oveja Pelibuey, dependiendo, de la temporada de parto; la ovulación ocurre dentro de 40 días postparto, si las ovejas paren dentro de la temporada de monta (Hunter y Lishman, 1967; Miller y Wiggins, 1964). La nutrición afecta el momento de la primera ovulación en las ovejas Pelibuey (González, 1977; 1983). Igualmente, el primer estro y la concepción ocurren de manera temprana en la oveja de Pelo, las ovejas entran en estro entre 30 y 40 días postparto (Figuras 4.8.9, 4.8.10), cuando son expuestas a macho (Cruz *et al.*, 1981; González, 1977; 1983, González *et al.*, 1987); aunque el rango varía de 40 a 164 días. El intervalo parto-primer estro, intervalo parto-concepción e intervalo entre partos de 43, 47 y 198 días, respectivamente (González y De Alba, 1983). Se ha encontrado que la duración del intervalo a estro depende de varios factores, una reducción de 25 % en peso vivo al parto, aumenta el intervalo a primer estro de 51 a 91 días (Gonzàlez, 1983; González *et al.*, 1987); la época del año (Hunter y Lishman, 1967; Restall, 1971) y la lactancia y el amamantamiento (Alvarez *et al.*, 1984ab; Edgerton, 1980), también afectan el momento del primer estro postparto. La presencia y el número de corderos que amamanta la oveja también afectan el momento del primer estro (González, 2011, datos sin publicar; González y Perozo, 1983; Restall *et al.*, 1971).

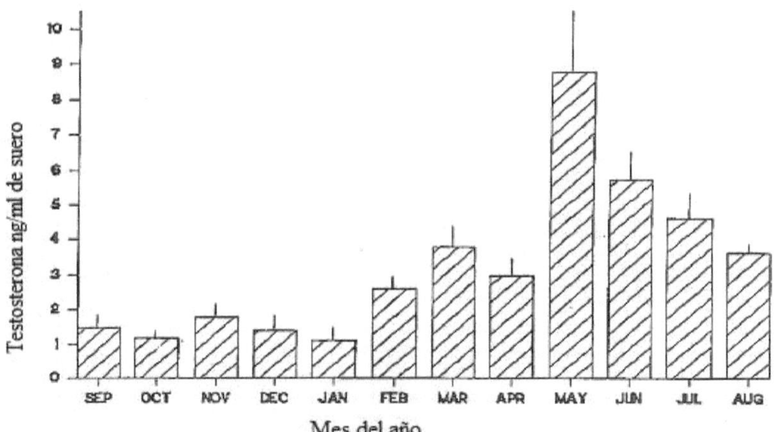

Figura 10.1. Variaciones mensuales de testosterona en corderos Pelibuey, las medias fueron diferentes (P<0.001) y mas altas de marzo a agosto (Adaptado de González et al., 1992b).

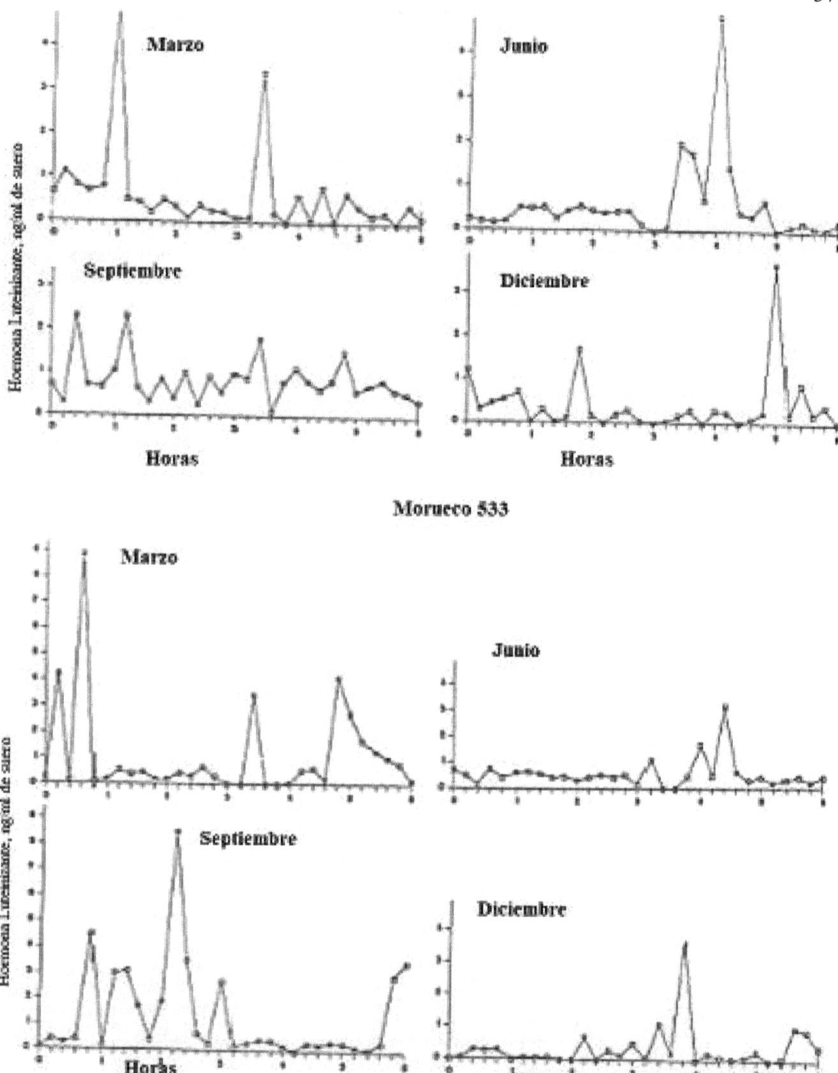

Figura 10.2. Variaciones estacionales de hormona luteinizante en corderos Pelibuey, en muestras tomadas cada 12 minutos, durante 6 horas, cada cambio de estación (Adaptado de González et al., 1992b).

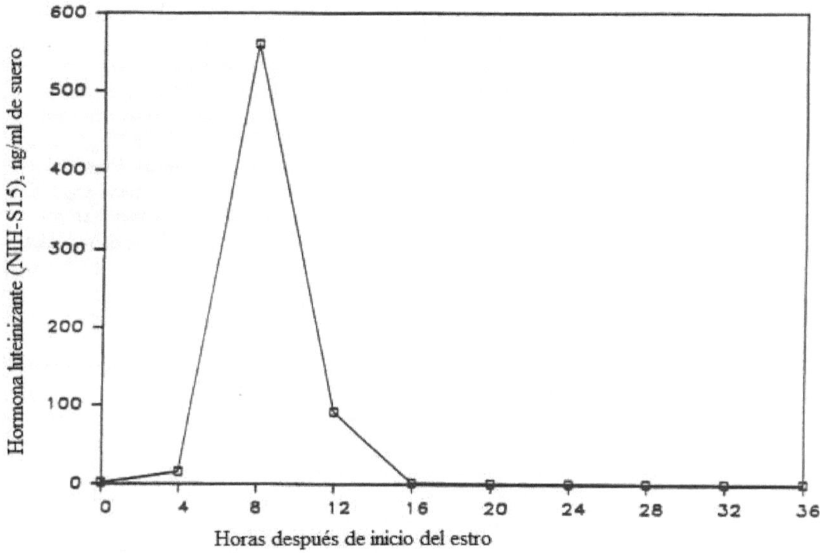

Figura 10.3. Pico preovulatorio de hormona luteinizante en una oveja Pelibuey, en muestras tomadas cada 4 horas, apartir del inicio del estro (Adaptado de González, 1977).

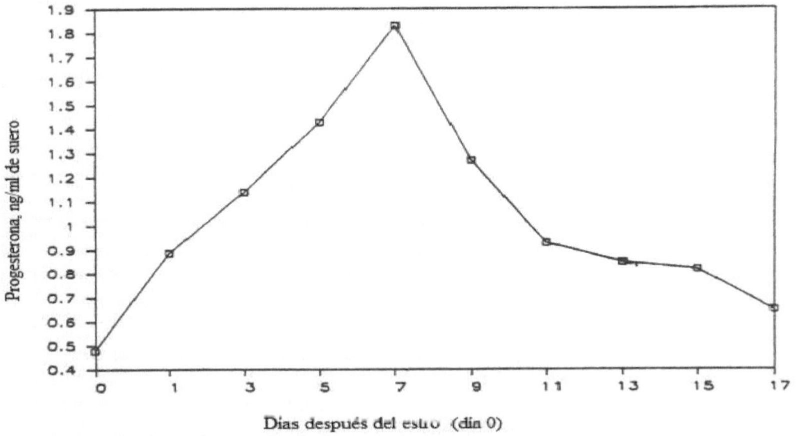

Figura 10.4. Niveles de progesterona en una oveja Pelibuey durante el ciclo estrual, muestras tomadas cada tercer dia (Adaptado de González, 1977).

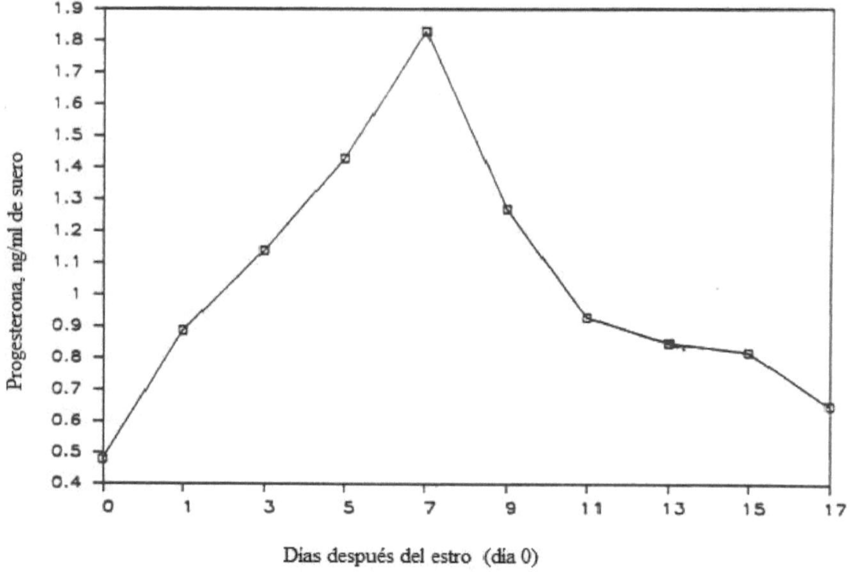

Figura 10.4. Niveles de progesterona en una oveja Pelibuey durante el ciclo estrual, muestras tomadas cada tercer día (Adaptado de González, 1977).

Se ha encontrado que la duración del intervalo a la primera ovulación y al primer estro postparto aumentan con el número de corderos lactantes, siendo mas cortos ambos intervalos en ovejas que no amamantan a sus crías (González, 2011, Datos sin publicar).

Las características endocrinas del periodo postparto en la oveja Pelibuey, se han estudiado hasta cierto punto, por lo que se desconocen los mecanismos endocrinos que caracterizan el periodo postparto en la oveja; se cree que las características del postparto se determinan durante la gestación previa (Rahe *et al.*, 1988), en la oveja, la vaca y la cerda, la secreción de gonadotropinas permanece baja, probablemente debido a los efectos de retroalimentación de los esteroides de ovarios y placenta (Wettemann, 1980). En la oveja Pelibuey, como se mencionó anteriormente, el periodo postparto esta compuesto de dos fases, una inmediata al parto, caracterizada por la ausencia de ovulaciones y la presencia de folículos menores a 6 mm, así como niveles relativamente bajos de secreción de LH (González, 1983; González *et al.*, 1987); así como una baja secreción de LH, en respuesta a una inyección de GnRH, en el postparto temprano (Figura 10.13, González, 1983; González y Murphy, 1988). Se cree que debería de darse una sincronía de las funciones del hipotálamo, la adenohipófisis y el aparato genital de la oveja para que se reinicie la actividad cíclica reproductiva en la oveja, lo que deberá de incluir cambios en la secreción de gonadotropinas, la cual se ve reducida o inhibida durante el postparto (González y Murphy, 1988; González *et al.*, 1987; Restall *et al.*, 1978). Se han determinado dos componentes endocrinos del periodo postparto en ovejas Pelibuey, el primero, se representa por los niveles de progesterona, a partir del parto y antes del primer estro postparto; mientras que el segundo componente, está representado por la secreción episódica de LH (González *et al.*, 1992a), así como la secreción de LH inducida por GnRH (Figura 10.13, González, 1977; 1983; González y Murphy, 1988; González *et al.*, 1987). Como se mencionó anteriormente, la oveja Pelibuey ovula temprano en el postparto, se han determinado los niveles de progesterona, del parto al primer estro postparto y la concepción (Figuras 10.9, 10.10). Después del estro, la progesterona alcanza el máximo (2-6 ng/ml) durante los días 7-11, disminuye parcialmente y a partir del día 13 aumenta, en las ovejas que logran concebir (4-5 ng/ml) y quedar gestantes (8-10 ng/ml), la Figura 10.7 (González *et al.*, 1984) muestra el perfil de progesterona medido en ovejas, a partir del estro y que lograron quedar gestantes. Después del parto, se observan niveles de progesterona, similares a los de un ciclo estrual, a partir del día 25 después del parto, las ovejas presentan de uno a tres picos de progesterona o pueden no presentar aumentos en progesterona antes de mostrar estro (González, 1977; 1983; González *et al.*, 1987); como se observa en la Figura 10.9 y 10.10 (González, 1983; González *et al.*, 1987), existe una variación amplia en los perfiles de progesterona durante el postparto en la oveja Pelibuey, además, la capacidad de secretar progesterona varía dependiendo de la duración del cuerpo lúteo y de los días postparto, el nivel de progesterona en cuerpos lúteos de corta duración (7-8 días) es menor (menos de 1 ng/ml), en relación a aquellos de mayor (2-4 ng/ml) duración (10-12 días); de lo anterior, se deduce que para que la oveja Pelibuey muestre estro durante el postparto, se requiere un aumento en progesterona de 1-2 ng/ml, lo que también es un requisito para que ocurra la pubertad e inicie la temporada de monta (Foster, *et al.*, 1979; Goodman *et al.*, 1981), en ovejas de Lana.

El mecanismo de secreción episódica de LH parece estar funcional a partir del día 10 postparto, a juzgar por los niveles medidos en ovejas Pelibuey (González, 1983; González *et al.*, 1987), a pesar de que existe una variación amplia, la liberación episódica de LH no parece ser un impedimento para que la oveja ovule y muestre estro (Ver Figuras 10.9 y 10.10). Sin embargo, la secreción de LH inducida por GnRH, a los 4-5 días postparto es menor (6-8 ng/ml), en relación a la observada a partir de los días 7-8 (25 ng/ml), 14-15 días (30 ng/ml) o 21-22 días (25 ng/ml) días postparto (Figura 10.13, González y Murphy, 1988). De la información anterior se deduce que los niveles de LH encontrados durante el periodo postparto en la oveja Pelibuey, son suficientes para inducir una o varias ovulaciones, pero no son suficientes para permitir que ocurra la ovulación y que posteriormente, la oveja muestre el estro, que ocurra la ovulación, forme un cuerpo lúteo y un ciclo estrual completo y además logre quedar gestante cuando es expuesta a macho o inseminada.

El patrón estacional en comportamiento reproductivo y productivo que han mostrado las ovejas de Pelo (González *et al.*, 2003; Segura *et al.*, 1996), también se han determinado cambios estacionales en la actividad ovárica (tasa de ovulación y secreción de progesterona, Figura 10.11, González *et al.*, 1990; 1991; 1992a) y en la secreción episódica de hormona luteinizante (Figura 10.12, González etal., 1990; 1991; 1992a).

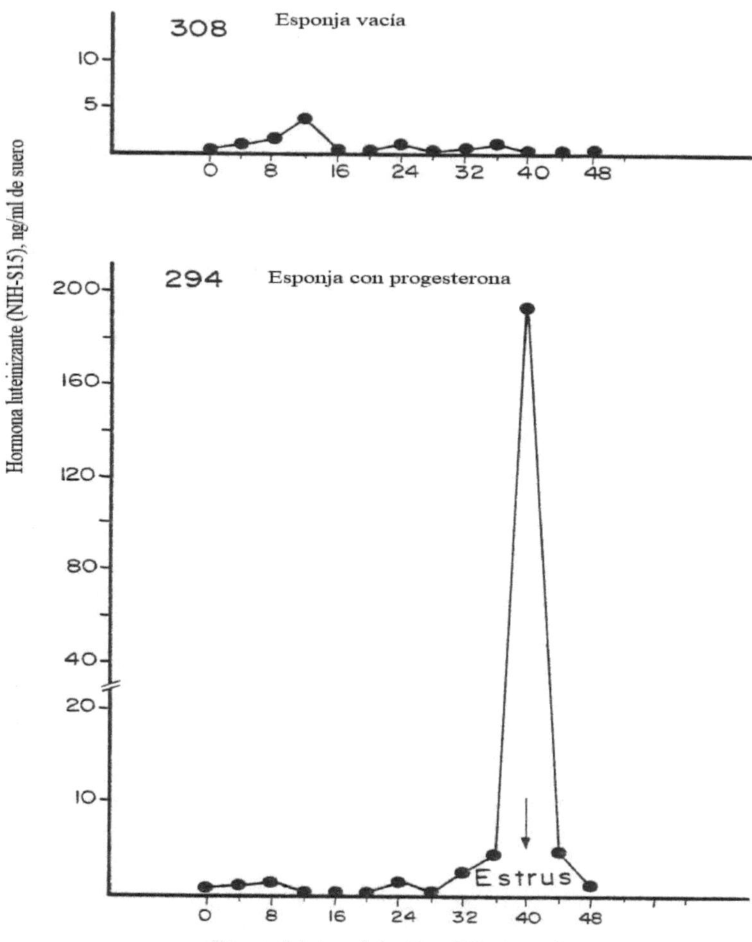

Figura 10.5. Pico preovulatorio de hormona luteinizante en ovejas Pelibuey, con estro inducido con esponjas con o sin progesterona, en muestras tomadas cada 4 horas, a partir del retiro de la esponja (Adaptado de González, 1983).

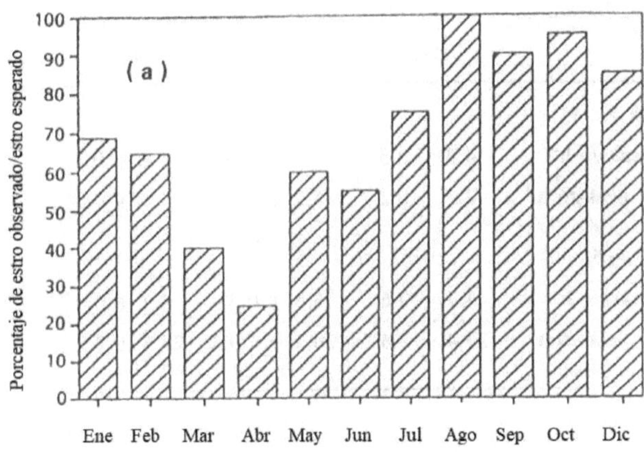

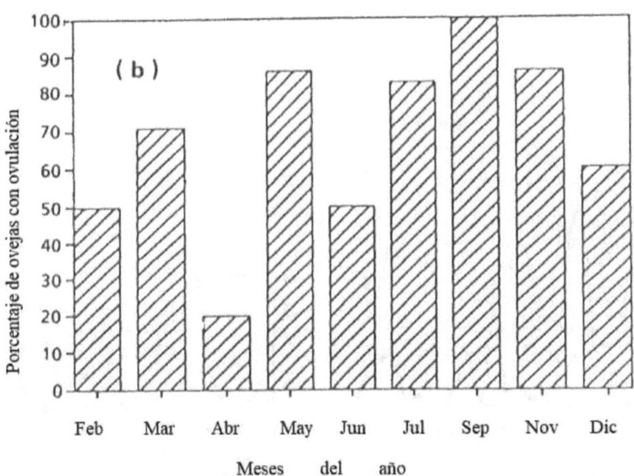

Figura 10.6. Porcentaje de estro observado sobre estro esperado y porcentaje de ovulación, en ovejas Pelibuey, mantenidas bajo estabulación y condiciones constantes de alimentación durante un año (Adaptado de González *et al.*, 1992b).

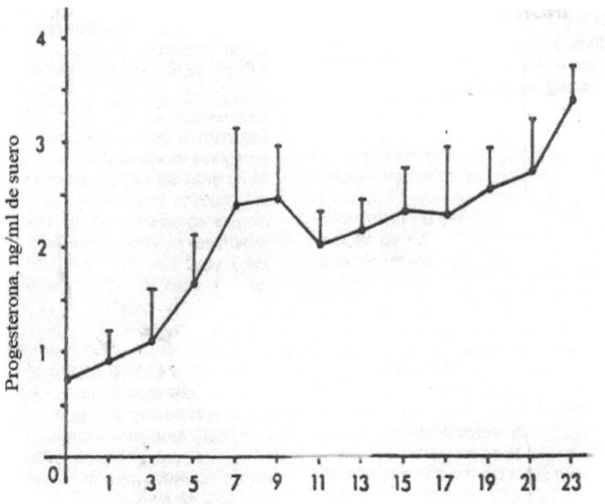

Figura 10.7. Niveles de progesterona durante el ciclo estrual y el inicio de la gestación en ovejas Pelibuey (Adaptado de González, 1977).

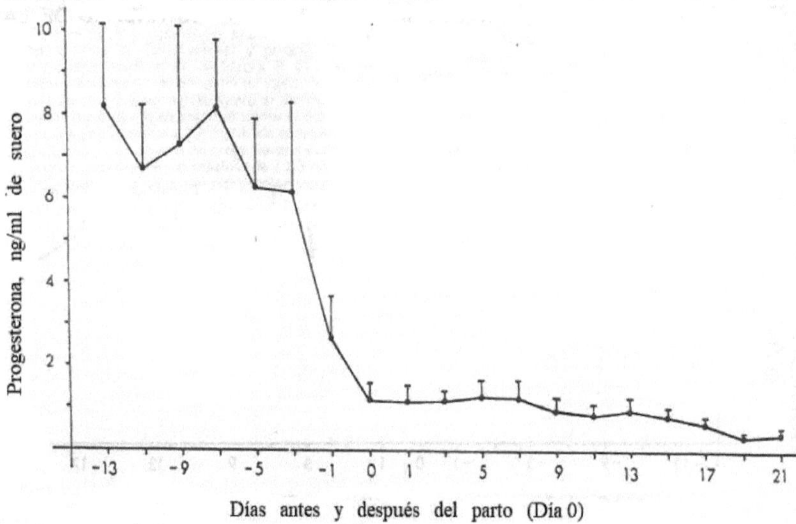

Figura 10.8. Niveles de progesterona durante las últimas dos semanas de la gestación y tres semanas postparto en ovejas Pelibuey, mantenidas en pastoreo en clima tropical (Adaptado de González, 1977)

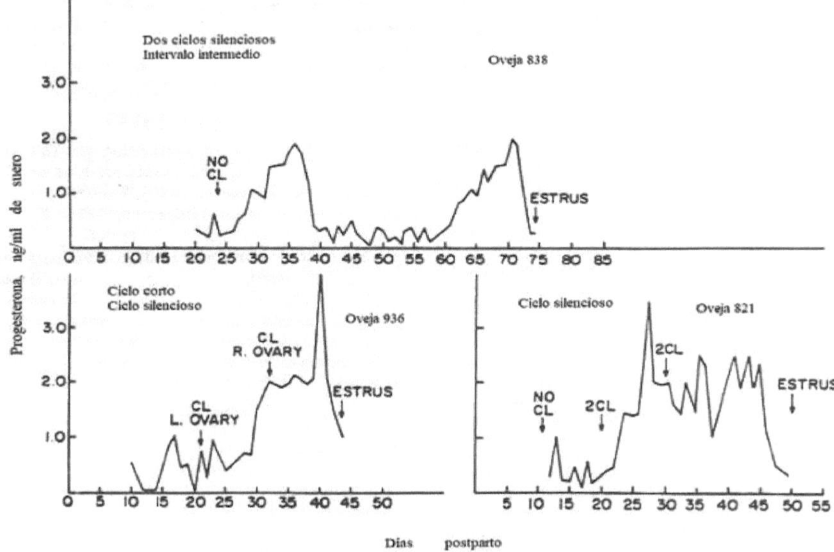

Figura 10.9. Niveles de progesterona, ovulación y actividad estrual en ovejas Pelibuey, durante el periodo postparto (Adaptado de González, 1983, González *et al.*, 1987).

Literatura citada

Arroyo, J., H. Magaña-S., M. A. Camacho-E. 2009. Regulación neuroendocrina del anestro postparto en la oveja. Tropical & Subtropical Agroecosystems 10:301-312.

Arroyo L., J. et al. 2006. Sistemas neurales de retroalimentación durante el ciclo reproductivo anual de la oveja: Una revisión. Interciencia 31:8-14.

Bearden, H. J., J. Fuquay. 1982. Procesos Naturales de Sincronización. Reproducción Animal Aplicada. El Manual Moderno. México. Pp. 36-62.

Castillo R., H. et al. 1972. Comportamiento reproductivo del borrego Tabasco mantenido en clima tropical y subtropical. I. Indices de fertilidad. Téc. Pec. Méx. 20:52.

Chamley, W. A. et al. 1973. Changes in the level of progesterone, corticosteroids, estrone, estradiol-17B, LH and prolactin in the peripheral plasma of the ewe. Biol. Reprod. 9:30.

Clarke, I. J. 1984. Neuroendocrine control of the ovine oestrous cycle. En: Reproduction in sheep. D. R. Lindsay and D. T. Pearse (Eds.). School of Agriculture. Pp 1-15.

Cruz, J. C., J. Escobar y S. Fernández-Baca. 1981. Edad al primer parto e intervalo entre partos en ovejas. Mem. Asoc. Latinoamer. Prod. Anim. 16:135.

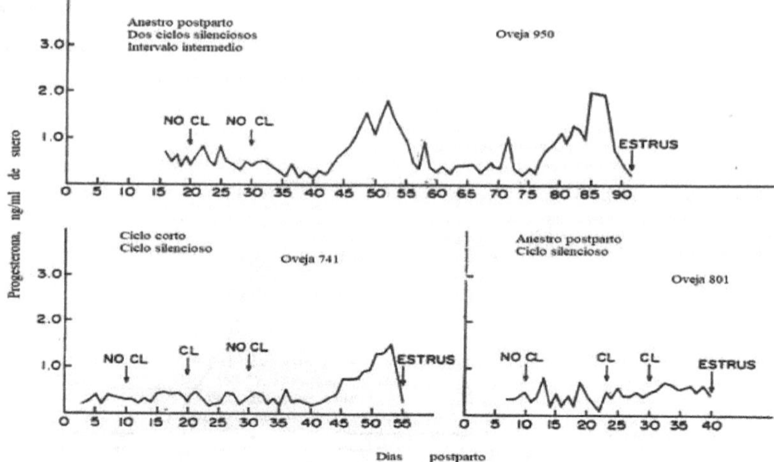

Figura 10.10. Niveles de progesterona, ovulación y actividad estrual en ovejas Pelibuey, durante el periodo postparto (Adaptado de (González, 1983, González *et al.*, 1987).

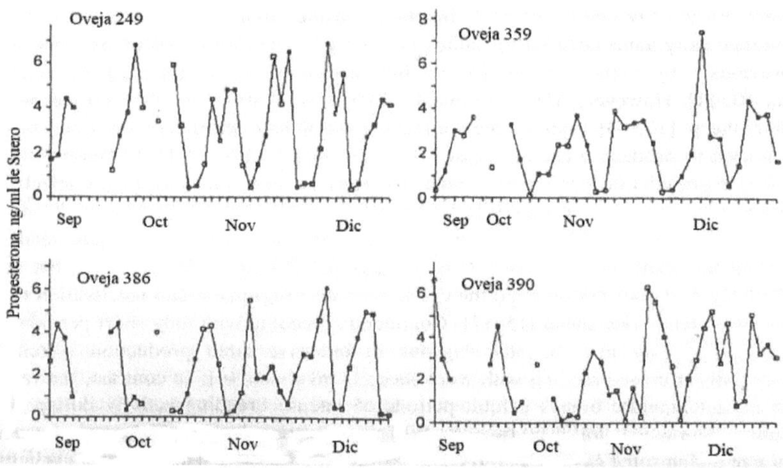

Figura 10.11. Niveles de progesterona en ovejas Pelibuey, mantenidas bajo estabulación y en ausencia del macho (Adaptado de González *et al.*, 1991, González *et al.*, 1992b).

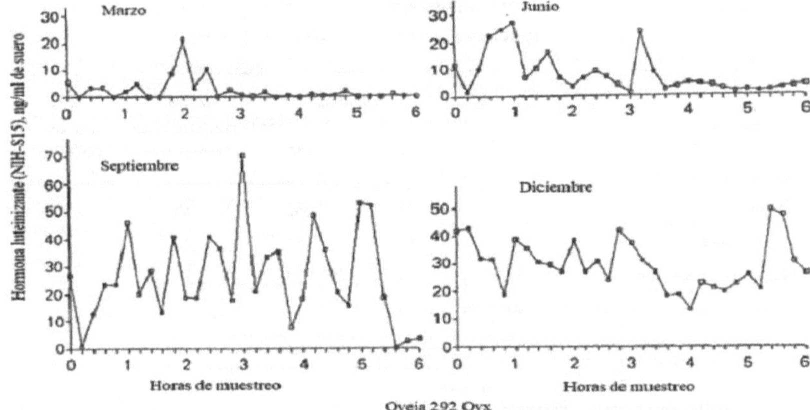

Figura 10.12. Variaciones estacionales de hormona luteinizante en ovejas Pelibuey, mantenidas sin macho durante el año (Adaptado de González *et al.*, 1991, González *et al.*, 1992b).

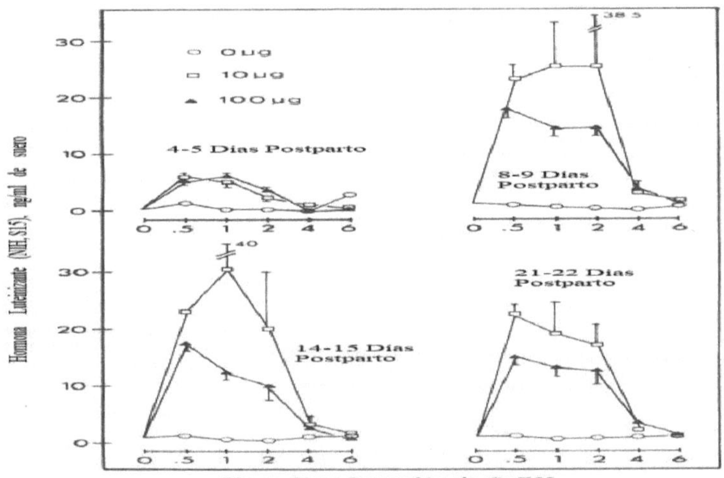

Figura 10.13. Efecto de GnRH (0, 10 o 100 ug) sobre la liberación de hormona luteinizante en ovejas Pelibuey, durante las primeras 4 semanas postparto (Adaptado de González, 1983, González et al., 1988)

Cunningham, N. F., A. M. Symons, N. Saba. 1975. Levels of progesterone, LH and FSH in the plasma of sheep during the oestrous cycle. J. Reprod. Fertil. 45:177.

Currie, W. E., A. C. O. Evans, J. P. Ravindra et al. 1993. Progesterone blockade of the positive feedback effect of 17β estradiol in the ewe. Anim. Reprod. Sci. 30:281-287.

Duran del Campo, A. 1980. Anatomía y fisiología de la reproducción e IA en ovinos. Ed. Agropecuaria Hemisferio Sur, S. R. L. Montevideo, Uruguay. 264 p.

Ebling, F. J. P. and M. A. Hastings. 1992. The neural regulation of seasonal reproduction. Annals de Zootechnie 41:239-346.

Edgerton, L. A. 1980. Effect of lactation upon the postpartum interval. J. Anim. Sci. (Suppl. 2):40-51.

Fitzhugh, H. A., G. E. Bradford. 1983. Hair Sheep of Western Africa and the Americas: A genetic resource for the tropics, Fitzhugh, Bradford, Eds., Westview, Boulder, Co., E. U. A. 319 p.

Foote, W. C. 1991. Reproduction in hair sheep under different climatic conditions. Hair Sheep Res. Symp., S. Wildeus, Ed., Univ. of the V.I., Saint Croix, U. S. VI. Pp. 273-290.

Foote, W. C., N. Sefidbakht, M. A. Madsen. 1970. Puberal estrus and ovulation and subsequent estrous cycles in the ewe. J. Anim. Sci. 30:86.

Foster, D. L. 1979. Is the mechanism for resumption of ovulation in the sheep similar to that for onset of puberty or onset of the breeding season? Biol. Reprod. (Suppl. 1):25.

Franson, R. D. 1988. Anatomía y Fisiología de los Animales Domésticos. Nueva Editorial Interamericana, McGraw-Hill, México, D. F. Pp. 395-405.

Galina, M. A., R. Morales et al. 1996. Reproductive performance of Pelibuey and Blackbelly sheep under tropical management systems in Mexico. Small Rumin. Res. 22:31-37.

González, A., B. D. Murphy, J. de Alba, J. G. Manns. 1987. Endocrinology of the postpartum period in the Pelibuey ewe. J. Anim. Sci. 64:1717-1764.

González, A., B. D. Murphy, W. C. Foote and E. Ortega. 1992a. Circannual variations in estrous cyclicity and ovulation rate in Pelibuey ewes. Small Rumin. Res. 8:225-232.

González, A., W. C. Foote, B. D. Murphy, E. Ortega. 1992b. Seasonal variations in circulating testosterone and LH in Pelibuey lambs. Small Rumin. Res. 8:233-242.

González R., A., J. Valencia M., W. C. Foote and B. D. Murphy. 1991. Hair sheep in Mexico: Reproduction in the Pelibuey sheep. Anim. Breed. Abst. 59:509-524.

González R., A. 1977. Reproduction in Peliguey sheep in the mexican tropic. Tesis de M. Sc., Utah State University, Logan, Utah, E.U.A. 93 p.

González R., A. 1983. The postpartum period in the Peliguey ewe. Tesis de Ph. D., University of Saskatchewan, Saskatoon, Sask., Canada. 316 p.

González R., G. A. 1999. Efecto de la época de empadre y la introducción del macho sobre el comportamiento estrual, duración de la gestación y prolificidad en ovejas. Tesis M. C., Universidad Autónoma de Tamaulipas, Cd. Victoria, Tamps., México. 85 p.

Gonzalez R., A., B. D. Murphy. 1988. Effects of GnRH on LH release and onset of cyclic ovarian activity postpartum in Pelibuey ewes. Can. J. Anim. Sci. 68(6):359-366.

González R., A., W. C. Foote, J. De Alba. 1984. Niveles de progesterona y HL durante el ciclo estrual y la gestación en ovejas Pelibuey. Rev. Mex. Prod. Anim. 16:47-51.

González R., G. A. 1999. Efecto de la época de empadre y la introducción del macho sobre el comportamiento estrual, duración de la gestación y prolificidad en ovejas. Tesis M. C., Universidad Autónoma de Tamaulipas, Cd. Victoria, Tamps., México. 85 p.

González-R. A., B. D. Murphy, E. Ortega-R. 1990. Factors determining the reproductive potential of Pelibuey sheep: Effects of season and parturition on reproductive performance, En: Livest. Reprod. LA. IAEA, Viena, Austria. Pp. 335-350.

González-Reyna, A., J. De Alba. 1983. Reproduction in Peliguey sheep. En: Hairsheep of Western Africa and the Americas: A genetic resource for the tropics, H. A. Fitzhugh y G. E. Bradford (Eds.), Westview, Boulder, Co., E.U. Pp. 75-79.

González R., A. et al. 2003. Eficiencia productiva y punto de equilibrio para el costo del kilogramo de cordero al destete en ovinos de Pelo NE de México. LRRD 15(12): 11p.

Goodman, R. L. 1994. Neuroendocrine control of the ovine estrous cycle. En: E. Knobil and J. D. Neil (Eds.), Physiology of reproduction, Raven, New York, E. U. Pp. 659-709.

Goodman, R. L., E. L. Bittman, D. L. Foster, F. J. Karsch. 1981. The endocrine basis of the synergistic suppression of LH by estradiol and progesterone. Endo. 109:1414.

González S., C., F. Perozo. 1983. Efecto del estado productivo y crías sobre la eficiencia reproductiva y la productividad en ovejas tropicales. Mem. ALPA 18:136-137.

Hafez, E. S. E. 1952. Studies on the breeding and reproduction of the ewe. J. Agric. Sci. Cambridge 42:189-265.

Hafez, E. S. E. 1989. Reproducción e inseminación en animales. McGraw Hill, Interamericana, México. 694.

Hafez, E. S. E. 2004. Reproducción e inseminación artificial en animales. McGraw-Hill Interamericana, México, D. F. Pp. 84-160.

Haresing, W. 1979. Manejo y enfermedades de las ovejas. Commonwealth Agricultural Bureaux. Editorial Acribia, España. Pp. 73-83.

Hunter, G. L., A. W. Lishman. 1967. Postpartum ovulation and estrus in spring lambing ewes. J. Reprod. Fertil. 14:473.

Hunter, R. H. F. and R. King. 1982. Sperm transport storage and release in the sheep oviduct in relation to the time of ovulation. British Veterinary Journal 138:225-232.

Jainudeen M., R., E. S. E Hafez. 1996. Ovejas y cabras. En: Reproducción e IA en animales. E. S. E. Hafez (Ed.), McGraw-Hill Interamericana, México, D. F. Pp. 311-322.

Kann, G., J. Martinet and J. Chirar. 1978. Hypothalamic-pituitary control during lactation in sheep. En: Control of ovulation D. B. Crighton et al. (Eds.). Londres, Butterworth.

Karsch, F. J., E. L. Bittman, D. L. Foster, R. L. Goodman, J. S. Legan, J. E Robinson. 1984. Neuroendocrine basis of seasonal reproduction. Rec. Prog. Horm. Res. 40:185-231.

Legan, J. S., F. J. Karsch. 1980. Photoperiodic control of seasonal breeding in ewes: Modulation of the negative feedback action of estradiol. Biol. Reprod. 23:1061-1068.

Levausseur, M. C. and C. Thibault. 1980. Reproductive life cycles. En: Reproduction in Farm Animals, E. S. E. Hafez (Ed.). Lea & Febiger, Philadelphia, Pa., E. U.

Lincoln, G.A., R.V. Short. 1980. Seasonal breeding: Nature's contraceptive. Rec. Prog. Horm. Res. 36:1-25.

Martínez, A. et al. 1980. Estudio de la actividad ovárica pos-parto mediante la determinación de progesterona en ovejas Dorset, Suffolk y Tabasco. Veterinaria México11:127-131.

McNatty, K. P., K. J. A. Revfeim and A. Young. 1973. Peripheral plasma progesterone concentrations in sheep during the oestrous cycle. Journal of Endocrinology 58:219.

Miller III, W. W., E. L. Wiggins. 1964. Ovarian activity and fertility in lactating ewes. J. Anim. Sci. 23:981.

Murphy, B. D., A. González R. 1983. Revisión del anestro postparto y efectos de nutrición y lactancia sobre restauración de actividad cíclica reproductiva en la hembra. Prod. Anim. (BA) 10:81.

Noel, B., J. L. Bister, and R. Paquay. 1993. Ovarian follicular dynamics in Suffolk ewes at different periods of the year. Journal of Reproduction and Fertility 99:695-700.

Perón, N., T. Lima y J. L. Fuentes. 1988. Algunas características del ganado ovino Pelibuey de Cuba. Mejoramiento Animal, Boletín de Reseña, CIDA. La Habana, Cuba. 19 p.

Pijoan A., P. J. 1983. Aspectos endócrinos en diversas fases reproductivas de las ovejas. 1. Ciclo estrual. Revista Veterinaria México 14:229-234.

Rahe, C. H. et al. 1988. Adenohypophyseal receptors for LHRH, pituitary content of gonadotropins and LH in beef cows. Dom. Anim. Endo. 5:291-298.

Restall, B. J. 1971. The effect of lamb removal on reproductive activity in Dorset Horn x Merino ewes after lambing. J. Reprod. Fertil. 24:145-146.

Restall, B. J., R. D. Kearins, J. Herdegen, P. Carberry. 1978. The induction of reproductive activity in lactating ewes. J. Agric. Res. 29:181.

Rojas R., O. 1997. Diferentes tipos de empadre y manejo del semental en ovinos. I Simposio de Ovinos de Pelo en Tamaulipas, AGLOZCT, INIFAP, México. 5:25-33.

Stabenfeldt, G. H., J. A. Holt and L. L. Ewing. 1969. Peripheral plasma progesterone during the ovine estrous cycle. Endocrinology 85:11.

Stabenfeldt, G. H., M. Drost and C. E. Franti. 1972. Peripheral plasma progesterone levels in the ewe during pregnancy and parturition. Endocrinology 90:144.

Segura C., J., L. Sarmiento y O. Rojas. 1996. Productivity of Pelibuey and Blackbelly ewes in Mexico under extensive management. Small Ruminant Research 21:57-62.

Tempest, W., M. y M. Minter C. 1994. Sincronización de celos y partos. En: Nuevas Técnicas de Producción Ovina. Editorial Acribia, Zaragoza, España. Pp. 241-245.

Valencia J. et al. 1993. Hair sheep in Mexico and Venezuela: Reproduction in Pelibuey sheep in Latin America. Inter. Atomic Energy Agency, Vienna, Austria. Pp. 299 - 320.

Valencia M., M. Heredia y E. González. 1981. Estacionalidad reproductiva en ovejas Pelibuey. Memorias, Asociación Latinoamericana de Producción Animal 16:137.

Vallet, J. L. et al. 1990. Control of endometrial oxytocin receptor and uterine response to oxytocin by prog and oestradiol in the ewe. J. Reprod. Fertil. 90:625-634.

Wettemann, R. P. 1980. Postpartum endocrine function of cattle, sheep and swine. Journal of Animal Science 51(Suppl. 2):2.

Wright, P. J., T. Stelmasiak and G. A. Anderson. 1983. Suppressed release of LH in ovariectomized postpartum ewes. Journal of Reproduction and Fertility 67:197.

Yeates, N. T. M. 1949. The breeding season of the sheep with particular reference to its modification by artificial means using light. J. Agric. Sci. Cambridge 39:1-43.

IV.9 Porcentaje de estro en corderas de Pelo tratadas con acetato de fluorogestona y gonadotropina coriónica equina en trópico seco

José Fernando Vázquez Armijo1, J. Hernández M.2, J. A. Reyna Z.2, F. A. Lucero M.2, Y. Bautista M.3, F. J. Trejo M.3, H. Del Angel R.3, J. Cedillo M.1, D. López A.2, N. Pescador S.4 y A. González R.23,

1 Centro Universitario UAEM-Temascaltepec, Universidad Autónoma del Edo. De México, Temascaltepec, Edo. De Méx., México,
2 Facultad de Ingeniería y Ciencias, Universidad Autónoma de Tamaulipas, Cd. Victoria, Tamps., México,
3 Facultad de Medicina Veterinaria y Zootecnia, Universidad Autónoma de Tamaulipas, Cd. Victoria, Tamps., México,
4 Facultad de Medicina Veterinaria y Zootecnia, Universidad Autónoma del Edo. De México, Toluca, Edo. De Méx., México.

Resumen

Se realizaron dos ensayos (E1, E2) para evaluar el efecto de dosis de PMSG y tiempo de aplicación sobre la actividad estrual en la época de alta (E1) y baja actividad reproductiva (E2), en corderas de Pelo, tratadas con esponjas impregnadas con acetato de fluorogestona (FGA). En E1, se utilizaron 159 corderas ovejas de Pelo, durante agosto (época alta), en E2 se utilizaron 58 (época baja), en E1 y E2, las corderas se encontraban en condición corporal (CC) de 3 a 3.5. Las corderas se trataron con esponjas intravaginales con FGA, durante 10 días, la PMSG se aplicó antes o al retiro de la esponja. Los tratamientos fueron T1, 200UI a las 0 horas, T2, 300UI a las 0 horas, T3, 200 a -24 horas y T4, 300 UI a -24 horas. La actividad estrual se midió en términos de porcentaje de estro (PE) y se analizó con X^2 y de horas a estro (HE) y se analizó con análisis de varianza. En E1, el PE fue más alto (P<0.03) cuando se aplicó 300 UI a las -24 horas (87.5%), y más bajo cuando se aplicó 200 UI a las 0 h (64.10%), resultados similares (P>0.05) se observan en la E2 (62.50 y 83.33%). Las HE en la E1 variaron de 33.09 a 26.13 h, y en la E2 de 40.21 a 34.07 h, siendo mayor (P<0.01) la cantidad de HE en las ovejas que se les aplicó 200 UI a las 0 h y menor con 300 UI a las -24 h. En conclusión, en ambas épocas, el ciclo estrual de las ovejas primalas de Pelo es afectado por la dosis y el tiempo de aplicación de la PMSG.

Palabras clave: Ovejas de Pelo, actividad estrual, estación baja, alta.

Introducción

El comportamiento estrual en ovejas de Pelo, se caracteriza por presentar actividad ovárica todo el año, sin embargo, ello no significa que durante todo el año exprese al máximo su capacidad reproductiva (Cruz *et al.*, 1994). Estudios realizados en el Noreste de México, indican que los ovinos de Pelo presentan fluctuaciones en la incidencia de estro a través del año (González *et al.*, 1992), existiendo una época durante la cual, la fertilidad se reduce sin llegar a considerarse un período de anestro (enero-abril). Esto lo atribuyen a factores como disponibilidad de forraje, temperatura, humedad y edad de la oveja (Valencia y González, 1983). Actualmente, se puede incrementar la eficiencia reproductiva en corderas, durante épocas de baja reproducción es mediante la regulación del ciclo estrual, utilizando métodos para inducir y/o sincronizar el estro en grupos de ovejas, esto es, mediante la aplicación de progestágenos, como el acetato de fluorogestona (FGA) y gonadotropinas, como la del suero de yegua preñada (PMSG; Keisler, 1992). Se evaluó el efecto de la dosis de PMSG y tiempo de aplicación sobre la actividad estrual en la época de alta y baja actividad reproductiva.

Materiales y métodos

Se realizaron dos ensayos, en dos épocas del año, agosto (E1, época reproductiva) y febrero (E2, época no reproductiva), en la zona centro de Tamaulipas, México. Las ovejas se vitaminaron (1 ml Aderovet y 4 ml Bioarsenol) y desparasitaron (1 ml Ivermectina) antes de iniciar cada ensayo. En E1 se utilizaron 159 corderas y en E2 68, en condición corporal (CC) de 3 a 3.5 (escala de 1 a 5). En cada ensayo, las corderas fueron tratadas con esponjas intravaginales impregnadas con 40 mg de FGA (Chrono-gest®, Intervet®), durante 10 d. Previo al retiro de la esponja (-24 y 0 h), bajo un diseño completamente al azar, se aplicó la PMSG, vía im, como sigue, T1, 200 UI a 0 horas, T2, 300 UI a 0 horas, T3, 200 a -24 horas y T4, 300 UI a -24 horas. La detección de estro se realizó con la ayuda de machos enteros, provistos de un arnés para evitar la cópula, en un período de 24 a 48 horas después de retiradas las esponjas. Se evaluó el efecto de dosis de PMSG y tiempo de aplicación sobre el porcentaje (PE) y horas a estro (HE). El PE se analizó con el procedimiento PROC FREQ y HE con PROC MIXED, del paquete SAS (2004). La comparación de medias se realizó con la prueba de t de Student, con $\alpha=0.05$.

Resultados y discusión

En el Cuadro 4.9.1, se presentan los resultados de PE de las ovejas tratadas hormonalmente dentro y fuera de la época reproductiva. En época reproductiva, el PE fue más alto (P<0.05) cuando se aplicó 300 UI a las -24 h (64.10%), y más bajo cuando se aplicó 200 UI a las 0 h (64.10%), resultados similares (P>0.05) se observan en la época de baja actividad sexual (62.50 y 83.33%, respectivamente). En ambas épocas, los PE fueron similares (P>0.05) cuando a las -24 y 0 h se aplicó a las ovejas 300 UI, y cuando se aplicó 200 UI en la época no reproductiva. Únicamente, se encontró diferencias en el PE entre las épocas cuando se administró 200 UI a las -24 h, siendo mayor en la reproductiva (81.58%) que en la no reproductiva (68.42%). Los resultados muestran una mejoría en la actividad estrual de las ovejas sincronizadas en la época no reproductiva, observándose variaciones principalmente por efecto de la dosis y hora de aplicación de la PMSG. Varios autores han estudiado la incidencia de estros a través del año en ovejas de Pelo, y reportan una disminución entre los meses de enero a abril del 80% (Valencia et al., 1980; Heredia et al., 1991; González et al., 1992). Contrario a estos resultados, observamos en este estudió, que la incidencia de estro en esta época crítica reproductiva puede aumentarse de 40 a 60% con el uso de hormonas reguladoras del ciclo estrual. Posiblemente, la FGA y PMSG en las ovejas tratadas en la época de no actividad reproductiva funcionó como inductor del estro, y en las de la época reproductiva como un sincronizador del mismo.

En el Cuadro 4.9.2, se presentan los resultados de HE de las ovejas tratadas hormonalmente dentro y fuera de la época reproductiva. Las HE en la época reproductiva variaron de 33.09 a 26.13 h, y en la no reproductiva de 40.21 a 34.07 h, siendo mayor (P<0.01) la cantidad de HE en las ovejas que se les aplicó 200 UI a las 0 h y menor con 300 UI a las -24 h. En ambas épocas, las HE fueron similares (P>0.05) entre las ovejas que se les aplicó 200 y 300 UI de PMSG a las -24 h, y 300 UI a las 0 h, las cuales a su vez fueron diferentes (P<0.05) a las corderas que se les aplicó 200 UI a las 0 h. En general, comparando en cada tratamiento, las HE fueron más bajas (P<0.05) en la épocas reproductiva que en la no reproductiva. Posiblemente, las ovejas tratadas en la época no reproductiva tardaron mayor tiempo en la aparición del estro debido a un menor desarrollo folicular, consecuentemente, la secreción de la hormona estradio 17-β es menor, la cual se encarga de aumentar la presencia y pulsos de LH para generar con mayor rapidez el pico preovulatorio de LH, y por consiguiente, la presencia del estro (Hafez, 2004). Cabe mencionar, que la edad de la oveja es un factor importante que influye la actividad ovárica, aun que se haga uso de métodos de manipulación del estro (Porras et al., 2004). Macías (2007), reportó diferencias en el PE y HE entre primalas y multíparas sincronizadas con FGA y PMSG, siendo en estas últimas mayor la incidencia de estro (83 vs 61%) y su aparición fue en un intervalo de tiempo más corto (26 vs 30 h). Lo anterior, explica las variaciones entre los valores de estas variables en este estudio. Además, los tiempos de aplicación fueron determinantes en este estudió para eficientizar el PE y las HE en ambas épocas. En conclusión, el ciclo estrual de las ovejas primalas de Pelo es afectado por la dosis y el tiempo de aplicación de la PMSG tanto en época reproductiva y no reproductiva, siendo en las ovejas que se les administra 300 UI a las -24 h la mejor opción para aumentar la incidencia de estros y disminuir las horas a estro.

Cuadro 4.9.1. Porcentaje de estro dentro y fuera de la época reproductiva, en corderas de Pelo tratadas con FGA y PMSG.

Tratamientos		Época reproductiva N= 159	No época reproductiva N= 68
Hora de aplicación	PMSG (UI)		
0	200	64.1 (25) a	62.5 (10) a
0	300	80.95 (34) b	80.0 (12) b
-24	200	81.58 (31) b	68.42 (13) a
-24	300	87.5 (35) b	83.33 (15) b

[a,b] Superíndices diferentes entre columnas e hileras indican diferencia significativa (P<0.05).

Cuadro 4.9.2. Horas a estro dentro y fuera de la época reproductiva, en primalas tratadas con FGA y PMSG.

Tratamientos		Época reproductiva N= 49	Época no reproductiva N= 51
Hora de aplicación	PMSG (UI)		
0	200	33.09±2.72 a	40.21±2.43 c
0	300	30.15±2.13 b	34.84±2.13 a
-24	200	27.78±1.92 b	37.20±1.98 ac
-24	300	26.13±2.22 b	34.07±2.13 a

[a,b,c] Superíndices diferentes entre columnas e hileras indican diferencia significativa (P<0.05).

Literatura citada

Cruz C., L., S. Fernández B., L. Álvarez y H. Pérez R. 1994. Variaciones estacionales en presentación de ovulación, fertilización y sobrevivencia embrionaria de ovejas Tabasco en el trópico húmedo. Veterinaria México 25(1):23-27.

González, A., Murphy, B.D., Foote, W.C., Ortega, E. 1992. Circannual estrous variations and ovulation rate in Pelibuey ewes. Small Ruminant Research 8: 225-232.

Hafez, E. S. E. 2004. Reproducción e inseminación artificial en animales. McGraw-Hill Interamericana Editores, México, D. F. Pp. 84-160.

Heredia, A., T. M. Menéndez y M. A. Velázquez. 1991. Factores que influyen en la estacionalidad reproductiva de la oveja Pelibuey. Memorias, Reunión Nacional de Investigaciones Pecuarias, Universidad Autónoma de Tamaulipas. Cd. Victoria, Tamps., México. P. 115.

Keisler, H. D. 1992. Manipulación de la reproducción en ovejas. En: Memorias, Semen. Inter. Avances Recientes de la Producción Ovina. Colegio de Postgraduados, Montecillo, Edo. De Méx., México, junio. Pp. 73-89.

Legan, J.S. and J. F. Karsh. 1979. Neuroendocrine regulation of the estrous cycles and seasonal breeding in the ewe. Biology of Reproduction 20:74-85.

Macías C., U. 2007. Factores que afectan la manifestación del estro en ovejas de Pelo tratadas con FGA y PMSG. Tesis de Maestría en Ciencias, Universidad Autónoma de Tamaulipas. Cd. Victoria, Tamps., México. Pp. 42-66.

Porras, A., J. Trujillo, J. M. Berruecos y L. Zarco Q. 2004. Actividad ovárica de ovejas Pelibuey seleccionadas o no para ciclar en forma continua en ausencia del macho. Mem., XXVIII Cong. Nacional de Buiatría. Morelia, Mich., México, agosto. S/N.

SAS Institute, Inc. 2004. SAS/START. Users guide Software released 9.12. Edition, SAS Institute, Inc. Cary, N.C., E. U.

Valencia, J., C. Barrón, S. Fernández-Baca, N. Huerta y A. Ortiz. 1980. Presentación de estros en ovejas Criollas a lo largo del año. Veterinaria México 11:71-74.

Valencia Z., M. and E. González P. 1983. Pelibuey sheep in México. En: H. A. Fitzhugh and G. F. Bradford (Eds.), Hair sheep of Western Africa and the Americas: A Genetic Resource for the tropics. Westview Press, Boulder, Co., E. U. Pp. 34-38.

IV.10 Porcentaje de estro y horas a estro en ovejas de Pelo tratadas con acetato de fluorogestona y gonadotropina coriónica equina en trópico seco

Hilario Del Angel Reyes1, F. A. Lucero M.2, Y. Bautista M.1, J. F. Vázquez A.3, R. A. Alcaráz R.4, J. Hernández M.2, N. Pescador S.5, F. J. Trejo M.1, J. Cedillo M.3 y A. González R.12

1 Facultad de Medicina Veterinaria y Zootecnia, Universidad Autónoma de Tamaulipas, Cd. Victoria, Tamps., México.
2 Facultad de Ingeniería y Ciencias, Universidad Autónoma de Tamaulipas, Cd. Victoria, Tamps., México,
3 Centro Universitario UAEM-Temascaltepec, Universidad Autónoma del Edo. De México, Temascaltepec, Edo. De Méx.,
4 INIFAP-CIRSE, Campo Experimental Mocochá, Mocochá, Yucatán, México,
5 Facultad de Medicina Veterinaria y Zootecnia, Universidad Autónoma del Edo. De México, Toluca, Edo. De Méx., México,

Resumen

Se evaluó el efecto de eCG o PMSG sobre el porcentaje de estro (PE) y horas a estro (HE) en ovejas de Pelo tratadas con FGA en la zona Centro de Tamaulipas, Méx. Se realizaron seis experimentos en diferentes ranchos, para lo cual se utilizaron 428 ovejas de Pelo. Las ovejas se trataron con esponjas impregnadas con FGA durante 12 días y 24 horas antes del retiro de estas se aplicó PMSG en dosis de 0, 200, 300 y 400 UI (0 UI= grupo testigo). La detección de estros se inició 24 h post-remoción de la esponja con un macho provisto de mandil. La variable PE se analizó con prueba de Ji-cuadrada y la HE con análisis de varianza. Se observó en todos los experimentos que las ovejas que fueron tratadas con dosis de 200, 300 o 400 UI de PMSG presentaron PE similares (P>0.05). El PE de los grupos testigo fue 45% menor (P<0.05) que los tratados con PMSG. Los valores para PE variaron de 12.5 a 92.6%, tal vez reflejo de la variabilidad de las condiciones en las que se desarrollaron los experimentos. Las HE fueron afectadas (P<0.05) por la PMSG en los experimentos 1, 2 y 3, no así en el 4, 5 y 6 (P>0.05). El rango de variación para HE fue de 24.5 a 48.6 horas, se observó una tendencia en todos lo experimentos a disminuir el intervalo HE a medida que se aumenta la dosis de PMSG. En conclusión, el tratamiento con PMSG es útil en programas de sincronización de estro con FGA para inducir estro en ovejas anéstricas y acortar el intervalo de HE después del retiro del progestágeno.

Palabras clave: Ovejas de Pelo, sincronización de estro, FGA, PMSG.

Introducción

En las zonas tropicales de México, la aplicación de técnicas de manejo de la reproducción de los animales domésticos es prácticamente nula debido a que los sistemas de producción establecidos en las ganaderías de estas zonas han sido y son, de tipo tradicional. Para aumentar la rentabilidad de estas explotaciones, es necesario promover el uso del manejo reproductivo (Ramón, 1991). Una alternativa para incrementar la eficiencia reproductiva en las ovejas, es mediante la regulación del ciclo reproductivo, lo que permite inducir y/o sincronizar el estro en ovejas; además, se pueden programar algunas actividades de manejo, como empadres, levantamiento de registros y concentrar las actividades en épocas cortas, de tal forma que permitieran un manejo mas uniforme de las ovejas y las actividades (Keisler, 1992). La sincronización de estro mediante el uso de esponjas intravaginales impregnadas de progestágenos (FGA, acetato de fluorogestona) y la gonadotropina coriónica equina o suero de la yegua preñada (PMSG), se fundamenta en inducir un estado anticonceptivo, al finalizar el tratamiento, las ovejas mostrarán un ciclo estrual. Se evaluó el efecto de PMSG sobre el porcentaje de estro (PE) y horas a estro (HE) en ovejas de Pelo, tratadas con FGA, en la zona centro del estado de Tamaulipas, México.

Materiales y métodos

El trabajo se realizó en seis ranchos de la zona centro de Tamaulipas. Cada experimento duró aproximadamente un mes. Se utilizaron 428 ovejas de pelo provenientes de cruzas entre Pelibuey, Blackbelly, Dorper y Katahdin, con un peso vivo de 35 a 40 kg. Las ovejas fueron sometidas a un programa de sincronización de estros con un progestágeno durante 12 d, para lo cual se implantaron intravaginalmente esponjas de poliuretano impregnadas con 40 mg de FGA (Chrono-gest®, Intervet®), 24 h antes del retiro de la esponja, se aplicó vía im eCG (PMSG).

Cuadro 4.10.1. Ubicación de los sitios donde se realizó cada estudio y sus tratamientos.

Experimento	Ubicación	N	PMSG (UI)
1	Rancho "El Bisturí", Mpio. Aldama, Tamps.	23	300
		45	400
2	Rancho "San Lucas", Mpio. Cd. Victoria, Tamps.	24	200
		19	300
		14	400
3	Rancho "San Andres", Mpio. Cd. Victoria, Tamps.	8	0
		20	200
		20	300
4	Rancho "San Andres", Mpio. Cd. Victoria, Tamps.	24	200
		27	400
5	Rancho "Mirasol", Mpio. Güemez, Tamps.	49	0
		36	200
		33	300
		33	400
6	Rancho "Mirasol", Mpio. Güemez, Tamps.	27	300
		26	400

N=Número de ovejas tratadas; PMSG=Gonadotropina del suero de yegua preñada.

Las dosis de PMSG variaron de 0 a 400 UI, dependiendo del rancho donde se realizó el estudio (Cuadro 4.10.1). La manifestación de estro se determinó con la ayuda de machos enteros equipados con un mandil para evitar la copula, iniciando 24 h después de retiradas las esponjas. Las ovejas se asignaron a los diferentes tratamientos de cada rancho bajo un diseño completamente al azar. Se evaluó el efecto de dosis de PMSG en cada rancho sobre PE y HE. La variable PE se analizó con la prueba de ji-cuadrada, usando el PROC FREQ y las HE con PROC GLM del paquete estadístico SAS (SAS, 2004). La comparación de medias, se realizó por medio de la prueba de Tukey a un $\alpha=0.05$.

Resultados y discusión

Los resultados obtenidos en los diferentes experimentos para PE y HE, se presentan en el Cuadro 4.10.2. No se encontraron diferencias (P>0.05) sobre PE, en ningún experimento, cuando se aplicaron las dosis de 200, 300 ó 400 UI de PMSG. En cambio, en el experimento 3 y 5, la PMSG afectó (P<0.01) el PE, observándose que las ovejas que se les aplicó PMSG presentaron 40% más de estro, que las del grupo testigo.

Cuadro 4.10.2. Porcentaje y horas a estro (HE) en ovejas de pelo tratadas con FGA y PMSG.

Experimento/Dosis PMSG	N	% (n)	HE (h)
Experimento 1			
300	23	60.87 (14) [a]	32.37 ± 9.29 [b]
400	45	77.78 (35) [a]	27.67 ± 4.99 [a]
Experimento 2			
200	24	50.00 (12) [a]	26.88 ± 2.87 [b]
300	19	63.16 (12) [a]	25.21 ± 0.38 [b]
400	14	85.71 (12) [a]	24.46 ± 1.97 [a]
Experimento 3			
0	8	12.50 (1) [a]	48.57 ± 0.0 [c]
200	20	70.00 (14) [b]	32.49 ±10.3 [b]
300	20	75.00 (15) [b]	27.45 ± 6.29 [a]
Experimento 4			
200	24	91.67 (22) [a]	33.99 ± 10.8 [a]
400	27	96.30 (26) [a]	29.31 ± 7.44 [a]
Experimento 5			
0	49	18.37 (9) [a]	30.20 ± 9.11 [a]
200	36	61.11 (22) [b]	34.14 ±9.41 [a]
300	33	75.76 (25) [b]	28.17 ± 4.44 [a]
400	33	81.82 (27) [b]	28.94 ± 5.60 [a]
Experimento 6			
300	27	88.46 (23) [a]	28.00 ± 6.18 [a]
400	26	92.59 (25) [a]	26.02 ± 0.95 [a]

[a b] Porcentajes con diferente literal dentro de cada variable son diferentes (P<0.05); N=Número de corderas en estro; PMSG=Gonadotropina de suero de yegua preñada; h=Horas

Resultados similares reportan Echegaray *et al.* (1997) y Núñez (1999), quienes no encontraron diferencias de PE en ovejas al aplicar diferentes dosis de PMSG para la sincronización de estros. Esto posiblemente se deba a que la mayoría de las ovejas tratadas se encontraban ciclando normalmente, por consiguiente la acción de la PMSG no tuvo efecto, ya que se caracteriza por ser una hormona que induce el estro en ovejas que no están ciclando y/o ayuda a que el tiempo de aparición del estro sea menor en ovejas cíclicas.

Las HE fueron afectadas (P<0.05) por las dosis de PMSG en los experimentos 1, 2 y 3, no así en el 4, 5 y 6 (P>0.05). Se observó una tendencia en todos lo experimentos de disminuir el intervalo HE a medida que se aumenta la dosis de PMSG (Testigo= 39.40, 200 UI= 30.50, 300 UI= 29.20 y 400 UI= 27.40 h). Esta misma tendencia es reportada por Ritar (1992), quien menciona que con dosis altas de PMSG, las ovejas adelantan la presentación del estro y la ovulación. Sin embargo, es opuesto a los resultados de Echegaray *et al.* (1997), quienes obtuvieron HE similares (P>0.05) aplicando dosis de 250 o 500 UI de PMSG (25.90 vs 25.00 h). Estos resultados coinciden con la hipótesis de que el inicio del estro parece estar determinado por el efecto de la combinación entre la producción endógena de estradiol y la sensibilidad estacional de los centros hipotalámicos responsables del comportamiento de estro provocado por el incremento en la dosis de PMSG (Barbas *et al.*, 2002). De tal manera que aplicando la PMSG se aumenta la liberación de estradiol 17β por el folículo dominante, el cual sensibiliza al hipotálamo para que se libere LH más rápido, consecuentemente el pico preovulatorio de LH y la presencia del estro en un menor tiempo. La época del año pudo haber influenciado en los resultados obtenidos en los distintos experimentos usando la misma dosis de PMSG.

Conclusiones

En cualquiera de las dosis que se administre la PMSG o eCG se induce un aumento en la presentación de estro, cuando se utiliza la sincronización con FGA, induciendo el estro en ovejas en anestro y acortando el intervalo a estro. El PE y las HE tienden a mejorar a medida que se incrementa la dosis de PMSG, siendo los valores de 300 y 400 UI, cuando las ovejas mostraron un comportamiento estrual más alto.

Literatura citada

Barbas, J., C. Baptistas, R. Mascareñas and A. E. M. Horta. 2002. Effect of two doses of eCG on fertility, prolificacy and fecundity in Serra da Estrela ewes subjected to double artificial insemination. Revista Portuguesa de Zootecnia 2: 13-26.

Echegaray T., J. L., R. Rangel S., M. T. Sánchez T. E. y M. E. Suárez O. 1997. Efecto de dosis de PMSG en la respuesta ovárica de las ovejas. En: Memoria IX Congreso Nacional de Producción Ovina. Querétaro, Qro., México. Pp. 77-83.

Keisler, H. D. 1992. Manipulación de la reproducción en ovejas. Memorias, Seminario Internacional: Avances recientes de la producción ovina. Colegio de Postgraduados, Montecillo, Edo. De Méx., México. Pp. 73-89.

Núñez H., E. Y. 1999. Repetibilidad de la tasa de ovulación en ovejas Suffolk y Criollas con estro sincronizado y natural. Tesis de Maestría, Universidad Autónoma Chapingo. Chapingo, Edo. De Méx., México. 70 p.

Ritar, A. 1992. Control of ovulation and artificial insemination of Cashmere and Angora goats. Proceedings Association for Animal Breeding and Genetics 10:217-220.

Ramón, J. P. 1991. Inducción y sincronización de celos en ovejas Pelibuey mediante efecto macho asociado a un pretratamiento con progesterona. IV Jornada sobre Producción Animal, ITEA. 11:130-133.

SAS Institute, Inc. 2004. SAS/STAT. Users guide software released 9.12. Edition, Cary, N.C. SAS Institute, Inc.

IV.11 Actividad estrual en corderas de Pelo y de Lana sometidas a un programa de sincronización de estro con acetato de fluorogestona y gonadotropina coriónica equina durante la temporada de baja actividad estrual

Nazario Pescador S.1, R. A. Alcaráz R.2, Y. Bautista M.3, A. G. Limas M.4, H. Del Angel R.3, J. F. Vázquez A.5, F. A. Lucero M.4, D. López A.4, F. J. Trejo M.3, J. Hernández M.4 y A. González R.34

1 Facultad de Medicina Veterinaria y Zootecnia, Universidad Autónoma del Edo. De México, Toluca, Edo. De Méx., México,
2 INIFAP-CIRSE, Campo Experimental Mocochá, Mocochá, Yucatán, México,
3 Facultad de Medicina Veterinaria y Zootecnia, Universidad Autónoma de Tamaulipas, Cd. Victoria, Tamps., México.
4 Facultad de Ingeniería y Ciencias, Universidad Autónoma de Tamaulipas, Cd. Victoria, Tamps., México,
5 Centro Universitario UAEM-Temascaltepec, Universidad Autónoma del Edo. De México, Temascaltepec, Edo. De Méx., México,

Resumen

Se evaluó el uso de la gonadotropina sérica de yegua preñada (PMSG o eCG) y tiempo de aplicación en la presentación del estro (PE), horas a estro (HE) y tasa de ovulación (TO); en corderass de razas de Pelo, sometidas a un programa de sincronización durante la época de baja actividad estrual. Además se evaluaron las mismas variables para tipo de oveja. Se utilizaron 68 corderas (41 de Pelo y 27 de Lana), con una CC de 3 a 3.5. Todas las corderas fueron sometidas a un programa de sincronización de estros con un progestágeno intravaginal durante 10 d y aplicación de PMSG antes del retiro. Los tratamientos fueron T1= 200 UI a las 0 h, T2= 300 UI a las 0 h, T3= 200 UI a las -24 h y T4= 300 UI a las -24 h. La variable PE se analizó con X^2 y las HE y TO con análisis de varianza. El PE fue mayor (P<0.05) en el T2 y T3 (80.0 y 83.3%, respectivamente), y menor en el T1 y T4 (62.5 y 68.4%, respectivamente), resultados similares (P>0.05) se observan en cuanto a tipo de oveja (Lana =77.7% y Pelo =70.7%). Las HE fueron similares entre tratamientos solo se encontró diferencia significativa en el T4 con un valor de 33.2 h, y en tipo de oveja se presentó un menor tiempo de HE en corderas de Lana en relación a las de Pelo (31.4 h vs 39.5 h, respectivamente). La TO encontrada no mostró diferencia significativa entre tratamientos, ni en cuanto al tipo de oveja; encontrándose en este estudio valores de TO de 2.1 a 2.5 entre tratamientos y de 1.9 a 2.5 en tipo de oveja. En conclusión la inducción del estro con FGA+PMSG en Corderas genera parámetros reproductivos aceptables en cuanto a PE, HE y TO tanto en corderas de Lana y de Pelo.

Palabras clave: Corderas, sincronización de estro, PMSG (eCG), FGA, tasa de ovulación.

Introducción

La reproducción ovina sigue un patrón estacional, alternando periodos de anestro y de actividad sexual, regidos por el fotoperiodo donde días cortos estimulan actividad sexual y largos inducen anestro (Henderson, 1991). La naturaleza de la estacionalidad reproductiva en producción ovina evita que los productores garanticen un producto constante a los consumidores. En los períodos de anestro estacional, en los cuales el sistema reproductivo de las hembras registra una reducción más o menos importante en su actividad, no se producen ovulaciones, o cuando se producen, no van acompañadas de comportamiento estral (Letelier *et al.*, 2003). La inducción del celo y la ovulación en corderas, consiste en aplicar tratamientos de tal manera, que puedan ciclar durante la temporada de anestro estacional. Existen varias técnicas farmacológicas que permiten superar el anestro estacional e inducir y sincronizar celos en cualquier momento del año; particularmente la colocación intravaginal de esponjas conteniendo progestágenos por períodos cortos asociada con PMSG. Valencia *et al.*, (2001) detectaron estros en Corderas y encontraron que entre 84 y 96% de estas hembras ciclaron regularmente durante los meses de menor actividad reproductiva (febrero a mayo). El objetivo del presente trabajo fue evaluar el uso de la gonadotropina sérica de yegua preñada o coriónica (eCG o PMSG) en la inducción del estro y tasa de ovulación de corderas durante la época de baja actividad reproductiva.

Materiales y métodos

El trabajo se realizó en la temporada de anestro en la zona centro de Tamaulipas, México. Se utilizaron 68 corderas de Lana (n=27) y Pelo (n=41), las cuales presentaban una condición corporal de 3 a 3.5 (escala de 1 a 5). Todas las corderas fueron sometidas a un programa de sincronización de estros con un progestágeno durante 10 d, para lo cual se implantaron intravaginalmente esponjas de poliuretano impregnadas con 40 mg de FGA (Chrono-gest®, Intervet®). Previo al retiro de la esponja (-24 y 0 h), se aplicó vía im la dosis de PMSG: T1= 200 UI a las 0 h, T2= 300 UI a las 0 h, T3= 200 a las -24 h y T4= 300 UI a las -24 h. La detección del estro se realizó con la ayuda de machos enteros, previamente protegidos para evitar la cópula, iniciando 24 h después de retiradas las esponjas. La tasa de ovulación (TO) se midió a través de la técnica de laparoscopía a los 8 días post-servicio para determinar el número de cuerpos lúteos por oveja (CL). Se evaluó el efecto de la dosis de PMSG y tiempo de aplicación sobre el porcentaje de estros (PE), horas a estro (HE) y tasa de ovulación (TO). El PE se analizó con el procedimiento PROC FREQ y, las HE y TO con PROC MIXED, del paquete estadístico SAS (2004). La comparación de medias se realizó con la prueba de t a una $\alpha=0.05$.

Resultados y discusiones

Los resultados para PE, HE y TO para los tratamientos y tipo de oveja sometidas a un programa de sincronización de estros en época de anestro se presentan en el Cuadro 4.11.1. Para los tratamientos, el PE fue mayor (P<0.05) en el T2 (83.30%) y T3 (80.0%), y menor en el T1 (62.50%) y T4 (68.4%), resultados similares (P>0.05) reportan Hamra *et al.* (1990), para la época de anestro (70.0 y 86.0%; en los meses de marzo-abril, respectivamente). Los progestágenos son poco efectivos en animales anéstricos, no obstante, su eficiencia se incrementa al utilizarse en combinación con otras hormonas como las gonadotropinas extrahipofisiarias: la gonadotropina coriónica humana (HCG) y la PMSG (Greyling *et al.*, 1988). Los resultados de este estudio demuestran que la aplicación de FGA+PMSG en corderas en la época de anestro influye de manera positiva en el PE; siempre y cuando se utilice la combinación apropiada. En cuanto al tipo de oveja no se encontraron diferencias significativas.

En cuanto a las HE fueron similares entre tratamientos solo se encontró diferencia significativa en el T4 con un valor de 33.2 h, lo cual se debió a una mejor respuesta debido a una mayor dosis de PMSG a las -24 h. La presentación más rápida en este tratamiento se atribuye a la aplicación de PMSG dos días antes de retirar FGA; lo cual coincide con lo señalado por Cardwell *et al.* (1998) y Rangel *et al.* (1993). La conducta estrual es controlada parcialmente por los estrógenos y de manera indirecta al estimular una liberación proporcional de GnRH la cual participa en la regulación de la conducta durante el estro (Caraty, 2001).

Cuadro 4.11.1. Resultados de sincronización por tipo de oveja y tratamiento

Tratamientos	N	Porcentaje de Estros (%)	Horas a Estro	Tasa de Ovulación
200 y 0	16	62.5 (10) a	42.2±2.90 a	2.5±0.32 a
200 y -24	15	80.0 (12) b	36.7±2.90 a	2.4±0.32 a
300 y 0	18	83.3 (15) b	36.6±2.90 a	2.4±0.32 a
300 y -24	19	68.4 (13) a	33.2±2.90 b	2.1±0.32 a
Tipo de oveja				
Lana	27	77.7 (21) a	31.4±2.16 a	1.9±0.22 a
Pelo	41	70.7 (29) a	39.5±1.97 b	2.5±0.22 a

[a,b] Superíndices diferentes entre columnas e hileras indican diferencia significativa (P<0.05).

En cuanto al tipo de oveja se presentó un menor tiempo de HE en corderas de Lana en relación a las de Pelo (31.4 h vs 39.5 h, respectivamente). Esto se puede atribuir de igual manera a lo anteriormente expuesto y a que las corderas de Lana responden más favorablemente a la acción de los progestágenos, debido a que se encuentran más expuestas a la acción del anestro y por consiguiente al ser sometidas a un tratamiento para sincronización de estro y/o ovulación, van a responder mejor que las corderas de Pelo.

La TO encontrada en este estudio no mostró diferencia significativa entre tratamientos, ni en cuanto al tipo de oveja; encontrándose en este estudio valores de TO de 2.1 a 2.5 entre tratamientos y de 1.9 a 2.5 en tipo de oveja; por lo que se considera aceptable de acuerdo a lo reportado por Rangel *et al.* (1993), quienes indican que con el uso de FGA+PMSG la TO varía de 1.5 a 4.5. En cuanto al tipo de oveja se presentó una mejor TO en Corderas de Pelo en relación a las de Lana (2.5 vs 1.9), sin embargo no se encontraron diferencias estadísticas. Esta diferencia se debe a que las ovejas de Pelo presentan una tendencia a una mejor ovulación con respecto a las ovejas de Lana. Mahieu *et al.* (2004) obtuvieron una media de TO de 2.41 en corderas que fueron sometidas a un programa de sincronización en la temporada de anestro. Estos mismos autores encontraron TO de 2.2 a 2.3 en experimentos previos, resultados que son similares a los de su trabajo e igualmente a los resultados obtenidos en este estudio, lo cual muestra que en corderas en anestro sometidas a un programa de sincronización se pueden obtener resultados satisfactorios en la TO y una mejora del parámetro fertilidad.

Conclusiones

En conclusión, la inducción del estro con FGA+PMSG en corderas de Lana y de Pelo genera parámetros reproductivos aceptables en cuanto a PF, HE y TO. Siendo la dosis de 300 UI de PMSG administrada a las -24 h, la que mejores resultados presenta para la variable HE.

Los resultados permiten sugerir que corderas en época de anestro (meses de febrero-mayo), pueden acelerar el inicio de la actividad estrual y ovárica, a través del uso de técnicas reproductivas como lo es el uso combinado de FGA+PMSG.

Literatura citada

Caraty, A., 2001. The Neuronal Control of Ovulation in the Ewe. II Curso Internacional de Fisiología de la Reproducción en Rumiantes Montecillo, Texcoco, Edo, de México. pp. 136-154.

Cardwell, B.E., G. Q. Fitch and R. D. Geisert. 1998. Ultrasonic evolution for time of ovulation in ewes treated with norgestomet and norgestomet followed by pregnant mare´s serum gonadotropin. Journal of Animal Science 76: 2235-2238.

Greyling, J.P.C., J. C. Greeff, W. C. J. Brink and G. A. Wyma. 1988. Synchronization of oestrus in sheep of low-normal mass under range conditions: the use of different progestagens and PMSG. South Africa Tydskr. Veek. 18: 164-167.

Hamra, A. H., J. E. Wheaton and J. M. Mercek. 1990. Fertility of anestrous ewes infused with gonadotropin releasing hormone or injected with pregnant mare's serum gonadotropin. New Zealand Society of Animal Production 50: 461-464.

Henderson, D. C. 1991. The reproductive cycle and its manipulation. In: W. B. Martin, and A. D. Aitken. Diseases of sheep. Oxford, Blackwell Scientific Public.

Letelier, C., M. Hervé, C. Smulders, A. Ecobar, R. Vidal y H. Uribe. 2003. Resultados reproductivos de encaste extemporáneo en ovejas lecheras Latxas lactantes. Archivos de Medicina Veterinaria XXXV, Nº 2.

Mahieu, M., Y. Cognié and P. Chemineau. 2004. Ovulation rate, litter size and prenatal losses in hair sheep of the French West Indies. Reproduction Nutrition et Development 44:333–339.

Rangel, S. R., M. F. McDonald, M. F. Wickham y H. W. Vivanco. 1993. Efecto de dosis, tiempo de administración y fuentes de PMSG en ovejas Romney Marsh tratadas en anestro. Memorias de las XII Reunión de la Asociación Latinoamericana de Producción Animal. Santiago de Chile. Pp. 78-79.

Valencia, J., A. Porras, O. Mejía, J. M. Berruecos, y L. Zarco. 2001. Estacionalidad reproductiva de ovejas Pelibuey (madres e hijas) seleccionadas para ciclar de manera continua. XXV Congreso Nacional de Buiatría. Veracruz, Ver. Asoc. Médicos Veterinarios Especialistas en Bovinos, A. C.

IV.12 Porcentaje de estro y prolificidad en ovejas de Pelo inseminadas y tratadas con acetato de fluorogestona y gonadotropina coriónica equina (eCG o PMSG)*

Rosendo Alberto Alcaráz Romero1, J. Cedillo M.2, J. F. Vázquez A.2, F. A. Lucero M.3, D. López A.3, Y. Bautista M.4, H. Del Angel R.4, F. J. Trejo M.4, N. Pescador S.5, J. Hernández M.3 y A. González R.34

1 Campo Experimental Mocochá, CIRSE-INIFAP, Mocochá, Yuc., México,
2 Centro Universitario UAEM-Temascaltpec, Universidad Autónoma del Edo. De Mex.,
Temascaltepec, Edo. De Mex., México,
*Cuerpo Académico: Mejoramiento, Biotecnología y Sistemas de Alimentación,
3 Facultad de Ingeniería y Ciencias, Universidad Autónoma de Tamaulipas,
Cd. Victoria, Tamps., México,
4 Facultad de Medicina Veterinaria y Zootecnia, Universidad Autónoma de Tamaulipas, Cd. Victoria, Tamps., México,
5 Facultad de Medicina Veterinaria y Zootecnia, Universidad Autónoma del Edo. De México, Toluca, Edo. De Méx., México.

Resumen

Se evaluó del efecto de la dosis de gonadotropina coriónica equina o de suero de yegua preñada (eCG o PMSG) y del tipo de servicio, inseminación artificial intrauterina (IAI) o cervical (IAC) sobre el porcentaje del estro y prolificidad en ovejas de Pelo, tratadas con esponjas impregnadas con acetato de fluorogestona (FGA). Se utilizaron 44 ovejas adultas, en condición corporal moderada (3.0 a 3.5, escala de 1, flaca a 5, obesa). Las ovejas fueron tratadas con esponjas intravaginales impregnadas con 40 mg de FGA, durante 10 días, 24 horas antes del retiro de la esponja, se aplicó la PMSG (200, n = 24, y 300 UI, n = 20). La mitad de las ovejas tratadas con cada dosis, se sirvieron con IAI, la otra mitad con IAC, utilizando semen fresco diluido, de un solo morueco, de fertilidad conocida, después de haber mostrado estro; el cual fue detectado con moruecos con mandil, 24 horas posteriores al retiro de la esponja; las ovejas fueron sometidas a monta natural durante 30 días, posteriores al estro inducido. Los datos se analizaron mediante chi cuadrada, con el procedimiento FREQ de SAS. La dosis de PMSG no afectó el porcentaje de estro (70.8% vs 70.0%), pero si afectó la prolificidad, está fue mayor (P<0.05) en la ovejas tratadas con la dosis de 200 UI (1.64 corderos nacidos), en relación a las ovejas tratadas con la dosis de 300 UI (1.23 corderos nacidos); el tipo de servicio no afectó la prolificidad. Se concluye que la dosis de PMSG, en el rango utilizado, afecta la prolificidad en ovejas de Pelo, tratadas con FGA.

Palabras clave: Comportamiento reproductivo, inseminación artificial cervical, intrauterina, FGA, eCG o PMSG.

Introducción

Para que un rebaño de ovejas muestre estro, de manera simultanea, es necesario aplicar un tratamiento para sincronización y/o inducción del ciclo estrual, y mejorar así la eficiencia reproductiva; el tratamiento requiere de la aplicación de progestágenos sintéticos (Acetato de fluorogestona, FGA) y gonadotropinas, como la gonadotropina coriónica equina o de suero de yegua preñada (eCG o PMSG), la sincronía del estro, permitirá realizar la inseminación artificial intrauterina (IAI) o monta natural, de manera mas efectiva; de manera integral, permitirá, programar los nacimientos y destetes de corderos.

Se ha observado que el uso de 800 UI de PMSG, permite aumentar de 45 a 75% el porcentaje de preñez (Hamilton *et al.*, 1988). Maxwell (1986), establece que el tiempo de ovulación se mantiene en constante (de 56 a 60 horas post-retiro de la esponja), en ovejas tratadas con progestágenos sintéticos y PMSG; lo que sugiere que el uso de esponjas y PMSG, se considera como un buen método para sincronizar el estro y la ovulación, cuando se quiera realizar la IAI en ovejas.

Se evaluó el efecto de las dosis de PMSG y el tipo de inseminación artificial sobre el porcentaje de estro y la prolificidad y en ovejas de Pelo, tratadas con esponjas impregnadas con FGA.

Materiales y métodos

El estudio se desarrolló en Ganadera Mirasol, municipio de Güémez, Tamaulipas. El sitio está localizado a 24° 03' latitud N y 98° 59' longitud O, a 160 msnm, el clima se clasifica como trópico seco (A) C(W) (INEGI, 1994). Las ovejas fueron alimentadas con una dieta a base de forraje seco (heno de zacate buffel, rastrojo de maíz molido), y un alimento balanceado con grano de sorgo y harina de soya (300 a 500 g/cabeza/d) con 14% de proteína cruda.

Se utilizaron 44 ovejas Pelibuey y Blackbelly adultas, las ovejas fueron tratadas con esponjas intravaginales impregnadas con 40 mg de FGA (Chronogest, Intervet), por un periodo de 10 días; las ovejas se trataron con la dosis correspondiente (200 o 300 UI) de PMSG. El estro se detectó a partir de 24 a 48 h post-retiro de las esponjas, utilizando sementales Pelibuey y Blackbelly, con mandil. Para el día 12, las ovejas que entraron en estro se inseminaron con inseminación cervical o por laparoscopia, utilizando semen fresco diluido, de un morueco de buena calidad de semen.

Se determinó el efecto de la dosis y el tipo de inseminación artificial con semen fresco, sobre el porcentaje de gestación y la prolificidad (Número de corderos nacidos por parto, sencillo, doble o triple). Los datos fueron analizados mediante la chi cuadrada, utilizando el procedimiento Freq del paquete estadístico SAS (1990).

Resultados y discusión

La dosis de PMSG no tuvo efecto sobre el porcentaje de estro (Cuadro 4.12.1), para ambos grupos de ovejas tratadas con PMSG, el porcentaje de estro no varió (70.8% vs 70.0%). Este fue similar al reportado por Lubbadeh (1986), quién obtuvo un 68.9%, empleando un método similar al utilizado en éste estudio. Se han reportado efectos de dosis y tiempo de aplicación de la PMSG (Macías, 2007), quién encontró un efecto dependiente de dosis, sobre el porcentaje de estro, cuyo rango de variación cambió de 22 a 83%, utilizando dosis de 0 a 400 UI, administradas; los porcentajes de estro encontrados para las dosis de 200 y 300 UI, variaron de 60 a 75%, valores que son similares a los encontrados en éste estudio.

Esos resultados se encuentran en el rango de variación reportado en otros estudios, y aunque bajos, es posible que el resultado haya sido influenciado por el número de observaciones utilizado. Se encontró un efecto significativo (P<0.05) de dosis de PMSG (Cuadro 4.12.2), aunque contrario a lo esperado, la prolificidad fue mayor en las ovejas tratadas con la dosis menor (200 UI, 1.64 corderos), en relación a las ovejas tratadas con la dosis de 300 UI (1.23 corderos).

Cuadro 4.12.1. Porcentaje de estro en ovejas de Pelo tratadas con FGA y PMSG, sometidas a inseminación cervical o intrauterina.

Variables	N	Ovejas en estro,%, (n en estro)
Dosis de PMSG		
PMSG (200 UI)	24	70.8% (17/24)
PMSG (300 UI	20	70.0% (14/20)
Tipo de servicio		
Cervical	22	68.2% (15/22)
Laparoscopia	22	73.6% (16/22)

Cuadro 4.12.2. Efecto del tipo de inseminación (cervical o intrauterina) y dosis de PMSG sobre la prolificidad en ovejas de Pelo, tratadas con FGA.

Tratamientos	N	Tipo de parto			
		Sencillo n (%)	Doble n (%)	Triple n (%)	Prolificidad
Dosis de PMSG					
PMSG (200 UI)	24	13 (54.2)	10 (41.7)	1 (4.2)	1.64a
PMSG (300 UI)	20	13 (65.0)	7 (35.0)	0 (0.0)	1.23b
Tipo de servicio					
Cervical	22	13 (59.1)	8 (36.4)	1 (4.5)	1.45
Laparoscopia	22	13 (59.1)	9 (40.1)	0 (0.0)	1.41

a,b, literales diferentes dentro de columna, indican diferencias, P<0.05.

Una dosis mayor, resultaría en una tasa de ovulación también mayor, situación que no ocurrió en éste estudio; otros factores (época, tiempo de aplicación de la PMSG, condición corporal, edad de la oveja, A. González, resultados sin publicar), posiblemente, hayan afectado éste resultado.

Agradecimientos

Los autores agradecen el apoyo económico otorgado por el Fondo Mixto CONACYT-Tamaulipas, a través del Proyecto Desarrollo de Sistemas de Producción Ovina en Plantaciones Citrícolas en Tamaulipas, Clave **TAMPS-2002-C01-05** y de la Fundación PRODUCE Tamaulipas, a través del Proyecto Mejoramiento de la productividad y conservación de ovinos de razas de Pelo, mediante cruzamientos con razas especializadas para producción de carne, Clave **FPT-079/06**; proyectos otorgados a AGR.

Conclusiones

Se concluye que la dosis utilizada de PMSG no afectó el porcentaje de estro, aunque si afectó la prolificidad.

Literatura Citada

Hamilton, P., J. Killen and J. Reeves. 1988. Effects of method of freezing ram semen and dose of PMSG on fertility of ewes inseminated into the uterus. Proceedings 20th Annual Conference, Australian Society of Reproductive Biology.

INEGI. 2003. Anuario estadístico del estado de Tamaulipas, México. Instituto Nacional de Estadística, Geografía e Informática. Aguascalientes, Mex. 623 p.

Lubbadeh, W. F. 1986. The use of progesterone and PMSG in the control of estrus and twinning in Awassi sheep. Dirasat Agricultural Sciences 13: 85-91.

Maxwell, W. 1986. Artificial insemination of ewes with frozen thawed semen at a synchronized oestrus. 1. Effect of time of onset of oestrus, ovulation and insemination on fertility. Animal Reproduction Science 10:301–308.

Lindsay, D. R. and J. Thimonier. 1988. Timing and frequency of reproduction in sheep. Physiological factors. En: 3er Congreso Mundial de Reproducción y Mejoramiento de Ovinos y Bovinos de carne, Volumen II. Paris, Francia. Junio. Pp. 547-565.

SAS. 1990. SAS Procedures Guide, Versión 6, Third Edition. SAS Institute Inc., Cary, NC, E. U.

IV.13 Algunas consideraciones sobre la regulación artificial de la reproducción en pequeños rumiantes: Notas sobre la cabra y la oveja

Javier Hernández Meléndez1, F. A. Lucero M.1, J. F. Vázquez A.2, N. Pescador S.3, Y. Bautista M.4, H. Del Angel R.4, F. J. Trejo M.4 y A. González R.14

1 Facultad de Ingeniería y Ciencias, Universidad Autónoma de Tamaulipas, Cd. Victoria, Tamps., México,
2 Centro Universitario UAEM Temascaltepec, Universidad Autónoma del Estado de México, Temascaltepec, Edo. de México, México,
3 Facultad de Medicina Veterinaria y Zootecnia, Universidad Autónoma del Estado de México, Toluca, Edo. de México, México,
4 Facultad de Medicina Veterinaria y Zootecnia, Universidad Autónoma de Tamaulipas, Cd. Victoria, Tamps., México,

El manejo intensivo de la reproducción implica el uso de hormonas, algunas son idénticas a las naturales, excepto que se han cosechado en forma intensiva de sus fuentes, otras son producidas en forma totalmente artificial; este uso de las hormonas implica el diseño de programas científicos para cada caso y cada tipo de oveja, de acuerdo también a su estado reproductivo. Lo anterior, requiere que el técnico responsable del programa de manejo reproductivo conozca los procesos reproductivos de la oveja; el conocer estos procesos e identificar el estado reproductivo de la oveja, determinarán el programa que se requiere para inducir la reproducción en forma artificial en la oveja. En otras palabras, lo anterior significa que las hormonas que se utilizan para inducir y sincronizar ciclo estrual en la oveja son exactamente las que la oveja produce durante sus ciclos reproductivos.

Existe la preocupación de identificar los procesos reproductivos, pero también es importante buscar una reducción en los costos de producción. Una forma de intensificar los procesos reproductivos, es mediante el uso de tratamientos hormonales, aplicados en forma artificial en la oveja, aunque ello traiga consigo un aparente aumento en los costos de producción. En realidad, lo que se estaría buscando es aumentar la productividad del rebaño, el inducir y sincronizar la actividad reproductiva en un grupo de ovejas, trae consigo una serie de ventajas, las cuales ya se han discutido en otras secciones   el resultado final es lograr que una mayor cantidad de ovejas quede gestante, se lograría también una mayor cosecha de corderos, mas uniformes y finalmente, se reduce el numero de ovejas que no logran parir, finalmente, esto significa reducir los costos de producción. Esto podría ser al disminuir los costos de mantenimiento de los vientres por el aumento en el porcentaje de destetes y el uso más intensivo de los maruecos. Además, regularmente, el momento del estro no puede predecirse con certeza en un solo individuo, la detección de este requiere más tiempo, es laborioso y esta sujeto a error humano, por lo que la sincronización de un grupo de hembras permite predecir el momento del estro. (Hafez, 1989).

Induccion del estro y la ovulacion en la oveja
El objetivo fundamental de un programa de sincronización de estro y la inducción de la ovulación en ovejas, deberá de ser el lograr que todas o la mayoría de las ovejas en dicho programa respondan al tratamiento hormonal artificial, mostrando estro y posteriormente la

ovulación. Del grado de sincronización de los eventos fisiológicos hormonales anatómicos y de comportamiento, involucrados en la reproducción dependerá el éxito del programa, en gran parte. Además de seleccionar y diseñar el programa a utilizar, existen algunos factores que podrán modificar la respuesta de la oveja; de los de mas interés ahora están las hormonas a utilizar.

El principio del uso de las hormonas es simular el ciclo estrual artificial mediante la aplicación artificial de las mismas hormonas que la oveja produciría durante el ciclo estrual natural, al retiro del tratamiento hormonal artificial, la oveja responde mostrando estro y ovulando; existen varios protocolos de aplicación de las hormonas dependiendo el tipo de programa seleccionado y el tipo de animales por utilizar.

Básicamente, existen dos caminos o formas para la sincronización del ciclo estrual e inducción de la ovulación, en un grupo de ovejas, el primero es con un progestágeno para suprimir el estro y la ovulación por suficiente tiempo para que ocurra la regresión del cuerpo lúteo (CL), detonas las ovejas del grupo; el segundo método consiste en inducir la destrucción del CL, a los animales en el programa, con inyecciones de una prostaglandina luteolítica (PGF$_2\alpha$, Hansel y Convey, 1983). Otros dos métodos para la inducción y sincronización de estro en la oveja se basan en el uso del efecto de macho, para inducir en forma natural la actividad reproductiva; la otra forma, mediante es mediante el uso de la hormona melatonina (este método no es efectivo para la sincronización de estro para la IA). A continuación se describen algunas características de algunos de estos métodos, con algunos resultados y ejemplos de uso.

Uso de progestagenos para inducir el estro en la oveja

Los progestágenos, representan un grupo de hormonas esteroides que producen las ovejas durante sus procesos reproductivos, como en el ciclo estual y la gestación. El progestágeno natural mas abundante es la progesterona, se produce durante al fase lútea del ciclo estrual; la progesterona actúa como una hormona anticonceptiva , cuando se aplica en forma adicional a la natural y cuando se aplica por un periodo de tiempo prolongado, la progesterona suprime la actividad estrual y la ovulación,. Además de manera similar a la progesterona, algunos de los mas comúnmente usados son el acetato de fluorogestona (FGA), el acetato de Melengestrol (MGA), el acetato de Medroxiprogesterona (MPA), y el Norgestomet, existen muchos mas, pero no dan la misma respuesta en la oveja. Las hormonas mencionadas, se utilizan en la oveja mediante varias maneras y utilizando varios vehículos. Las formas mas comunes de uso en la oveja, son implantes subcutáneos y esponjas o dispositivos vaginales; algunos esteroides se utilizan por vía oral. A continuación se describe el uso de algunos de estos productos.

Implantes subcutáneos

SYNCRO MATE-B (SMB), induce el estro en la hembra en anestro, además de sincronizar el estro a hembras cíclicas (Menendez, 1992). El SMB es la combinación de dos componentes en un tratamiento, un progestágeno sintético (Norgestomet) y un E$_2$ (Valerato de Estradiol, VE). Estos componentes son aplicados en un implante subcutáneo y una inyección. Los 6 mg de Norgestomet contenidos en el implante, suministran una dosis suficiente para inhibir la ovulación durante los días en que este colocado el implante. Al momento de retirar el implante ocurre una marcada caída en los niveles sanguíneos de Norgestomet, para simular la caída de P$_4$ en la sangre que se observa durante la regresión del

CL en un ciclo estrual natural. Con esto se inicia un desarrollo folicular rápido, ocurriendo el estro, el VE en la fracción inyectable debe de inducir la luteólisis del CL presente. (CEVA, 1984). El SMB se puede utilizar en la oveja hasta por un periodo de 12 días, sin que afecte la respuesta de la misma. Cuando se utiliza por periodos mas prolongados, afecta la respuesta de la oveja al estro y la ovulación.

Esponjas y dispositivos vaginales

En 1948 se demostró que el uso de la P_4 inhibe el estro y aumenta la ovulación en ovejas. En 1962, se reporto que se podría manipular el estro y la ovulación en ovejas utilizando un compuesto derivado de la P_4, en forma oral y de larga duración. Un mayor avance se reporto en 1964, donde se demostró que estos compuestos pueden ser administrados en dosis fisiológicamente activas por un periodo de tiempo (12 a 14 días) por vía vaginal (Hansel y Convey, 1983). Boland y Crosby (1983) determinaron que el tratamiento con P_4 tiene un efecto significativo sobre el porcentaje de ovulación.

El estro se puede inducir mediante la utilización de esponjas impregnadas de acetato de fluorogestona (FGA) insertadas por 14 días (Driancourt, 1987) también se logra un efecto similar, con 60 mg de acetato de medroxiprogesterona (MPA), por 14 días. Este tratamiento resulta en una buena respuesta a la sincronización de estro (Buckrell *et al.,* 1988).

En los últimos años, se ha utilizado un dispositivo vaginal de origen neozelandés, que contiene progesterona (CIDR), en principio el uso del CIDR, rinde los mismos resultados en ovejas; su uso en México no está muy documentado.

No se ha encontrado evidencia para sugerir que diferentes niveles circulantes de P_4, con un rango de 3.3 a 7.3 ng/ml durante el día 11 del ciclo afecta la respuesta superovulatoria en ovejas tratadas con PMSG 28 horas antes del retiro del dispositivo (Scudamore *et al.,* 1993). También, al probar la efectividad de dos progestágenos (MPA y FGA) y un análogo de $PGF_2\alpha$ para sincronizar el estro en ovejas West African Dwarf, se observó que todas las ovejas se sincronizaron por los tres métodos, hasta después de 24 horas (Ovediji *et al.,* 1990).

El producto para inducir y sincronizar la actividad reproductiva en la oveja es de esponja impregnada de FGA, la cual recibe el nombre comercial de Cronogest, aunque también existe una esponja con MPA, la cual se le conoce como Repromap. Ambas son efectivas para inducir el estro y la ovulación en la oveja, se recomienda utilizarlas en programas de no más de 12 días, con el uso de PMSG, al retirar la esponja.

Uso de prostaglandinas en ovejas y cabras

El uso de prostaglandinas es recomendable en ovejas. Para que sea efectivo el método y se logren resultados positivos, se deberá utilizar solamente en ovejas que ya hayan iniciado a mostrar sus ciclos reproductivos, además, las ovejas deberán de tener un CL en sus ovarios; de otra forma, el uso de las prostaglandinas no serían efectivas, también se deberá de tener cuidado de no utilizarse en ovejas gestantes, porque induciría el aborto en ellas. Por otro lado, en ovejas Menze se sincronizó un grupo con $PGF_2\alpha$ en dos inyecciones y el otro con P_4 en una esponja intravaginal; se encontró que la inyección con $PGF_2\alpha$ exhibía un estro significativamente más temprano que los del grupo de P_4 (Mutiga *et al*, 1992). Por otro lado, se sincronizó el estro aplicando un progestágeno por vía intravaginal y $PGF_2\alpha$ por vía intramuscular, no encontrándose diferencias en la presentación del estro (Evans y Armstrong, 1984). Por otra parte, el estro es afectado por la ocurrencia de ovulación prematura, la variabilidad en el tiempo del comienzo de la ovulación y la variabilidad en el tiempo para la primera y última ovulación (Walter et al., 1986). Estos factores se deben de tomar en cuenta para programas de sincronización.

La forma más recomendable de uso de las prostaglandinas en ovejas, es diseñar un programa que comprenda un tratamiento con dos inyecciones, aplicadas a un intervalo de 9 a 11 días, después de cada inyección, se inseminarán las ovejas que mostraron estro; la inyección se repetirá solamente en las ovejas que no mostraron estro después de la primera inyección.

Detección de estro en ovinos

La efectividad y el éxito de un programa de inducción y sincronización del estro y la ovulación, dependerá en gran parte del método de detección de estro de la sincronía con que se lleve a cabo la IA, en relación al momento del inicio del estro o del retiro de la esponja o dispositivo vaginal. La oveja, a diferencia de la vaca, es relativamente, más sencilla para sincronizar y determinar el momento del estro y posteriormente la IA; además también, la efectividad y el porcentaje de gestación, es mayor en oveja, porque ésta responde mejor a IA a tiempo fijo, después del retiro del tratamiento, independientemente, si se determina el momento del estro.

La manifestación de estro en la oveja, después de que se retiró el tratamiento hormonal, se puede realizar con un macho vasectomizado o con un macho con el pene desviado, aunque es mucho más sencillo realizar la vasectomía que e desvío del pene. El otro método que se utiliza en ovinos, para la detección del estro, es mediante el uso de un macho con mandil, colocado en el vientre, de tal manera que le cubra el prepucio; para el caso, se utiliza un saco de azúcar o de harina, se le hacen perforaciones para las cuatro extremidades, y se amarra sobre los hombros, el lomo y la grupa del morueco.

Cuando no se desea identificar las ovejas que mostraron estro, se puede colocar un peto marcador en el esternón del morueco, o éste se pinta con una mezcla de manteca vegetal o grasa mecánica y pintura en polvo, de color diferente al de las ovejas. Independientemente, del método de determinar las ovejas en estro, no se recomienda dejar el morueco todo el tiempo con las ovejas, cuando se espera un número grande de ovejas entren en estro, porque algunos moruecos marcadores muestran tendencia a montar una oveja en repetidas ocasiones y permanecer con ella durante mucho tiempo, olvidándose de las demás ovejas en estro.

Bibliografia

Hafez, E. S. E. (Editor). 1989. Reproducción e inseminación en animales. Interamericana, McGraw Hill, México. Pp. 694

Hansel, W. y M. Convey. 1983. Pysicology of the estrous cycle. Jornal of Animal Science. 57 (Supl. 2):40 (Resumen)

Menendez, T. M. 1992. Estrategias de manejo reproductivo para enfrentar las necesidades de comercialización de carne de bovino en México. Simposium de ganado tropical, Centro de Investigación Pecuario de Puebla. Pp. 43-50

IV.14 El manejo reproductivo en bovinos productores de carne: Aplicaciones para el trópico seco de Tamaulipas, México.

Froylán Andrés Lucero Magaña1, J. Hernández M.1, J. F. Vázquez A.2, Y. Bautista M.3, N. Pescador S.4, F. J. Trejo M.3, H. Del Angel R.3, J. Rosales H.3 y A. González R.13

1 Facultad de Ingeniería y Ciencias, Universidad Autónoma de Tamaulipas, Cd. Victoria, Tamps., México,
2 Centro Universitario Temascaltepec, Universidad Autónoma del Estado de México, Temascaltepec, Edo. de Mex., México,
3 Facultad de Medicina Veterinaria y Zootecnia, Universidad Autónoma de Tamaulipas, Cd. Victoria, Tamps., México,
4 Facultad de Medicina Veterinaria y Zootecnia, Universidad Autónoma del Estado de México, Toluca, Edo. de Méx., México,

Se presenta una discusión sobre algunos de los procesos reproductivos en la vaca de carne, así como los factores que la afectan. También, se discuten algunas alternativas y metodologías de manejo intensivo de la reproducción aplicables al manejo del rebaño, y un análisis de resultados de investigaciones de campo que se han realizado en sincronización e inducción de estro, en cooperación con algunos productores de la región.

Los procesos reproductivos en la vaca
Pubertad

La pubertad en la vaquilla ocurre cuando esta adquiere las características anatómicas y reproductivas del adulto, que le permitirán reproducirse y dar origen a individuos de su misma especie. Estas características incluyen la obtención del peso corporal, correspondiente al 65% del peso adulto, el crecimiento y desarrollo de las características sexuales secundarias, sincronización del ciclo ovárico y uterino, y la obtención de la madurez del sistema neurohormonal. Algunos de los factores que afectan estas características incluyen genéticos, ambientales, climáticos, manejo del hato, nutricionales, sociales y de comportamiento.

El ciclo estrual

El ciclo estrual de la vaca se divide para su estudio en cuatro etapas. El proestro es la fase de desarrollo folicular previa al celo o estro y en preparación para el siguiente ciclo estrual. El estro es la fase del celo o monta, durante el cual la hembra acepta la monta por el macho, al final de éste ocurre la ovulación; el estro es importante de determinar con precisión, porque de ello depende el tiempo de la inseminación artificial (IA). El metaestro es la fase de organización y formación de la cavidad de la ovulación y que se transformará en cuerpo lúteo (CL). El diestro es la fase que representa el período funcional del CL, la glándula que se formó a partir del folículo que fue ovulado, el CL se caracteriza por una abundante secreción de progesterona (P4).

Anestro

La falta de actividad reproductiva en la hembra se define como anestro, existiendo varios tipos de anestro, así como factores que lo afectan e inducen. El anestro postparto representa un período de inactividad ovárica después del parto, cuyo efecto se combina con la involución uterina, la lactancia, el amamantamiento y la nutrición. El anestro postparto se rompe cuando ocurre la primera ovulación, éste puede durar de 30 a 70 días, y el primer estro ocurre de 40 a 100 días. El efecto del amamantamiento puede ser demasiado drástico para la vaca, debido a las relaciones hormonales que ocurren durante el amamantamiento, las cuales bloquean la liberación de las hormonas de la reproducción, las gonadotropinas. A mayor intensidad de amamantamiento, mayor será la liberación de hormonas bloqueadoras, y menor será la secreción de gonadotropinas, y mayor será también el número de días abiertos. El anestro nutricional se presenta cuando la vaca con cría es expuesta a una nutrición deficiente, lo cual prolonga el número de días abiertos. Por otra parte, el anestro estacional se manifiesta en forma diferente en las especies, encontrándose así posibles efectos de temperatura, fotoperíodo, humedad relativa, velocidad del viento, etc. en las especies. No se han encontrado efectos del fotoperíodo en la vaca. Se han demostrado efectos negativos de temperaturas extremas sobre la espermatogénesis, y la concepción.

La metodología de la inseminación artificial en la vaca.

El uso de la inseminación artificial para el mejoramiento genético de la productividad del hato, y se ha experimentado gran desarrollo en los últimos años. Esto debido a las ventajas del método, así como también por las facilidades existentes para desarrollar exitosamente la inseminación artificial.

Historia de la inseminación artificial

La inseminación artificial es la técnica mediante la cual se coloca semen de un macho sano en el canal genital de la hembra, mediante el uso de instrumentos diseñados para tal fin. El uso de la inseminación artificial se sabe que fue practicada por primera vez en perros, por el año de 1780, por el científico Lázaro Spallanzani. En 1907 el científico ruso Ivanov logró iniciar la inseminación artificial en yeguas, vacas y ovejas, en forma tan exitosa que se creo un laboratorio exclusivo para tal fin y se prepararon cientos de inseminadores. Para después de II Guerra Mundial se habían inseminado en Rusia 120.000 yeguas, 1.200.000 vacas y 15.000.000 de ovejas. Mientras que en Dinamarca, se organizaba la primera cooperativa de inseminación artificial, con tanto acierto que para 1958 casi la totalidad de las vacas se reproducían bajo este método. En los Estados Unidos, la inseminación artificial en ganado bovino se inicia en 1938, desarrollándose rápidamente, cubriendo cerca de 10 millones de vacas lecheras; hoy en día y se ha convertido en el mayor exportador de semen congelado en todo el mundo.

Ventajas de la inseminación artificial en bovinos

La inseminación artificial con semen procesado, manejado y congelado adecuadamente, evita la transmisión de enfermedades venéreas, comúnmente generadas por la monta natural.

La Vibriosis, leptospirosis y la tricomoniasis genital son enfermedades transmitidas por la monta natural de los toros infectados. Estas enfermedades generan infertilidad, repetición de servicios, muerte fetal y abortos.

Hace posible el uso de la inseminación en más vacas y novillas con los mejores toros probados,

Hasta 200000 crías se han obtenido de un solo toro probado.

La inseminación permite la prueba de toros en forma más confiable y segura, y se pueden usar varias razas al mismo tiempo en el mismo hato,

El semen congelado de los sementales, se pueden distribuir en diferentes hatos de localidades geográficas de un país y del mundo.

Debe probarse la calidad genética y productividad de los toros antes de distribuir su semen congelado.

La inseminación artificial es más económica que el cuidado y utilización de toros en el rancho, y permite al ganadero utilizar toros probados, cuyo costo sobrepasa la posibilidad de adquirirlos para su uso particular en el hato,

La inseminación artificial elimina el riesgo de mantener un toro semental en el rancho,

Algunos toros sementales pueden ser agresivos con el, personal, cosa que se evita con el uso de la inseminación artificial,

La inseminación artificial estimula al ganadero a mejorar su sistema de registros, alimentación y manejo del hato,

Las crías de inseminación artificial incrementan su valor económico a la hora de su venta,

La vida útil de los sementales se multiplica al ser utilizados a través de la inseminación artificial que en monta natural.

El proceso de la inseminación artificial en la vaca

Preparación de la vaca, para lograr una buena inseminación se debe asegurar la vaca, sujetándola correctamente, esta puede hacerse en manga, brete o amarrada en la vaquera, siempre bajo sombra, se debe lavar bien la vulva con agua y jabón y luego secar con papel absorbente,

Posición del cuerpo, para trabajar con eficiencia y en forma más cómoda y segura, se recomienda que se coloque detrás de la vaca en posición lateral (de medio lado nunca de frente) al momento de introducir el brazo a través del recto, en caso que el animal se mueva, se debe seguir sus movimientos para evitar lesionar la mucosa y el brazo del inseminador,

Momento de la inseminación, la técnica más comúnmente utilizada para inseminar se llama **Recto-Vaginal,** por ser la más práctica, higiénica y por obtener mayor índice de concepción, esta consiste en introducir el brazo izquierdo, previa colocación del guante desechable a través del recto, el primer obstáculo a vencer es el esfínter del ano, pero al lubricarse el guante es mucho más fácil , una vez dentro, se lleva el brazo hacia adelante tratando de ubicar la primera porción del útero (el cuello), si el recto posee demasiadas heces debe ser desalojado evitando contaminar la entrada a vagina, debemos introducir el brazo lo suficiente hasta tocar el borde anterior de la pelvis hasta ubicar el cuello y sujetarlo fijamente, este tiene características al tacto similar a un cuello de pollo, grueso, cilíndrico rígido y nodular. Con la mano derecha se introduce la pistola ya preparada, inclinándola unos 30 grados hacia el techo de la pelvis a través de la vagina, previa separación de los labios vulvares con la ayuda de un compañero, la pistoleta se deslizará hasta tocar el cuello, en caso de quedarse atascada en un pliegue formado por la vagina, retírela ligeramente hacia atrás y trate de nuevo de avanzar cambiándola de dirección; luego se deben colocar los dedos de forma que sujetando el cuello se ubique el pulgar en el orificio del cuello para tocarlo con la punta de la pistola que viene dentro de la vagina, se retira el pulgar y se deja pasar la pistola al interior del cuello, este tiene en su interior tres secciones cartilaginosas que son denominadas anillos los cuales la pistoleta debe atravesar ubicando los orificios que estos poseen y que el práctico percibe perfectamente, para esto debe manipularse el cuello con la mano enguantada hacia los lados para ayudar a pasar la punta de la pistoleta hasta el **Punto o Blanco del inseminador (cuerpo del útero),** donde se depositará el semen, al empujar el embolo de la pistola lentamente; se debe tener en cuenta no desplazar la pistola demasiado hacia adelante, pues se pierde el punto correcto para la deposición, por lo cual debemos regresarla y ubicar el punto adecuado.

El proceso de la inseminación artificial, se ilustra en los diagramas siguientes.

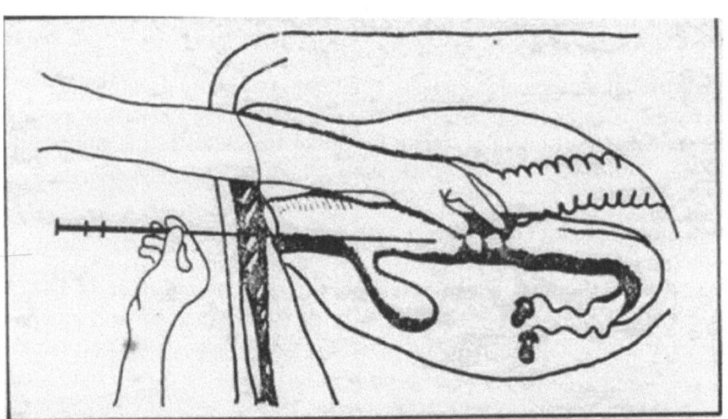

Ubicación del orificio de entrada al cuello.

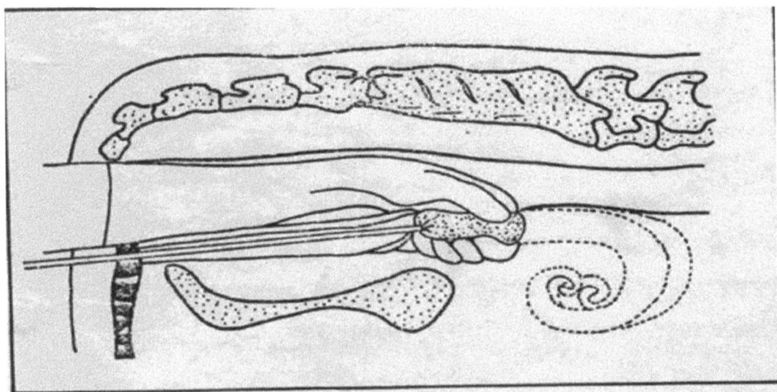

Inicio de entrada de la pistola en el cuello.

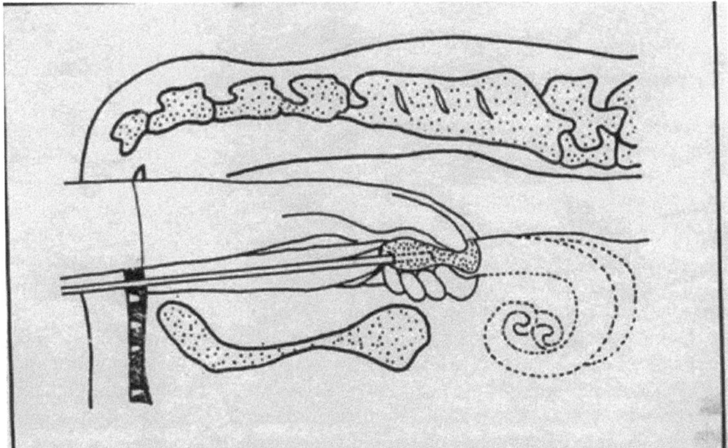

Paso de la pistola al segundo anillo del cuello.

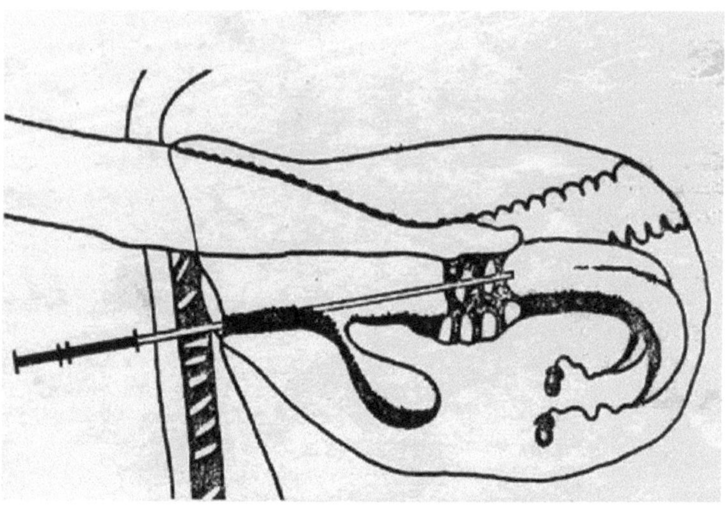

Punta de la pistola en el sitio de deposición de semen, punto o blanco del inseminador.

Alternativas de manejo de la reproducción
Manejo natural de la reproducción

La manipulación natural de la reproducción es una práctica encaminada a cubrir un grupo de animales en un período relativamente corto de tiempo, esto mediante métodos naturales (o no hormonales). Entre algunas de éstas prácticas está la sincronización natural del ciclo estrual, la cual involucra la combinación de una o mas prácticas de manejo del hato. El objetivo de un programa de sincronización de estro natural, es decir, sin tratamiento hormonal, consiste en lograr que una proporción mayor de las vacas en el hato entren en estro en un período corto de tiempo. Por ejemplo, se tiene un lote de vacas de 2-4 meses de paridas, para IA. El primer paso es mantener las vacas sin toro durante 4-5 semanas, revisar estros y anotar fechas, después de un tiempo, una buena parte de las vacas estarán ciclando en forma natural y habrán mostrado cuando menos un período de estro. Las vacas se pueden inseminar a partir de la fecha predeterminada de inicio de la época de empadre. Otra forma de sincronización de estro, en forma natural es mediante la combinación del manejo del amamantamiento y la suplementación energética o proteica o flushing. El manejo del amamantamiento y la lactancia tiene como objetivo principal reducir el número de días abiertos, es decir, los días que transcurren del parto al primer celo, los cuales se pueden acortar restringiendo el amamantamiento al becerro, es decir, evitar que el becerro amamante a libre acceso. El manejo de la nutrición, involucra el manejo de todo tipo de animales presentes en el hato. Lo anterior quiere decir, que igual cuidado se le debe de prestar a toros, vacas lactantes, vacas secas, vaquillas, becerros, etc., para que siempre estén en óptimas condiciones físicas; y por lo tanto exigirles el máximo de eficiencia reproductiva. Un ejemplo con vacas gestantes, éstas deben de aumentar peso durante el último tercio de la gestación a un ritmo mas acelerado que durante los dos primeros tercios de ésta, para poder contrarrestar las exigencias nutricionales de la lactancia y el amamantamiento. Por otro lado, las vaquillas deben de aumentar de peso a un ritmo constante, para que no comprometan su vida reproductiva futura; si éstas pierden peso durante ciertas etapas o aumentan a un ritmo muy lento, la pubertad se retardará, pudiendo ocurrir ésta demasiado tarde en la vida de la hembra. La introducción de toros intactos/desviados en el rebaño tiende a inducir la actividad cíclica reproductiva mas pronto, que en ausencia de ellos, y por lo tanto reduce el anestro. Se piensa que las substancias químicas de origen hormonal que se volatilizan en el aire, conocidas como feromonas son las responsables de inducir éste efecto. Desgraciadamente, se carece de información específica para bovinos, sin embargo, la introducción de toros se puede recomendar como una práctica de rutina en el manejo reproductivo de ganado de carne, para acortar el anestro postparto. El manejo de los sementales es una práctica que en ocasiones permanece por los ganaderos. Para obtener una eficiencia reproductiva alta, es necesario mantener los sementales en óptimas condiciones, ya que de ellos depende, ni mas ni menos que la mitad de cada becerro que se produzca en la explotación. Sin buenos toros, no se puede esperar una buena tasa reproductiva, a menos que se cuente con otro método de empadre en el rancho. Por otro lado, cuando existen en el rancho sementales probados o de alguna manera valiosos, éstos se pueden reproducir a ritmo mas acelerado que mediante la monta directa; utilizando el procesamiento y congelación de semen de éstos animales, y el semen congelado se utiliza en forma mas intensiva. Otra práctica recomendable es utilizar la combinación de programas de sincronización de estro, con la colección y dilución de semen fresco de un toro valioso que se encuentre en el rancho. De ésta manera, se garantiza que el semen no sea el principal factor limitante de la concepción. El ganadero deberá de tomar precauciones y no emplear toros que no merezcan su utilización masiva.

Manejo artificial (hormonal) de la reproducción

La manipulación hormonal y el manejo intensivo de la reproducción en la vaca, representan un conjunto de alternativas para resolver el problema del anestro postparto o ausencia de actividad estrual en la vaca. La sincronización e inducción hormonal del estro se puede lograr con la aplicación de hormonas, las cuales, en base a su uso, se clasifican en dos grupos. Los progestágenos y estrógenos (P4/E2) naturales o sintéticos, representan el primer grupo. Estas hormonas actúan simulando una fase lútea artificial, los estrogénos y progestágenos representan la clase de hormonas sexuales de la hembra. Las prostaglandinas (PGF), el segundo grupo, son substancias químicas derivadas del ácido araquidónico que actúan sobre el CL, provocando su lisis o destrucción. Existe una gran variedad de productos hormonales comerciales de ambos tipos, entre los mas comunes, del tipo de P4/E2, se incluye el SYNCHRO-MATE B (SMB), el PRID, el CIDR-B, CRESTAR, etc.; mientras que los del segundo grupo incluyen el Estrumate, el Lutalyse, Iliren, y algunos otros. El SMB, el CRESTAR y el PRID han demostrado ser eficientes para inducir o sincronizar el estro, pero las tasas de concepción obtenidas han sido muy variables e inconsistentes, y regularmente bajas; o al menos no las tasas de gestación que técnicos y ganaderos esperan. Con el objetivo de aumentar las tasas de gestación en programas de sincronización de estro con P4/E2, se ha recomendado la utilización de gonadotropinas (como el suero de yegua preñada, PMSG), ya que ésta estimula los ovarios, aumentando el desarrollo folicular. En bovinos, es posible inducir ovulaciones múltiples con la PMSG, sin embargo, la respuesta es muy variable, y dosis elevadas provocan alteraciones ováricas, que resultan contraproducentes para la concepción. La inducción de la actividad cíclica reproductiva en la vaca postparto se puede lograr mediante metodología similar a la mencionada con anterioridad, siguiéndose de hecho la misma rutina, sin embargo, los resultados han sido también muy variables.

El manejo intensivo de la reproducción en vacas productoras de carne

La inseminación artificial (IA) implica la utilización extensiva de sementales valiosos, con semen fresco o congelado. El semen congelado se puede utilizar en diversos lugares y en un número mayor de vacas a las que el semental sería capaz de cubrir mediante monta natural. La utilización de la IA representa una disminución en el tiempo dedicado a la detección de estros, y también permite mejorar el manejo del hato, así como también intensificar la presión de selección y el mejoramiento genético del hato. Por otro lado, la IA requiere un mejor manejo del hato, y de personal capacitado. La superovulación y transferencia de embriones (SPO/TE) permite al criador de razas puras reproducir éstas con mayor rapidez; aunque se podría poner en riesgo el mejoramiento genético de todo el hato, si no se seleccionan las vacas donadoras en forma rigurosa, y en base a su productividad. El método se basa en estimular hormonalmente los ovarios de una vaca donadora, para inducir el estro y ovulaciones múltiples. Posteriormente, se extraen los embriones, mediante un lavado uterino, para congelar o transferir en fresco. La TE requiere de la preparación de vacas receptoras, debiendo estar éstas en sincronía del ciclo estrual, con el ciclo estrual de las donadoras. La colección de ovocitos y fecundación *in vitro* es un método que permite la obtención de ovocitos de vacas, que no puedan ser utilizadas de otra manera (IA, SPO/TE, etc.). El método requiere personal capacitado y equipo de laboratorio sofisticado; lo que la hace una metodología cara y poco práctica en la actualidad. La práctica consiste en la extracción de los ovocitos de los folículos de los ovarios, su incubación en el laboratorio, y su fecundación e incubación, para su posterior transferencia a sus respectivas receptoras.

Programas de sincronización e inducción de estro con inseminación artificial en vacas productoras de carne

La aplicación de programas de sincronización de estro en el Centro de Tamaulipas presenta en muchas ocasiones desventajas, debido al tipo de explotación extensiva que prevalece; sin que ello represente barreras infranqueables. Se han realizado algunos ensayos para estudiar los factores que afectan los porcentajes de gestación. Se ha encontrado que la utilización del SMB, PRID, CRESTAR, arroja porcentajes de sincronización/inducción de estro (del 70 al 100%) y de concepción aceptables (del 55 al 70%). Cuando los mismos productos se han utilizado en combinación con PMSG (500 UI), los resultados han sido mas bajos (del 35 al 65%); lo cual resultó contradictorio a las recomendaciones hechas por los laboratorios que comercializan los productos mencionados. La utilización de inyecciones diarias de P4 y una de cipionato de estradiol al finalizar el tratamiento con P4, resulta en tasas de inducción de estro (sobre un período de 21 d) aceptables (de 90 a 100%), y porcentajes de gestación también aceptables (del 40 al 60%). El método anterior presenta la desventaja de trabajar todos los días los animales durante el tiempo del tratamiento, sin embargo, es muy económico, y se logran porcentajes de gestación similares, en relación a otros tratamientos con P4/E2. En otra serie de estudios realizados utilizando SMB, se estudió el efecto de dosis diferentes de PMSG, obteniéndose porcentajes de sincronización de estro y de gestación similares a los anteriormente mencionados (Cuadro 4.14.1). No se encontraron efectos significativos de dosis de PMSG, o raza; pero si se detectaron efectos significativos de condición corporal, tipo de vaca y condición ovárica sobre la tasa de gestación.

Estos resultados indican que la utilización de PMSG no induce el efecto esperado, es decir el de aumentar la tasa de gestación, y sin embargo, si induce intervalos mayores entre el primer y segundo estro. Esto representa una pérdida de tiempo y de dinero, tiempo en el que no muestran ciclos estruales las vacas tratadas con PMSG.

Cuadro 4.14.1. Efecto de la dosis de PMSG, condición corporal, tipo de vaca, condición ovárica y grupo racial sobre la manifestación de estro (NEstro/%), porcentaje de gestación a primer (NCPS/%) y porcentaje de concepción a segundo servicio (NCSS/%) en vacas tratadas con Synchro-Mate-B.

Variables	N	N/Estro(%)	NCPS(%)	NSS	NCSS(%)
Dosis PMSG (UI)					
0	68	49(72)	30(44)	15	10(67)
125	61	42(69)	23(38)	22	11(55)
250	66	44(67)	26(39)	22	14(74)
500	57	43(75)	21(37)	19	14(74)
Total	252	178(71)	100(39)	78	49(63)
Condición corporal					
4	75	51(68)	27(36)	22	13(59)ab
5	85	64(75)	33(39)	27	20(74)a
6	73	51(70)	33(45)	21	12(57)ab
7	19	12(63)	07(37)	08	04(50)b
Total	252	178(71)	100(39)	78	49(63)
Tipo de vaca					
Vacas con cría	82	54(66)	33(40)	34	23(68)a
Vacas sin cría	140	99(71)	53(38)	37	24(65)a
Vaquillas	30	25(83)	14(47)	07	02(29)b
Total	252	178(71)	100(39)	78	49(63)
Condición ovárica					
Cuerpo lúteo	07	04(57)a	02(29)	05	02(40)a
Folículo pequeño	133	106(80)b	50(38)	51	33(65)b
Folículo mediano	112	68(61)ab	48(43)	22	14(64)b
Total	252	178(71)	100(39)	78	49(63)
Grupo racial					
Cebú	74	52(70)	29(39)	14	10(71)
Charolais x Cebú	81	66(82)	31(38)	27	17(63)
P. Suizo x Cebú	97	61(63)	40(41)	37	22(59)
Total	252	178(71)	100(39)	78	49(63)

ab Porcentajes con diferente literal dentro de cada variable son diferentes (P<0.05).

La utilización de CIDR-B y SMB, también se ha estudiado comparativamente, se han encontrado porcentajes de estro y gestación a primer servicio y gestación total (después de 2 servicios y repaso con toro) de 35 y 75%, 35 y 58% y de 60 y 75%, respectivamente, para vacas tratadas con el CIDR-B y el SMB. En otro ensayo, se encontraron porcentajes de estro y gestación a primer servicio y total de 80 y 67%, 41 y 50, y 59 y 56%, respectivamente para vacas tratadas con SMB y PGF2α. Los resultados mencionados en éste escrito y los mencionados en la literatura indican que los porcentajes de sincronización/inducción de estro, son comparables y aceptables; también es cierto, que los resultados de concepción y gestación son generalmente bajos. Aunque, ocasionalmente, se obtuvieron tasas de gestación aceptables a primer servicio (superiores al 40%), los resultados logrados han sido mas bien bajos; causando esto desaliento entre técnicos y productores. Lo anterior, que también debe de ser mencionado, representa justificación suficiente para continuar investigando sobre la validación de ésta tecnología en ambientes tropicales y bajo situaciones difíciles. Resultados mas recientes encontrados en la literatura indican que para tratar de mejorar la eficiencia de estos programas, se deberá analizar y determinar con mayor precisión las dosificaciones a utilizar, no solo de acuerdo al tipo de hormona a emplear, sino también al tipo de vaca en la que se quiere emplear la sincronización/inducción de estro.

Literatura revisada

Duarte O., A. 2010. Manual de inseminación artificial en ganado. Sitio Argentino de Producción Animal. 53p. sitio visitado el 24 de mayo, 2010.

Gutiérrez F., F. S., H. Lucio C., J. C. Martínez G., F. Briones E. y A. González R. 1995. Efecto de la dosis de PMSG sobre la manifestación de celo y tasa de concepción en vacas (*B. taurus* x *B. indicus*) tratadas con S-M-B. Agrociencia 37(2):139-147.

Hernández M., J. 1995. Estrategias para aumentar la concepción en programas de sincronización de celos en bovinos de carne. División de Estudios de Postgrado e Investigación, Fac. de Agronomía, UAT, Seminario de Investigación II, 18p.

Hernández M., J., F. Lucero M., C. Molina A., A. González R. 1993. Sincronización de celo en vacas Cebú X Europeo. Mem. XXIV Reun. AMPA, Chihuahua, Chih., Octubre.

Mora M., R. J. 2010. Inseminación artificial en bovinos. www.monografias.com, consultado el 20 de mayo, 2010.

Ochoa E., R. et al. 1993. Sincronización de celo con Norgestomet reusado y progesterona + ECP en ganado bovino. Mem. XXIV Reun. AMPA, Chihuahua, Chih., Octubre.

Sánchez T. E., M. T., M. E. Werhman, E. G. Bergfeld et al. 1993. Pregnancy rate is greater when the corpus luteum is present during the period of progestin treatment to synchronize time of estrus in cows and heifers. Biol. Reprod. 49:1102-1107.

Sánchez, T. E., M. T., M. E. Werhman, F. N. Kojima et al. 1993. Dosage of progestin, Norgestomet, influences luteinizing hormone pulse frequency and endogenous secretion of 17B-estradiol in heifers. Biol. Reprod. 52:464-469.

TAMU. 1991. Agricultural Research & Extension Center, Agric. Res. Sta. at Beeville. Information Report #91-1. 112 p.

Unión Ganadera Regional de Nuevo León. 2005. Inseminación artificial, su importancia en ganado comercial. Centro de Proces. de Semen, UGRNL. Guadalupe, NL. 14p.

Werhman, M. E., M. S. Roberson, A. S. Cupp et al. 1993. Increasing exogenous progesterone during synchronization of estrus decreases endogenous 17B-estradiol and increases conception in cows. Biol. Reprod. 49:214-220.

Yelich, J. V., H. S. Mauck et al. 1995. Synchronization of estrus in suckled postpartum beef cows with melengestrol acetate and PGF2a. Theriogenology 43:389-400.